Minimalinvasive Wirbelsäulenintervention

Jörg Jerosch
Hrsg.

Minimalinvasive Wirbelsäulenintervention

Mit 220 großenteils farbigen Abbildungen

Mit einem Geleitwort von Dr. Fritjof Bock

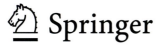

Hrsg.
Prof. Dr. Dr. Jörg Jerosch
Orthopädie, Unfallchirurgie und
Sportmedizin
Johanna-Etienne-Hospital
Klinik für Orthopädie, Unfallchirurgie und
Sportmedizin
Neuss, Deutschland

ISBN 978-3-662-58093-6   ISBN 978-3-662-58094-3   (eBook)
https://doi.org/10.1007/978-3-662-58094-3

Die Deutsche Nationalbibliothek verzeichnet diese Publikation in der Deutschen Nationalbibliografie;
detaillierte bibliografische Daten sind im Internet über http://dnb.d-nb.de abrufbar.

Springer
© Springer-Verlag GmbH Deutschland, ein Teil von Springer Nature 2019
Das Werk einschließlich aller seiner Teile ist urheberrechtlich geschützt. Jede Verwertung, die nicht ausdrücklich vom Urheberrechtsgesetz zugelassen ist, bedarf der vorherigen Zustimmung des Verlags. Das
gilt insbesondere für Vervielfältigungen, Bearbeitungen, Übersetzungen, Mikroverfilmungen und die
Einspeicherung und Verarbeitung in elektronischen Systemen.
Die Wiedergabe von allgemein beschreibenden Bezeichnungen, Marken, Unternehmensnamen etc. in
diesem Werk bedeutet nicht, dass diese frei durch jedermann benutzt werden dürfen. Die Berechtigung
zur Benutzung unterliegt, auch ohne gesonderten Hinweis hierzu, den Regeln des Markenrechts. Die
Rechte des jeweiligen Zeicheninhabers sind zu beachten.
Der Verlag, die Autoren und die Herausgeber gehen davon aus, dass die Angaben und Informationen in
diesem Werk zum Zeitpunkt der Veröffentlichung vollständig und korrekt sind. Weder der Verlag noch
die Autoren oder die Herausgeber übernehmen, ausdrücklich oder implizit, Gewähr für den Inhalt des
Werkes, etwaige Fehler oder Äußerungen. Der Verlag bleibt im Hinblick auf geografische Zuordnungen
und Gebietsbezeichnungen in veröffentlichten Karten und Institutionsadressen neutral.

Umschlaggestaltung: deblik Berlin

Grafiken: Birgit Brühmüller, Waghäusel

Springer ist ein Imprint der eingetragenen Gesellschaft Springer-Verlag GmbH, DE und ist ein Teil von
Springer Nature.
Die Anschrift der Gesellschaft ist: Heidelberger Platz 3, 14197 Berlin, Germany

Geleitwort

Liebe Leserinnen, liebe Leser,

Man muss kein Prophet sein, um vorauszusehen, dass das vorliegende Werk innerhalb kürzester Zeit einen Standard der minimalinvasiven Wirbelsäulenintervention abbilden wird.

Es handelt sich in der Tat um ein außergewöhnliches Werk, in dem nicht nur viel Arbeit sondern auch eine umfassende Expertise steckt.

Präzise, prägnant und exakt stellt sich dieses Fachbuch dar. Neben den Grundlagen, die auch den nichtinvasiven Bereich beinhalten, sind sämtliche Kapitel mit Diagnostik und Therapie ausführlich und umfassend dargestellt. Die Gliederung des Werkes ist klar und konsequent. Die Inhalte in Wort und Bild sind umfassend, aber in keinster Weise redundant behandelt. Das Buch begeistert sowohl den Einsteiger als auch den Experten durch seinen logisch konzipierten Aufbau und die konsequenten Darstellungen.

Sämtliche Details der Wirbelsäulenbehandlung angefangen mit der multimodalen Schmerztherapie über den Behandlungsalgorithmus der landmarkgestützten Infiltration, die schon Jürgen Krämer verbreitet hat, bis hin zu den neuesten endoskopischen Dekompressionsverfahren sind umfassend beschrieben.

Dieses Buch ist nicht nur für den Spezialisten in Klinik und Praxis sondern auch für den in Ausbildung befindlichen Kollegen lehr- und hilfreich; vielmehr ist es für jeden, der sich mit der Diagnostik und Therapie von Schmerzen der Wirbelsäule beschäftigt, eine Pflichtlektüre. Es ist ein Genuss dieses Buch zu lesen, in fast jeder Seite wird die Liebe zum Detail deutlich spürbar.

Dem Werk ist eine weitgehende Verbreitung und eine dankbare Leserschaft gewiss.

Dr. Fritjof Bock
Präsident der interdisziplinären Gesellschaft für orthopädische/unfallchirurgische und allgemeine Schmerztherapie (IGOST)
Ravensburg, im Oktober 2018

Vorwort

Liebe Kolleginnen und Kollegen,

nach der 1. Auflage 2005 und der 2. Auflage 2009 im Deutschen Ärzteverlag erscheint jetzt die 3. Auflage der *Minimalinvasiven Wirbelsäulenintervention*.

Es ist uns wiederum gelungen, eine Vielzahl von ausgewiesenen Spezialisten auf diesem Gebiet zu überzeugen, dass sie ihre Freizeit für die Erstellung der vorliegenden Manuskripte opfern. Ziel der weitgehend einheitlich gestalteten Kapitel war es vor allen Dingen, Ihnen als Leser praktische Hinweise zur Durchführung der jeweiligen Verfahren zu geben. Dadurch, dass sich die Autoren weitestgehend an die Vorgaben gehalten haben, ist dieses auch in großem Umfang gelungen. Die ganzen praktischen Hinweise zur präinterventionellen Diagnostik und Aufklärung sollen Ihnen jedenfalls Hilfestellung für den Alltag geben.

Nicht zuletzt gibt Ihnen das Abrechnungskapitel und Abschnitte zur Kostenerstattung in einzelnen Kapiteln eine gute Orientierung zu diesem nicht immer einfachen Thema. Es setzt natürlich keine rechtsverbindlichen Empfehlungen im EBM oder in der GOÄ.

Neben den Autoren gilt mein besonderer Dank den Mitarbeiterinnen im Springer Verlag, hier allen voran Frau Antje Lenzen und Frau Barbara Knüchel, mit denen es immer wieder eine Freude ist, gemeinsame Projekte zu realisieren. Frau Irène Leubner danke ich außerordentlich für ihr akribisches Lektorat und das sehr gut eingehaltene Zeitmanagement in der Kommunikation mit den Autoren.

Jörg Jerosch
Neuss, Deutschland

Herbst 2018

Inhaltsverzeichnis

1 Abrechnungsvorschläge für interventionelle Verfahren an der Wirbelsäule ... 1

G. Sandvoss

1.1 Die Bielefelder Abrechnungstabelle des Berufsverbandes Deutscher Neurochirurgen ... 2

Literatur ... 5

2 Interdisziplinäre multimodale stationäre Schmerztherapie ... 7

H. R. Casser

2.1 Einführung und Definition ... 8
2.2 Interdisziplinäres multimodales Assessment ... 8
2.3 Therapieinhalte der interdisziplinären multimodalen Schmerztherapie ... 9
2.3.1 Besondere ärztliche Aufgaben ... 10
2.3.2 Psychotherapeutische Behandlungsaspekte ... 10
2.3.3 Bewegungstherapie ... 13
2.3.4 Algesiologische Fachassistenz ... 14
2.3.5 Ergebnisse ... 14
2.4 Versorgungsstrukturen ... 14
2.5 Qualitätssicherung ... 17
2.6 Fazit und Ausblick ... 18

Literatur ... 18

3 Behandlungsalgorithmus beim neuropathischen Schmerzsyndrom ... 21

C. Wille

3.1 Einleitung ... 22
3.2 Epidemiologische Daten ... 23
3.3 Diagnostik neuropathischer Schmerzen ... 24
3.4 Therapie neuropathischer Schmerzen ... 26
3.4.1 Pharmakotherapie ... 27
3.4.2 Psychotherapie ... 27
3.4.3 Physio- und Ergotherapie ... 28
3.4.4 Interventionelle und neuromodulative Therapien ... 28
3.4.5 Therapiealgorithmus ... 30

Literatur ... 31

4 Landmarkengestützte Infiltrationen und Injektionstechniken an der Hals-, Brust- und Lendenwirbelsäule ... 35

T. Theodoridis

4.1 Einleitung ... 37
4.2 Indikation ... 37
4.3 Präinterventionelle Diagnostik ... 37
4.4 Notwendiges Instrumentarium ... 38
4.5 Präinterventionelle Aufklärung ... 38
4.6 Spezielle Neuroanatomie der Hals-, Brust- und Lendenwirbelsäule ... 40
4.7 Durchführung der Interventionen ... 42
4.7.1 Zervikale Spinalnervenanalgesie (CSPA/zervikale PRT) ... 42
4.7.2 Zervikale Facetteninfiltration (Fac. zervikal) ... 43
4.7.3 Fazit und klinische Relevanz der Injektionstherapie an der Halswirbelsäule ... 44

4.7.4	Thorakale Facetteninfiltration (Fac. thorakal)	45
4.7.5	Fazit und klinische Relevanz der Injektionstherapie an der Brustwirbelsäule	45
4.7.6	Lumbale Spinalnervenanalgesie (LSPA/lumbale PRT)	45
4.7.7	Lumbale Facetteninfiltration (Fac. lumbal)	46
4.7.8	Ligamentäre Infiltration am Sakroiliakalgelenk (SIG-Block)	47
4.7.9	Epidurale dorsale Injektion (Epi dorsal/Epi gerade)	47
4.7.10	Epidurale perineurale Injektion (Epi peri)	48
4.7.11	Fazit und klinische Relevanz der Injektionstherapie an der Lendenwirbelsäule	49
4.8	**Mögliche Komplikationen**	49
4.9	**Ergebnisse in der Literatur**	50
4.9.1	Facetten-/SIG-Infiltrationen	50
4.9.2	Epidurale/periradikuläre/transforaminale Injektionen	51
4.10	**Kostenerstattung**	51
4.10.1	Privatärztliche Kostenerstattung (GOÄ)	51
4.10.2	Kassenärztliche Kostenerstattung (EBM)	51
4.11	**Fazit und klinische Relevanz**	52
	Literatur	52

5	**Strahlenschutz und C-Bogen-Bedienung**	55
	U. Schütz und M. Kraus	
5.1	**Einleitung**	56
5.2	**Biologische Wirkung ionisierender Strahlung**	57
5.3	**Dosisrichtlinienwerte und Dosisermittlung**	58
5.4	**C-Bogen-Technik**	60
5.5	**Dosiswerte bei mobiler intraoperativer Durchleuchtung**	61
5.6	**Strahlenschutz**	63
5.6.1	Aufenthaltszeit	63
5.6.2	Aktivität	64
5.6.3	Abstand	64
5.6.4	Abschirmung (Strahlenschutzmaterial)	65
5.6.5	Ausbildung	68
5.6.6	Qualitätssicherung	69
5.6.7	Hygiene und Sterilität	69
5.6.8	Geräteausstattung	70
5.7	**Fazit**	70
	Literatur	71

6	**Behandlung von therapierefraktären myofaszialen Schmerzen am Nacken und Schultergürtel mit Botulinumtoxin A**	73
	S. Grüner, M. Lippert-Grüner und A. Schulz	
6.1	**Einleitung**	74
6.2	**Literaturrecherche**	75
6.3	**Diskussion der Studienergebnisse**	79
6.4	**Praxisrelevante Folgerungen und Gesamttherapiekonzept**	80
	Literatur	81

7	**Lumbale Facettengelenkinjektion und Radiofrequenzdenervation**	83
	M. Schneider	
7.1	**Indikation**	84
7.2	**Präinterventionelle Diagnostik**	84
7.3	**Notwendiges Instrumentarium**	86
7.4	**Präinterventionelle Aufklärung**	87

Inhaltsverzeichnis

7.5	**Durchführung der Intervention**	88
7.5.1	Räumliche Voraussetzungen	88
7.5.2	Anatomische Vorbemerkungen	88
7.5.3	Technische Durchführung der Injektion am Ramus medialis	89
7.5.4	Technische Durchführung der Radiofrequenzdenervation	89
7.6	**Mögliche Komplikationen**	91
7.7	**Ergebnisse in der Literatur**	91
7.7.1	Auswirkung auf die neuesten Leitlinien	92
7.8	**Fazit und klinische Relevanz**	92
	Literatur	93

8	**Zervikale Radiofrequenztherapie**	95
	M. Legat	
8.1	**Indikation**	96
8.2	**Präinterventionelle Diagnostik**	96
8.2.1	Diagnostische Blockade des Ramus medialis	97
8.3	**Notwendiges Instrumentarium**	97
8.4	**Präinterventionelle Aufklärung**	98
8.5	**Durchführung der Intervention**	98
8.5.1	Lagerung	98
8.5.2	Allgemeines Vorgehen	98
8.5.3	Vorgehen bei C3–C6	99
8.5.4	Vorgehen bei C7	101
8.5.5	Vorgehen beim 3. Okzipitalnerven	101
8.5.6	Vorgehen in neuer Technik	102
8.6	**Mögliche Komplikationen**	104
8.7	**Ergebnisse in der Literatur**	105
8.8	**Kostenerstattung**	109
8.9	**Fazit und klinische Relevanz**	109
	Literatur	110

9	**Zervikale epidurale Injektion**	111
	M. Legat	
9.1	**Einleitung und Indikation**	112
9.2	**Notwendiges Instrumentarium**	112
9.3	**Präinterventionelle Aufklärung**	113
9.4	**Durchführung der Intervention**	113
9.4.1	Transforaminale Injektion	113
9.4.2	Interlaminäre Injektion	114
9.4.3	Performanceparameter	115
9.4.4	Postinterventionelle Beobachtung und Instruktion	115
9.4.5	Zusammenfassung	116
9.5	**Mögliche Komplikationen**	116
9.6	**Ergebnisse in der Literatur**	116
	Literatur	117

10	**Lumbale epidurale Injektion**	119
	M. Legat	
10.1	**Einleitung und Indikation**	120
10.2	**Notwendiges Instrumentarium**	120
10.3	**Präinterventionelle Aufklärung**	121

10.4	**Durchführung der Intervention**	121
10.4.1	Transforaminale Injektion	121
10.4.2	Interlaminäre Injektion	123
10.4.3	Performanceparameter	125
10.4.4	Postinterventionelle Beobachtung und Instruktion	125
10.4.5	Zusammenfassung	125
10.5	**Mögliche Komplikationen**	125
10.6	**Ergebnisse in der Literatur**	125
	Literatur	126

11	**Sensorische Innervation des sakroiliakalen Gelenkes**	**127**
	T. Filler	
11.1	**Einleitung**	128
11.2	**Biologie**	128
11.3	**Gelenkanatomie**	129
11.4	**Biomechanik**	131
11.5	**Innervation**	132
	Literatur	134

12	**Radiofrequenzdenervation des Sakroiliakalgelenkes**	**137**
	M. Schneider	
12.1	**Indikation und Prävalenz**	138
12.2	**Präinterventionelle Diagnostik**	138
12.3	**Notwendiges Instrumentarium**	139
12.4	**Präinterventionelle Aufklärung**	140
12.5	**Durchführung der Intervention**	140
12.6	**Mögliche Komplikationen**	141
12.7	**Ergebnisse in der Literatur**	143
12.8	**Fazit und klinische Relevanz**	144
	Literatur	144

13	**Endoskopische Facettendenervierung**	**147**
	G. Ostermann und A. Igressa	
13.1	**Indikation**	148
13.2	**Präinterventionelle Diagnostik**	149
13.3	**Notwendiges Instrumentarium**	149
13.3.1	Kosten	150
13.4	**Präinterventionelle Aufklärung**	150
13.5	**Durchführung der Intervention**	150
13.6	**Mögliche Komplikationen**	154
13.7	**Ergebnisse in der Literatur**	154
13.8	**Fazit und klinische Relevanz**	155
	Literatur	155

14	**Epidurale Neurolyse, minimalinvasive Kathetertechnik nach Racz**	**157**
	A. Veihelmann	
14.1	**Indikation**	159
14.2	**Präinterventionelle Dignostik**	160
14.3	**Notwendiges Instrumentarium**	160
14.4	**Präinterventionelle Aufklärung**	161

Inhaltsverzeichnis

14.5	**Durchführung der Intervention**	161
14.6	**Mögliche Komplikationen**	163
14.7	**Ergebnisse in der Literatur**	164
14.8	**Fazit und klinische Relevanz**	165
	Literatur	165

15 Minimalinvasive Therapie der Metastasen an der Wirbelsäule mittels Cavity-Coblation- Methode ... 167

D. Dabravolski, A. Lahm und H. Merk

15.1	**Einleitung und Indikation**	168
15.2	**Präinterventionelle Diagnostik**	169
15.3	**Notwendiges Instrumentarium**	169
15.4	**Präinterventionelle Aufklärung**	170
15.5	**Durchführung der Intervention**	170
15.5.1	Operationstechnik der Cavity-Coblation	172
15.5.2	Postoperativ	172
15.6	**Mögliche Komplikationen**	173
15.7	**Ergebnisse in der Literatur**	173
15.7.1	Eigene klinische Ergebnisse	176
15.7.2	Problematik und Besonderheiten der Methode	177
15.8	**Kostenerstattung**	179
15.8.1	Kodierungsbesonderheiten im DRG für intravertebrale Radiofrequenzablation und für Cavity-Coblation	179
15.8.2	Besonderheiten bei der Kodierung der Diagnosen	180
15.9	**Fazit und klinische Relevanz**	182
	Literatur	183

16 Lumbale Nukleoplastie ... 185

L. W. Ackermann

16.1	**Indikation**	186
16.2	**Technik**	186
16.3	**Präinterventionelle Diagnostik**	186
16.4	**Notwendiges Instrumentarium**	186
16.5	**Präinterventionelle Aufklärung**	186
16.6	**Durchführung der Intervention**	187
16.7	**Mögliche Komplikationen**	189
16.8	**Ergebnisse in der Literatur**	189
16.9	**Kostenerstattung**	189
	Literatur	189

17 Zervikale Nukleoplastie ... 191

K. Birnbaum

17.1	**Indikation**	192
17.2	**Bandscheibendekompression (Nukleoplastie) – Was ist das?**	192
17.3	**Präoperative Diagnostik**	193
17.4	**Aufklärung**	193
17.5	**Operationstechnik**	193
17.6	**Ergebnisse**	196
	Literatur	197

XII Inhaltsverzeichnis

18 Endoskopische Dekompressionen der Lenden- und Halswirbelsäule 199

S. Ruetten und M. Komp

18.1 **Indikation** 202
18.1.1 Lendenwirbelsäule 202
18.1.2 Halswirbelsäule 203
18.1.3 Kontraindikationen 204
18.2 **Präinterventionelle Diagnostik** 204
18.3 **Notwendiges Instrumentarium** 204
18.4 **Präinterventionelle Aufklärung** 205
18.5 **Durchführung der Intervention** 205
18.5.1 Lendenwirbelsäule 205
18.5.2 Halswirbelsäule 207
18.6 **Mögliche Komplikationen** 209
18.7 **Ergebnisse in der Literatur** 210
18.7.1 Lendenwirbelsäule 210
18.7.2 Halswirbelsäule 212
18.8 **Fazit und klinische Relevanz** 213
18.8.1 Weitere Einsatzgebiete 214
Literatur 215

19 Mikrochirurgische Bandscheibenoperation 221

J. Schunck

19.1 **Indikation** 222
19.2 **Präinterventionelle Diagnostik** 222
19.3 **Notwendiges Instrumentarium** 222
19.3.1 Kosten 222
19.4 **Präinterventionelle Aufklärung** 222
19.5 **Durchführung der Intervention** 222
19.6 **Mögliche Komplikationen** 223
19.7 **Ergebnisse in der Literatur** 223
19.8 **Fazit und klinische Relevanz** 225
Literatur 225

20 Minimalinvasive Spondylodese über perkutanen Zugang mit tubulären Retraktoren 227

U. Hubbe

20.1 **Indikation** 230
20.2 **Präinterventionelle Diagnostik** 231
20.3 **Notwendiges Instrumentarium** 232
20.4 **Präinterventionelle Aufklärung** 232
20.5 **Durchführung der Intervention** 233
20.6 **Mögliche Komplikationen** 234
20.7 **Ergebnisse in der Literatur** 234
20.8 **Fazit und klinische Relevanz** 235
Literatur 235

21 Minimalinvasive mikrochirurgische Bandscheibenoperation lumbal mit tubulären Retraktoren 237

U. Hubbe

21.1 **Indikation** 239
21.2 **Präinterventionelle Diagnostik** 239

Inhaltsverzeichnis

21.3	**Notwendiges Instrumentarium**	239
21.4	**Präinterventionelle Aufklärung**	240
21.5	**Durchführung der Intervention**	240
21.6	**Mögliche Komplikationen**	241
21.7	**Ergebnisse in der Literatur**	242
21.8	**Fazit und klinische Relevanz**	243
	Literatur	243

22	**OLIF-Technik (Oblique Lumbar Interbody Fusion)**	245
	K.-M. Scheufler	
22.1	**Indikation**	246
22.2	**Präinterventionelle Diagnostik**	247
22.3	**Notwendiges Instrumentarium**	247
22.4	**Präinterventionelle Aufklärung**	247
22.5	**Durchführung der Intervention**	247
22.6	**Mögliche Komplikationen**	252
22.7	**Ergebnisse in der Literatur**	252
22.8	**Kostenerstattung**	253
22.9	**Fazit und klinische Relevanz**	253
	Literatur	253

23	**Lumbale Epiduroskopie**	255
	B. C. Schultheis, G. Schütze und P. A. Weidle	
23.1	**Einleitung**	257
23.1.1	Definition	257
23.2	**Indikationen**	258
23.2.1	Diagnostische Indikationen	258
23.2.2	Therapeutische Indikationen	258
23.2.3	Indikationen gemäß WISE	258
23.2.4	Kontraindikationen	258
23.3	**Historie der Epiduroskopie**	260
23.4	**Anatomische Hinweise**	261
23.4.1	Rückenmarksnahe Räume	261
23.5	**Pathophysiologie, pathologische Befunde und algesiologische Relevanz**	262
23.5.1	Pathophysiologische Bemerkungen	262
23.5.2	Pathologische Befunde	264
23.6	**Präinterventionelle Diagnostik**	265
23.7	**Notwendiges Instrumentarium**	266
23.8	**Präinterventionelle Aufklärung**	267
23.9	**Durchführung der Intervention**	267
23.9.1	Allgemeine Vorbereitungen	267
23.9.2	Lagerung des Patienten und Punktion des Hiatus sacralis	267
23.9.3	Epidurografie	268
23.9.4	Spülung	268
23.9.5	Epiduroskopie	268
23.9.6	Untersuchungsabschluss	269
23.10	**Mögliche Komplikationen**	269
23.11	**Ergebnisse in der Literatur**	269
23.12	**Kostenerstattung**	271
23.13	**Fazit und klinische Relevanz**	272
	Literatur	272

XIV   Inhaltsverzeichnis

24   Dorsal-Root-Ganglion-Stimulation 275
B. C. Schultheis, S. Schu und P. A. Weidle

24.1   **Einleitung** 276
24.2   **Indikationen** 278
24.3   **Präinterventionelle Diagnostik** 279
24.4   **Notwendiges Instrumentarium** 279
24.5   **Präinterventionelle Aufklärung** 280
24.6   **Durchführung der Intervention** 280
24.6.1   Lagerung des Patienten 280
24.6.2   C-Bogenpositionierung und Darstellung der anatomischen Landmarken 281
24.6.3   Festlegen des Punktionsweges 281
24.6.4   Steriles Abdecken des Patienten 281
24.6.5   Nadeleintrittspunkt und epiduraler Zugang 281
24.6.6   Einführen des Introducer Sheath 281
24.6.7   Legen der Abstützungsschlingen im Epiduralraum 283
24.6.8   Austestung der Sondenlage durch Stimulation 284
24.6.9   Entfernung des Einführsystems, Tunnelung und Ausleitung 285
24.7   **Mögliche Komplikationen** 285
24.8   **Ergebnisse in der Literatur** 286
24.9   **Kostenerstattung** 286
24.10   **Fazit und klinische Relevanz** 286
Literatur 288

25   Zervikale Bandscheibenprothese 291
R. Firsching

25.1   **Indikation** 292
25.2   **Präinterventionelle Diagnostik** 292
25.3   **Operative Voraussetzungen** 292
25.4   **Durchführung der Intervention** 292
25.5   **Mögliche Komplikationen** 293
25.6   **Ergebnisse in der Literatur** 293
25.6.1   Anschlusssegmenterkrankung 293
25.7   **Kostenerstattung** 294
25.8   **Fazit und klinische Relevanz** 294
Literatur 295

26   Vertebro- und Kyphoplastik 297
J. Jerosch

26.1   **Indikation** 298
26.2   **Präinterventionelle Diagnostik** 300
26.3   **Präinterventionelle Aufklärung** 301
26.4   **Perkutane Vertebroplastik (PVP)** 301
26.4.1   Operationstechnik 301
26.4.2   Biomechanik und Biologie 303
26.4.3   Klinische Resultate 304
26.5   **Perkutane Kyphoplastik (PKP)** 304
26.5.1   Notwendiges Instrumentarium 304
26.5.2   Patientenlagerung 305
26.5.3   Aufstellen, Einrichten und Einstellen der C-Bögen 305
26.5.4   Durchführung der Intervention 307
26.5.5   Postoperative Mobilisation 310

Inhaltsverzeichnis

26.5.6	Klinische Resultate	310
26.6	**Literaturlage anhand von randomisiert kontrollierten Studien**	311
26.6.1	Vertebroplastie vs. Kyphoplastie	315
26.7	**Mögliche Komplikationen**	315
26.7.1	Zementleckagen	317
26.7.2	Anschlussfrakturen	318
26.7.3	Kosteneffektivität der Zementaugmentation	319
	Literatur	319

27 Ballon-, Radiofrequenz-, Vertebro- und Zementsakroplastie zur Behandlung von nichtdislozierten Insuffizienzfrakturen ... 325

R. Andresen, S. Radmer, J. R. Andresen und M. Wollny

27.1	**Indikation**	326
27.2	**Präinterventionelle Diagnostik**	326
27.3	**Kosten und mögliche Rückerstattung**	327
27.4	**Präinterventionelle Aufklärung**	331
27.5	**Durchführung der Intervention**	331
27.6	**Mögliche Komplikationen**	334
27.7	**Ergebnisse in der Literatur**	334
27.8	**Fazit und klinische Relevanz**	335
	Literatur	335

28 Transiliakaler Fixateur interne ... 339

M. Herwig

28.1	**Indikation**	340
28.2	**Präinterventionelle Diagnostik**	340
28.3	**Notwendiges Instrumentarium**	341
28.4	**Präinterventionelle Aufklärung**	341
28.5	**Durchführung der Intervention**	342
28.6	**Mögliche Komplikationen**	342
28.7	**Ergebnisse in der Literatur**	343
28.8	**Kostenerstattung**	343
28.9	**Fazit und klinische Relevanz**	344
	Literatur	344

29 Therapieoptionen bei Sakruminsuffizienzfrakturen ... 345

A. Hölzl

29.1	**Geschichte und Epidemiologie**	346
29.2	**Anatomie und Entwicklung**	346
29.3	**Biomechanik der Fraktur**	347
29.4	**Symptomatik**	348
29.5	**Diagnostik**	348
29.6	**Therapieoptionen**	349
29.6.1	Konservativ	349
29.6.2	Operativ	349
	Literatur	355

Serviceteil

Sachverzeichnis	359

Autorenverzeichnis

Dr. med. Ludwig W. Ackermann
Dept. minimalinvasive Schmerztherapie
und Neuromodulation
Paracelsusklinik Bremen
Bremen, Deutschland
info@knochenpapst.de

Julian Ramin Andresen
Medizinische Fakultät
Sigmund Freud Privatuniversität
Wien, Österreich
1600556@uni.sfu.ac.at

Prof. Dr. med. habil. Reimer Andresen
Institut für Diagnostische und Interventionelle
Radiologie/Neuroradiologie
Westküstenklinikum Heide, Adakdemisches
Lehrkrankenhaus der Universitäten Kiel,
Lübeck und Hamburg
Heide, Deutschland
randresen@wkk-hei.de

Priv.-Doz. Dr. med. Klaus Birnbaum
Fakultätsmitglied der Rheinisch-Westfälischen
Technischen Hochschule Aachen
Orthopädische Praxisklinik Hennef
Hennef, Deutschland
drbirnbaum@web.de

Prof. Dr. med. Hans Raimund Casser
DRK Schmerz-Zentrum Mainz
Mainz, Deutschland
hans-raimund.casser@drk-schmerz-zentrum.de

Dr. med. Dzmitry Dabravolski
Zentrum/Klinik für Wirbelsäulenchirurgie
und Wirbelsäulentherapie des
Klinikums Fichtelgebirge
Selb, Deutschland
d.dabravolski@klinikum-fichtelgebirge.de

Prof. Dr. med. Timm Joachim Filler
Sektion für Klinische Anatomie,
Heinrich-Heine-Universität (HHU) Düsseldorf,
Düsseldorf, Deutschland
Timm.Filler@hhu.de

Prof. Dr. med. Raimund Firsching
Medizinische Fakultät/Universitätsklinikum
Universitätsklinik für Neurochirurgie
Magdeburg, Deutschland
Raimund.Firsching@med.ovgu.de

Dr. med. Stephan Grüner
Köln, Deutschland
dsg@dr-gruener.de

Dr. med. Alexander Hölzl
Deutsches Zentrum für Orthopädie,
Department Wirbelsäule
Waldkliniken Eisenberg
Eisenberg, Deutschland
A.Hoelzl@waldkliniken-eisenberg.de

Mathias Herwig
Orthopädie, Unfallchirurgie und Sportmedizin
Johanna Etiennne Krankenhaus
Neuss, Deutschland
m.herwig@ak-neuss.de

PD Dr. med. Ulrich Hubbe
Klinik für Neurochirurgie
Universitätsklinikum Freiburg
Freiburg, Deutschland
hubbe@uni-freiburg.de

A. Igressa
Beta klinik
Bonn, Deutschland

Prof. Dr. med., Dr. h. c. mult. Jürg Jerosch
Klinik für Orthopädie, Unfallchirurgie
und Sportmedizin
Johanna-Etienne-Krankenhaus
Neuss, Deutschland
j.jerosch@ak-neuss.de

Dr. med Martin Komp
Zentrum für Wirbelsäulenchirurgie und
Schmerztherapie, Zentrum für Orthopädie und
Unfallchirurgie der St. Elisabeth Gruppe –
Katholische Kliniken Rhein-Ruhr
St. Anna Hospital Herne/Universitätsklinikum
Marienhospital Herne/Marienhospital Witten
Herne, Deutschland
spine-pain@elisabethgrupe.de

Autorenverzeichnis

Prof. Dr. med. Michael Kraus
ORTHIX Zentrum
Augsburg, Deutschland
info@orthix.de

Prof. Dr. med. Andreas Lahm
Tumorzentrum, Kliniken Maria Hilf
Mönchengladbach
Academic Teaching Hospital of the
RWTH Aachen
Mönchengladbach, Deutschland
andreas.lahm@mariahilf.de

Dr. med. Martin Legat
Schmerz Zentrum Zofingen AG
Zofingen, Schweiz
martin.legat@schmerzzentrum.ch

Prof. Dr. med. Marcela Lippert-Grüner
Medizinische Fakultät Karlsuniversität Prag
Klinik für Rehabilitative Medizin
Fakultätskrankenhaus Královské Vinohrady
Praha, Tschechische Republik
lippertgruener@web.de

Prof. Dr. med. Harry Merk
Klinik für Orthopädie und orthopädische Chirurgie
Ernst-Moritz-Arndt Universität Greifswald
Greifswald, Deutschland
merk@uni-greifswald.de

Dr. med. Guido Ostermann
Orthopädisch-Neurochirurgisches Zentrum
Recklinghausen, Deutschland
Dr.Ostermann@onz-online.de

Dr. med. Sebastian Radmer
Facharztpraxis für Orthopädie
Zentrum für Bewegungsheilkunde
Berlin, Deutschland
radmer@bewegungsheilkunde.de

PD Dr. med. Sebastian Ruetten
Zentrum für Wirbelsäulenchirurgie und
Schmerztherapie, Zentrum für Orthopädie und
Unfallchirurgie der St. Elisabeth Gruppe –
Katholische Kliniken Rhein-Ruhr
St. Anna Hospital Herne/Universitätsklinikum
Marienhospital Herne/Marienhospital Witten
Herne, Deutschland
spine-pain@elisabethgrupe.de

Dr. med. Gerd Sandvoss
Meppen, Deutschland
sandvossgerddr@t-online.de

PD Dr. med. Uwe Schütz
Klinik für Diagnostische und
Interventionelle Radiologie
Universitätsklinikum Ulm
Ulm, Deutschland
uwe.schuetz@outlook.com

Dr. med. Günter Schütze
Schmerztherapie Dortmund
Dortmund, Deutschland

Prof. Dr. med. Kai-Michael Scheufler
Klinikum Dortmund, Neurochirurgie
Dortmund, Deutschland
kai.scheufler@gmx.net

Dr. med. Markus Schneider
Medizinisches Zentrum alphaMED
Bamberg, Deutschland
markus.schneider@alphamed-bamberg.de

Dr. med. Stefan Schu
Fachabteilung Neurologie
Sana Kliniken Duisburg
Duisburg, Deutschland

Dr. med. Björn Carsten Schultheis
Krankenhaus Neuwerk „Maria von
den Aposteln"
Mönchengladbach, Deutschland
docbcs@gmail.com

Dr. med. Axel Schulz
Privatpraxis für Orthopädie
Lüdenscheid, Deutschland
orthoschulz@web.de

Dr. med. Jochem Schunck
Klinik für Allgemeine Orthopädie und
Rheumatologie, Eduardus-Krankenhaus
Köln, Deutschland
orthopaedie@eduardus.de

Dr. med. Theodoros Theodoridis
Viktoria Klinik Bochum
Bochum, Deutschland
info@dr-theodoridis.de

Prof. Dr. med. Andreas Veihelmann
SHR-Gesundheitszentrum Bad Herrenalb
Sportklinik Stuttgart
Stuttgart, Deutschland
veihelmann@sportklinik-stuttgart.de

Dr. med. Patrick A. Weidle
Krankenhaus Neuwerk „Maria von
den Aposteln"
Mönchengladbach, Deutschland
p.weidle@kh-neuwerk.de

Dr. med. Christian Wille
Neurochirugische Praxis Neuss
Neuss, Deutschland
praxis.wille@gmail.com

Mathias Wollny
Medimbursement
Tarmstedt, Deutschland
medimbursement@go4more.de

Abkürzungsverzeichnis

ADL	Aktivitäten des täglichen Lebens	InEK	Institut für das Entgeltsystem im Krankenhaus
ALIF	Anteriore lumbale interkorporelle Fusion	ITN	Intubationsnarkose
ASE	Anschlusssegmenterkrankung	KEDOQ	Kerndokumentation und Qualitätssicherung in der Schmerztherapie
ASIPP	American Society for Interventional Pain Physicians		
BK oder BKP	Ballonkyphoplastik	LLIF	Laterale lumbale interkorporelle Fusion
BSP	Ballonsakroplastie		
CRPS	Komplexes regionales Schmerzsyndrom	LSPA	Lumbale Spinalnervenanalgesie
CSPA	Zervikale Spinalnervenanalgesie	MED	Mikroendoskopische Diskektomie
DLIF	Direkte laterale interkorporelle Fusion	MIODL	Mobile intraoperative Durchleuchtung
DRG	Diagnosebezogene Fallgruppen	MMST	Multimodale Schmerztherapie
DRG	Dorsales Spinalganglion	NPSI	Neuropathic Pain Symptom Inventory
DSF	Deutscher Schmerzfragebogen	NSAR	Nichtsteroidale Antirheumatika
DVO	Wissenschaftlicher Dachverband Osteologie	OD	Organdosis
EBM	Einheitlicher Bewertungsmaßstab	OLIF	Oblique lumbale interkorporelle Fusion
ED	Effektivdosis	OPS	Operationen- und Prozedurenschlüssel
EDS	Spinale Endoskopie, Epiduroskopie		
EKT	Epiduralkathetertherapie	PCCL	Patientenbezogene Komplexitäten und Komorbiditäten
ETD	Endoskopische transforaminale Diskektomie		
		PDA	Periduralanästhesie
FBSS	Failed-Back-Surgery-Syndrom, anhaltende Schmerzen nach wirbelsäulenchirurgischem Eingriff	PKP	Perkutane Kyphoplastik
		PLIF	Posteriore lumbale interkorporelle Fusion
		PMMA	Polymethylmethacrylat (Knochenzement)
GOÄ	Gebührenordnung für Ärzte	PRT	Periradikuläre Therapie
HED	Hauteintrittsdosis	PSA	Persönliche Schutzausrüstung
HRQOL	Gesundheitsbezogene Lebensqualität	PVP	Perkutane Vertebroplastik
IASP	International Association for the Study of Pain	QST	Quantitativ-sensorische Testung
ICRP	International Commission on Radiological Protection	RCT	Randomisierte kontrollierte Studie
IDET	Intradiskale elektrothermale Therapie	RFK	Radiofrequenzkyphoplastik
		RFS	Radiofrequenzsakroplastie
IGOST	Interdisziplinäre Gesellschaft für Allgemeine, Orthopädische und Unfallchirurgische Schmerztherapie	SCS	Rückenmarkstimulation
		SIG	Sakroiliakalgelenk
		SIS	Spine Intervention Society

XX   Abkürzungsverzeichnis

TENS Transkutane elektrische Nervenstimulation

TNF Tumornekrosefaktor

TLIF Transforaminale lumbale interkorporelle Fusion

VAS Visuelle Analogskala

VSP Vertebrosakroplastie

WISE World Initiative on Spinal Endoscopy

XLIF Extreme laterale interkorporelle Fusion

ZSP Zementsakroplastie

Abrechnungsvorschläge für interventionelle Verfahren an der Wirbelsäule

G. Sandvoss

1.1 Die Bielefelder Abrechnungstabelle des Berufsverbandes Deutscher Neurochirurgen – 2

Literatur – 5

© Springer-Verlag GmbH Deutschland, ein Teil von Springer Nature 2019
J. Jerosch (Hrsg.), *Minimalinvasive Wirbelsäulenintervention*,
https://doi.org/10.1007/978-3-662-58094-3_1

1.1 Die Bielefelder Abrechnungstabelle des Berufsverbandes Deutscher Neurochirurgen

Die Gutachtenkommission des Berufsverbandes Deutscher Neurochirurgen (BDNC) stellt hier erstmals eine Abrechnungstabelle (Stand 8/2018) vor, in der neben den minimalinvasiven Standardbehandlungen die aktuellen Abrechnungsmodalitäten nach einheitlichem Bewertungsmaßstab (EBM), Gebührenordnung für Ärzte (GOÄ), Operationen- und Prozedurenschlüssel (OPS) und diagnosebezogenen Fallgruppen (DRG) sowie die Prüfzeiten gelistet sind (◘ Tab. 1.1).

Es war vorgesehen, die Liste nach dem neuen EBM bzw. nach der neuen GOÄ tabellarisch zu erarbeiten, die Bundesärztekammer (BÄK) und die Kassenärztliche Bundesvereinigung (KBV) haben jedoch bis Februar 2018 noch kein Update herausgegeben.

Diese rein informative Open-end-Tabelle steht allen Ärzten zur freien Verfügung mit der Bitte um Hinweise und Ergänzungsvorschläge an den Verfasser.

◘ **Tab. 1.1** Bielefelder Abrechnungstabelle des Berufsverbandes Deutscher Neurochirurgen für minimalinvasive Standardbehandlungen an der Wirbelsäule (Stand 8/2018)

Operation/ Therapiemaßnahme	EBM	GOÄ	OPS	DRG	Prüfzeit (in min)	Simultan-OP (in min)
Endoskopische SIG-Denervierung und Kapselkoagulation + SIG-Arthrose	Im EBM nicht gelistet	3300, 2121 × 2[i], 5295 × 2,5 intraop.	5-811.4e; 5-059,b	I28B		
PRT BW	34503: 1 × tägl.	2583A° oder 476 × 3,5; 477; 5295	8-914.1-		25	
PRT + CT	34505: 1 × tägl.; 34260[a]	2583A° od. 476 × 3,5; 477; 5378; 5377	8-914.1-		25	
Racz	(P2) 31252; 31504; 31669; 31670	469; 474; 475; 5345A[e]; 5346A[d]; 5351 (2281[c])	3-13.x Epidurographie; 5-038.20		36	
IDET	Im EBM nicht gelistet	2598A + 2282	5-83a.1-			
PASHA	Wie temp. Ganglionstimulation oder Racz; 30723	469; 474; 475; 5345A[e]; 5346A[d]; 5351 (2570)	5-039.38; 5-039.j0; 1-203.1		36	
Transsakraler Block	30731; 34280 (ggf. KM 34260)	476 + 477; 5295; ggf. 370	8-915		5	
Plexusanalgesie lumbal	30731; KM 34260[b]	5295; 370; 476; 477	8-915		5	
Plexusanalgesie	30731	476 + 477	8-915		5	
Facettendenervation BW	34503: 1 × tägl. 1 Segment (4 Segmente erforderlich)	Offen 2120A[f]/Gelenk; perkutan 2598A[g] = 3 Gelenke	5-830.2 oder 5-83a.0-		25	

Abrechnungsvorschläge für interventionelle Verfahren an der Wirbelsäule

◘ **Tab. 1.1** (fortsetzung)

Operation/ Therapiemaß- nahme	EBM	GOÄ	OPS	DRG	Prüfzeit (in min)	Simultan-OP (in min)
Facettende- nervation endoskopisch (PE!)	(O2) 31242; 31503; 31614; 31615; 34280	3300; 2 × 2580[h]	5-059.b; 5-041.5		25	
Facetteninfil- tration BW	34503: 1 × tägl.	5295; 301; 491; (ggf. 5070)	8-917.1-		25	
Reischau- er-Blockade	30724 oder 30722	476 + 477	8-914.-		3	
Laserdiskoto- mie 34260 +	(D3) 31133; 31504; 31616; 31617	476; 477; 706; 2566 (oder 2281 × 2[i])	5-831.8; 3-131		44	
Volumenre- duktion der Bandscheibe 34260 +	(D3) 31133; 31504; 31616; 31617	474; 475; 3300; 2281 × 2[i]	5-831.8; 3-131		44	
Mikrodiskek- tomie	(D5) 31135; 31505; 31618; 31619; 34280	5295 × 2,5; 301; 2566	5-831.2		72	
Mikrodiskek- tomie + versprengter Sequester	(D5) 31135; 31505; 31618; 31619; 34280	5295 × 2,5; 301; 2566; 2574	5-831.2; 5-831.0		72	
Mikrodiskek- tomie + Facettende- nervation	(D5) 31135; 31618; 31619; + 15 min + Rö	5295 × 2,5; 301; 2566; 2120A/Gelenk	5-831.2; 5-830.2		72	+ 15
Cloward + Cage	(D5) 31135; 31505; 31618; 31619: + 30 min + Rö	5295 × 2,5; 301; 2565; 2574; 2286; 5260 × 2,5	5-831.2; 5-832.0; 5-83b.7-		72	+ 30
Spinalkanal- stenose	(D5) 31135; 31505; 31618; 31619	5295 × 2,5; 301; 2566; 2574; 5260 × 2,5 intraop.	5-831.2; 5-839.6-; 5-832.4		72	
Endoband- scheibe	(D3) 31133; 31504; 31616; 31617	2566 × 2[i]; 3300; 5260; (ggf. 5070); 706	5-831.5; 3-131		44	
Ganglionsti- mulation temporär	(P2) 31252; 31504; 31669; 31670	469 besser 474; 475; 2570 × 1,7; 661A	5-039.j0; 1-203.1		36	
Ganglionsti- mulation permanent	(P5) 31255; 31674; (30740)	469 besser 474; 475; 2570 × 3,5; 661A (ggf. 3096A)	5-039.j0; 1-203.1		72	

(fortsetzung)

Tab. 1.1 (fortsetzung)

Operation/ Therapiemaß-nahme	EBM	GOÄ	OPS	DRG	Prüfzeit (in min)	Simultan-OP (in min)
DCS/ HF-Teststimu-lation	(P6) 31256; 31675; 31676; 34280	2570 × 1,7; 5295; 832 × 3,5 mehrfach oder 661A	5-039.32 ff.; 5-059.80 (5-059.81)		83	
DCS/ HF-Stimula-tion	(P6) 31256; 31675; 31676; 34280; (30740)	2570 × 3,5; 5295; 661A (oder 3095A; 3096A)	5-039.34 ff.; 5-059.82 (5-059.83)		83	
TENS	30712	832; 661A			3	
PDA	30731; (30740)	472 einzeitig; 473 Katheter; 474 >5 h; 475	8-910		5	
Schmerz-pumpe lumbal 34280 +	(P2) 31252; 31504; 31669; 31670; 30750	2540; 2421; 305; 5295; 661A; 265	5-038.4-		36	
Pumpenfül-lung/ Umprogram-mieren	30740 oder 30751: Baclofen	470; 265; 661A			5	
Kyphoplastie	Nicht im EBM gelistet	2332 ggf. 2333; 2286 × 2^i; 2 × 643A × 3,5 intraop. + Rö	5-839.a-			
Vertebroplas-tie	Nicht im EBM gelistet	2332 ggf. 2333; 311; 5260 × 2,5	5-839.9-; 8-202.-	I09C		
Spineoplastie	Nicht im EBM gelistet	2332 ggf. 2333; 2286; 2258; 311; 5260 × 2,5	5-839.9-; 5-835.9; 5-032.7; 8-202.-	I09C		
Bandschei-benprothese lumbal	(D7) 31137; 31507; 31621 + 30 min + Rö	2287A; 2566; 2292; 5295 × 2,5; 5260 × 2,5 intraop.	5-839.1-; 5-832.0		120	+ 30
Bandschei-benprothese zervikal	(D7) 31137; 31507; 31621 + 60 min + Rö	2287A; 2565: 5260 × 2,5; 5295 × 2,5	5-839.1-; 5-832.6; 5-832.0		120	+ 60
Interspinöse Spreizer	Nicht im EBM gelistet	2566A (LG Hannover) od. 2566 + 2284 od. 2566 + 2286	5-839.b-			
Interspinöse Fixateur interne (Aspen)	(D6) 31136; 31507; 31621	2287; 5295 × 2,5 intraop.	5-83b.4-		83	

Abrechnungsvorschläge für interventionelle Verfahren an der Wirbelsäule

◘ Tab. 1.1 (fortsetzung)

Operation/ Therapiemaß-nahme	EBM	GOÄ	OPS	DRG	Prüfzeit (in min)	Simultan-OP (in min)
Navigation WS		5378 × 2,5 intraop.; 5377 oder 2562 (LG Wiesbaden)	5-83w.2-			
Akupunktur LWS	30790 (1 ×mind. 40 min); 30791	1, 7, 831A, 269 oder 269a				
Schmerzthe-rapie	KV-Genehmigung für 300 Pat. 30700; 30702; 30706; 30708	15, 30a (mind. 60 min), 31a, 34				
Epiduroskopie	Nicht im EBM gelistet	687 analog	1-698.1			
Epiduroskopi-sche OP Adhäsiolyse	Nicht im EBM gelistet	2570 analog[j]	5-059.b; 1-512.2; 5-036.6			

SIG Sakroiliakalgelenk; *PRT* periradikuläre Therapie; *Racz* Racz-Katheter (epidurale Neurolyse); *IDET* intradiskale elektrothermale Therapie, *PASHA* Multifunktionselektrode; *BW* Bildwandler; DCS/HF Hinterstrangstimulation mit Hochfrequenz; *TENS* transkutane elektrische Nervenstimulation; *PDA* Periduralanästhesie; *KM* Kontrastmittel
[a]34260: KM-Gabe bei der PRT: Hierbei handelt es sich nicht um pharmakotherapeutische sondern um diagnostische Applikationen zum Ausschluss einer Fehlinjektion in Wurzelzysten
[b]34260: KM-Gabe bei der lumbalen Plexusanalgesie (Theissig 2008)
[c]2281 analog für Racz-Katheter anerkannt: OLG Stuttgart, Urteil vom 19.11.2009 – 7 U 60/09, ArztR 9/2010 S. 247–248
[d]Racz-Katheter: GOÄ 5345A + 5346A + 5351 + 474 AG Miesbach, Urteil vom 2.9.2010 – 2 C 652/09.
[e]Racz-Katheter: GOÄ 5345A + 5351 + 474 + 5070 + 2281 analog + 5298 + 706: LG Würzburg, Urteil vom 4.1.2011 – 14 O 3117/07
[f]Offene Facettendenervation: Amtsgericht Hamburg-Norderstedt, Urteil vom 13.11.2006 – Gesch. Nr.: 41 C 246/00: PRT: 2583 analog (chemische Neurolyse), offene Facettendenervation 2120 pro Gelenk. LG Hannover, Urteil vom 28.11.2006 – Gesch. Nr.: 2 O 97/05; interspinöser Spacer X-Stop 2566A neben 2120, wenn keine „Dekompression" erfolgte
[g]Perkutane minimalinvasive Facettendenervation: LG Stuttgart, Urteil vom 26.6.2009 – 4 S 83/08: GOÄ 2598a deckt die stereotaktische, bildschirmwandlergesteuerte oder navigierte Denervation dreier Facettengelenke ab
[h]2 × 2580 bei der Endo-Facettendenervation: der obere und der untere Ast der Nn. recurrens Luschkae
[i]ArztR 11/2004 S. 403–407: Abrechnung der Radikaloperation einer bösartigen Schilddrüsengeschwulst als Zielleistung. Urteil des BGH vom 13.5.2004 – III ZR 344/03: Doppelberechnung der Hauptleistung zum Füllen der „planwidrigen Regelungslücke". LG Wiesbaden, Urteil vom 18.5.2016 – 5 O 113/13: Anerkennung der Nr. 2562 analog für die präoperative Navigation an der Wirbelsäule
[j] AG Gelsenkirchen 201 C 14/18 und AG Iserlohn vom 14.1.2016 – 41 C 171/15

Literatur

Theissig F (2008) Anatomische Grundlagen der lumbalen Plexusanästhesie. Dissertation, Ludwig-Maximilians-Universität zu München

Interdisziplinäre multimodale stationäre Schmerztherapie

H. R. Casser

2.1   Einführung und Definition – 8

2.2   Interdisziplinäres multimodales Assessment – 8

2.3   Therapieinhalte der interdisziplinären multimodalen Schmerztherapie – 9

2.3.1   Besondere ärztliche Aufgaben – 10

2.3.2   Psychotherapeutische Behandlungsaspekte – 10

2.3.3   Bewegungstherapie – 13

2.3.4   Algesiologische Fachassistenz – 14

2.3.5   Ergebnisse – 14

2.4   Versorgungsstrukturen – 14

2.5   Qualitätssicherung – 17

2.6   Fazit und Ausblick – 18

Literatur – 18

© Springer-Verlag GmbH Deutschland, ein Teil von Springer Nature 2019
J. Jerosch (Hrsg.), *Minimalinvasive Wirbelsäulenintervention*,
https://doi.org/10.1007/978-3-662-58094-3_2

2.1 Einführung und Definition

Der chronische therapieresistente Rückenschmerz umfasst gleichzeitig somatische, psychische und soziale Dimensionen, die durch ein interdisziplinäres Assessment erfasst werden und einer multimodalen Therapie bedürfen.

> **Indikationskriterien für ein interdisziplinäres multimodales Therapieprogramm (Arnold et al. 2009)**
> - Hohe Erkrankungsschwere mit erheblichen biopsychosozialen Konsequenzen
> - Fehlschlag einer vorherigen unimodalen Schmerzbehandlung, eines schmerzbedingten operativen/interventionellen Eingriffs oder einer Entzugsbehandlung
> - Schmerzbedingte Beeinträchtigung der Lebensqualität und des Lebensvollzugs
> - Somatische oder psychosoziale Begleiterkrankung mit nachweisbarem Einfluss auf das Schmerzgeschehen
> - Die psychischen und sozialen Belastungen sind nicht Ausdruck einer eigenständigen psychiatrischen oder zerebralen Erkrankung
> - Vorliegen von Risikofaktoren für eine weitere Schmerzchronifizierung

Unter interdisziplinärer multimodaler Therapie wird die gleichzeitige, in der Vorgehensweise integrierte sowie konzeptionell abgestimmte Behandlung von Patienten mit chronischen Schmerzen verstanden. Ärzte mehrerer Fachrichtungen, Psychotherapeuten und Physiotherapeuten gehören ständig zum Behandlungsteam. Obligat sind die gemeinsame Beurteilung des Behandlungsverlaufs innerhalb regelmäßiger Teambesprechungen und die Einbindung aller Therapeuten (Casser et al. 2013b). Dabei erfolgt die Diagnostik und Behandlung nach einem integrativen Konzept mit verhaltensmedizinischer Orientierung. Im Vordergrund stehen die medizinische und psychotherapeutische Behandlung, die Edukation, Entspannungsverfahren und körperliche Übungsprogramme (Arnold et al. 2009).

Im Diagnosis-related-Group-System (DRG-System) ist diese Therapieform durch den Operationen- und Prozedurenschlüssel (OPS, in der aktuell gültigen Version 2018) als OPS-Code 8-918 „Multimodale Schmerztherapie" fest etabliert und damit auch vergütungsrelevant.

Die Programme können ambulant, teilstationär oder stationär durchgeführt werden. Die Evidenzlage multimodaler Schmerztherapie ist v. a. beim Rückenschmerz inzwischen unstrittig (Flor et al. 1992; Guzman et al. 2002; Schonstein et al. 2002; Jensen et al. 2007; Hildebrandt und Pfingsten 2009). Auch im Hinblick auf die Kosten konnte nachgewiesen werden, dass multimodale Therapieprogramme beim Rückenschmerz nachhaltig erfolgreich sind und eine deutliche Kostenreduktion im weiteren Handlungsverlauf bewirken (Nagel und Korb 2009).

Voraussetzung eines multimodalen Therapieprogramms sollte die Indikationsprüfung (s. Übersicht oben zu den Indikationskriterien) durch ein interdisziplinäres Schmerzassessment (Casser 2016) sein, wie es bei Therapieresistenz nach spätestens 6 bzw. 12 Wochen gefordert wird (Nationale Versorgungsleitlinie 2017).

2.2 Interdisziplinäres multimodales Assessment

Rückenschmerzpatienten mit rezidivierenden oder anhaltenden Schmerzen, die sich noch im Beginn des Chronifizierungsprozesses finden, aber ein erhöhtes Risiko zur Chronifizierung aufweisen, wie auch Patienten, die sich bereits in einem höheren Chronifizierungsstadium befinden und bei denen eine bisherige mono- oder multidisziplinäre Behandlung nicht zum Erfolg geführt hat, sollten eine fundierte Beurteilung durch ein interdisziplinäres Assessment erfahren (Casser 2016). Dieses Assessment sollte ergebnisoffen durchgeführt werden, woraus sich unterschiedliche Konsequenzen ergeben können:

- Eine Weiterbehandlung ambulant beim Haus- bzw. Facharzt mit konkreten Therapieempfehlungen bzw.
- die Einleitung eines ambulanten, teilstationären oder stationären multimodalen Therapieprogrammes in Abhängigkeit von den Ergebnissen des Assessments, der Prognose des Rückenschmerzes sowie der individuellen Gegebenheiten (Arnold et al. 2009).

Die Bestandteile des Assessments werden bereits durch den OPS-Code 1-910 „multidisziplinäre algesiologische Diagnostik" beschrieben. Hinsichtlich

Interdisziplinäre multimodale stationäre Schmerztherapie

eines interdisziplinären Assessments vor umfassender multimodaler Schmerztherapie wurden die Inhalte, die beteiligten Disziplinen und der Umfang eines Assessments von der Ad-hoc-Kommission „Multimodale interdisziplinäre Schmerztherapie" der Deutschen Schmerzgesellschaft e.V. erarbeitet (Casser et al. 2013a).

> **Bestandteile eines interdisziplinären multimodalen Schmerzassessments**
> - Ausführliche medizinische Anamnese und orientierende körperliche Untersuchung (orthopädisch, neurologisch, ggf. rheumatologisch), ggf. ergänzende zusätzliche bildgebende und elektroneurografische Verfahren und invasive Maßnahmen sowie Testverfahren und standardisierte klinische Interviews, fakultativ unter Hinzuziehung weiterer medizinischer Fachbereiche
> - Psychologische/psychosomatische Diagnostik mit Anamnese, Verhaltensbeobachtung und Erhebung des psychopathologischen Status
> - Physio-, Moto-, ergotherapeutische Befundung
> - Sozialmedizinische Beurteilung
> - Teambesprechung mit zusammenfassender Diagnosebeschreibung und Abstimmung des weiteren Vorgehens, ggf. individuelles Therapieprogramm
> - Abschlussgespräch mit dem Patienten

Vorzugsweise sollte die Dokumentation dieses Assessments vollständig und standardisiert erfolgen. Dazu eignet sich das im Rahmen der Kerndokumentation und Qualitätssicherung in der Schmerztherapie (KEDOQ) von der Deutschen Schmerzgesellschaft e. V. entwickelte Schmerzdatenerfassungs-und Auswertungssystems mit Strukturdaten, der Kerndatensatz inkl. deutscher Schmerzfragebogen (DSF), die Bestimmung des Chronifizierungsgrades (MPSS), die Erfassung der Schmerzdiagnose sowie der relevanten diagnostischen und therapeutischen Maßnahmen (Casser et al. 2013a).

Bei den Qualitätsanforderungen eines Rückenschmerz-Assessments, wie sie bereits das Expertenpanel der Bertelsmann Stiftung (2007) formulierte, sollte bezüglich der Behandlerklassifikation der

Schmerztherapeut mit fortlaufender Rezertifizierung, der Orthopäde mit der Zusatzqualifikation „Manualmedizin", der ärztliche und psychologische Psychotherapeut mit schmerztherapeutischer Qualifikation, der Neurologe, der Physiotherapeut mit manualmedizinischen Kenntnissen von Alltags-, Funktions- und Belastungstests und schmerztherapeutischer Erfahrung sowie ein wirbelsäulensäulenchirurgisch tätiger Facharzt zur Beurteilung operativer Optionen bzw. vorangegangener operativer Maßnahmen hinzugezogen werden.

Die Beteiligung operativ tätiger Orthopäden und Neurochirurgen hat sich beim Rückenschmerz als sinnvoll herausgestellt, um einerseits auch diese Maßnahmen frühzeitig zu diskutieren bzw. im Vorfeld gestellte Operationsindikationen interdisziplinär zu beurteilen, auch mit dem Ziel einer differenzierten Patientenaufklärung. Sie setzt allerdings eine grundlegende schmerztherapeutische Erfahrung des Operateurs und eine vorbehaltlose Aufnahme in das Assessment-Team voraus.

2.3 Therapieinhalte der interdisziplinären multimodalen Schmerztherapie

> Zentrale Bausteine der multimodalen Schmerztherapie (MMST) sind die medizinische und psychologische Behandlung, die Edukation, die Entspannung und körperlich übende Verfahren.

Die Therapie beruht auf einer gemeinsamen „Philosophie" der Einschätzung und Behandlung chronischer Schmerzen mit dem Ziel einer funktionellen Schmerzverarbeitung und der körperlichen, psychischen und sozialen (Re-) Aktivierung des Patienten (Arnold et al. 2014). Dazu gehört auch eine enge Verlaufskontrolle in Form von Teamsitzungen, in der alle Behandler die Zielsetzung, Behandlungsfortschritte und Probleme erörtern. Diese sollte mindestens einmal pro Woche stattfinden, zusätzlich zur ständigen Absprache zwischen den Teammitgliedern und der täglichen Visite. Das Zusammentragen verschiedener Erkenntnisse aus Anamnese und Behandlung des Patienten und die gemeinsam abgestimmte, ständig zu aktualisierende Behandlungsstrategie bedeutet, dass die Gesamtbehandlung deutlich wirksamer ist als die Einzelmaßnahmen der multimodalen Behandlung (Huge et al. 2010; Pfingsten 2001). Dies setzt eine professionelle, wertschätzende, empathische und ressourcenorientierte therapeutische Haltung aller Teammitglieder gegenüber dem Patienten, aber auch untereinander voraus. Dabei sind auch die Grenzen der therapeutischen Möglichkeiten der einzelnen Fachbereiche und ihrer Methoden kritisch zu reflektieren, zumal häufig eine kausale Behandlung nicht oder nur begrenzt möglich ist.

> Nach einem ausführlichen interdisziplinären Assessment erfolgt die indikationsbezogene Auswahl der Vorgehensweise durch Erstellung eines individuellen Behandlungsplanes, in dem die Ressourcen des einzelnen Patienten berücksichtigt werden (Arnold et al. 2014).

Zu den interdisziplinären Maßnahmen im engeren Sinne zählt auch die interdisziplinäre Visite mit Beteiligung aller behandelnder Ärzte, Psychotherapeuten, Physiotherapeuten, Pflegetherapeuten und Sozialarbeitern mit möglichst zeitnaher Besprechung unter dem Eindruck des Patientenkontaktes, der bei der Visite im Vordergrund stehen sollte. Zusätzlich eignen sich zur intensiven Versorgung insbesondere bei Problemfällen interdisziplinäre Fallbesprechungen sowie gemeinsame Untersuchungen am Krankenbett oder in den Therapieräumen mit fachübergreifender Besetzung.

> Kriterien einer echten Interdisziplinarität ist das Bewusstsein einer gemeinsamen Verantwortung, die Durchführung gemeinsamer Untersuchungen und Befunderhebung, ein transparenter Kommunikationsprozess und ein ständiger Informationsaustausch innerhalb des Teams mit Vermeidung diagnostischer oder therapeutischer „Auftragsarbeiten" (Loeser 1998).

2.3.1 Besondere ärztliche Aufgaben

Ärzte verschiedener Fachrichtungen tragen in interdisziplinärer Absprache die medizinische und rechtliche Verantwortung für den Patienten. Dies beinhaltet eine fachlich korrekte Diagnostik und Bewertung, die Überprüfung der Behandlungsindikation, die Risikoaufklärung sowie die Therapie nicht nur der Schmerzen, sondern auch bestehender Komorbiditäten bis hin zu Kommunikation

mit medizinischen Diensten und Kostenträgern (Arnold et al. 2014).

Spezielle ärztliche Aufgaben sind die tägliche Visite, die Aufklärung und Edukation des Patienten, die spezielle medikamentöse Schmerztherapie (Ein- und Umstellung sowie Entzug) sowie nach sorgfältiger Indikationsstellung gezielte manualmedizinische Maßnahmen bzw. therapeutische lokal- und regionalanästhesiologische Verfahren. Besondere Bedeutung kommt den ärztlichen Einzelgesprächen und Verlaufsuntersuchungen zu, in denen dem Patienten das biopsychosoziale Krankheitsmodell, die Erkenntnisse um Maßnahmen des interdisziplinären Teams sowie individuelle Fragestellungen und Lösungsoptionen dargestellt und mit ihm diskutiert werden. Außerdem obliegt dem Arzt das Verfassen des Abschlussberichtes auf der Basis der interdisziplinär erhobenen Befunde mit Formulierung der Diagnosen, des bisherigen Verlaufs und weiterer Vorgehens.

2.3.2 Psychotherapeutische Behandlungsaspekte

Psychotherapeutische Diagnostik und Therapie erfolgen beim chronischen Rückenschmerzpatienten in der Regel in einem multimodalen interdisziplinären Programm. Darüber hinaus können im Rahmen der psychotherapeutischen Arbeit natürlich Konstellationen auftreten, die eine ambulante oder stationäre Therapie in einem psychosomatischen oder psychotherapeutischen Setting erforderlich machen.

> Aus Erfahrung ist es zwingend die Aufgabe der interdisziplinären multimodalen Therapie, diese zusätzlichen Behandlungswege auf das individuelle Schmerzgeschehen des Patienten auszurichten, weil ansonsten von dessen Seite die Spaltung von Psyche und Körper weiter aufrechterhalten wird und die Therapieeffekte getrennt nebeneinander stehen (Casser et al. 2013a).

Die Nationalen Versorgungsleitlinien (NVL 2017) empfehlen zur Therapie des chronischen Kreuzschmerzes die progressive Muskelrelaxation (Jacobson 1939) sowie eine multimodal eingebettete Verhaltenstherapie. Auch tiefenpsychologische Ansätze haben sich in den letzten Jahren entwickelt und werden in multimodalen Einrichtungen angewendet (Senf und Gerlach 2011).

Interdisziplinäre multimodale stationäre Schmerztherapie

Wesentlich für einen längerfristigen Therapieerfolg ist die systematische Anleitung sowohl von Entspannungsverfahren als auch konkreten verhaltenstherapeutischen Ansätzen mit dem Fokus auf die selbstständige Übernahme und Manifestation dieser Ansätze in den Lebensalltag der Patienten.

> ❯ Das zentrale Behandlungsziel einer multimodalen Therapie chronischer Schmerzen besteht in der Wiederherstellung der objektiven und subjektiven Funktionsfähigkeit („functional restoration"), die mit einer Steigerung der Kontrollfähigkeit und des Kompetenzgefühls des Patienten einhergeht und ressourcenorientiert therapeutisch unterstützt wird (Arnold et al. 2009).

Wie bei den allgemeinen Zielen der multimodalen Schmerztherapie stehen dabei die Minderung der Beeinträchtigung und die Verbesserung der Lebensqualität noch vor der Schmerzreduktion im Vordergrund. Gerade für Patienten mit chronischen Rückenschmerzen ist diese Reihenfolge bedeutsam, weil bei einer Prävalenz auftretender Rückenschmerzen innerhalb eines Jahres von 40–60 % eine vollständige Schmerzfreiheit eher illusorisch erscheint. Wie Pfingsten und Nilges (2012) herausstellen, liegt das Leiden des Rückenschmerzes unter Umständen auch darin, normale Befindlichkeitsstörungen aufgrund der allgemeinen Entwicklungen des Gesundheitswesens nicht mehr hinnehmen zu wollen. Aufgrund erhöhter Erwartungen an Gesundheit und Beschwerdefreiheit führt das zu krankheitswertigen Störungen bei normalen körperlichen Erscheinungen.

Psychotherapeutische Unterziele in der Therapie chronischer Rückenschmerzen sind derzeit in der Vermittlung eines biopsychosozialen Krankheitsmodells zu sehen, weiterhin in der Motivierung zu längerfristiger Verhaltensänderung, in der Wahrnehmungsförderung für Grenzen, Gefühle und Bedürfnisse, in der Förderung der Entspannungsfähigkeit und Körperwahrnehmung, in der Reduktion katastrophisierender und angstvermeidender Bewältigungsansätze sowie in der Verringerung von Hilflosigkeit und Rückzug. Bei Unveränderlichkeit der Beschwerden wird unter Umständen die Förderung von Akzeptanz für Unvermeidliches sowie die Unterstützung in der Entwicklung neuer Perspektiven nötig.

Kröner-Herwig (2000) stellt stellvertretend für viele Autoren eindeutig heraus, dass Schmerzfreiheit kein angemessenes Ziel sein kann. Sie betont, dass in der Vermittlung eines angemessenen Schmerzmodells auch die Akzeptanz von Schmerzen als notwendige und natürliche Phänomene beinhaltet sein muss.

Gerade der Einbezug psychologischer Variablen in das Modell chronischer Schmerzen ist wesentlich für den Therapieerfolg, bedeutet aber auch eine große Herausforderung bei Patienten mit ausgeprägt somatischem Krankheitsbild.

In den letzten Jahren haben sich eine ganze Reihe unterschiedlicher therapeutischer Ansatzpunkte entwickelt, die vorwiegend im Kontext des chronischen Rückenschmerzes untersucht und evaluiert wurden. Wesentlich im deutschen Sprachraum und als Ausgangspunkt der Therapie chronischer Rückenschmerzen ist der kognitiv-verhaltenstherapeutische Ansatz von Basler (2001) zu nennen.

Für den Rückenschmerz steht das Konzept der Fear Avoidance (Pfingsten 2001) sowohl in der Forschung als auch in der Therapie im Mittelpunkt. Ergänzt wird es von dem Avoidance-Endurance-Modell (Hasenbring und Verbunt 2010). Ängste vor dem Schmerz, der aus der Bewegung resultiert, sind ausgelöst durch katastrophisierende Bewertungen des Schadens bzw. zukünftigen Schadens (Katastrophisierung; Sullivan et al. 2001) und führen zu einem maladaptiven Schon- und Fehlverhalten, das die Schmerzen und deren Ausbreitung aufrechterhält und sogar verstärkt. Dekonditionierung des Muskelsystems, Passivität in der Lebensgestaltung und später depressive Reaktionen sind die Folge. Es entstanden dafür Therapiekonzepte ähnlich denen der Angstkonfrontation (Goubert et al. 2002). Das Vorgehen besteht in der geführten Konfrontation des Patienten mit der Bewegung und dem Schmerz. Durch die Veränderung katastrophisierender Annahmen wird die Erfahrung ermöglicht, dass aufgrund von Übungen und körperlicher Konditionierung mit Hilfe von Quotenplänen (zeitlich festgelegte Übungen, die in einem gewissen Zeitraum gesteigert werden) die Schmerzen zurückgehen. Die Patienten erlernen den Zusammenhang zwischen passiver Schonhaltung und zunehmendem Schmerz. Mit Hilfe der Quotenpläne steigern sie ihre Leistungsfähigkeit graduell zunehmend und gewinnen auf diese Weise wieder Vertrauen in ihren Körper.

Weiterhin zeigen sich Hinweise darauf, dass eine flexible Zieladjustierung die Bewältigung des chronischen Rückenschmerzes eher unterstützt und den Therapieerfolg verbessert (Schmitz et al. 1996). In den letzten Jahren hat sich das Konzept der Akzeptanz des unveränderlichen Teils der Beschwerden im Schmerzbereich durchgesetzt (Dahl et al. 2005). Hier geht es v. a. darum, statische Bewältigungsversuche, die keine Verbesserung erzielen, durch die Förderung einer akzeptierenden Haltung aufzulösen. Damit wird Platz geschaffen, die entstandene Situation einerseits zu betrauern sowie andererseits neue Perspektiven in der Lebensführung zu entwickeln, die trotz des Schmerzes das Leben des Patienten wieder zufriedenstellend ausfüllen können. Dieses Konzept wird sinnvollerweise ergänzt durch Achtsamkeitskonzepte (Heidenreich und Michalak 2003), in denen dem Patienten Fähigkeiten vermittelt werden, sich selbst, seinen Körper und die Umwelt mit ihren vielfältigen Beziehungen aufmerksam wahrzunehmen. Zentral ist hier, die Wahrnehmung in ihren Gegensätzen von angenehm/unangenehm wertfrei stehen zu lassen und damit ein Loslösung von oft wenig hilfreichen Kognitionen bzw. Emotionen zu erzielen, die auf starren Normen und Wertvorstellungen beruhen.

Für die Motivierung der Patienten zu veränderten Verhaltensweisen, die häufig das Ergebnis multimodaler Therapie chronischer Rückenschmerzen sind, wurden motivationsfördernde Konzepte (Rau et al. 2008) entwickelt und evaluiert. Der Transfer von körperlich übenden Verfahren, Entspannung und veränderten Bewältigungsansätzen ist essenziell für die Aufrechterhaltung und den Ausbau von guten Therapieergebnissen durch multimodale Therapie.

Im Wesentlichen fußt die psychotherapeutische Behandlung chronischer Rückenschmerzen auf folgenden Inhalte (Kröner-Herwig 2000; Kröner-Herwig und Pfingsten 2012):

- **Edukation**, die sich auf die Vermittlung eines biopsychosozialen Krankheitsmodells bezieht. Darunter fallen auch die Vermittlung der Bedeutung schmerzbezogener Kognitionen und Emotionen, akzeptanzfördernder Maßnahmen und deren Hintergrund sowie weiterer Besonderheiten von chronischem Rückenschmerz, psychotherapeutischer Ansätze und multimodaler Therapie.
- **Entspannung:** Dabei hat sich gerade die PMR (progressive Muskelrelaxation nach Jacobson) bewährt, die in der Nationalen Versorgungsleitlinie Kreuzschmerz als Therapiebaustein empfohlen wird. Eine Entspannung reicht allerdings allein nicht aus; sie benötigt v. a. eine gute Vorbereitung mit Einbettung in das individuelle Krankheitsmodell des Patienten

sowie eine regelmäßige Übung, die über die Anwendung in der multimodalen Therapiezeit hinausgeht und im Alltag konsequent weitergeführt werden muss. Dafür bedarf es ausreichender Informationen zu Bedeutung und Wirkungsweise der Entspannung auf den Schmerz, der Veränderung unrealistischer Erwartungen (schnelle Schmerzfreiheit in und nach der Entspannung, das Auftreten ausschließlich angenehmer Körpererfahrungen etc.) sowie der Entkatastrophisierung unangenehmer körperlicher Phänomene, die gerade zu Beginn der Entspannung in der Regel auftreten (Schmerzverstärkung, Zuckungen, Kreislaufprobleme im Anschluss etc.).

- **Biofeedback** kann zum einen zur Abbildung der Entspannungsfähigkeit bei Patienten mit geringer Körperwahrnehmung und gleichzeitigem hohem Widerstand gegen diese Maßnahme als Rückmeldung und Motivationshilfe eingesetzt werden. Es kann auch der Rückmeldung der Zusammenhänge zwischen psychischen und körperlichen Faktoren dienen. Möglich ist auch die Kontrolle körperlicher Übungen mit Hilfe eines tragbaren Gerätes.
- Im Mittelpunkt steht die **Therapie** nach den oben genannten Ansätzen, v. a. das Fear-Avoidance- bzw. das Avoidance-Endurance-Modell sowie die Akzeptanz- und Achtsamkeitsförderung.

> Für die Vermittlung von veränderten Verhaltensweisen, z. B. konsequente Entspannungs- und körperliche Übungen sowie Ausdauer, die die Patienten nach der multimodalen Therapie aufrechterhalten sollen, bedarf es einer frühzeitigen Fokussierung auf den Transfer in den Alltag, der auch während der Therapie besprochen und zum Teil vollzogen werden muss.

In der Therapie sind die Hindernisse für die Umsetzung zu thematisieren, der Patient ist durch spezielle Übungen (z. B. Förderung der sozialen Kompetenz in Abgrenzungssituationen) bzw. Anregungen aus dem Gruppensetting vorzubereiten. Meist erweist sich eine nachfolgende ambulante Verhaltenstherapie als nützlich, um den schwierigen Transfer zu unterstützen. Bei tiefergreifenden psychischen Schwierigkeiten der Patienten kann auch eine nachfolgende tiefenpsychologische Therapie nötig sein.

> **Wichtig ist das immerwährende Üben von Selbsthilfestrategien und Methoden zur Schmerzbewältigung. Die Vermittlung von eigener unmittelbarer Erfahrung ist für den Transfer und die Veränderung hochgradig bedeutsam (Frede 2011).**

Bei bestehender Komorbidität mit einer psychischen Erkrankung oder besonders belastenden Umgebungs- bzw. Lebensbedingungen ist die Entscheidung über eine weiterführende psychotherapeutische Behandlung wesentlich. Diese muss mit dem Patienten besprochen und in sein individuelles Krankheitsmodell eingebettet werden. Inwieweit stationäre, teilstationäre oder ambulante Behandlungen nötig sind, ist jeweils individuell entsprechend des Schweregrades der psychischen Störung zu entscheiden. Aus der Erfahrung hat sich jedoch gezeigt, dass solche Therapien v. a. dann sinnvoll und hilfreich waren, wenn die Patienten vorher eine klare Einordnung der psychischen Störung bzw. Befindlichkeitsstörung im Hinblick auf ihr Schmerzmodell erhielten, weil sie dann diese Maßnahmen als integriert erfuhren.

2.3.3 Bewegungstherapie

Der Beitrag der bewegungstherapeutischen Disziplinen, in erster Linie der Physio- und Sporttherapie aber auch Ergo- und Mototherapie, beruht in Ergänzung zur ärztlichen Funktionsuntersuchung auf der Analyse der Bewegungselemente, insbesondere der Einschätzung von Kraft, Beweglichkeit, koordinativen Fähigkeiten und Ausdauer, der Erhebung des Bewegungsstatus und der Beurteilung von Bewegungsverhalten und vegetativer Reaktionen (Arnold et al. 2014). Ziel der bewegungstherapeutischen Maßnahmen ist die möglichst weitgehende Wiederherstellung körperlicher Funktionsfähigkeit und Aktivität in Abstimmung mit den organspezifischen Befunden und den Vorstellungen des Patienten. Gerade in der Physiotherapie müssen bei chronischen Schmerzpatienten erst die oftmals fehlenden Kenntnisse und Erfahrungen der Patienten bzgl. körperlicher Funktionen, aber auch das mangelnde Bewusstsein individueller Einflussmöglichkeiten durch Aufklärung und Anleitung sowie Austausch in der Gruppe verändert werden. Dazu gehört das Aufzeigen von Maßnahmen zur Beeinflussung physiologischer Reaktionen wie z. B.

durch Biofeedback. Die häufig vorhandenen Defizite der Körperwahrnehmung, erkennbar an pathologischer Haltung, verändertem Muskeltonus und Bewegungsmustern sowie gestörtem Körperschema, speziell bei chronischen Schmerzpatienten, bedarf des Trainings der Körperwahrnehmung bzgl. Sensibilität, Propriozeption und Sinneswahrnehmung, unterstützt durch Biofeedback, Elektromyographie (EMG), Spiegeltherapie und Ultraschall. Das häufig erhöhte Anspannungsniveau wird mit Tonusregulation durch aktive Variation, Entspannung, gelenkte Wahrnehmung, Atementspannung und Biofeedback versucht zu beeinflussen. Der Veränderung des vegetativen Nervensystems wirken Stressbewältigung durch Bewegung und Sport wie auch durch Entspannungstechniken und physikalischen Therapiemaßnahmen entgegen. Problembereiche wie körperliche Funktionsbeeinträchtigungen unter Berücksichtigung struktureller wie auch funktioneller Veränderungen, Dekonditionierung aufgrund unangemessener Schonung und Nichtgebrauch, Angstvermeidungsverhalten, mangelndes Vertrauen in die körperliche Leistungsfähigkeit und Fehleinschätzung der körperlichen Leistungsfähigkeit mit einem ausgeprägten Überforderungsverhalten bedürfen der fortlaufenden Beurteilung der Funktionsfähigkeit der Bewegungsorgane (Clinical Reasoning). Des Weiteren erstreckt sich das Behandlungsspektrum auch auf einzel- und gruppentherapeutische Maßnahmen zur lokalen und globalen Stabilisation, Mobilisation und Koordinationsverbesserung, Aktivitätssteigerung durch Pacing-Programme, Rekonditionierung durch Sport, Kraft- und Ausdauertraining sowie Eigenübungen, Balancierung von Be- und Entlastung und Entwicklung von Selbsthilfestrategien in Fortsetzung und Vertiefung der parallel stattfindenden Psychotherapie.

> **Gerade verminderte dysfunktionale körperliche Leistungsfähigkeit durch Schonung bzw. ständiges ausgeprägtes Überforderungsverhalten lassen sich durch Pacing-Programme und Graded Activity oder Konfrontation („exposure") in Zusammenarbeit mit den Psychotherapeuten korrigieren. Ebenso gilt dies für die Wiederherstellung der Arbeitsfähigkeit unterstützt durch Work Conditioning bzw. Work Hardening.**

Im Einzelfall können abgestimmt im Team auch passive physiotherapeutische Maßnahmen

2.3.4 Algesiologische Fachassistenz

Die Rolle der Gesundheits- und Krankenpflege bzw. medizinischer Assistenzberufe im Rahmen des MMST wird gelegentlich unterschätzt. Gerade im stationären Bereich ist die Verwirklichung der Aktivierung und funktionellen Wiederherstellung der Patienten ohne die Unterstützung des Pflegeteams nicht denkbar. Informationen und Verhaltensweisen können auf diese Weise sowohl an das Team als auch an die Patienten vermittelt werden. Darüber hinaus übernimmt die Pflegetherapie wichtige administrative und organisatorische Tätigkeiten, welche die genuinen pflegerischen Tätigkeiten überschreiten. Verhaltensbeobachtung der Patienten über 24 h im stationären Bereich sowie in alltäglichen Lebenssituationen mit den hieraus gewonnenen Informationen durch das Pflegeteam ist für das interdisziplinäre Team von großer Bedeutung (Arnold et al. 2014). Entsprechende Weiterbildungsmöglichkeiten zur algesiologischen Fachassistenz werden zunehmend genutzt.

2.3.5 Ergebnisse

Prospektive Studien zeigen für die MMST positive und langfristige Effekte hinsichtlich einer Verminderung der Beschwerden sowie der Krankheitssymptomatik und auch der Inanspruchnahme von Gesundheitsleistungen für unterschiedliche Schmerzerkrankungen und Patientengruppen (Hechler et al. 2014; Schiltenwolf et al. 2006; Häuser et al. 2009; Brömme et al. 2015; Buchner et al. 2006; Gunreben-Stempfle et al. 2009; Hildebrandt und Pfingsten 2009; Mattenklodt et al. 2008; Nagel und Korb 2009; Pöhlmann et al. 2009; Schütze et al. 2009).

Auch international belegen systematische Reviews und Metaanalysen die Effektivität multimodaler Schmerztherapieprogramme beim chronischen Rückenschmerz (Kamper et al. 2014), Fibromyalgiesyndrom (Häuser et al. 2009) und weiteren Schmerzsyndromen (Scascighini et al. 2008).

MMST ist aber auch bei spezifischen Schmerzsyndromen in Zusammenhang mit psychischen Faktoren effektiv. So zeigten sich bei verschiedenen neuropathischen Schmerzsyndromen hochsignifikante Verbesserungen bezüglich Schmerzintensität und Funktion (Seddigh et al. 2014). Ebenso wird die MMST bei therapieresistenten chronischen Schulterschmerzen mit schmerzunterhaltendem Verhalten empfohlen (Diercks et al. 2014) sowie bei chronischen Kopfschmerzen.

Auch im Bereich chronisch-rheumatischer Beschwerden gibt es eine multimodale rheumatologische Komplexbehandlung (OPS 8-983) mit Berücksichtigung der Funktionseinschränkung und des Schmerzausmaßes zu Beginn und am Ende des stationären Aufenthaltes. Steht die Behandlung chronifizierter Schmerzsyndrome insbesondere myofaszialer Beschwerden, Fibromyalgie bzw. stabil eingestellter entzündlich-rheumatischer Erkrankungen mit deutlichen psychosozialen Faktoren im Vordergrund, sollte der MMST (OPS 8-918) der Vorzug gegeben werden.

Erste Ergebnisse einer prospektiven multizentrischen Studie zur Effektivität der multimodalen muskuloskelettalen Komplextherapie (OPS 8-977) unter besonderer Berücksichtigung manualmedizinischer und physiotherapeutischer Maßnahmen sowie psychotherapeutischer Beteiligung zeigen bei Abschluss der komplexen Behandlung signifikante Verbesserungen bezüglich Schmerzintensität und Funktionsstatus bei chronischen vertebragenen Schmerzsyndromen (Smolenski et al. 2014; Niemier et al. 2018).

Eine wirkliche Verbesserung der Versorgung chronisch Schmerzkranker dürfte nur durch eine flächendeckende Implementation multimodaler Schmerztherapieprogramme in das Gesundheitssystem erreicht werden. Dazu müssten die strukturellen und organisatorischen Voraussetzungen z. B. in Form eines Disease-Management-Programms (DMP Rückenschmerz) geschaffen werden, um die Behandlungsform bei nachgewiesenem Bedarf deutschlandweit und sektorenübergreifend einzusetzen.

2.4 Versorgungsstrukturen

Die unbefriedigende Situation der Rückenschmerzpatienten wird schon seit langem auf die unzureichenden medizinischen und gesundheitspolitischen Versorgungsstrukturen zurückgeführt. So steht die für therapieresistente chronische Behandlungsfälle einzige evidenzbasierte

Interdisziplinäre multimodale stationäre Schmerztherapie

Therapieform, die interdisziplinäre multimodale Behandlung, für viele Patienten nicht vor Ort zur Verfügung.

In einer Dissertationsarbeit am DRK Schmerz-Zentrum in Mainz konnte nachgewiesen werden, dass speziell bei chronischen Rückenschmerzpatienten im Durchschnitt 17 Jahre seit Beschwerdebeginn vergehen, bis sie in einem Schmerzzentrum mit interdisziplinärem, multimodalem diagnostischem und therapeutischen Behandlungsangebot vorgestellt werden (◘ Abb. 2.1).

Das Bertelsmann Experten-Panel „Rückenschmerz" (2007) hat einen Behandlungspfad entwickelt, der auf dem Therapiealgorithmus der IGOST (Interdisziplinäre Gesellschaft für Allgemeine, Orthopädische und Unfallchirurgische Schmerztherapie) beruht (Casser 2008). Er umfasst sämtliche Formen des Rückenschmerzes und beinhaltet ein 3-Ebenenkonzept. Bereits in der Primärversorgung wird eine Schweregrad-orientierte Zuteilung der Rückenschmerzpatienten verlangt, so auch die direkte Zuweisung chronifizierungsverdächtiger Patienten mit psychosozialen Risikofaktoren in die interdisziplinäre Ebene zum Assessment (◘ Abb. 2.2).

In der Erstbehandlerebene (Haus- oder Facharzt) wird eine Differenzierung vorgenommen:
- Notfälle (Dark Red Flags) werden in ein operativ ausgerichtetes Wirbelsäulenzentrum überwiesen,
- Patienten mit speziellen Wirbelsäulenleiden (Red Flags) werden beim Fachspezialisten vorgestellt (Ebene 2) und
- Patienten mit komplexen Rückenschmerzen mit psychosozialen Auffälligkeiten (Yellow Flags) anhand des Heidelberger (HKF-R 10) oder Örebro-Kurzfragebogens werden in ein interdisziplinäres Schmerzzentrum zum Assessment weitergeleitet (Ebene 3).

Bei fehlender Besserung der Beschwerden bzw. Verschlechterung ist eine Überweisung des Patienten in die nächsthöhere Ebene spätestens nach 4 Wochen bzw. bei anhaltender Arbeitsunfähigkeit vorzunehmen.

Während in der 1. Ebene neben dem o. g. Screening leitliniengerecht eine ausführliche Aufklärung des Patienten und ggf. symptomatische Therapiemaßnahmen stattfinden, erfolgen in der fachspezifischen Ebene (2. Ebene) eine weiterführende Diagnostik und Therapie, ggf. auch unter konsiliarischer Hinzuziehung weiterer Fachärzte. Bei psychosozialen Risikofaktoren (HKF-R 10) oder fehlender Beschwerdebesserung über 8 Wochen bzw. 4 Wochen Arbeitsunfähigkeit gehört der Patient in die interdisziplinäre schmerztherapeutische Ebene, wo zunächst ein umfassendes Assessment und ggf. – daraus sich ergebend – ein ambulantes, teilstationäres oder stationäres multimodales Therapieprogramm stattfindet mit abschließender Evaluation und prognostischer Stellungnahme zur Weiterbehandlung und Arbeitsfähigkeit.

Das deutschlandweit durchgeführte Pilotprojekt des IGOST/FPZ-IV-Rückenschmerz Versorgungsalgorithmus umfasste in dem untersuchten Zeitraum 2006–2008 9455 Patientendaten mit

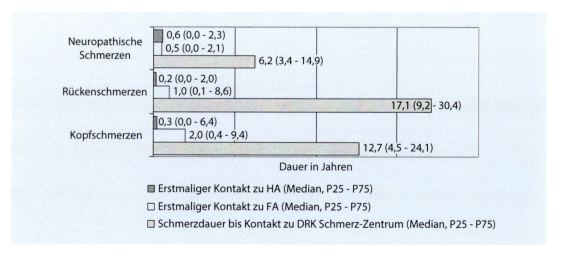

◘ **Abb. 2.1** Zeitspannen vom Beginn der Schmerzsymptomatik bis zu erstmaligen Kontakten mit der jeweiligen ärztlichen Versorgung. *HA* Hausarzt; *FA* Facharzt. (Aus Casser et al. 2013b; adaptiert nach Sorg 2008)

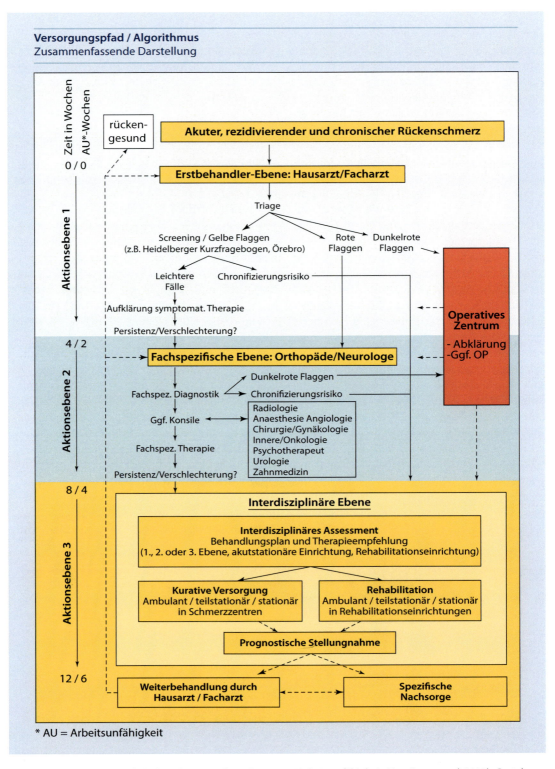

◘ Abb. 2.2 Versorgungspfad/Algorithmus Rückenschmerz. *AU* Arbeitsunfähigkeit. (Aus Casser et al. 2013b; Bertelsmann Experten-Panel 2007)

Interdisziplinäre multimodale stationäre Schmerztherapie

1220 teilnehmenden Ärzten und 123 Netzwerke in Zusammenarbeit mit 27 unterschiedlichen, überwiegend regionalen Krankenkassen (Lindena et al. 2016). Die Auswertung der Daten bestätigte die Praktikabilität des 3-Ebenenmodells. Die Schnittstellendefinitionen, insbesondere die Überweisung der Patienten mit psychosozialen Risikofaktoren (Yellow Flags) anhand des HKF-R 10 an die 3. interdisziplinäre Ebene, wurden in 82 % befolgt bei einem Patientenanteil von 40 %, die anhand des HKF-R 10 für ein interdisziplinäres Assessment selektioniert wurden. Insgesamt konnte bei allen Patienten eine Reduktion in der Schmerzintensität anhand der numerischen Ratingskala um 2–3 Punkte nachgewiesen werden, die Aktivität nahm dabei zu. Defizite zeigten sich in der nicht ausreichenden Handlungsfähigkeit der 3. (interdisziplinären) Ebene, die im ambulanten Bereich über keine ausreichenden Strukturen und Honorierungen verfügt.

◘ Abb. 2.3 stellt die Ist-Soll-Situation der derzeitigen Rückenschmerzversorgung dar und zeigt das Verbesserungspotenzial auf. Unter Berücksichtigung der derzeitigen Versorgungslage in Deutschland werden diese Ziele nur mittelfristig erreichbar sein.

2.5 Qualitätssicherung

Voraussetzung für die Effektivität der interdisziplinären multimodalen Schmerztherapie (IMST) sind hohe Anforderungen an die Struktur- und Prozessqualität der Behandlung, wie sie von der Ad-hoc- Kommission „Multimodale Schmerztherapie" der Deutschen Schmerzgesellschaft definiert wurden (Arnold et al. 2009). Die Deutsche Schmerzgesellschaft initiierte daher 2008 das Qualitätssicherungsprojekt KEDOQ-Schmerz „Kerndokumentation und Qualitätssicherung Schmerztherapie" (Casser et al. 2012). Ziel des Projektes ist eine bundesweite und sektorübergreifende externe Qualitätssicherung und die Entwicklung von Qualitätsindikatoren in der spezialisierten

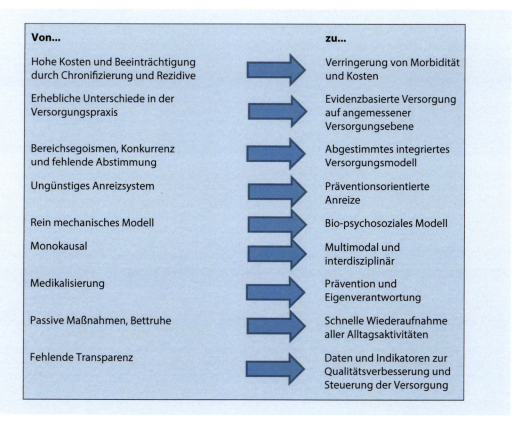

◘ Abb. 2.3 Ist-Soll-Situation der derzeitigen Rückenschmerzversorgung (Aus Casser et al. 2013b; adaptiert nach Bertelsmann Experten-Panel 2007)

Schmerztherapie, insbesondere für die interdisziplinäre multimodale Schmerztherapie. Zudem soll eine breite Datenbank generiert werden, die eine unabhängige Versorgungsforschung frei von Partikularinteressen ermöglicht. Grundlage von KEDOQ-Schmerz ist ein breit konsentierter Kerndatensatz, der wesentliche schmerzrelevante Parameter umfasst, die zu Therapiebeginn, bei Abschluss der Behandlung sowie im Follow-up erhoben werden. Als Datenbasis zu Therapiebeginn dient der von der Deutschen Schmerzgesellschaft entwickelte deutsche Schmerzfragebogen (DASS) (Nagel et al. 2002).

2.6 Fazit und Ausblick

Interdisziplinäre multimodale Schmerztherapieprogramme (IMST) orientieren sich an den Behandlungszielen der funktionellen Wiederherstellung („functional restoration") und einem biopsychosozialen Modell. Die in dem Konsensuspapier (Arnold et al. 2009) dargestellten Therapieinhalte sind nach der Meinung der beteiligten Experten geeignet, diese Ziele zu erreichen. Sie müssen von einem eng kooperierenden interdisziplinären Behandlungsteam getragen werden. Bisher liegen dafür Erfahrungen vorwiegend aus dem tagesklinischen und stationären Behandlungssetting vor. Niederschwellige ambulant durchgeführte multimodale Programme sind kaum verbreitet und sollten in Zukunft weiter entwickelt und evaluiert werden. Sie müssen sich an den hier diskutierten Prinzipien und Vorgaben orientieren. Die Grundsätze der MMST, nämlich die biopsychosoziale Sicht von Schmerz, multimodale und interdisziplinäre Ansätze in Diagnostik und Behandlung auch akuter Schmerzsyndrome können dazu beitragen, der Chronifizierung von Schmerz entgegenzuwirken.

Literatur

Arnold B, Brinkschmidt T, Casser HR, Gralow I, Irnich D, Klimczyk K, Müller G, Nagel B, Pfingsten M, Schiltenwolf M, Sittl R, Söllner W (2009) Multimodale Schmerztherapie – Konzepte und Indikation. Schmerz 23:112–120
Arnold B, Brinkschmidt T, Casser HR et al (2014) Multimodale Schmerztherapie für die Behandlung chronischer Schmerzsyndrome. Schmerz 28:459–472
Basler H-D (2001) Chronische Kopf- und Rückenschmerzen. Psychologisches Trainingsprogramm. Vandenhoeck und Ruprecht, Göttingen

Bertelsmann Stiftung, Experten-Panel Rückenschmerz (Hrsg) (2007) Gesundheitspfad Rücken. Leitfaden. www.bertelsmann-stiftung.de/bst/de/media/xcms_bst_dms_21536__2.pdf. Zugegriffen am 16.07.2018
Brömme J, Mohokum M, Disch AC et al (2015) Interdisziplinäre multimodale Schmerztherapie vs. Konventionelle Therapie – Eine Kostenanalyse bei Patienten mit chronischen Rückenschmerzen. Schmerz 29:195–202
Buchner M, Zahlten-Hinguranage A, Schiltenwolf M et al (2006) Therapy outcome after multidisciplinary treatment for chronic neck and chronic low back pain. Scand J Rheumatol 35:363–367
Casser HR (2008) Der chronische untere Rückenschmerz. Nervenheilkunde 4:251–263
Casser HR (2016) Spezifischer, nicht-spezifischer, akuter/subakuter und chronischer Rückenschmerz: Definition. In: Casser HR, Hasenbring M, Becker A, Baron R (Hrsg) Rücken- und Nackenschmerzen. Springer, Berlin
Casser HR, Hüppe M, Kohlmann KJ, Lindena G, Maier C, Nagel B, Pfingsten M, Thoma R (2012) Deutscher Schmerzfragebogen (DSF) und standardisierte Dokumentation mit KEDOQ-Schmerz. Schmerz 26:168–175
Casser et al (2013a) Interdisziplinäres Assessment zur multimodalen Schmerztherapie. Schmerz 27:363–370
Casser et al (2013b) Schmerzen an der Wirbelsäule. In: Baron et al (Hrsg) Praktische Schmerzmedizin, 3. Aufl. Springer, Berlin/Heidelberg
Dahl J, Wilson KG, Luciano C, Hayes SC (2005) Acceptance and Commitment Therapy for Chronic Pain. Context Press, Reno
Diercks R, Bron C, Dorrestijn O et al (2014) Guideline for diagnosis and treatment of subacromial pain syndrome: a multidisciplinary review by the Dutch Orthopaedic Association. Acta Orthop 85(3):314–322
Flor H, Fydrich T, Turk DC (1992) Efficacy of multidisciplinary pain treatment centers: a meta-analytic review. Efficacy of multi-disciplinary pain treatment centers: a metaanalytic review. Pain 49:221–230
Frede U (2011) Praxis der Schmerztherapie – kritische Reflexion aus der Patientenperspektive. In: Kröner-Herwig B, Frettlöh J, Klinger R, Nilges P (Hrsg) Schmerzpsychotherapie, 7. Aufl. Springer, Heidelberg, S 686–700
Goubert L, Francken G, Crombez G, Vansteenwegen D, Lysens R (2002) Exposure to physical movement in cornich back pain patients: no evidence for generalization across different movements. Behav Res Ther 40:415–429
Gunreben-Stempfle B, Grießinger N, Lang E et al (2009) Effectiveness of an intensive multidisciplinary headache treatment program. Headache 49:990–1000
Guzman J, Esmail R, Karjalainen K et al (2002) Multidisciplinary rehabilitation for chronic low back pain: systematic review. Cochrane Database Ayst Rev (1):CD000963
Häuser W, Bernardy K, Arnold B et al (2009) Efficacy of multicomponent treatment in fibromyalgia syndrome: a meta-analysis of randomized controlled clinical trials. Arthritis Rheum 61(2):216–224
Hasenbring M, Verbunt JA (2010) Fear-avoidance and Endurance-related Responses to Pain: New Models of Behavior and Their Consequences for Clinical Practice. Clin J Pain 26:747–753
Hechler T, Ruhe AK, Schmidt P et al (2014) Inpatient-based intensive interdisciplinary pain treatment for highly

impaired children with severe chronic pain:randomized controlled trial of efficacy and economic effects. Pain 155:118–128

Heidenreich T, Michalak J (2003) Achtsamkeit („Mindfulness") als Therapieprinzip in Verhaltenstherapie und Verhaltensmedizin. Verhaltenstherapie 13:264–274

Hildebrandt J, Pfingsten M (2009) Vom GRIP zur multimodalen Schmerztherapie. Orthopade 38:885–895

Huge V, Müller E, Beyer A et al (2010) Patients with chronic pain syndromes. Impact of an individual outpatient therapy program on pain and health-related quality of life. Schmerz 24:459–467

Jacobson E (1939) Progressive relaxation. University of Chicago Press, Chicago

Jensen Stochkendahl M, Christensen HAW, Hartvigsen J et al (2007) Manuelle Untersuchung der Wirbelsäule. Ein systematischer, kritischer Review zur Reproduzierbarkeit. Man Med 45:301–308

Kamper SJ, Apeldoorn AT, Chiarotto A et al (2014) Multidisciplinary biopsychosocial rehabilitation for chronic low back pain. Cochrane Database Syst Rev 9:CD000963. https://doi.org/10.1002/14651858.CD000963

Kröner-Herwig B (2000) Rückenschmerz. Fortschritte der Psychotherapie. Hogrefe, Göttingen

Kröner-Herwig B, Pfingsten M (2012) Verhaltenstherapeutische Methoden. In: Hildebrandt J, Pfingsten M (Hrsg) Rückenschmerz und Lendenwirbelsäule. Elsevier, München, S 356–365

Lindena G, Strohmeier M, Casser R (2016) Integrationsversorgung für Patienten mit Rückenschmerzen. Daten aus dem IGOST-FPZ-KONZEPT. OUP 6:379–387

Loeser JD (1998) Desirable characteristics for pain treatment facilities: report of the IASP taskforce. In: Bond MR, Charlton JE, Woolf CJ (Hrsg) Proceedings of the 6th world congress on pain. Elsevier, Amsterdam, S 411–415

Mattenklodt P, Ingenhorst A, Wille C et al (2008) Multimodal group therapy for the elderly with chronic pain: concept and results in a before and after comparison. Schmerz 22:551–561

Nagel B, Gerbershagen HU, Lindena G, Pfingsten M (2002) Entwicklung und empirische Überprüfung des Dt. Schmerzfragebogens der DGSS. Schmerz 16:263–270

Nagel B, Korb J (2009) Multimodale Therapie – nachhaltig wirksam und kosteneffektiv. Orthopade 38:907–912

Nationale Versorgungsleitlinie (2017) Nicht-spezifischer Kreuzschmerz. Langfassung 2. Aufl. Version 1. AWMF Register-Nr.: nvl-007. http://www.leitlinien.de/mdb/downloads/nvl/kreuzschmerz/kreuzschmerz-2aufl-vers1-lang.pdf. Zugegriffen am 18.07.2018

Niemier K, Seidel W, Psczolla M et al (Hrsg) (2018) Schmerzerkrankungen des Bewegungssystems. De Gruyter, Berlin

Pöhlmann K, Tonhauser T, Joraschky P et al (2009) The Dachau multidisciplinary treatment program for chronic pain. Schmerz 23:40–46

Pfingsten M (2001) Multimodale Verfahren – auf die Mischung kommt es an. Schmerz 15:492–498

Pfingsten M, Nilges P (2012) Psychologische Evaluation: Schmerz- und Verhaltensdiagnostik. In: Hildebrandt J, Pfingsten M (Hrsg) Rückenschmerz und Lendenwirbelsäule. Elsevier, München, S 150–162

Rau J, Ehlebracht-König I, Petermann F (2008) Einfluss einer Motivationsintervention auf die Bewältigung chronischer Schmerzen. Ergebnisse einer kontrollierten Wirksamkeitsstudie. Schmerz 22:575–585

Scascighini L, Toma V, Dober-Spielmann S, Sprott H (2008) Multidisciplinary treatment for chronic pain: a systematic review of interventions and outcomes. Rheumatology 47:670–678

Schiltenwolf M, Buchner M, Heindl B et al (2006) Comparison of a biopsychosocial therapy (BT) with a conventional biomedical therapy (MT) of subacute low back pain in the first episode of sick leave: a randomized controlled trial. Eur Spine J 15:1083–1092

Schmitz U, Saile H, Nilges P (1996) Coping with chronic pain: flexible goal adjustment as an interactive buffer against pain-related distress. Pain 67:41–51

Schonstein E, Kenny DT, Keating J et al (2002) Work conditioning, work hardening and functional restoration for workers with back and neck pain: review. Cochrane Database Syst Rev (4):CD001822

Schütze A, Kaiser U, Ettrich U et al (2009) Evaluation of a multimodal pain therapy at the University Pain Centre Dresden. Schmerz 23:609–617

Seddigh S, Rothgangl C, Maihöfner (2014) Multimodale Therapieprogramme bei neuropathischen Schmerzen wirksam? Schmerz 28(Suppl 1):38–39

Senf W, Gerlach G (2011) Psychodynamische Psychotherapie bei chronischen Schmerzen. In: Kröner-Herwig B, Frettlöh J, Klinger R, Nilges P (Hrsg) Schmerzpsychotherapie, 6. Aufl. Springer, Heidelberg, S 116–134

Smolenski UC, Seidel W, Scholler M et al (2014) Ergebnisse einer multizentrischen Studie der ANOA-Kliniken, Auswertung 2015. (Vortrag im Rahmen des DKOU-Kongresses Berlin)

Sorg (2008) Analyse der Versorgungswege von Patienten mit primär therapieresistenten subakuten und chronischen Schmerzen im DRK-Schmerz-Zentrum Mainz. Dissertation, Universität Erlangen-Nürnberg

Sullivan MJL, Thorn B, Haythornthwaite J, Keefe F, Martin M, Bradley LA, Lefebvre JC (2001) Theoretical Perspectives on the Relation Between Catastrophizing and Pain. Clin J Pain 17:52–64

Behandlungsalgorithmus beim neuropathischen Schmerzsyndrom

C. Wille

3.1 Einleitung – 22

3.2 Epidemiologische Daten – 23

3.3 Diagnostik neuropathischer Schmerzen – 24

3.4 Therapie neuropathischer Schmerzen – 26
3.4.1 Pharmakotherapie – 27
3.4.2 Psychotherapie – 27
3.4.3 Physio- und Ergotherapie – 28
3.4.4 Interventionelle und neuromodulative Therapien – 28
3.4.5 Therapiealgorithmus – 30

Literatur – 31

© Springer-Verlag GmbH Deutschland, ein Teil von Springer Nature 2019
J. Jerosch (Hrsg.), *Minimalinvasive Wirbelsäulenintervention*,
https://doi.org/10.1007/978-3-662-58094-3_3

3.1 Einleitung

Schmerzen sind Leitsymptom zahlreicher Erkrankungen über alle klinischen Fachgebiete hinweg. Patienten mit chronischen Schmerzen sind somit ebenfalls in jedem Fachgebiet anzutreffen. Bewusstsein und Wissen über die speziellen Pathomechanismen chronischer Schmerzverläufe und die Bedeutung neuropathischer Schmerzen für Chronifizierung und Therapieresistenz sind in der ärztlichen Profession trotzdem erstaunlich unterentwickelt und führen in der Praxis zu Unterversorgung und jahrelangen Leidenswegen einerseits und zu ineffizienter Überdiagnostik und Übertherapie andererseits.

Laut aktueller Definition der Neuropathic Pain Special Interest Group der International Association for the Study of Pain (NeuPSIG der IASP) sind **neuropathische Schmerzen** die direkte Folge einer Schädigung oder Erkrankung somatosensorischer Nervenstrukturen im peripheren oder zentralen Nervensystem (Treede et al. 2008; Jensen et al. 2011). Entsprechend Läsionsort wird zwischen peripheren und zentralen neuropathischen Schmerzen unterschieden, wobei im chronischen Schmerzverlauf nicht selten Mischformen anzutreffen sind.

Aus pathophysiologischer Sicht gilt zudem, dass jeder Schmerzzustand – unabhängig von der Ursache – in einer Funktion aus Dauer und Intensität strukturelle und funktionelle Veränderungen in schmerzleitenden, -verarbeitenden und -kontrollierenden Nervensystemanteilen nach sich ziehen kann. Diese Phänomene peripherer und zentraler Sensibilisierung werden als Wind-up zusammengefasst (Ji et al. 2013; Kuner 2015; Pitcher und Henry 2000; Woolf 2011; Xu und Lu 2011). Es resultieren letztlich Schmerzen, die im Zeitverlauf mit immer mehr neuropathischen Komponenten ausgestattet werden und sich zunehmend therapieresistent gegenüber konventionellen Therapiemaßnahmen verhalten (Abb. 3.1). Es kann also in jedem chronischen Schmerzverlauf zum Auftreten neuropathischer Schmerzkomponenten mit entsprechend negativen Konsequenzen hinsichtlich Erkrankungsschwere und Therapierbarkeit kommen. Diesem Umstand wurde mit der Einführung des Mixed-Pain-Konzeptes z. B. für chronische muskuloskelettale Schmerzzustände und mit einer mehrfachen Überarbeitung der Definition und des Gradingsystems neuropathischer Schmerzen unter Einbeziehung sekundär neuropathischer Schmerzzustände Rechnung getragen (Baron und Binder 2004; Finnerup et al. 2016; Freynhagen und Baron 2009).

Neuropathische Schmerzen sind häufig und darüber hinaus häufig unterdiagnostiziert und unterbehandelt (Breivik et al. 2006; Haanpää 2013). Eine wichtige Herausforderung für den Kliniker besteht darin, neuropathische Schmerzen zu erkennen, um eine adäquate Diagnostik zu veranlassen, aussichtsreiche Therapien einzuleiten und einer weiteren Chronifizierung entgegenzuwirken. Bei einer primären pharmakologischen Therapieresistenz von 20–40 % ist allenfalls jeder 3. Patient mit chronisch neuropathischen Schmerzen mit konservativen Therapiemaßnahmen langfristig zufriedenstellend behandelbar (AWMF 2012; Breivik et al. 2006). Da sich in Bezug auf Versorgungsrealität und Therapieinnovation in den letzten Jahren wenig verbessert hat, dürfte diese Einschätzung weiterhin Gültigkeit haben.

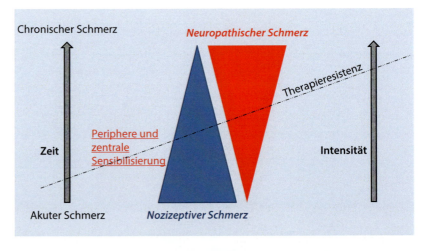

Abb. 3.1 Jeder chronische Schmerzzustand wird in einer Funktion aus Zeit und Intensität durch periphere und zentrale Sensibilisierung neuropathische Schmerzanteile entwickeln

Die Wirksamkeit von herkömmlichen medikamentösen und multimodalen schmerztherapeutischen Konzepten bleibt in dieser Patientengruppe limitiert. Letztlich erweist sich häufig die neuropathische Schmerzkomponente als therapieresistent, obgleich betroffene Patienten sämtliche Maßnahmen des monokausalen und auch multimodalen Therapiespektrums, u. a. Medikationen gemäß Stufenschema der WHO, Infiltrationen, Akupunktur, kausale operative Therapien, Physiotherapie und Psychotherapie, durchlaufen haben – teils wiederholt. Menschen mit chronischen Schmerzen, die über Jahre hinweg als austherapiert gelten, sind erfahrungsgemäß gefährdet, in erheblichem Ausmaß Schmerz- bzw. Beruhigungsmittel mit Abhängigkeitspotenzial zu konsumieren. Außerdem sollte bei schlecht kontrollierten neuropathischen Schmerzen das erhebliche Komorbiditätsrisiko nicht unterschätzt werden, u. a. Depressionen, Herz-Kreislauf-Erkrankungen und Autoimmunkrankheiten. Sozialkomplikationen und frühzeitige Berentung bedrohen das ohnehin von der Krankheits-(Schmerz-)last beeinträchtigte Leben noch weiter. Gerade für Vermeidung sozialer Komplikationen wie Arbeitsplatzverlust und Frühverrentung, welche ein Vielfaches an Kosten verglichen mit tatsächlichen Behandlungskosten verursachen, ist eine stringente, zeitnahe und optimale Versorgung der Betroffenen erforderlich. Dies scheitert jedoch allzu häufig gerade an den ambulanten Versorgungsrealitäten in Deutschland.

Vielfach konnte demonstriert werden, dass Methoden der modernen minimalinvasiven, neuromodulativen Schmerztherapie (z. B. die Rückenmarkstimulation, „spinal cord stimulation" SCS, und die Neurostimulation des Spinalganglions, „dorsal root ganglion" DRG) grundsätzlich zusätzliche, effektive und nicht zuletzt kosteneffektive Alternativen darstellen, wenn bei Patienten mit chronischen Schmerzen konservative Therapiekonzepte ausgeschöpft sind (Kumar et al. 2007; Mekhail et al. 2018; Simpson et al. 2009; Visnjevac et al. 2017). Doch auch nach einer Anwendungszeit von mehr als 40 Jahren, zahlreichen technologischen Innovationen und einer deutlichen Verbesserung der Evidenzlage ist die Neuromodulation – mittels sog. Schmerzschrittmacher – derzeit eher eine Nischenbehandlung mit geringer Therapiepenetration, begrenztem Anwenderkreis und massiven Vorbehalten unter rein konservativ tätigen Schmerztherapeuten.

Nun aber scheint die Diskussion angefacht: Nicht zuletzt unter dem Eindruck der Opiatkrise in den USA könnten neue Empfehlungen der International Neuromodulation Society (INS) zum Paradigmenwechsel führen (Jones et al. 2018; Ostling et al. 2018). Das Zuwarten bis betroffene Schmerzpatienten bereits Jahre austherapiert sind, bevor sie eine Chance für innovative minimalinvasive schmerztherapeutische Behandlungsoptionen, z. B. SCS oder DRG-Stimulation, bekommen, wird zunehmend hinterfragt. Vielmehr gibt es Vorschläge, die Indikationen für neuromodulative Verfahren in dieser Patientengruppe unter Beachtung etablierter Leitlinien bereits frühzeitiger im Verlauf der Schmerzerkrankung zu stellen. Diese aktuell propagierte therapeutische Haltung schlägt sich in nachfolgendem Algorithmus zum Vorgehen beim neuropathischen Schmerzsyndrom nieder.

Eine Ausweitung des Anwenderkreises und deren Einbindung in multimodale Versorgungsstrukturen wird für eine Umsetzung eines solchen Paradigmenwechsels ebenso entscheidend sein, wie das Verhalten der Kostenträger für diese zwar nachweislich kosteneffizienten jedoch nach wie vor kostenintensiven Therapien (Farber et al. 2017; Kumar und Rizvi 2013; Mekhail et al. 2011; Zucco et al. 2015).

3.2 Epidemiologische Daten

Als chronische Schmerzen gelten Schmerzen, die länger als 6 Monate anhalten. In Europa sind etwa 95 Mio. Menschen von chronischen Schmerzen betroffen. Deutschlandweit gibt es etwa 11 Mio. Menschen, die chronische Schmerzen haben (Frettlöh et al. 2009). Die Prävalenz neuropathischer Schmerzen in der Gesamtpopulation beträgt 3,3–8,2 % je nach Studiendesign und verwendeten Evaluationsinstrumenten (Haanpää et al. 2011). Andere Analysen geben die Prävalenz mit 6,9–10 % an (van Hecke et al. 2014). Trotzdem die verwendeten Screening-Tools hinsichtlich ihrer Spezifität und Sensitivität bei Anwendung in der Allgemeinbevölkerung mit Vorsicht zu beurteilen sind, ist die Anzahl der allein in der deutschen Bevölkerung von neuropathischen Schmerzen betroffenen Patienten mit mehreren Millionen anzunehmen. Deren Anteil an der Patientengruppe, die mit chronischen Schmerzen leben müssen, dürfte entsprechend hoch sein.

3.3 Diagnostik neuropathischer Schmerzen

Das Erkennen eines neuropathischen Schmerzes ist Voraussetzung für eine zielgerichtete Diagnostik und adäquate Therapie. Publiziert wurden Leitlinien zur Diagnostik neuropathischer Schmerzen durch die European Federation of Neurological Societies (EFNS), durch die NEUP-SIG der IASP und durch die Leitlinienkommission der Deutschen Gesellschaft für Neurologie (DGN) (Cruccu et al. 2010; Haanpää et al. 2011; Wasner 2012). Die S1-Leitlinie „Diagnostik neuropathischer Schmerzen" der DGN ist aktuell in Überarbeitung und soll sinnvoller Weise in einer Leitlinie „Diagnostik und Therapie neuropathischer Schmerzen" fusioniert werden.

Neben der Empfehlung einer ausführlichen Anamnese und einer gründlichen neurologischen Untersuchung unterscheiden alle Leitlinien Werkzeuge zum Screening von Maßnahmen zum Assessment neuropathischer Schmerzen (Üçeyler und Sommer 2011).

Die Anamnese soll Informationen zu Beginn und Dauer der Schmerzen, zu den zeitlichen Charakteristika, zum Schmerzcharakter und zur Schmerzlokalisation erfassen. Ziel ist eine neuroanatomisch plausible Zuordnung der Symptome als Grundlage für die weitere Diagnostik. Darüber hinaus sind besondere Schmerzcharakteristika wie ein Ruheschmerzmaximum, brennende oder elektrisierend einschießende Schmerzen Hinweisgeber auf das Vorliegen neuropathischer Schmerzen. Auch anamnestische Angaben zu Therapieresistenz beispielsweise gegenüber herkömmlichen Schmerzmitteln wie nichtsteroidalen Antirheumatika (NSAR) können hinweisend für eine neuropathische Schmerzkomponente sein. Die Konsensmeinung der DGN, dass bereits die Anamnese „ausreichend Informationen zu einer relevanten Läsion oder Erkrankung des peripheren oder zentralen somatosensorischen Systems" zu liefern hat, um neuropathische Schmerzen zu diagnostizieren, teilt der Autor dieses Kapitels nicht. Neuropathische Schmerzzustände sind ursächlich viel zu heterogen und gerade im Bereich der postentzündlichen Neuralgien geradezu okkult, als dass bereits in der Anamneseerhebung von betroffenen Patienten diese Informationen

in ausreichender Weise geliefert werden könnten. Sekundär neuropathische Schmerzen aufgrund chronischer nozizeptiver Schmerzzustände würden nach diesem Diagnostikalgorithmus nicht erfasst (Finnerup et al. 2016).

Die klinisch neurologische Untersuchung dient der Erfassung von somatosensorischen Symptomen, die typischerweise Folge der Läsion afferenter Leitungsbahnen sein können. Hierbei wird zwischen Negativsymptomen wie Hypästhesie und Hypalgesie und Positivsymptomen wie Spontanschmerz und evozierten Schmerzformen unterschieden (◘ Tab. 3.1).

Screeningwerkzeuge in Form standardisierter Fragebögen stellen v. a. im ambulanten Versorgungsumfeld eine effiziente Möglichkeit zur Abschätzung der Wahrscheinlichkeit des Vorliegens neuropathischer Schmerzen dar. Die Differenzierung in eine sichere, wahrscheinliche und unwahrscheinliche neuropathische Schmerzkomponente ermöglicht, die Indikation für eine weiterführende Diagnostik resp. adäquate Therapie gezielter zu stellen. Validierte Fragebögen zur qualitativen und quantitativen Erfassung neuropathischer Schmerzzustände stehen mit DN4 (Douleur Neuropathique en 4 Questions), LANSS (Leeds Assessment of Neuropathic Symptoms and Signs), NPQ (Neuropathic Pain Questionnaire), NPSI (Neuropathic Pain Symptom Inventory) und painDETECT zur Verfügung (Bennett et al. 2007). PainDetect und NPSI sind in deutscher Sprache validiert (Freynhagen et al. 2006, 2016). PainDetect erfasst zudem Schmerzintensitäten nach Analogskala und Schmerzlokalisationen. Die Fragebögen sind zudem zur Verlaufskontrolle geeignet. Chronifizierungsfragebögen (z. B. nach Korf oder nach Gerbershagen) bieten die Möglichkeit einen Chronifizierungsgrad abzuschätzen, der wiederum mit der Prävalenz psychischer Komorbidität, schmerzbedingter Behinderung und sozialer Beeinträchtigung korreliert (Pfingsten et al. 2000; Nagel et al. 2002; Klasen et al. 2004). Für die Therapieplanung und die Abschätzung von Erfolgsaussichten gerade kurativer Therapieansätze in Ultima-ratio-Situationen (z. B. Fusionsoperationen in der Wirbelsäulenchirurgie) sollten diese Werkzeuge einen höheren Stellenwert in der Indikationsstellung einnehmen, da der Chronifizierungsgrad Einfluss auf

Behandlungsalgorithmus beim neuropathischen Schmerzsyndrom

Tab. 3.1 Positive und negative somatosensorische Symptome

		Symptom	Definition
Negativ-symptome		Hypästhesie	Reduzierte Empfindung nicht schmerzhafter Reize
		Pallhypästhesie	Reduzierte Empfindung eines Vibrationsreizes
		Hypalgesie	Reduzierte Empfindung schmerzhafter Reize
		Thermhypästhesie	Reduzierte Empfindung eines Wärme- oder Kältereizes
Positiv-symptome	Spontan	Parästhesie	Nicht schmerzhafte anhaltende kribbelnde Empfindung
		Dysästhesie	Unangenehme Missempfindung
		Einschießende Schmerzattacke	Elektrisierende Schocks von Sekundendauer
		Oberflächlicher Schmerz	Schmerzhafte anhaltende, oft brennende Empfindung
		Mechanisch dynamische Allodynie	Schmerzhafte Wahrnehmung eines leichten, normalerweise nicht schmerzhaften Reizes
	Evoziert	Mechanisch statische Allodynie	Schmerzhafte Wahrnehmung eines statischen, normalerweise nicht schmerzhaften Druckes auf der Haut
		Mechanische Pin-Prick-Allodynie	Starke Schmerzwahrnehmung ausgelöst durch einen leicht stechenden, normalerweise nicht oder leicht schmerzhaften Reiz
		Kälte-Allodynie	Starke Schmerzwahrnehmung ausgelöst durch einen normalerweise nicht oder leicht schmerzhaften Kältereiz
		Hitze-Allodynie	Starke Schmerzwahrnehmung ausgelöst durch einen normalerweise nicht oder leicht schmerzhaften Wärmereiz

das Therapieergebnis nimmt (Schiltenwolf und Klinger 2008).

Die meisten Assessment Tools sind Gegenstand erweiterter neurologischer und radiologischer Diagnostik bzw. des experimentellen Forschungsumfeldes und dienen letztlich der Diagnosefindung, um wie beispielsweise bei Nervenkompressionssyndromen die Tür zu kausalen Therapieoptionen zu öffnen resp. ursächliche Pathologien zu identifizieren. Als Assessment Tools werden in der DGN-Leitlinie v. a. die quantitativ-sensorische Testung (QST), die Hautbiopsie und neurophysiologische Untersuchungen mittels evozierter Potenziale genannt (Wasner 2012). Die QST untersucht mit 13 verschiedenen thermischen und mechanischen Stimuli, welche in standardisierter Form auf- und absteigend im betroffenen Hautareal angeboten werden, das komplette Spektrum somatosensorischer Fasern (Maier et al. 2010). Verschiedene neuropathische Schmerztypen bzw. Schmerzerkrankungen weisen hierbei unterschiedliche sensorische Profile auf und

ermöglichen so die Definition von Subgruppen (Vollert et al. 2017). Es handelt sich um ein subjektives Verfahren, das die Kooperation des Patienten erfordert. Aufgrund des erheblichen Zeitaufwandes und der erforderlichen Erfahrung in der Durchführung und Bewertung der QST spielt diese Testbatterie jedoch in der alltäglichen und v. a. ambulanten Versorgung von Patienten mit neuropathischen Schmerzen aktuell keine Rolle, sondern hat eher Bedeutung bei wissenschaftlichen und gutachterlichen Fragestellungen.

Traditionelle neurophysiologische Untersuchungstechniken wie die Bestimmung von sensiblen und motorischen Nervenleitgeschwindigkeiten (NLG), Elektromyographie (EMG) und die Ableitung sensibler und motorischer evozierter Potenziale (sSEP, MEP) dienen dem Nachweis und der Lokalisation einer Erkrankung des somatosensorische Systems. Dünn oder nicht myelinisierte, schmerzleitende Leitungsbahnen werden von diesen Verfahren jedoch nicht erfasst. Ein unauffälliger Befund schließt hier ein neuropathisches Schmerzsyndrom auf Grundlage einer somatosensorischen Läsion nicht aus. Die Ableitung evozierter Potentiale nach Stimulation dünn myelinisierter Aδ-Fasern wie z. B. Laser-evozierte Potenziale (LEP) bietet die Möglichkeit diese Lücke zu verengen.

Bildgebende Verfahren wie die Kernspintomografie und nicht zuletzt die Nervensonografie dienen der Identifikation pathologischer morphologischer Veränderungen, die ursächlich für die Entstehung eines neuropathischen Schmerzes sein können. Entscheidend für die gezielte Indikationsstellung, Fragestellung und Befundinterpretation ist jedoch wiederum die genaue Kenntnis des Schmerzbildes und des neurologischen Befundes.

Zusammenfassend ruht die Diagnostik neuropathischer Schmerzen im klinischen Alltag maßgeblich auf der ärztlichen Kenntnis sowie einer sorgfältigen Anamnese und körperlichen Untersuchung. Validierte Fragebögen zur Bestimmung der Wahrscheinlichkeit neuropathischer Schmerzen sind hierbei einfache und effiziente Hilfsmittel.

3.4 Therapie neuropathischer Schmerzen

Die Therapieoptionen neuropathischer Schmerzen sind zunächst grob in kausale kurative und symptomatische Therapien zu unterteilen. Ist in der Abklärung eine kausale Pathologie mit kurativer Therapierbarkeit zu sichern, besteht die Option mit der Ursache auch die neuropathischen Schmerzen entsprechend zu behandeln. Als klassisches Beispiel hierfür sind operative Behandlungsmöglichkeiten der Nervenengpasssyndrome und Nervenwurzelkompressionssyndrome zu nennen.

Besteht keine kausale Therapierbarkeit wie beispielsweise bei der Post-Zoster-Neuralgie oder war der kurative Therapieansatz erfolglos, bleibt die symptomatische Behandlung.

Aufgrund der Heterogenität neuropathischer Schmerzsyndrome und Limitierungen gerade der Pharmakotherapie hinsichtlich Verträglichkeit und Effektivität gilt die individuell erfolgreiche Behandlung als schwierig. Die Vereinbarung realistischer Therapieziele setzt die Aufklärung über das Wesen des Schmerztyps, Therapieeffektivität und -nebenwirkungen voraus. Die Edukation des Patienten sollte besonders in unserem Gesundheitswesen ein essenzieller Bestandteil des therapeutischen Prozesses sein. Gerade im chronischen Verlauf verhindert die Erkenntnis und Einsicht der Betroffenen, dass die Hoffnung auf eine kurative Behandlung nicht erfüllbar ist, das Risiko für Übertherapie und Überdiagnostik durch Ärztehopping und fördert Therapiemotivation und -adhärenz. Als realistische Therapieziele der konservativen, nichtinterventionellen Behandlungen werden eine Schmerzreduktion um 30–50 %, einer Verbesserung der Schlaf- und Lebensqualität und eine Erhaltung der Arbeitsfähigkeit und des sozialen Gefüges formuliert (AWMF 2012). Die Notwendigkeit regelmäßiger, zeitweise auch engmaschiger Wiedervorstellungen zur Kontrolle des klinischen Verlaufes, der Therapieeffektivität und selbstverständlich Anpassung der Therapie begründen einen aufwendigen therapeutischen Prozess, der in der aktuellen v. a. ambulanten Versorgungssituation in Deutschland leider ungenügend abgebildet ist. Insbesondere bei Änderungen des Schmerzbildes muss auch im Verlauf bei chronischen Schmerzpatienten eine diagnostische Reevaluation erfolgen, einerseits um neue Erkrankungen nicht zu übersehen und andererseits um im Verlauf vielleicht doch eine Schmerzursache mit kurativem Therapiepotenzial zu finden.

Vorhandene Leitlinien u. a. der DGN und der EFNS nennen als Therapieprinzip eine zentrale Pharmakotherapie, um die sich in Abhängigkeit vom Behandlungsverlauf weitere Therapiemaßnahmen im Sinne einer multimodalen interdisziplinären Behandlung gruppieren (AWMF 2012; Attal et al. 2010). Dem biopsychosozialen Krankheitsmodell des chronischen Schmerzes folgend ruht die Therapie neuropathischer Schmerzen diesen Leitlinien gemäß auf 3 Säulen: Pharmakotherapie, Psychotherapie, physikalische und Ergotherapie.

Die symptomatische Therapie neuropathischer Schmerzen sollte jedoch auf 4 Säulen ruhen. Die 4. Säule, die interventionelle Schmerztherapie, zu der maßgeblich neuromodulative Verfahren wie z. B. die epidurale Rückenmarkstimulation gehören, wurde bisher häufig skotomisiert bzw. marginalisiert. Die interventionelle Schmerztherapie sollte jedoch integraler Bestandteil eines effizienten Therapiealgorithmus des neuropathischen Schmerzes sein, der es nicht dem Zufall überlässt, ob der Betroffene vielleicht nach Jahren Zugang zu einer wirksamen und häufig evidenzbasierteren Therapie erhält.

Behandlungsalgorithmus beim neuropathischen Schmerzsyndrom

3.4.1 Pharmakotherapie

Die aktuellen Empfehlungen zur Pharmakotherapie sehen als Mittel der ersten Wahl die Antikonvulsiva Gabapentin und Pregabalin, trizyklische Antidepressiva wie z. B. Amitryptilin und selektive Serotonin- und Noradrenalinwiederaufnahmehemmer (SSNRI) wie Duloxetin als Mono- und Kombinationstherapien vor. Capsaicin- und Lidocainpflaster sowie Botox-A-Injektionen können bei peripher neuropathischen Schmerzen sinnvolle Ergänzung sein. ◻ Tab. 3.2 gibt einen Überblick über Medikation, Dosierungen, häufige Nebenwirkungen und Therapieeffektivität.

Während der Einsatz von Opiaten der WHO-Stufen 2 und 3 in den o. g. Leitlinien noch ubiquitär als möglich und z. T. sinnvoll angesehen wurde, zeichnet sich hier in jüngsten Publikationen ein klarer Paradigmenwechsel ab. 2016 und 2017 erschienen Cochrane-Reviews zum Einsatz von Tramadol, Codein, Hydromorphon, Oxycodon, Morphin, Fentanyl, Buprenorphin und Metha-

don zur Behandlung neuropathischer Schmerzen mit der eindeutigen Aussage, dass für die Wirksamkeit dieser Substanzen bei neuropathischen Schmerzen keine oder wie ausschließlich im Fall des Tramadols nur sehr schwache Evidenz vorliegt (Wiffen et al. 2015, 2016; Stannard et al. 2016; Gaskell et al. 2016; Derry et al. 2016; McNicol et al. 2017; Cooper et al. 2017; Duehmke et al. 2017). Dies steht tatsächlich in deutlichem Gegensatz zur bisherigen Leitlinienpräsenz und aktuellen Verordnungspraxis in Deutschland.

3.4.2 Psychotherapie

Neuropathische Schmerzen zeichnen sich durch hohe Schmerzintensitäten und in besonderem Maße quälende Eigenschaften aus. Rasche Chronifizierung und häufige Therapieresistenz erzeugen mit hoher Wahrscheinlichkeit eine psychische Komorbidität wie Depressionen und Angststörungen. Auch bei Betroffenen mit vorbestehenden

◻ **Tab. 3.2** Pharmakotherapie chronischer neuropathischer Schmerzen (Mittel der 1. Wahl[a])

Wirk-stoff	Dosierung	NNT[b]	Wirkstoff-gruppe	Nebenwirkungen
Gaba-pentin	Startdosis 3 × 100 mg/d Maximaldosis 3600 mg/d	6,1–9,6	Ca-Kanal-aktive Antiepileptika	Müdigkeit, Konzentrationsstörungen, Schwindel, Sehstörungen, Gewichtszunahme, Ödeme
Prega-balin	Startdosis 2 × 25 mg/d Maximaldosis 600 mg/d	3,9–11	Ca-Kanal-aktive Antiepileptika	Müdigkeit, Konzentrationsstörungen, Schwindel, Sehstörungen, Gewichtszunahme, Ödeme
Duloxe-tin	Startdosis 1 × 30 mg/d Maximaldosis 120 mg/d	3,4–14	Antidepressiva (SSNRI)	Übelkeit, Appetitlosigkeit, Obstipation, Müdigkeit, Mundtrockenheit, Angstzustände, Schwitzen
Venlafa-xin	Startdosis 1 × 37,5 mg/d Maximaldosis 225 mg/d	3,4–14	Antidepressiva (SSNRI)	Übelkeit, Appetitlosigkeit, art. Hypertonus, Schlaflosigkeit, Obstipation, Müdigkeit, Mundtrockenheit, Angstzustände, Schwitzen
Amit-ryptilin	Startdosis 1 × 10 mg/d	2,5–4,2	Trizyklische Antidepressiva	Harnverhalt, Obstipation, Sehstörungen, Müdigkeit, Verwirrtheit, Herzrhythmusstörungen, Mundtrockenheit, Gewichtszunahme

[a]Eingeschlossen in diese Darstellung wurden nur Wirkstoffe der 1. Wahl, empfohlen zur Behandlung neuropathischer Schmerzen. Wirkstoffe mit fehlender oder schwacher Evidenz wie Opiate und Topika sind nicht enthalten
[b]*NNR*: number needed to treat, entspricht der zu behandelnden Patientenanzahl, um bei einem Patienten eine Schmerzkontrolle von 50 % oder mehr zu erreichen
SSNRI selektive Serotonin- Noradrenalin-Wiederaufnahmehemmer

Psychopathologien wirken sich diese in Zusammenhang mit chronischen Schmerzen wechselseitig aggravierend aus. Je nach Erkrankungsschwere und -dauer ist so eine psychotherapeutische Begleitung sicher sinnvoll und indiziert, scheitert jedoch wiederum häufig bei sehr langen Wartezeiten an der ambulanten Versorgungsrealität. Im stationären Setting ist die Psychotherapie essenzieller Bestandteil der multimodalen Schmerztherapie. Das diagnostisch und therapeutisch herausfordernde Thema der Somatisierungsstörungen, also eine psychiatrische Erkrankungsgruppe, bei der Schmerzen und andere somatische Symptome zumindest partiell psychogen verursacht sind, wird hier berührt. Insbesondere chronische Schmerzpatienten mit nichtkonklusiver Anamnese, klinischem Befund und Diagnostik sollten diesbezüglich exploriert werden, nicht zuletzt, da sich hier andere potenziell kurative therapeutische Optionen ergeben und interventionelle schmerztherapeutische Maßnahmen leitliniengemäß kontraindiziert wären. Kontrollierte Studien und Metaanalysen zur Effektivität der Psychotherapie als Kotherapie in der Behandlung neuropathischer Schmerzen fehlen. Untersuchungen zum Einsatz psychotherapeutischer Maßnahmen bei anderen chronischen schmerzhaften Erkrankungen wie Fibromyalgie und rheumatoider Arthritis zeigen eine moderate Verbesserung in Bezug auf die Krankheitsbewältigung, die körperliche Aktivität und das Verhalten v. a. bei langfristiger Anwendung (Bernardy et al. 2018; Prothero et al. 2018).

3.4.3 Physio- und Ergotherapie

Die Sinnhaftigkeit und Notwendigkeit physiotherapeutischer und v. a. ergotherapeutischer Maßnahmen sind zumindest auf Leitlinienebene allgemein akzeptiert. Da insbesondere neuropathische Schmerzen mit einem raschen Funktionsverlust, womöglich verschärft durch Negativsymptome wie Hypästhesien und Paresen, assoziiert sind, dient dieser Therapiebereich nicht nur der Schmerzlinderung sondern auf vielfältige Weise dem Funktionserhalt bzw. der Funktionswiederherstellung. Fehlregulation und Schonhaltung sind bei neuropathischen Schmerzen Quelle für Folgeprobleme und Schmerzausbreitung. Die sog. schmerzreflektorische Hemmung, ein Komplex an Mechanismen, der auf multiplen Ebenen des ZNS bis hinauf zur primär motorischen Hirnrinde Funktionen und Ko-

ordination stört, ist insbesondere im chronischen Schmerzverlauf durch Schmerzkontrolle allein nicht antagonisierbar. Zudem haben physiotherapeutische Interventionen, wie z. B. Lymphdrainagetechniken, in bestimmten Krankheitsbildern die Potenz über beispielsweise eine Verbesserung der Mikrozirkulation eine Progression oder Aggravation neuropathischer Schmerzzustände zu verzögern oder aufzuhalten. Anzunehmen ist in Analogie zur Psychotherapie auch hier, dass erst eine langfristige und regelmäßige physiotherapeutische Betreuung relevante Effektstärken produziert. Im Versorgungsalltag des deutschen Gesundheitswesens ist dieser besondere Versorgungsbedarf nicht abgebildet. Zwar sind im Heilmittelkatalog der physikalischen Therapie mittlerweile für einige Schmerzerkrankungen wie z. B. das komplexe regionale Schmerzsyndrom (CRPS) Ausnahmen definiert, die die Verordnung zeitlich befristet budgetneutral stellen. Auch die Einführung des Indikationsschlüssels chronischer Schmerz (CS), welcher bei Patienten ab dem 70. Lebensjahr ohne zeitliche Befristung eine budgetneutrale Verordnung von Krankengymnastik ermöglicht, ist diesbezüglich hilfreich. Für die Mehrheit der chronischen Schmerzpatienten jedoch ist die langfristige und regelmäßige Versorgung aufgrund von Budgetierung und drohenden Regressen nicht sichergestellt. Kontrollierte Studien mit Aussagen über Effektstärke und Kosteneffektivität physiotherapeutischer Maßnahmen fehlen auch hier.

3.4.4 Interventionelle und neuromodulative Therapien

Das Spektrum der interventionellen Behandlungsmöglichkeiten bei neuropathischen Schmerzen ist weit gefächert und reicht von Infiltrationstherapien über läsionelle Verfahren bis zu neuromodulativen Therapien, letztlich breit aber nicht vollständig abgebildet im Inhalt dieses Buches. Eine grobe Einteilung dieser Behandlungen nach zu erwartender Wirksamkeit in kurz-, mittel- und langfristig wirksame Therapien ist sinnvoll und hat Implikationen für ihren Stellenwert im Therapiealgorithmus (◘ Abb. 3.2).

Infiltrationstherapien wie Plexusanästhesien, Stellatumblockaden, periradikuläre Infiltrationen, periphere Nervenblocks sind als kurzwirksame Maßnahmen zur Schmerzkontrolle und unter diagnostischen Gesichtspunkten wertvoll. Im stationären und ambulanten Setting kann Zeit gewonnen

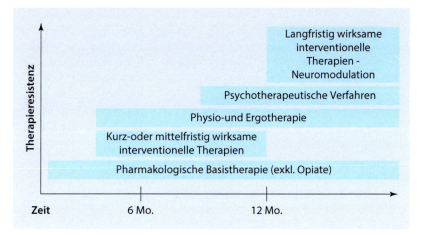

Abb. 3.2 Therapiealgorithmus zur Behandlung neuropathischer Schmerzen

werden bis medikamentöse oder andere Behandlungsstrategien ihre Wirkung entfalten können. Die Therapierbarkeit z. B. mit physiotherapeutischen Maßnahmen kann deutlich verbessert bzw. erst hergestellt werden. Mit Hilfe von Infiltrationen können nicht nur eine neuroanatomische Zuordnung der Schmerzafferenz ermöglicht, sondern gleichzeitig auch die Frage beantwortet werden, wo bei Therapieresistenz u. U. eine neuromodulative Therapiemaßnahme aussichtsreich wäre. Beispiele hierfür sind radikuläre Blockaden mit Lokalanästhetikum zur Auswahl aussichtsreicher Interventionshöhen für die Spinalganglienstimulation.

Traditionelle läsionelle Verfahren sind als mittelfristig wirksame Verfahren zwar gegenüber neuromodulativen Interventionen deutlich in den Hintergrund getreten. Thermische Läsionen z. B. beim lumbalen Facettensyndrom, zuletzt in endoskopischer Technik, oder bei bestimmten Formen der Trigeminusneuralgie haben jedoch nach wie vor einen Stellenwert in der Behandlung von anderweitig therapieresistenten Schmerzen. Auch Neurotomieprozeduren werden als Rescue-Strategien in der Gelenks- und Allgemeinchirurgie weiterhin angewendet.

Die nichtläsionelle, gepulste Radiofrequenztherapie als jüngstes interventionelles Therapieverfahren zur Behandlung neuropathischer Schmerzen mit ebenfalls mittelfristig anzunehmender Wirkdauer wird sicherlich zukünftig einen größeren Stellenwert einnehmen (Vanneste et al. 2017). Grundsätzlich ist das Radiofrequenzsignal ähnlich der Applikation zur thermischen Läsion. Allerdings wird die elektrische Feldstärke durch einen hochpräzisen Temperaturfühler an der Elektrodenspitzen so gesteuert, dass eine Gewebserhitzung von mehr als 42 °C unterbunden wird. Überlegung der Entwicklung war, die denaturierenden Effekte der hohen Temperaturen und deren Komplikationen zu vermeiden und nur eine passagere Störung, welche sich positiv auf das Schmerzempfinden auswirkt, zu erreichen. Neben dem Effekt der geringen Erwärmung (unterhalb der Eiweißdenaturierungsgrenze von 45 °C) werden analog implantategestützer Neuromodulation elektrische Feldeffekte und immun- sowie genmodulatorische Effekte als Wirkmechanismen diskutiert (Hailong et al. 2018; Ramzy et al. 2018).

Die Technik ist einfach und risikoarm. Vor allem Anästhesisten mit Kenntnissen der sonografischen Katheterplatzierung für Regionalanästhesien und interventionell tätige Orthopäden, plastische Chirurgen, Neurochirurgen hätten jederzeit das Rüstzeug diese Technik anzuwenden. Spätestens seit 2014 hat sich die Evidenzlage deutlich verbessert, so dass der aktuelle Widerstand seitens der Kostenträger in Deutschland, diese Behandlung zu vergüten, zunehmend fragwürdig erscheint.

Implantate gestützte neuromodulative Therapieverfahren stehen als potenziell langfristig wirksame Methoden in Form der peripheren Nervenstimulation, der Spinalganglienstimulation, der epiduralen Rückenmarkstimulation und letztlich auch der Hirnstimulation zur Verfügung. Seit der Einführung und Verfügbarkeit implantierbarer Impulsgeneratoren vor ca. 30 Jahren hat insbesondere die epidurale Rückenmarkstimulation (SCS) ihre Effizienz in der Therapie chronisch neuropathischer Schmerzen aber auch nichtneuropathischer Schmerzen vielfach bewiesen (Mekhail et al. 2018). Stellenwert, Indikationen, Voraussetzungen und Durchführung der

SCS zur Therapie chronischer Schmerzen sind für das deutsche Gesundheitswesen in einer interdisziplinären S3-Leitlinie dargestellt (AWMF 2013). Diese Leitlinie steht aktuell zur Überarbeitung an, da in den letzten 10 Jahren enorme technologische Fortschritte und eine erhebliche Diversifizierung in Bezug auf Implantate, Stimulationsparadigmen und Stimulationstargets und resultierend Therapieoptionen stattgefunden haben. Die Einführung hochfrequenter Stimulationsparadigmen wie HF 10 (kontinuierliche Stimulation mit 10 KHz) oder Burst (Stimulation mit 500-Hz-Salven einer speziellen Waveform) hat nicht nur die Art der Implantation modifiziert (Implantierbarkeit in Narkose) sondern v. a. auch den Stimulationskomfort und die Therapieeffizienz verbessert (Kapural et al. 2016; Deer et al. 2018). Da hochfrequente Stimulationsparadigmen ohne Perzeption des Patienten betrieben werden, wurde auch die wissenschaftliche Prüfbarkeit durch die Möglichkeit einer Verblindung verbessert (Schu et al. 2014). Die Einführung der Spinalganglienstimulation hat zu einer erheblichen Verbesserung der Therapierbarkeit v. a. peripherer neuropathischer Schmerzen geführt (Deer et al. 2017; van Bussel et al. 2018).

3.4.5 Therapiealgorithmus

Jeder Therapiealgorithmus muss von einem diagnostischen Algorithmus begleitet werden (◘ Abb. 3.3). Der diagnostische Algorithmus beinhaltet ein Assessment der Wahrscheinlichkeit neuropathischer Schmerzen (Grading), eine Erhebung zur schmerzbedingten individuellen Beeinträchtigung auf physischer, psychischer und sozialer Ebene und die Diagnostik zur Kausalität. Eine regelmäßige Evaluation sollte nicht nur die Effektivität therapeutischer Maßnahmen sondern auch immer wieder die Frage der Kausalität beinhalten. Chronische Schmerzzustände, die vordergründig als nicht neuropathisch klassifiziert wurden, sollten v. a. bei Therapieresistenz einer Reevaluation bezüglich neuropathischer Schmerzkomponenten unterworfen werden.

◘ Abb. 3.2 stellt den Therapiealgorithmus zur Therapie neuropathischer Schmerzen dar. Dieser Algorithmus skizziert selbstverständlich ein Ideal, das nicht die Versorgungsrealität wiederspiegelt. In Bezug auf neuropathische Schmerzen sollte in einem Therapiealgorithmus eine Zeitachse beachtet werden, v. a. um sozialen und psychischen Komplikationen zuvorzukommen. Für die tiefe Hirnstimulation („deep brain stimulation", DBS) zur Therapie des idiopathischen M. Parkinson wurde der Begriff des sekundären Therapieversagens so interpretiert, dass bei zu spätem Einsatz, wenn der Betroffene bereits zu weit im krankheitsbedingten sozialen Rückzug fortgeschritten ist, zwar die primären Therapieziele wie Verbesserung der motorischen Symptomkontrolle und Medikamentenreduktion erreicht, sekundäre Ziele wie Verbesserung der Lebensqualität jedoch verfehlt werden. Gleiches ist für

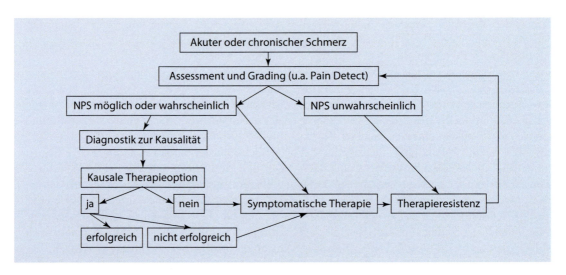

◘ Abb. 3.3 Diagnostischer Algorithmus. *NPS* neuropathischer Schmerz

chronische Schmerzpatienten anzunehmen. Zu fordern ist v. a. für die etablierten Hauptindikationen der epiduralen Rückenmarkstimulation, dass unter Ausschöpfung des konservativen, kausalen und kurz- bzw. mittelfristig wirksamen interventionellen Therapiespektrums bei signifikant betroffenen Patienten spätestens nach einem Jahr dieses Therapiespektrum evaluiert und bei Eignung angeboten wird. Wichtig ist, dass diese Patienten auch nach erfolgreicher neuromodulativer Intervention weiterhin in multimodale Versorgungsstrukturen eingebunden bleiben müssen. Nicht zuletzt, da die Nachsorge entscheidend für die langfristig stabile und erfolgreiche neuromodulative Therapieführung ist. Auch die ärztliche Zuständigkeit sollte entlang der genannten Zeitachse eine Evolution durchlaufen. Während anfänglich für erste medikamentöse Therapieversuche die Betreuung durch Haus- oder Facharzt als adäquat angesehen werden kann, sollte zwischen 6. und 12. Monat ein Schmerztherapeut in die Behandlungskoordination einbezogen werden. Idealerweise sollten diese Schmerztherapeuten das interventionelle und neuromodulative Therapiespektrum kennen und schätzen und geeignete Patienten selektieren, um eine Indikation interdisziplinär zu prüfen. Dies würde voraussetzen, dass der Schmerztherapeut entweder zum Anwender wird oder eng mit einem Anwender zusammenarbeitet. Aktuell dürfte dies nur für eine Minderheit der in Deutschland tätigen Schmerztherapeuten zutreffen. In der Beobachtung des Autors finden sich zu viele Schmerztherapeuten mit Therapieresistenz und geringen Effektstärken konservativer Therapien ab und legen den Fokus der therapeutischen Bemühungen auf die Ertüchtigung des Patienten mit dem Schmerz zu leben, ohne gerade das neuromodulative Therapiespektrum auch nur zu erwägen. Die Wichtigkeit dieses Therapiepfades nicht gering zu schätzen, würde einen Paradigmenwechsel mit höherem Stellenwert interventioneller Schmerztherapien im Ausbildungscurriculum Schmerztherapie sowie einer ausgleichenden Refokussierung von „Psycho" auf das „Bio" im biopsychosozialen Krankheitsmodell der Schmerztherapie erfordern. Eine erfolgreiche Therapie chronischer Schmerzen und v. a. chronischer neuropathischer Schmerzen wird immer den Perspektivwechsel einer interdisziplinären Behandlung erfordern.

Literatur

Arbeitsgemeinschaft der Wissenschaftlichen Medizinischen Fachgesellschaften (AWMF) (2012) Leitlinien für Diagnostik und Therapie in der Neurologie (S1). Pharmakologisch nicht interventionelle Therapie chronisch neuropathischer Schmerzen. AWMF-Registernummer: 030/114. https://www.awmf.org/uploads/tx_szleitlinien/030-114l_S1_Neuropathischer_Schmerzen_Therapie_2014-abgelaufen.pdf. Zugegriffen am 18.07.2018

Arbeitsgemeinschaft der Wissenschaftlichen Medizinischen Fachgesellschaften (AWMF) (2013) Epidurale Rückenmarkstimulation zur Therapie chronischer Schmerzen. AWMF-Registernummer: 041/002. https://www.awmf.org/leitlinien/detail/ll/008-023.html. Zugegriffen am 15.08.2018

Attal N, Cruccu G, Baron R et al (2010) EFNS guidelines on the pharmacological treatment of neuropathic pain: 2010 revision. Eur J Neurol 17:1113–1123

Baron R, Binder A (2004) How neuropathic is sciatica? The mixed pain concept. Orthopade 33:568–575. https://doi.org/10.1007/s00132-004-0645-0

Mi B, Attal N, Backonja MM et al (2007) Using screening tools to identify neuropathic pain. Pain 127(3):199–203

Bernardy K, Klose P, Welsch P, Häuser W (2018) Efficacy, acceptability and safety of cognitive behavioural therapies in fibromyalgia syndrome – A systematic review and meta-analysis of randomized controlled trials. Eur J Pain 22:242–260. https://doi.org/10.1002/ejp.1121

Breivik H, Collett B, Ventafridda V et al (2006) Survey of chronic pain in Europe: prevalence, impact on daily life, and treatment. Eur J Pain 10:287–333. https://doi.org/10.1016/j.ejpain.2005.06.009

van Bussel CM, Stronks DL, Huygen FJPM (2018) Dorsal column stimulation vs. Dorsal root ganglion stimulation for complex regional pain syndrome confined to the knee: patients' preference following the trial period. Pain Pract 18:87–93. https://doi.org/10.1111/papr.12573

Cooper TE, Chen J, Wiffen PJ et al (2017) Morphine for chronic neuropathic pain in adults. Cochrane Database Syst Rev 5:CD011669. https://doi.org/10.1002/14651858.CD011669.pub2

Cruccu G, Sommer C, Anand P et al (2010) EFNS guidelines on neuropathic pain assessment: revised 2009. Eur J Neurol 17:1010–1018

Deer T, Slavin KV, Amirdelfan K et al (2018) Success using neuromodulation with BURST (SUNBURST) study: results from a prospective, randomized controlled trial using a novel burst waveform. Neuromodulation Technol Neural Interface 21:56–66. https://doi.org/10.1111/ner.12698

Deer TR, Levy RM, Kramer J et al (2017) Dorsal root ganglion stimulation yielded higher treatment success rate for complex regional pain syndrome and causalgia at 3 and 12 months. Pain 158:669–681. https://doi.org/10.1097/j.pain.0000000000000814

Derry S, Stannard C, Cole P et al (2016) Fentanyl for neuropathic pain in adults. Cochrane Database Syst Rev 10:CD011605. https://doi.org/10.1002/14651858.CD011605.pub2

Duehmke RM, Derry S, Wiffen PJ et al (2017) Tramadol for neuropathic pain in adults. Cochrane Database Syst Rev 6:CD003726. https://doi.org/10.1002/14651858.CD003726.pub4

Farber SH, Han JL, Elsamadicy AA et al (2017) Long-term cost utility of spinal cord stimulation in patients with failed back surgery syndrome. Pain Physician 20:E797–E805

Finnerup NB, Haroutounian S, Kamerman P et al (2016) Neuropathic pain: an updated grading system for research and clinical practice. Pain 157:1599–1606. https://doi.org/10.1097/j.pain.0000000000000492

Frettlöh J, Maier C, Gockel H, Zenz M, Hüppe M (2009) Patientenkollektiv deutscher schmerztherapeutischer Einrichtungen. Schmerz 23:576–591

Freynhagen R, Baron R (2009) The evaluation of neuropathic components in low back pain. Curr. Pain Headache Rep 13:185–190

Freynhagen R, Baron R, Gockel U, Tölle TR (2006) painDETECT: a new screening questionnaire to identify neuropathic components in patients with back pain. Curr Med Res Opin 22:1911–1920. https://doi.org/10.1185/030079906X132488

Freynhagen R, Tölle TR, Gockel U, Baron R (2016) The painDETECT project – far more than a screening tool on neuropathic pain. Curr Med Res Opin 32:1033–1057. https://doi.org/10.1185/03007995.2016.1157460

Gaskell H, Derry S, Stannard C, Moore RA (2016) Oxycodone for neuropathic pain in adults. Cochrane Database Syst Rev 7:CD010692. https://doi.org/10.1002/14651858.CD010692.pub3

Haanpää M (2013) The assessment of neuropathic pain patients. Pain Manag 3:59–65. https://doi.org/10.2217/pmt.12.71

Haanpää M, Attal N, Backonja M et al (2011) NeuPSIG guidelines on neuropathic pain assessment. Pain 152:14–27

Hailong J, Hao R, Zipu J et al (2018) Pulsed radiofrequency improves neuropathic pain in chronic constriction injury rats through the upregulation of the transcription and translation levels of glial cell line-derived neurotrophic factor. Pain Physician 21:33–40

van Hecke O, Austin SK, Khan RA et al (2014) Neuropathic pain in the general population: a systematic review of epidemiological studies. Pain 155:654–662. https://doi.org/10.1016/j.pain.2013.11.013

Jensen TS, Baron R, Haanpää M et al (2011) A new definition of neuropathic pain. Pain 152:2204–2205

Ji RR, Berta T, Nedergaard M (2013) Glia and pain: is chronic pain a gliopathy? Pain 154(Suppl 1):S10–S28

Jones MR, Viswanath O, Peck J et al (2018) A brief history of the opioid epidemic and strategies for pain medicine. Pain Ther. https://doi.org/10.1007/s40122-018-0097-6

Kapural L, Yu C, Doust MW et al (2016) Comparison of 10-kHz high-frequency and traditional low-frequency spinal cord stimulation for the treatment of chronic back and leg pain. Neurosurgery 79:667–677. https://doi.org/10.1227/NEU.0000000000001418

Klasen BW, Hallner D, Schaub C et al (2004) Validation and reliability of the German version of the Chronic Pain Grade questionnaire in primary care back pain patients. Psychosoc Med 1:Doc07

Kumar K, Rizvi S (2013) Cost-effectiveness of spinal cord stimulation therapy in management of chronic pain. Pain Med 14:1631–1649. https://doi.org/10.1111/pme.12146

Kumar K, Taylor RS, Jacques L et al (2007) Spinal cord stimulation versus conventional medical management for neuropathic pain: a multicentre randomised controlled trial in patients with failed back surgery syndrome. Pain 132:179–188. https://doi.org/10.1016/j.pain.2007.07.028

Kuner R (2015) Spinal excitatory mechanisms of pathological pain. Pain 156:S11–S17. https://doi.org/10.1097/j.pain.0000000000000118

Maier C, Baron R, Tölle TR et al (2010) Quantitative sensory testing in the German Research Network on Neuropathic Pain (DFNS): somatosensory abnormalities in 1236 patients with different neuropathic pain syndromes. Pain 150:439–450. https://doi.org/10.1016/j.pain.2010.05.002

McNicol ED, Ferguson MC, Schumann R (2017) Methadone for neuropathic pain in adults. Cochrane Database Syst Rev 5:CD012499. https://doi.org/10.1002/14651858.CD012499.pub2

Mekhail N, Wentzel DL, Freeman R, Quadri H (2011) Counting the costs. Prof Case Manag 16:27–36. https://doi.org/10.1097/NCM.0b013e3181e9263c

Mekhail N, Visnjevac O, Azer G et al (2018) Spinal cord stimulation 50 years later. Reg Anesth Pain Med 43:1. https://doi.org/10.1097/AAP.0000000000000744

Nagel B, Gerbershagen HU, Lindena G, Pfingsten M (2002) Development and evaluation of the multidimensional German pain questionnaire. Schmerz 16:263–270. https://doi.org/10.1007/s00482-002-0162-1

Ostling PS, Davidson KS, Anyama BO et al (2018) America's opioid epidemic: a comprehensive review and look into the rising crisis. Curr Pain Headache Rep 22:32. https://doi.org/10.1007/s11916-018-0685-5

Pfingsten M, Schöps P, Wille T et al (2000) Classification of chronic pain. Quantification and grading with the Mainz Pain Staging System. Schmerz 14:10–17. https://doi.org/10.1007/s004820000060

Pitcher GM, Henry JL (2000) Cellular mechanisms of hyperalgesia and spontaneous pain in a spinalized rat model of peripheral neuropathy: changes in myelinated afferent inputs implicated. Eur J Neurosci 12:2006–2020. https://doi.org/10.1046/j.1460-9568.2000.00087.x

Prothero L, Barley E, Galloway J et al (2018) The evidence base for psychological interventions for rheumatoid arthritis: a systematic review of reviews. Int J Nurs Stud 82:20–29. https://doi.org/10.1016/j.ijnurstu.2018.03.008

Ramzy EA, Khalil KI, Nour EM et al (2018) Evaluation of the effect of duration on the efficacy of pulsed radiofrequency in an animal model of neuropathic pain. Pain Physician 21:191–198

Schiltenwolf M, Klinger R (2008) Patienten mit vorbestehender Schmerzchronifizierung und/oder psychischen Auffälligkeiten. Orthopade 37:990–996. https://doi.org/10.1007/s00132-008-1335-0

Schu S, Slotty PJ, Bara G et al (2014) A prospective, randomised, double-blind, placebo-controlled study to examine the effectiveness of burst spinal cord stimulation patterns for the treatment of failed back surgery syndrome. Neuromodulation Technol Neural Interface 17:443–450. https://doi.org/10.1111/ner.12197

Simpson E, Duenas A, Holmes M et al (2009) Spinal cord stimulation for chronic pain of neuropathic or ischaemic origin: systematic review and economic evaluation. Health Technol Assess (Rockv) 13:. iii, ix–x,:1–154. https://doi.org/10.3310/hta13170

Stannard C, Gaskell H, Derry S et al (2016) Hydromorphone for neuropathic pain in adults. Cochrane Database Syst Rev:CD011604. https://doi.org/10.1002/14651858.CD011604.pub2

Treede RD, Jensen TS, Campbell JN et al (2008) Neuropathic pain: redefinition and a grading system for clinical and research purposes. Neurology 70:1630–1635

Üçeyler N, Sommer C (2011) Neuropathic pain assessment – an overview of existing guidelines and discussion points for the future. Eur Neurol Rev 6:128. https://doi.org/10.17925/ENR.2011.06.02.128

Vanneste T, Van Lantschoot A, Van Boxem K, Van Zundert J (2017) Pulsed radiofrequency in chronic pain. Curr Opin Anaesthesiol 30:577–582. https://doi.org/10.1097/ACO.0000000000000502

Visnjevac O, Costandi S, Patel BA et al (2017) A comprehensive outcome-specific review of the use of spinal cord stimulation for complex regional pain syndrome. Pain Pract 17:533–545. https://doi.org/10.1111/papr.12513

Vollert J, Maier C, Attal N et al (2017) Stratifying patients with peripheral neuropathic pain based on sensory profiles. Pain 158:1446–1455. https://doi.org/10.1097/j.pain.0000000000000935

Wasner G (2012) Diagnostik neuropathischer Schmerzen. In: Diener H-C, Weimar C (Hrsg) Leitlinien für Diagnostik und Therapie in der Neurologie. Thieme Verlag, Stuttgart

Wiffen PJ, Derry S, Moore RA et al (2015) Buprenorphine for neuropathic pain in adults. Cochrane Database Syst Rev:CD011603. https://doi.org/10.1002/14651858.CD011603.pub2

Wiffen PJ, Knaggs R, Derry S et al (2016) Paracetamol (acetaminophen) with or without codeine or dihydrocodeine for neuropathic pain in adults. Cochrane Database Syst Rev 12:CD012227. https://doi.org/10.1002/14651858.CD012227.pub2

Woolf CJ (2011) Central sensitization: implications for the diagnosis and treatment of pain. Pain 152(3 Suppl): S2–S15

Xu F, Lu T (2011) Introduction to skin biothermomechanics and thermal pain. Springer, Berlin/Heidelberg

Zucco F, Ciampichini R, Lavano A et al (2015) Cost-effectiveness and cost-utility analysis of spinal cord stimulation in patients with failed back surgery syndrome: results from the PRECISE study. Neuromodulation Technol Neural Interface 18:266–276. https://doi.org/10.1111/ner.12292

Landmarkengestützte Infiltrationen und Injektionstechniken an der Hals-, Brust- und Lendenwirbelsäule

T. Theodoridis

4.1 Einleitung – 37

4.2 Indikation – 37

4.3 Präinterventionelle Diagnostik – 37

4.4 Notwendiges Instrumentarium – 38

4.5 Präinterventionelle Aufklärung – 38

4.6 Spezielle Neuroanatomie der Hals-, Brust- und Lendenwirbelsäule – 40

4.7 Durchführung der Interventionen – 42
4.7.1 Zervikale Spinalnervenanalgesie (CSPA/zervikale PRT) – 42
4.7.2 Zervikale Facetteninfiltration (Fac. zervikal) – 43
4.7.3 Fazit und klinische Relevanz der Injektionstherapie an der Halswirbelsäule – 44
4.7.4 Thorakale Facetteninfiltration (Fac. thorakal) – 45
4.7.5 Fazit und klinische Relevanz der Injektionstherapie an der Brustwirbelsäule – 45
4.7.6 Lumbale Spinalnervenanalgesie (LSPA/ lumbale PRT) – 45
4.7.7 Lumbale Facetteninfiltration (Fac. lumbal) – 46
4.7.8 Ligamentäre Infiltration am Sakroiliakalgelenk (SIG-Block) – 47

© Springer-Verlag GmbH Deutschland, ein Teil von Springer Nature 2019
J. Jerosch (Hrsg.), *Minimalinvasive Wirbelsäulenintervention*,
https://doi.org/10.1007/978-3-662-58094-3_4

4.7.9	Epidurale dorsale Injektion (Epi dorsal/Epi gerade) – 47	
4.7.10	Epidurale perineurale Injektion (Epi peri) – 48	
4.7.11	Fazit und klinische Relevanz der Injektionstherapie an der Lendenwirbelsäule – 49	

4.8 Mögliche Komplikationen – 49

4.9 Ergebnisse in der Literatur – 50
4.9.1 Facetten-/SIG-Infiltrationen – 50
4.9.2 Epidurale/periradikuläre/transforaminale Injektionen – 51

4.10 Kostenerstattung – 51
4.10.1 Privatärztliche Kostenerstattung (GOÄ) – 51
4.10.2 Kassenärzliche Kostenerstattung (EBM) – 51

4.11 Fazit und klinische Relevanz – 52

Literatur – 52

4.1 Einleitung

Schmerzen an der **Hals- und Lendenwirbelsäule** gehen vorrangig von den unteren Bewegungssegmenten aus. In den zervikalen Segmenten **C5/6 und C6/7** sowie in den lumbalen Segmenten **L4/5 und L5/S1** finden sich die stärksten Form- und Funktionsstörungen aufgrund der besonderen Belastungssituation an der Biegungsstelle des zervikothorakalen Übergangs und der unteren Lendenwirbelsäule. Die Spinalnerven mit ihren abgehenden Ästen liegen hier in unmittelbarer Nähe. Mit einbezogen in das Schmerzgeschehen sind häufig der Kopf-Hals-Übergang im Bereich der atlantookzipitalen und Atlas-/Axisgelenke sowie die Kreuzbein-Darmbein-Fugen, die funktionell zu den unteren lumbalen Bewegungssegmenten gehören und über den Ramus dorsalis der Wurzel S1 mit diesen auch in neurologischer Verbindung stehen (Theodoridis et al. 2009a).

Schmerzsyndrome an der **Brustwirbelsäule** spielen im Vergleich zu denen an Hals- und Lendenwirbelsäule eine untergeordnete Rolle. Dies gilt sowohl für die Frequenz als auch für die Schwere der Krankheitserscheinungen. Lediglich 2 % aller schmerzhaften Wirbelsäulensyndrome betreffen die Brustwirbelsäule (Theodoridis und Krämer 2017).

4.2 Indikation

Mit den **landmarkengestützten** Injektionsbehandlungen an der Wirbelsäule als „**Single-shot-Techniken**" hat der behandelnde Arzt, ohne den Einsatz kostspieliger technischer Hilfsmittel, im wahrsten Sinne des Wortes eine **schnellwirksame** und **effiziente Therapiemaßnahme** „in der Hand", die in der Regel so hilfreich ist, dass weitere invasivere Maßnahmen beim Patienten nicht mehr erforderlich sind. Diese sog. **minimalinvasiven Injektionstechniken**, in Form von epiduralen Injektionen, Nervenwurzelblockaden und Facetten- und Sakroiliakalgelenkinfiltrationen sind **segmentnahe** lokale Injektionen an der Wirbelsäule, welche die Region unmittelbar am Wirbelkanal oder im Wirbelkanal selbst betreffen. Schmerzstillende, entzündungshemmende und abschwellende Präparate werden **lokal** an den Ausgangspunkt der Nozizeption im Bewegungssegment **appliziert**. Die Primärstörung wird dadurch direkt beeinflusst (Theodoridis 2016).

Eine nachhaltige Wirkung wird schließlich durch Physio-, Bewegungs-, Haltungs- und Verhaltenstherapie im Rahmen der Rückenschule erzielt. Diese Begleitmaßnahmen erfolgen, soweit möglich, während der Injektionsbehandlung und sollten nach Therapieabschluss fortgesetzt werden.

Ziel ist es, neben der schnellen Beschwerdelinderung, die komplikationsträchtigen offenen Operationen zu vermeiden, welche irreversible Folgeerscheinungen hinterlassen können. Dies ist bei einer sorgfältig durchgeführten Injektionstherapie nicht der Fall (Theodoridis 2012).

Das Vorschieben der Nadeln von dorsal kann unter Röntgenbildwandler- bzw. CT-Kontrolle erfolgen, besser ist es jedoch **landmarkengestützt**, also nach **palpatorisch-anatomischen Orientierungspunkten**, um die kumulative Strahlenbelastung bei wiederholten Injektionen zu vermeiden (Theodoridis 2007). In den letzten Jahren kommen vermehrt sonografiegesteuerte Injektionstechniken zum Einsatz. Allerdings sind dieser bildgebenden Methode, ungeachtet der ebenfalls hohen Anschaffungskosten, Grenzen in Bezug auf Injektionstechnik bzw. Injektionsort gesetzt. Indikationen und Techniken unter Verwendung einer Röntgendurchleuchtung bzw. CT-Steuerung sind in den nächsten Buchkapiteln beschrieben.

4.3 Präinterventionelle Diagnostik

Vor Einleitung der Injektionsbehandlung im betroffenen Wirbelsäulenabschnitt muss die Diagnose gesichert sein. Durch eingehende Erhebung der **allgemeinen** und **speziellen Anamnese**, **klinischen Untersuchung**, Darstellung des betroffenen Wirbelsäulenabschnitts mittels des für den individuellen Fall erforderlichen **bildgebenden Verfahrens** und ggf. Bestimmung des **Laborstatus** sollte festgestellt werden, ob diese Behandlung indiziert ist (s. nachfolgende Übersicht). Dadurch kann außerdem ermittelt werden, ob **Kontraindikationen** vorliegen, welche bei Nichtbeachtung zu Komplikationen führen könnten.

> **Übersicht der präinterventionellen Diagnostik vor Einleitung einer Injektionsbehandlung an der Wirbelsäule zur Diagnosesicherung sowie Ausschluss von Kontraindikationen**
> - **Allgemeine Anamnese:** Allergien, Diabetes, neurologische Anfallsleiden, Herz-Kreislauf-Störungen, andere Begleiterkrankungen, Einnahme blutverdünnender Medikamente etc.
> - **Spezielle Anamnese:** Schmerzanamnese, akut, chronisch, alarmierende Symptome („rote Flagge" z. B. Gewichtsverlust, Fieber, Paresen etc.), Risikofaktoren für Chronifizierung („gelbe Flagge" z. B. berufliche Unzufriedenheit, psychosoziale Überforderung, passive Grundeinstellung, starkes Rauchen, inadäquate Krankheitsmodellvorstellungen u. a.)
> - **Klinische Untersuchung:** orthopädischer Gesamtstatus (Inspektion, Palpation, Funktionsprüfung), neurologische/neuroorthopädische Untersuchung, manualmedizinische Diagnostik
> - **Bildgebende Verfahren:** Röntgen, Sonografie, CT, MRT etc.
> - **Laborchemische Untersuchung:** Blutbild, Gerinnung, Entzündungsparameter etc.

4.4 Notwendiges Instrumentarium

In den ◻ Tab. 4.1, 4.2, 4.3 und 4.4 finden sich Empfehlungen über das notwendige Instrumentarium sowie die entsprechenden Bestelladressen der Hersteller für die nachfolgenden Injektionstechniken an der Wirbelsäule.

4.5 Präinterventionelle Aufklärung

Der Patient hat das Recht auf eine angemessene Aufklärung über die Tragweite, die Chancen und die Gefahren des ärztlichen Eingriffs, in den er einwilligen soll. Dieser Anspruch entspringt dem Selbstbestimmungsrecht über seine Person er geht hervor aus einer Urteilsbegründung des deutschen Reichsgerichts aus dem Jahre 1894 (Urteil vom 31.05.1894 RGSt 25, 379 ff.) und

sollte den Patienten davor schützen, dass sich der Arzt ein ihm nicht zustehendes Bevormundungsrecht anmaßt. Außerdem soll es das Recht des Patienten gewährleisten, bezüglich seines Körpers und seiner Gesundheit wissentlich sogar Entscheidungen zu treffen, die nach allgemeiner oder wenigstens herrschender ärztlicher Meinung verfehlt sind (Neu 2010).

Mit Inkrafttreten des **Patientenrechtegesetzes** im Jahr 2013 (§§ 630a bis 630h BGB) werden die **Informationspflicht** (§ 630c BGB), die **Aufklärungspflicht** (§ 630e BGB) und die **Einholung einer wirksamen Einwilligung** (§ 630d BGB) ausdrücklich als vertragliche Pflichten aus dem Behandlungsverhältnis deklariert (Neu 2017).

Die **Informationspflichten** sind von den Aufklärungspflichten des § 630e BGB, welche die Einwilligung des Patienten zum Ziel haben, inhaltlich zu unterscheiden. Sie entsprechen den von der Rechtsprechung entwickelten Grundsätzen zur therapeutischen Aufklärung und zur Sicherungsaufklärung (§ 630c Abs. 2 und 3 BGB). In diesem Rahmen sind die Anamnese, die Diagnose, die Therapie und die Notwendigkeit von Befunderhebungen zu erörtern. Die therapeutische Information und Beratung sollen auch der Sicherung des Heilungserfolgs dienen (Neu 2017). Im Rahmen der **Aufklärungspflicht** (§ 630e BGB) sollen dem Patienten bei der **Grund-** und **Risikoaufklärung** ein Überblick über die Art, Umfang, Durchführung, Gefahren, Notwendigkeit, Dringlichkeit und Eignung der Injektionstherapie an der Wirbelsäule vermittelt werden. Zur Grundaufklärung gehört, dass der Patient auch einen Hinweis auf das schwerste in Betracht kommende Risiko erhält, das dem Eingriff spezifisch anhaftet. Daher ist bei einer geplanten periradikulären Injektion an der Wirbelsäule u. a. über das Risiko der **Querschnittlähmung** aufzuklären (Neu 2017). Die Risikoaufklärung soll dem Patienten einen Überblick über die Gefahren und das Misserfolgsrisiko der Injektionstherapie ermöglichen. Aufklärungsbedürftig sind nicht nur allgemeine, sondern v. a. typische Risiken. Der Patient ist grundsätzlich unabhängig von der Risikohäufigkeit und der Risikodichte aufzuklären es sei denn, alternative Eingriffe mit unterschiedlicher Risikohäufigkeit und unterschiedlicher Erfolgsaussicht stehen zur Wahl. Ausschlaggebend ist v. a., ob das betreffende Risiko bei seiner Verwirklichung die Lebensführung des Patienten besonders belastet. Dies hat zur Folge, dass

Landmarkengestützte Infiltrationen und Injektionstechniken an der...

□ Tab. 4.1 Einmalspritzen

Produkt	Hersteller/Bestelladresse	Internetadresse
10 ml (Omnifix® Luer Solo) B	B. Braun Melsungen AG D-34209 Melsungen	► www.bbraun.de
10 ml (Perifix® LOR Luer) B (Loss of Resistance)	"	► www.bbraun.de
5 ml (Omnifix® Luer Solo) B	"	► www.bbraun.de
2 ml (Omnifix® Luer Solo) B	"	► www.bbraun.de
1 ml (Omnifix®-F-Luer Solo) B	"	► www.bbraun.de

□ Tab. 4.2 Einmalkanülen

Produkt	Hersteller/Bestelladresse	Internetadresse
0,80 × 120 mm 21 G (Sterican®) B	B. Braun Melsungen AG D-34209 Melsungen	► www.bbraun.de
0,60 × 80 mm 23 G (Sterican®) B	"	► www.bbraun.de
0,60 × 60 mm 23 G (Sterican®) B	"	► www.bbraun.de
Spinocan® 0,35 × 120 mm 29 G B	"	► www.bbraun.de
Führungskanüle für Spinocan Pencan® 27 G + 29 G, 0,70 × 35 mm 22 G B	"	► www.bbraun.de
Spinocan® 0,70 × 75 mm 22 G B	B. Braun Melsungen AG D-34209 Melsungen	► www.bbraun.de
Koaxiale Interventionelle Kanüle iTP 0,60 × 100 mm 23 G iTP	Innovative Tomography Products GmbH D-44799 Bochum	► www.innotom.com

□ Tab. 4.3 Medikamente

Produkt	Hersteller/Bestelladresse	Internetadresse
Mecain® 0,5 %, Ampulle 5 ml (Wirkstoff Mepivacainhydrochlorid)	PUREN Pharma GmbH & Co. KG D-81829 München	► www.puren-pharma.de
Naropin® 2 mg/ml, Ampulle 10 ml (Wirkstoff Robivacain HCl)	Astra Zeneca GmbH D-22876 Wedel	► www.astrazeneca.de
NaCl 0,9 %, Ampulle 10 ml B	B. Braun Melsungen AG D-34209 Melsungen	► www.bbraun.de
TriamHEXAL® 10 mg, Ampulle 1 ml (Wirkstoff Triamcinolonacetonid)	Hexal AG D-83607 Holzkirchen	► www.hexal.de

▣ **Tab. 4.4** Sonstiges	
Produkt	**Hersteller/Bestelladresse**
Pulsoxymeter	Praxisbedarf
Mundschutz	Praxisbedarf
Sterile Handschuhe	Praxisbedarf

grundsätzlich auch über **extrem seltene Risiken** aufzuklären ist. Für die Injektionstherapie an der Wirbelsäule sind z. B. der anaphylaktische Schock, die Meningitis und die Spondylodiszitis zu nennen. Die Wahrung des Selbstbestimmungsrechts des Patienten erfordert eine Unterrichtung über alternative Behandlungsmöglichkeiten (§ 630a Abs. 1 BGB), wenn für eine medizinisch sinnvolle und indizierte Therapie mehrere gleichwertige Behandlungsmöglichkeiten zur Verfügung stehen, die zu jeweils unterschiedlichen Belastungen des Patienten führen oder unterschiedliche Risiken und Erfolgschancen bieten. Für die Injektionstherapie sind z. B. als **Behandlungsalternativen** (mit den jeweiligen Risikospektren und Erfolgsaussichten) die physikalische Therapie, die Physiotherapie, die Akupunktur, die Bewegungstherapie und die medikamentöse Therapie zu nennen (Neu 2017).

Die Aufklärung über die Injektionstherapie muss in einem **persönlichen Gespräch durch einen Arzt** erfolgen, der über die zur sachgemäßen Aufklärung notwendigen medizinischen Kenntnisse und Erfahrungen verfügt. Bei allen ambulanten Injektionsbehandlungen an der Wirbelsäule reicht eine **Aufklärung am Tag des Eingriffs** grundsätzlich aus. In solchen Fällen muss jedoch dem Patienten im Zusammenhang mit der Aufklärung über die Art des Eingriffs und seine Risiken auch vom organisatorischen und zeitlichen Ablauf her verdeutlicht werden, dass ihm eine eigenständige Entscheidung darüber überlassen bleibt, ob er den Eingriff durchführen lassen will. Das ist nicht der Fall, wenn durch eine Aufklärung direkt vor der Tür des Behandlungsraums dem Patienten der Eindruck vermittelt wird, sich nicht mehr aus einem bereits in Gang gesetzten Geschehensablauf lösen zu können (Neu 2017).

Ergänzend zum **immer erforderlichen persönlichen Gespräch** kann auch auf Unterlagen Bezug genommen werden, die der Patient in Form eines Aufklärungsbogens erhalten hat. Notwendige Informationen zu den Injektionsbehandlungen einschließlich der Risiken sollten schriftlich festgehalten werden. Derartige schriftliche Hinweise haben den Vorteil einer präzisen und umfassenden Beschreibung des Aufklärungsgegenstands sowie der für den Arzt wesentlichen Beweisbarkeit.

4.6 Spezielle Neuroanatomie der Hals-, Brust- und Lendenwirbelsäule

Es gibt **7 Halswirbel** und **8 zervikale Rückenmarksegmente**. Bewegungs- und Rückenmarksegmente liegen infolge der Wachstumsverschiebung nicht immer auf gleicher Höhe. Die Spinalnervenwurzeln von C4 an abwärts verlaufen kaudal und lateral, absteigend zu ihrer Austrittsstelle, durch das Foramen intervertebrale. Segmentale Syndrome werden nach der betroffenen Spinalnervenwurzel bezeichnet. An der Halswirbelsäule kennzeichnet die Zahl dabei gleichzeitig den unteren Wirbelkörper des betroffenen Segmentes. Beim C6-Syndrom ist die Bandscheibe C5/6, beim C7-Syndrom die Bandscheibe C6/7 betroffen. Die Wurzel C8 tritt durch das Foramen intervertebrale C7/Th1 (▣ Abb. 4.1).

Besondere klinische Bedeutung hat die unmittelbare Nähe der A. vertebralis und des Halssympathikus zur Unkovertebralregion der unteren zervikalen Segmente (▣ Abb. 4.2). Untersuchungen von Hovelacque (1925), Wrete (1934), Kummer (1984), Kehr und Jung (1985) und Bogduk et al. (1988) haben auf die Verflechtungen des Halssympathikus mit den zervikalen Spinalnerven und der A. vertebralis aufmerksam gemacht. Der Halsgrenzstrang des Sympathikus, der über die Rr. communicantes grisei mit den Spinalnerven in Verbindung steht, bestreitet mit 3 Halsganglien die vegetative Innervation der Kopf-Hals-Region und der oberen Extremitäten. Dem unteren Ganglion, das mit dem obersten Thorakalganglion zum **Ganglion stellatum** verschmolzen ist, kommt eine besondere Bedeutung als Großverteilerstelle zu, da hier alle efferenten und fast alle afferenten sympathischen Fasern vom Kopf, Hals, Arm und oberem Thorax durchlaufen (Theodoridis und Krämer 2017).

In der **Brustwirbelsäule** setzt sich die bei der HWS beschriebene Verschiebung der Rückenmarksegmente gegenüber den dazugehörigen Bewegungssegmenten weiter fort. Zwischen dem 1.

Landmarkengestützte Infiltrationen und Injektionstechniken an der…

Abb. 4.1 Schematische Darstellung der Halswirbel und des zervikothorakalen Übergangs mit ihren abgehenden Spinalnervenwurzeln

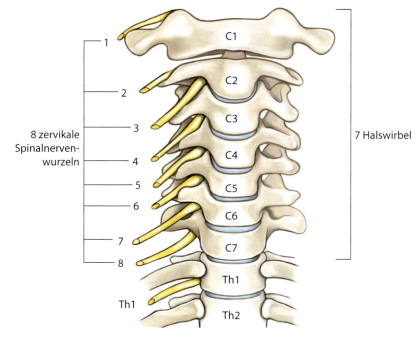

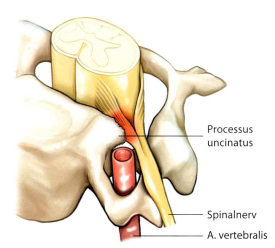

Abb. 4.2 Degenerative Veränderungen des Processus uncinatus können durch Bedrängung des Spinalnervs und der A. vertebralis auch zur Irritation des Sympathikus führen

und 6. Brustwirbeldorn beträgt die Verschiebung 2, vom 7.–10. Brustwirbeldorn 3 Segmenthöhen. Ventrale Äste des thorakalen Spinalnervs versorgen als Nn. intercostales die Interkostalmuskulatur, die Kostotransversalgelenke, die Pleura parietalis und die Brustkorbhaut. Bei Reizungen der thorakalen Spinalnerven entsteht eine sog. Interkostalneuralgie.

In der **Lendenwirbelsäule** ist die Verschiebung zwischen dem Rückenmarksegment und dem entsprechenden Bewegungssegment am größten. Das untere Ende des Rückenmarks mit seiner Spitze streckt sich nur bis zum 1.–2. Lendenwirbelkörper. Die Spinalnerven verlaufen eine längere Strecke im Subarachnoidalraum und treten weiter kaudal in ihrem zugehörigen Foramen intervertebrale aus dem Wirbelkanal aus (**Abb. 4.3**). Die Gesamtheit der langen kaudalen Spinalnerven, zusammen mit dem Filum terminale, dem Endfaden des Rückenmarks, der bis zum 2. Steißbeinwirbel reicht, nennt man Cauda equina.

> Die lumbalen Nervenwurzeln werden nur in den Segmenten L4/L5 und L5/S1 durch Bandscheiben tangiert, daher ist die Gefahr einer bandscheibenbedingten Kompression hier am größten.

Ein Bandscheibenvorfall der **Bandscheibe L4/5** (**Abb. 4.4**, blaue Pfeile) bedrängt in erster Linie die **Wurzel L5**. Bei einem großen lateralen bzw. nach kranial verschobenen Prolaps in dieser Höhe kann auch die **L4-Wurzel** komprimiert werden, da diese oberhalb der Zwischenwirbelscheibe L4/5 verläuft.

Anders sieht es im **Zwischenwirbelabschnitt L5/S1** aus. Hier können sogar die **Wurzeln L5 und S1**, auch bei einem kleineren lateralen Vorfall (**Abb. 4.4**, rote Pfeile) gleichzeitig komprimiert sein, da die Spinalnervenwurzel **L5** im oberen

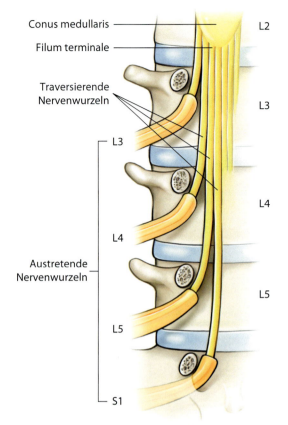

◘ **Abb. 4.3** Austretende und traversierende Nervenwurzeln im unteren lumbalen Wirbelkanal. Von der medialen Pedikelbegrenzung nach lateral hin werden Spinalnervenwurzeln als austretende Wurzeln bezeichnet

Abschnitt des Foramen intervertebrale direkt den äußeren Lamellen der Bandscheibe aufliegt.

4.7 Durchführung der Interventionen

4.7.1 Zervikale Spinalnervenanalgesie (CSPA/zervikale PRT)

■ **Prinzip**

Durch die Injektion eines Lokalanästhetikums, ggf. im Gemisch mit Steroiden(Off-Label-Use), an der Austrittsstelle der zervikalen Spinalnervenwurzel aus dem Foramen intervertebrale bei C5/C6, C6/C7, C7/Th1 gewinnt man Einfluss auf diskogene (R. meningeus), arthrogene (R. dorsalis) und radikuläre (R. ventralis) Schmerzsyndrome in den unteren zervikalen Bewegungssegmenten.

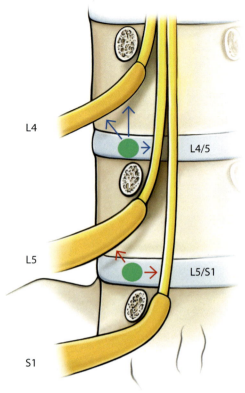

◘ **Abb. 4.4** Topographie der austretenden und traversierenden Nervenwurzeln L4, L5 und S1 zu den Bandscheiben L4/5 und L5/S1

■ **Indikation**
— Zervikales Wurzelreizsyndrom C5, C6, C7 und C8,
— pseudoradikuläres Zervikalsyndrom,
— Zervikozephalsyndrom,
— lokales Zervikalsyndrom mit starken Beschwerden.

■ **Notwendiges Instrumentarium**
— Einmalkanüle 0,60 × 80 mm oder 0,60 × 60 mm 23 G (Sterican®) B,
— Mecain/Mepivacainhydrochlorid 0,5 % Ampulle 5 ml,
— Einmalspritze 5 ml (Luer Solo) B,
— Pulsoxymeter.

■ **Technik**
— Sitzende Position, Füße abgestützt (Stuhl, Fußtritt),
— Flexion der HWS ca. 30°–40°,
— Röntgen der HWS a.p. und seitlich, hängen seitengerecht in Blickrichtung des Behandlers,

Landmarkengestützte Infiltrationen und Injektionstechniken an der…

- Palpation und Markieren der Dornfortsatzspitzen C5, C6 und C7.
- Die Einstichstelle liegt 3–4 cm lateral der Mittellinie auf der halben Distanz zwischen 2 Dornfortsätzen (Abb. 4.5).
- **Landmarken der zervikalen Spinalanalgesie (CSPA)** sind:
    - **Wurzel C6**: 3,5–4 cm lateral zwischen den Dornfortsätzen C5 und C6,
    - **Wurzel C7**: 3,5–4 cm lateral zwischen den Dornfortsätzen C6 und C7,
    - **Wurzel C8**: 3,5–4 cm lateral zwischen den Dornfortsätzen C7 und Th1.
- Einstich der 6–8 cm langen Kanüle mit aufgesetzter 5-ml-Spritze senkrecht zur Hautoberfläche, bis zum Rand der Seitenmassen der Halswirbelbögen (Abb. 4.6).
- Kraniolaterale Stichrichtung oberhalb der Knochenbegrenzung mit Vorschieben etwa 1 cm und Injektion des Lokalanästhetikums.

4.7.2 Zervikale Facetteninfiltration (Fac. zervikal)

■ **Prinzip**

Die Injektion eines Lokalanästhetikums, ggf. im Gemisch mit Steroiden, an die zervikalen Wirbelgelenkkapseln führt durch die vorübergehende Blockade zu einer Ausschaltung gereizter Nozizeptoren.

■ **Indikation**
- Pseudoradikuläres Zervikalsyndrom,
- Zervikozephalsyndrom,
- lokales Zervikalsyndrom.

■ **Notwendiges Instrumentarium**
- Einmalkanüle 0,60 × 80 mm oder 0,60 × 60 mm 23 G (Sterican®) B,
- Mecain/Mepivacainhydrochlorid 0,5 % Ampulle 5 ml,

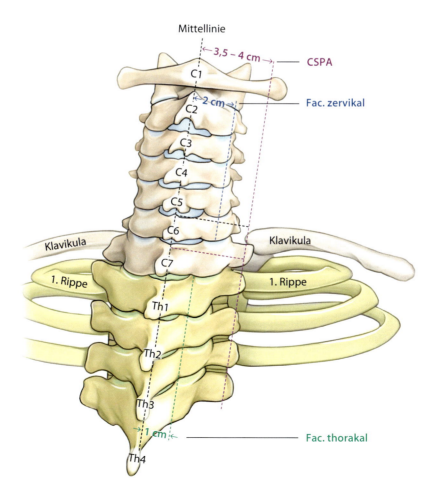

 Abb. 4.5 Landmarken bei der zervikalen Spinalnervenanalgesie (CSPA) und bei den zervikalen und thorakalen Facetteninfiltrationen

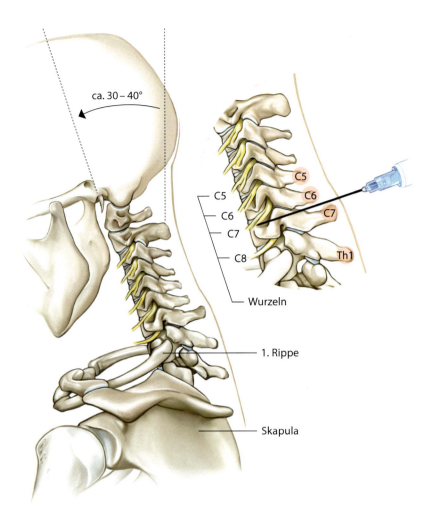

Abb. 4.6 Endgültige Nadellage bei der zervikalen Spinalnervenanalgesie zwischen C6 und C7 (Nervenwurzel C7) kraniolateral am Rand des lateralen Wirbelbogenanteils. Eine Kanülenlänge von mindestens 8 cm ist in den meisten Fällen erforderlich

- ggf. Triamcinolonacetonid 10 mg Ampulle 1 ml Hexal,
- Einmalspritze 5 ml (Luer Solo) B,
- Pulsoxymeter.

■ **Technik**
- Sitzende Position, Füße abgestützt (Stuhl, Fußtritt),
- Flexion der HWS ca. 20°–30°,
- Röntgen der HWS a.p. und seitlich, hängen seitengerecht in Blickrichtung des Behandlers,
- Palpation und Markieren der Dornfortsatzspitzen C5, C6 und C7,
- Die Einstichstelle liegt 2 cm lateral der Mittellinie auf der halben Distanz zwischen 2 Dornfortsätzen (Abb. 4.5).
- **Landmarken** der **Facettengelenke zervikal** sind:
    - **FAC C4/5**: 2 cm lateral zwischen den Dornfortsätzen C4 und C5,
    - **FAC C5/6**: 2 cm lateral zwischen den Dornfortsätzen C5 und C6,
    - **FAC C6/7**: 2 cm lateral zwischen den Dornfortsätzen C6 und C7.
- Einstich der 6–8 cm langen Kanüle mit aufgesetzter 5-ml-Spritze senkrecht zur Hautoberfläche, bis zum jeweiligen Facettengelenk (Knochenkontakt/dorsale Kapsel),
- Injektion des Lokalanästhetikums.

4.7.3 Fazit und klinische Relevanz der Injektionstherapie an der Halswirbelsäule

Mit der zervikalen Spinalnervenanalgesie hat man eine komplexe lokale Einwirkung auf das Schmerzausgangsgeschehen an der Halswirbelsäule, da bei der Infiltration an der Austrittsstelle des Foramen intervertebrale nicht nur der R. ventralis des

Spinalnervs erreicht wird, sondern auch der R. dorsalis, der R. meningeus sowie die sympathischen Fasern über die Rr. communicantes. Bei der Injektionstherapie an der Halswirbelsäule steht eine Serie von zervikalen Spinalnervenanalgesien ergänzt durch Facetteninfiltrationen im Vordergrund. Beide Techniken stellen eine Alternative zu aufwendigen Dekompressionsoperationen dar.

4.7.4 Thorakale Facetteninfiltration (Fac. thorakal)

- **Prinzip**

Die Injektion eines Lokalanästhetikums, ggf. im Gemisch mit Steroiden, an die thorakalen Wirbelgelenkkapseln führt durch die vorübergehende Blockade zu einer Ausschaltung gereizter Nozizeptoren.

- **Indikation**
- Thorakales Facettensyndrom,
- pseudoradikuläres Thorakalsyndrom,
- thorakaler paravertebraler Muskelhartspann.

- **Notwendiges Instrumentarium**
- Einmalkanüle 0,60 × 60 mm 23 G (Sterican®) B,
- Mecain/Mepivacainhydrochlorid 0,5 % Ampulle 5 ml,
- ggf. Triamcinolonacetonid 10 mg Ampulle 1 ml Hexal,
- Einmalspritze 5 ml (Luer Solo) B,
- Pulsoxymeter.

- **Technik**
- Sitzende Position, Füße abgestützt (Stuhl, Fußtritt),
- kyphosierte BWS,
- Röntgen der BWS a.p. und seitlich, hängen seitengerecht in Blickrichtung des Behandlers,
- Palpation und Markieren der Dornfortsatzspitze C7 (Vertebra prominens) und anschließend der darunterliegenden Dornfortsatzspitzen.
- Die Einstichstelle liegt etwa 1 cm lateral der Dornfortsatzoberkante (◻ Abb. 4.5).
- Einstich der 6 cm langen Kanüle mit aufgesetzter 5-ml-Spritze senkrecht zur Hautoberfläche, bis zum jeweiligen Facettengelenk (Knochenkontakt/dorsale Kapsel).
- Injektion des Lokalanästhetikums.

4.7.5 Fazit und klinische Relevanz der Injektionstherapie an der Brustwirbelsäule

Degenerative Form- und Funktionsstörungen der dorsalen thorakalen Bewegungssegmente können zu Irritationen von Nozizeptoren in den Facettengelenken, den Kostotransversalgelenken und den thorakalen Spinalnerven führen. Bei der Injektionstherapie an der Brustwirbelsäule besteht ein hohes Pneumothoraxrisiko. Die thorakale Facetteninfiltration ist von allen Injektionstechniken an der Brustwirbelsäule am sichersten. Der äußerst seltene thorakale Bandscheibenvorfall ist durch Injektionen nicht zu erreichen. Insgesamt empfiehlt sich eine weitgehende Zurückhaltung bei der Injektionsbehandlung an der Brustwirbelsäule, da lokale und radikuläre Thorakalsyndrome einen gutartigen selbstlimitierenden Verlauf zeigen.

4.7.6 Lumbale Spinalnervenanalgesie (LSPA/lumbale PRT)

- **Prinzip**

Posterolaterale Injektion eines Lokalanästhetikums, ggf. im Gemisch mit Steroiden (Off-Label-Use), an der Austrittsstelle der lumbalen Spinalnervenwurzeln aus dem Foramen intervertebrale bei L3/4, L4/5 und L5/S1.

- **Indikation**
- Lumbales Wurzelreizsyndrom L3, L4, L5 und S1,
- pseudoradikuläres Lumbalsyndrom,
- lokales Lumbalsyndrom.

- **Notwendiges Instrumentarium**
- Einmalkanüle 0,80 × 120 mm 21 G (Sterican®) B,
- Mecain/Mepivacainhydrochlorid 0,5 % 2 Ampullen 5 ml,
- Einmalspritze 10 ml (Luer Solo) B,
- Pulsoxymeter.

- **Technik**
- Sitzende Position, Füße abgestützt (Stuhl, Fußtritt),
- Röntgen der LWS a.p. und seitlich, hängen seitengerecht in Blickrichtung des Behandlers,
- Palpation und Markieren der Beckenkämme und der Spina iliaca posterior superior bds.,

- Palpation und Markieren der Dornfortsatzspitzen L3, L4 und L5 (Abb. 4.7).
- Die Einstichstelle liegt 8 cm lateral der Mittellinie in Höhe der Beckenkämme.
- Ausgehend von der Einstichstelle (Nadelstellung zunächst senkrecht zur Haut) erfolgt die Nadeleinstellung auf 60° in der Horizontalebene nach lateral.
- Einstich der 12 cm langen Kanüle mit aufgesetzter 10-ml-Spritze.
- **Landmarken** und entsprechende foraminoartikuläre Regionen **bei der lumbalen Spinalnervenanalgesie (LSPA):**
  - **Region L3/4**: horizontaler Einstich zur Wurzel L3,
  - **Region L4/5**: Anheben der Spritze und Anwinkeln vertikal um 30° zur Wurzel L4,
  - **Region L5/S1**: Anheben der Spritze und Anwinkeln vertikal um 50° zur Wurzel L5.
- Aufsuchen der entsprechenden foraminoartikulären Region und Injektion des Lokalanästhetikums.

Der wesentliche Unterschied zu den Techniken von Reischauer (1953) sowie Macnab und Dall (1971) besteht darin, dass durch die schräge Nadelrichtung ein sicherer Knochenkontakt im posterolateralen Anteil des Lendenwirbels erreicht wird.

4.7.7 Lumbale Facetteninfiltration (Fac. lumbal)

▪ Prinzip

Die Injektion eines Lokalanästhetikums, ggf. im Gemisch mit Steroiden, an die lumbalen Wirbelgelenkkapseln führt durch die vorübergehende Blockade zu einer Ausschaltung gereizter Nozizeptoren.

▪ Indikation
- Pseudoradikuläres Lumbalsyndrom,
- lokales Lumbalsyndrom,
- lumbales Facettensyndrom,
- Hyperlordose-Kreuzschmerzen.

▪ Notwendiges Instrumentarium
- Einmalkanüle 0,60 × 80 mm oder 0,60 × 60 mm 23 G (Sterican®) B,
- Mecain/Mepivacainhydrochlorid 0,5 % 2 Ampullen 5 ml,
- ggf. Triamcinolonacetonid 10 mg Ampulle 1 ml Hexal,
- Einmalspritze 10 ml (Luer Solo) B,
- Pulsoxymeter.

▪ Technik
- Sitzende Position, Füße abgestützt (Stuhl, Fußtritt),

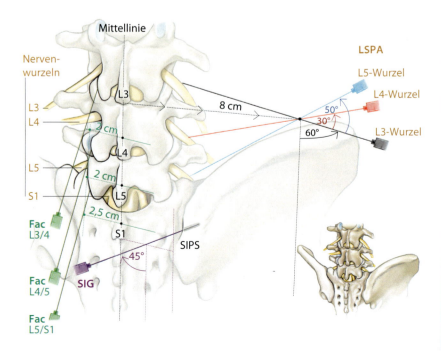

 Abb. 4.7 Landmarken und Nadellagen bei der lumbalen Spinalnervenanalgesie (LSPA) und bei den lumbalen Facetteninfiltrationen (*grüne Kanülen*) und der SIG-Infiltration (*violette Kanüle*). *SIG* Sakroiliakalgelenk, *SIPS* Spina iliaca posterior superior

Landmarkengestützte Infiltrationen und Injektionstechniken an der...

- Röntgen der LWS a.p. und seitlich, hängen seitengerecht in Blickrichtung des Behandlers,
- Palpation und Markieren der Beckenkämme und der Spina iliaca posterior superior bds.,
- Palpation und Markieren der Dornfortsatzspitzen L3, L4 und L5.
- Die Einstichstelle liegt 2–2,5 cm lateral der Mittellinie auf der halben Distanz zwischen 2 Dornfortsätzen (■ Abb. 4.7).
- **Landmarken der Facettengelenke lumbal** sind:
  - **FAC L3/4**: 2 cm lateral zwischen den DornfortsätzenL3 und L4,
  - **FAC L4/5**: 2 cm lateral zwischen den Dornfortsätzen L4 und L5,
  - **FAC L5/S1**: 2,5 cm lateral zwischen den Dornfortsätzen L5 und S1.
- Einstich der 6–8 cm langen Kanüle mit aufgesetzter 10-ml-Spritze senkrecht zur Hautoberfläche bis zum jeweiligen Facettengelenk (Knochenkontakt/dorsale Kapsel).
- Injektion des Lokalanästhetikums.

4.7.8 Ligamentäre Infiltration am Sakroiliakalgelenk (SIG-Block)

■ **Prinzip**

Hauptziel dieser Injektionstechnik ist die Region an den Übergängen vom Band zum Knochen am dorsalen Bandapparat der Sakroiliakalgelenke (SIG) und an den Ansätzen des Lig. iliolumbale.

■ **Indikation**
- SIG-Syndrom,
- SIG-Blockade,
- lokales Lumbalsyndrom,
- pseudoradikuläres Lumbalsyndrom,
- ggf. nach chirotherapeutischer Behandlung,
- ggf. bei Sakroiliitis.

■ **Notwendiges Instrumentarium**
- Einmalkanüle 0,60 × 80 mm oder 0,60 × 60 mm 23 G (Sterican˚) B,
- Mecain/Mepivacainhydrochlorid 0,5 % 2 Ampullen 5 ml,

- ggf. Triamcinolonacetonid 10 mg Ampulle 1 ml Hexal,
- Einmalspritze 10 ml (Luer Solo) B,
- Pulsoxymeter.

■ **Technik**
- Sitzende Position, Füße abgestützt (Stuhl, Fußtritt),
- Röntgen der LWS a.p. und seitlich, ggf. auch eine Beckenübersichtsaufnahme, hängen seitengerecht in Blickrichtung des Behandlers,
- Palpation und Markieren der Beckenkämme und der Spina iliaca posterior superior bds.,
- Palpation und Markieren der Dornfortsatzspitzen L3, L4, L5 und S1.
- Die Einstichstelle liegt in der Mittellinie in Höhe der gleichseitigen Spina iliaca posterior superior und des Dornfortsatzes S1 (■ Abb. 4.7).
- **Landmarken des SIG**:
  - 45°-Winkeleinstellung zur Haut,
  - Stichrichtung nach lateral.
- Einstich der 6–8 cm langen Kanüle mit aufgesetzter 10-ml-Spritze bis zum jeweiligen SIG-Gelenk (Knochenkontakt/ligamentäre Infiltration).
- Injektion des Lokalanästhetikums.

4.7.9 Epidurale dorsale Injektion (Epi dorsal/Epi gerade)

■ **Prinzip**

Injektion eines Lokalanästhetikums, ggf. im Gemisch mit Steroiden (Off-Label-Use), in den dorsalen lumbalen Epiduralraum. Das Ziel der orthopädischen Schmerztherapie ist die Umflutung bedrängter Nervenwurzeln durch wiederholte Einzelinjektionen zur Reduktion der Schmerzempfindlichkeit.

■ **Indikation**
- Polyradikuläres lumbales Wurzelreizsyndrom,
- zentrale Spinalkanalstenose.

■ **Notwendiges Instrumentarium**
- Spinocankanüle 0,70 × 75 mm 21 G (Sterican˚) B oder koaxiale iTP-Kanüle 0,60 × 100 mm 23 G (iTP),

- Mecain/Mepivacainhydrochlorid 0,5 % 2 Ampullen 5 ml oder Naropin 2 mg/ml Ampulle 10 ml B,
- NaCl 0,9 % Ampulle 10 ml B,
- 2 x Einmalspritzen (Loss of Resistance)10 ml (Perifix® LOR Luer) B,
- sterile Handschuhe, Mundschutz,
- Pulsoxymeter.

■ Technik
- Sitzende Position, Füße abgestützt (Stuhl, Fußtritt),
- Röntgen der LWS a.p. und seitlich, hängen seitengerecht in Blickrichtung des Behandlers,
- Palpation und Markieren der Beckenkämme und der Spina iliaca posterior superior bds.,
- Palpation und Markieren der Dornfortsatzspitzen L3, L4 und L5 (◘ Abb. 4.8).
- Die Einstichstelle liegt genau in der Mittellinie zwischen den Dornfortsätzen, meistens zwischen L3 und L4 sowie L4 und L5.
- Einstich einer mit physiologischer Kochsalzlösung gefüllten „Loss-of-Resistance-Spritze" bei langsamen Vorschieben unter kontinuierlichem Andruck am Spritzenstempel (Loss-of-Resistance-Technik).
- Beim Durchdringen des Lig. flavum durch die Kanülenspitze entsteht ein schlagartiger Widerstandsverlust.
- Auswechseln der NaCl-Spritze gegen die LA-Spritze.
- Injektion des Lokalanästhetikums.

4.7.10 Epidurale perineurale Injektion (Epi peri)

■ Prinzip
Injektion eines Lokalanästhetikums, ggf. im Gemisch mit Steroiden (Off-Label-Use), in den ventrolateralen Epiduralraum im Segment L5/S1 über einen schrägen kontralateralen Zugang mit einem Doppelnadelsystem.

■ Indikation
- Monoradikuläres Wurzelreizsyndrom L5 und S1,
- exazerbierte Wurzelirritation durch postoperative Narben.

■ Notwendiges Instrumentarium
- Spinocankanüle 0,35 × 120 mm 29 G (Sterican) B,
- Führungskanüle für Spinocan Pencan® 0,70 × 35 mm 22 G B,
- Naropin 2 mg/ml Ampulle 10 ml B,
- 2 × Einmalspritzen 1 ml (Omnifix®-F-Luer Solo) B,
- sterile Handschuhe, Mundschutz,
- Pulsoxymeter.

■ Technik
- Sitzende Position, Füße abgestützt (Stuhl, Fußtritt),
- Röntgen der LWS a.p. und seitlich, hängen seitengerecht in Blickrichtung des Behandlers,

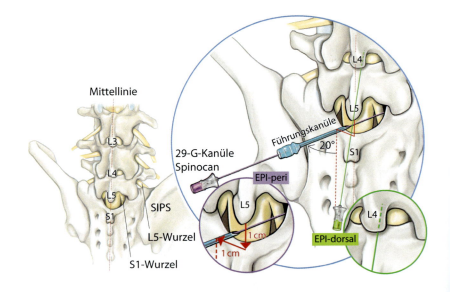

◘ Abb. 4.8 Landmarken und Nadellagen bei der epiduralen dorsalen Injektion (grüne Kanüle) zwischen L4 und L5 und bei der epiduralen perineuralen Injektion (violette Kanüle) im Segment L5/S1. Die 29-G-Feinkanüle liegt im anterolateralen Epiduralraum am Oberrand des Kreuzbeins zwischen L5- und S1-Wurzel. SIPS Spina iliaca posterior superior

Landmarkengestützte Infiltrationen und Injektionstechniken an der...

- Palpation und Markieren der Beckenkämme und der Spina iliaca posterior superior bds.,
- Palpation und Markieren der Dornfortsatzspitzen L3, L4, L5 und S1 (◘ Abb. 4.8).
- Die Einstichstelle liegt 1 cm unterhalb und 1 cm kontralateral des Dornfortsatzes L5.
- Einstich der Führungskanüle in einem Winkel von 15–20° schräg (Theodoridis et al. 2009b) bis zum Lig. flavum.
- Einführen der 29-G-Kanüle durch die Führungskanüle. Vorschieben der Kanüle bis zum anterolateralen Epiduralraum L5/S1 (◘ Abb. 4.8 und ◘ 4.9).
- Aufsetzen der 1-ml-Spritze und Injektion des Lokalanästhetikums (◘ Abb. 4.9).

In einer Studie von Teske et al. (2011) wurden Voluminamessungen des anterolateralen Epiduralraums L5/S1 durchgeführt. Dabei kam heraus, dass bereits geringe Volumina ausreichen (ca. 1 ml) um beide Nervenwurzeln (L5 und S1) zu umfluten.

4.7.11 Fazit und klinische Relevanz der Injektionstherapie an der Lendenwirbelsäule

Hauptziel der Injektionstherapie an der Lendenwirbelsäule ist die komprimierte und angeschwollene Nervenwurzel, welche am besten im anterolateralen Epiduralraum mit der epiduralen perineuralen Injektion und in der foraminoartikulären Region mit der Spinalnervenanalgesie erreicht werden kann. Bei starken Schmerzen durch Nervenwurzelreizerscheinungen können lumbale Spinalnervenanalgesien sogar täglich an mehreren Tagen durchgeführt werden. Epidurale Injektionen sowie Facetten- und SIG-Infiltrationen können diesen Teil des Behandlungsprogramms ergänzen. Je nach Schweregrad können die Injektionen ambulant oder stationär durchgeführt werden.

4.8 Mögliche Komplikationen

Zu den **Komplikationsmöglichkeiten** gehören u. a. solche, die auch bei anderen Injektionen vorkommen können. Durch die Nähe des ZNS können diese aber eine besondere Bedeutung erlangen.
- Am häufigsten sind **orthostatische Reaktionen** zu verzeichnen. Symptome wie Blässe, Übelkeit und kurzzeitige Bewusstseinseintrübung sind meist harmlos und durch Hochlagerung der Beine rasch reversibel.
- Vorzeichen einer **intravasalen Applikation** mit **zerebralen** und **kardiovaskulären Komplikationen** können Erbrechen, Rededrang, Euphorie, Angst, Erregung, Unruhe, Schwindel sowie Verlust der Orientierung sein. Nach Muskelzuckungen und Krämpfen (v. a. klonisch) können Koma und zentrale Atemlähmung folgen. Am Herz zeigen

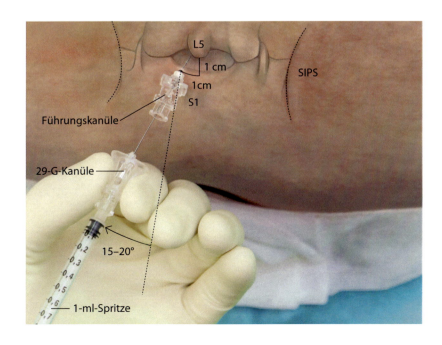

◘ Abb. 4.9 Endgültige Nadellage des Doppelnadelsystems am Patienten bei der epiduralen perineuralen Injektion (Ansicht von kranial). Der Stichkanal weicht etwa 15–20° von der sagittalen Mittellinie ab. *SIPS* Spina ilica posterior superior

Lokalanästhetika eine chinidinartige Wirkung: Frequenzabnahme, die bis zum Herzstillstand führen kann, Verlängerung der Überleitungszeit bis zum AV-Block, verminderte Erregbarkeit, verminderte Kontraktionskraft (Theodoridis et al. 2009b).

- Lokale oder allgemeine **allergische Reaktionen** bis zum **anaphylaktischen Schock** sind insbesondere bei entsprechender Prädisposition zu beobachten (Grifka et al. 1999).
- **Infektion**: Die Nähe zum ZNS birgt die Gefahr, dass sich aus einer Spondylitis bzw. Spondylodiszitis eine aufsteigende Infektion bis hin zur Meningitis entwickeln kann. Besonders problematisch ist, dass die Infektion in der Tiefe nicht immer sofort erkennbar ist. Eine Schmerzverstärkung mit ggf. Temperaturanstieg sollten frühzeitig Anlass zu Laborkontrollen und evtl. zur Durchführung einer MRT geben.
- **Tiefe Blutungen** kommen als paravertebrales Hämatom nach lumbaler oder zervikaler Spinalnervenanalgesie und Facetteninfiltrationen vor. **Epidurale Hämatome** durch Injektionen sind extrem selten. Bei Kompressionserscheinungen mit neurologischer Symptomatik ist eine operative Ausräumung erforderlich.
- Das Risiko einer **Dura- oder Nervenwurzeltaschenpunktion** mit Liquoraustritt besteht bei allen Injektionen in ZNS-Nähe. Beim prolongierten Liquorverlust aus einem persistierenden Duraleck kann ein **postpunktionelles Syndrom** entstehen. Typisch sind das Auftreten starker Kopfschmerzen nach dem Aufrichten, assoziiert mit einem oder mehreren Begleitsymptomen (Nackensteifigkeit, Hörminderung, Übelkeit etc.) und die Besserung der Kopfschmerzsymptomatik binnen Minuten nach dem Hinlegen. In 80 % der Fälle kommt es innerhalb 5 Tagen zu einer spontanen Remission der Beschwerden (Sirtl et al. 2017).
- Bei akzidenteller Injektion von Lokalanästhetika **intrathekal** kann das Lokalanästhetikum nach intrakraniell gelangen und an zentrale neuronale Strukturen binden. Die dabei typischen Symptome (Koma, weite reaktionslose Pupillen, zentrale Apnoe, arterielle Hypotension bis zum Herz-Kreislauf-Stillstand) werden auch **„totale Spinalanästhesie"** genannt. Bei zügiger und richtiger Durchführung von Reanimierungsmaßnahmen nach ACLS-Standard, Verhütung von Komplikation, Hypoventilation und/oder Hypoxie vorausgesetzt, bildet sich eine zentrale Blockade (je nach Dosis und Art des Lokalanästhetikums) mit guter Prognose vollständig zurück (Theodoridis et al. 2010).
- Bei Injektionen an der unteren Halswirbelsäule und an der Brustwirbelsäule stellt u. a. die versehentliche Punktion der Pleura pulmonalis mit nachfolgendem **Pneumothorax** eine wichtige Komplikation dar. Klinische Symptome sind ein stechender Schmerz bei Ein- und Ausatmung, Luftnot und Hustenreiz. Die Therapie richtet sich nach dem Schweregrad des Pneumothorax und reicht von der Beobachtung bis zur Anlage einer Thoraxdrainage.

> **Die Komplikationsrate bei der Injektionstherapie an der Wirbelsäule ist insgesamt jedoch gering (Theodoridis und Neu 2017), insbesondere im Vergleich zu anderen minimalinvasiven Verfahren wie Lasertherapie, intradiskale Verfahren, endoskopische und offene Bandscheibenoperationen.**

4.9 Ergebnisse in der Literatur

4.9.1 Facetten-/SIG-Infiltrationen

Auf die Bedeutung der Wirbelgelenke bei der Entstehung von Rücken- und Beinschmerzen weisen zahlreiche Untersucher (Carrera 1980; Ghormley 1993; Moran et al. 1988; Young und King 1983; Schwarzer et al. 1994; Manchikanti et al. 1999, 2002) in der internationalen Literatur hin. Im Rahmen von Studien mit bildgesteuerten Injektionen konnte man nachweisen, dass bereits geringe Mengen von 0,3–0,5 ml eines Lokalanästhetikums ausreichend sind, um den Ramus medialis an den Facettengelenken sicher zu umfluten und zu anästhesieren (Barnsley und Bogduk 1993; Dreyfuss et al. 1997). Eine umfassende Publikation von Manchikanti mit weiteren 54 Autoren (Manchikanti et al. 2013), die gleichzeitig die Guidelines der American Association of Interventional Pain

Physicians darstellt, weist eine gute Evidenz bezüglich der diagnostischen Blockaden an den Facetten- und SIG-Gelenken sowie eine befriedigende bis gute Evidenz bei den therapeutischen Blockaden nach. Hingegen findet sich nur eine limitierte Evidenz bei den intraartikulären Facetteninjektionen. In dieser Publikation wurden insgesamt über 2400 Arbeiten aus den Jahren 1966–2012 berücksichtigt und ausgewertet. Als Kriterien wurden die Cochrane-Musculosceletal-Review-Group-Kriterien sowie die Newcastle-Ottawa-Scale-Kriterien für fluoroskopische Beobachtungsstudien verwendet.

4.9.2 Epidurale/periradikuläre/transforaminale Injektionen

Es liegen zahlreiche Ergebnisse aus randomisiert-kontrollierten Studien zur Wirksamkeit epiduraler Injektionen beim lumbalen Wurzelkompressionssyndrom vor (McQuay und Moore 1998; Watts und Silagy 1995; Carette et al. 1997; Cuckler et al. 1985; Klenermann et al. 1984; Koes et al. 1995, 1999; van Tulder et al. 1997). In der bereits erwähnten Arbeit von Manchinkanti et al. (2013) fand sich eine gute Evidenz für die epidurale und transforaminale Injektionstherapie zur Behandlung der Radikulopathie beim Bandscheibenvorfall sowie eine befriedigende Evidenz bei der Spinalkanalstenose. Eine limitierte Evidenz fand sich hingegen bei den diagnostischen Nervenwurzelblockaden.

Speziell zur epiduralen perineuralen Injektionstechnik mit dem Doppelnadelsystem gibt es insgesamt 3 Studien, alle mit einer positiven Evidenz. Verwendet wurden vorwiegend Lokalanästhetika mit Steroiden (Krämer et al. 1997), aber auch Orthokin (Becker et al. 2007), ein vom Eigenblut hergestelltes Protein, als Antiphlogistikum oder Lokalanästhetikum allein (Ng et al. 2005; Teske et al. 2011).

4.10 Kostenerstattung

4.10.1 Privatärztliche Kostenerstattung (GOÄ)

Die wichtigsten Abrechnungsziffern in der Gebührenordnung für Ärzte (GOÄ) für die Injektionstherapie an der Wirbelsäule sind in ◻ Tab. 4.5 zusammengestellt.

4.10.2 Kassenärzliche Kostenerstattung (EBM)

Die abrechnungsfähigen kassenärztlichen Leistungen werden nach einheitlichem Bewertungsmaßstab (EBM) einem Punktewertsystem zugeordnet. Für jede Leistungsposition wird ebenfalls eine Prüfzeit festgelegt (◻ Tab. 4.6). Die festgelegten Prüfzeiten sind die Grundlage für die Plausibilitäts- und Abrechnungsprüfung der kassenärztlichen Vereinigung.

◻ **Tab. 4.5** Mögliche Abrechnungsziffern für die Injektionsbehandlung an der Wirbelsäule in der GOÄ (Stand 2013)

Ziffer-Nr.	Leistung	1fach (in €)	2,3fach (in €)	3,5fach (in €)
255	Injektion intraartikulär oder perineural	5,54	12,74	19,38
268	Medikamentöse Infiltrationsbehandlung im Bereich mehrerer Körperregionen (auch eine Körperregion beidseitig), je Sitzung	7,58	17,43	26,52
470	Einleitung und Überwachung einer einzeitigen subarachnoidalen Spinalanästhesie (Lumbalanästhesie) oder einzeitigen periduralen (epiduralen) Anästhesie, bis zu 1 h Dauer	23,31	53,62	81,60
476	Einleitung und Überwachung einer supraklavikulären oder axillären Armplexus- oder Paravertebralanästhesie, bis zu 1 h	22,15	50,94	77,52
491	Infiltrationsanästhesie großer Bezirke, auch Parazervikalanästhesie	7,05	16,22	24,68

Tab. 4.6 Abrechnungsziffern, Punkte und Prüfzeiten für die kassenärztliche Kostenerstattung

Ziffer	Beschreibung	Punkte	Prüfzeit (min)
30 721	Sympathikusblockade (Injektion) am zervikalen Grenzstrang	212	4
30 722	Sympathikusblockade (Injektion) am thorakalen oder lumbalen Grenzstrang	186	4
30 731	Plexus-, Spinal- oder Periduralanalgesie, je Sitzung	672	5
30 724	Analgesie eines oder mehrerer Spinalnerven und der Rr. communicantes an den Foramina intervertebralia, je Sitzung	186	3

4.11 Fazit und klinische Relevanz

- Die **Injektionstherapie** an der Wirbelsäule hat einen **hohen Stellenwert** bei der Behandlung der degenerativen Wirbelsäulenerkrankungen, da abschwellende und entzündungshemmende Medikamente **lokal** an den Ausgangspunkt der Nozizeption im Bewegungssegment appliziert werden und somit die **Primärstörung** direkt beeinflusst wird.
- Die **landmarkengestützten** Techniken sind in der Hand des Erfahrenen genauso wirkungsvoll wie die sonografisch-, bildwandler- oder CT-gesteuerten Techniken, können aber im Vergleich ohne größeren kostspieligen apparativen und organisatorischen Aufwand sicher und v. a. strahlenfrei (für Patient und Arzt) angewandt werden. Letztendlich haben all diese Verfahren ein gemeinsames Endziel sowie eine mehr oder weniger lange Lernkurve.
- Bevor die Indikation zu einer **Wirbelsäulenoperation** gestellt wird, ist es sinnvoll, zu überprüfen, ob nicht eines der **segmentnahen Injektionsverfahren** eingesetzt werden kann.
- **Lokale, radikuläre und pseudoradikuläre Wirbelsäulensyndrome** mit einer Korrelation zwischen klinischem und bildgebendem Befund stellen in der Regel die **Hauptindikationen** dar.
- Die **Aufklärung der Patienten** erfordert ein **hohes Maß an Sensibilität**. Die Rechtsprechung verlangt eine umfassende Aufklärung auch über seltene Risiken.
- Eine gewissenhafte Vorbereitung der Injektionsbehandlung hilft Fehler und Komplikationen zu vermeiden. Die **Komplikationsrate** ist insgesamt jedoch **gering.**
- Die direkte wirbelsäulennahe Lokalanästhetikaapplikation zählt zu den **sichersten und wirksamsten Methoden** der orthopädischen/ unfallchirurgischen Schmerztherapie.

Literatur

Barnsley L, Bogduk N (1993) Medial branch blocks are specific for the diagnosis of cervical zygapophysial joint pain. Reg Anaesth 18:343–350

Becker C, Heidersdorf S, Drewlo S, Zirke S, Krämer J, Willburger R (2007) Efficacy of epidural perineural injections with autologous contitioned serum for lumbar radicular compression. An investor-initiated, prospective, double-blind, reference-controlled study. Spine 32(17): 1803–1808

Bogduk N, Windsor M, Inglis A (1988) The innervation of the cervical intervertebral discs. Spine 13:2–8

Carette S et al (1997) Epidural corticosteroid injections for sciatica due to herniated nucleus pulposus. N Engl J Med 336:1634–1640

Carrera F (1980) Lumbar facet injection in LBP and sciatica. Radiology 137:661–664

Cuckler JM, Bernini PA, Wiesel SW, Booth RE Jr, Rothman RH, Pickens GT (1985) The use of steroids in the treatment of lumbar radicular pain. J Bone Joint Surg Am 67:63–66

Dreyfuss P, Schwarzer AC, Lau P, Bogduk N (1997) Specifity of lumbar medial branch and L5 dorsal ramus blocks: a computed tomographic study. Spine 22:895–902

Ghormley RK (1993) Low back pain with special reference to the art. Facets with presentation of an operative procedure. J Amer Med Ass 101:1773

Grifka J, Broll-Zeitvogel E, Anders S (1999) Injektionstherapie bei Lumbalsyndromen. Orthopade 28:922–931

Hovelacque A (1925) Le nerf sinu-vertebral. Ann Anat Pathol 2:435

Kehr R, Jung A (1985) Die Chirurgie der A. vertebralis. In: Gutmann G (Hrsg) Die Halswirbelsäule. Fischer, Stuttgart

Klenerman C, Greenwood R, Davenport HT et al (1984) Lumbar epidural injection in the treatment of sciatica. Brit J Rheumatol 23:35–38

Koes BW et al (1995) Efficacy of epidural steroid injections for low back pain and sciatica: a systematic review of randomised clinical trials. Pain 63:279–288

Koes BW et al (1999) Epidural steroid injections for low back pain and sciatica: an updated systematic review of randomised clinical trials. Pain Digest 9:241–247

Krämer J, Ludwig J, Bickert U, Owczarek V, Traupe M (1997) Lumbar epidural perineural injection: a new technique. Eur Spine J 6:357–361

Kummer B (1984) Anatomische Grundlagen zum zerviko-zephalen Syndrom. Z Orthop 122:616

Macnab J, Dall D (1971) The blood supply of the lumbar spine and its application to the technique of intertransverse lumbar fusion. J Bone Jt Surg B53:628

Manchikanti L, Pampati VS, Pakanati RR, Fellows B (1999) The prevalence of facet joint pain in chronic low back pain. Pain Physician 2:59–64

Manchikanti L, Singh V, Rivera J, Pampati V (2002) Prevalence of cervical facet joint pain in chronic neck pain. Pain Physician 5:243–249

Manchikanti L et al (2013) An update of comprehensive evidence-based guidelines for interventional techniques in chronic spinal pain. Part II: guidance and recommendations. Pain Physician 16:49–283

McQuay H, Moore A (1998) Epidural corticosteroids for sciatica. In: An evidence-based resource for pain relief. The Bath Press Ltd, Bath, S 216–218

Moran R, O'Connell D, Walsh MG (1988) The diagnostic value of facet injections. Spine 13:1407–1410

Neu J (2010) Das Aufklärungsgespräch. In: Wirth CJ, Mutschler W, Bischoff HP et al (Hrsg) Komplikationen in Orthopädie und Unfallchirurgie. Thieme, Stuttgart, S 50–55

Neu J (2017) Allgemeine und spezielle Aspekte der orthopädischen Injektionstherapie. Aufklärung. In: Theodoridis T, Krämer J (Hrsg) Injektionstherapie an der Wirbelsäule Manual und Atlas. Thieme, Stuttgart, S 94–98

Ng L, Chaudhary N, Sell P (2005) The efficacy of corticosteroids in periradicular infiltration for chronic radicular pain. Spine 30(8):857–862

Reischauer F (1953) Zur Technik der lokalen Novocainbehandlung bei Lumbago/Ischias. Dtsch med Wschr 78:1373

Schwarzer AC, Aprill CN, Derby R, Fortin J, Kine G, Bogduk N (1994) Clinical features of patients with pain stemming from the lumbar zygapophysial joints. Is the lumbar facet joint syndrome a clinical entity. Spine 19:1132–1137

Sirtl C, Theodoridis T, Nastos I (2017) Postpunktionelles Syndrom. In: Theodoridis T, Krämer J (Hrsg) Injektionstherapie an der Wirbelsäule Manual und Atlas. Thieme, Stuttgart, S 288–289

Teske W, Zirke S, Nottenkämper J, Lichtinger T, Theodoridis T, Krämer J, Schmidt K (2011) Anatomical and surgical study of volume determination of the anterolateral epidural space nerve root L5/S1 under the aspect of epidural perineural injection in minimal invasive treatment of lumbar nerve root compression. Eur Spine J 20:537–541

Theodoridis T (2007) Injektionstherapie an der Wirbelsäule ohne Bildsteuerung. Orthopade 36:73–86

Theodoridis T (2012) Stellenwert der Injektionstherapie bei degenerativen Erkrankungen der Lendenwirbelsäule. Orthopade 41:94–99

Theodoridis T (2016) Injektionstherapie und Injektionstechniken an der Wirbelsäule. In: Casser H-R, Hasenbring M, Becker A, Baron R (Hrsg) Rückenschmerzen und Nackenschmerzen. Springer, Berlin, S 312–318

Theodoridis T, Krämer J (2017) Injektionstherapie an der Wirbelsäule. In: Manual und Atlas. Thieme, Stuttgart

Theodoridis T, Neu J (2017) Erkenntnisse über die Injektionstherapie an der Wirbelsäule aus norddeutschen Schlichtungsverfahren. In: Theodoridis T, Krämer J (Hrsg) Injektionstherapie an der Wirbelsäule Manual und Atlas. Thieme, Stuttgart, S 104–105

Theodoridis T, Ludwig J, Krämer J (2009a) Injektionstherapie an der Lendenwirbelsäule. In: Jerosch J, Steinleitner W (Hrsg) Minimal invasive Wirbelsäulen-Intervention. Deutscher Ärzteverlag, Köln, S 9–25

Theodoridis T, Mamarvar R, Krämer J, Wiese M, Teske W (2009b) Einstichwinkel bei der epidural-perineuralen Injektion an der Lendenwirbelsäule. Z Orthop Unfall 147(1):65–68

Theodoridis T, Krämer J, Sirtl C (2010) Komplikationen bei Punktion und Injektion. In: Wirth CJ, Mutschler W, Bischoff HP et al (Hrsg) Komplikationen in Orthopädie und Unfallchirurgie. Thieme, Stuttgart, S 126–132

van Tulder MW, Koes BW, Bouter LM (1997) Conservative treatment of acute and chronic non-specific low back pain: a systematic review of randomised clinical trials of the most common interventions. Spine 22(18):2128–2156

Watts RW, Silagy CA (1995) A meta analysis on the efficacy of epidural corticosteroids in the treatment of sciatica. Anaesth Intens Care 23:564–569

Wrete M (1934) Über die Verbindung der Cervikalnerven mit den sympathischen Grenzsträngen beim Menschen. Z mikr-anat Forsch 1:425

Young KH, King AI (1983) Mechanism of facet load transmission as a hypothesis for low back pain. Spine 8:327

Strahlenschutz und C-Bogen-Bedienung

U. Schütz und M. Kraus

5.1   Einleitung – 56

5.2   Biologische Wirkung ionisierender Strahlung – 57

5.3   Dosisrichtlinienwerte und Dosisermittlung – 58

5.4   C-Bogen-Technik – 60

5.5   Dosiswerte bei mobiler intraoperativer Durchleuchtung – 61

5.6   Strahlenschutz – 63
5.6.1   Aufenthaltszeit – 63
5.6.2   Aktivität – 64
5.6.3   Abstand – 64
5.6.4   Abschirmung (Strahlenschutzmaterial) – 65
5.6.5   Ausbildung – 68
5.6.6   Qualitätssicherung – 69
5.6.7   Hygiene und Sterilität – 69
5.6.8   Geräteausstattung – 70

5.7   Fazit – 70

Literatur – 71

© Springer-Verlag GmbH Deutschland, ein Teil von Springer Nature 2019
J. Jerosch (Hrsg.), *Minimalinvasive Wirbelsäulenintervention*,
https://doi.org/10.1007/978-3-662-58094-3_5

5.1 Einleitung

Liegt die natürliche Strahlenbelastung in Mitteleuropa bei jährlich 2–2,5 mSV, so ist die medizinisch begründete Strahlenbelastung des Menschen fast gleich (0,6–1,8 mSv) und nimmt weiter zu (Huda et al. 2008; Wrixon 2008a). Die Kollektivdosis durch medizinische Strahlung hat in den letzten beiden Dekaden einen großen Zuwachs erfahren und begründet sich v. a. in der deutlichen Zunahme der CT-Untersuchungen und der durchleuchtungsgestützten interventionellen und operativ minimalinvasiven Verfahren (Schütz 2010). Nicht nur der Patient sondern auch das medizinische Personal ist von der progredienten Strahlenexposition als Gefahrenquelle betroffen (Singer 2005). Die zunehmende Reduzierung der Visualisierung des OP-Feldes bedingt, dass vermehrt röntgenologische Fluoroskopie (= Durchleuchtung, DL) zum Einsatz kommt (Yu und Khan 2014). So ist die mobile intraoperative DL (MIODL), v. a. mittels C-Bogen-Technik, aus der modernen minimalinvasiven und interventionellen Wirbelsäulentherapie nicht mehr wegzudenken (Carbone et al. 2003).

In Deutschland wird der Umgang mit Strahlenquellen in der Röntgenverordnung (RöV) geregelt und dort werden auch auf Basis der Daten spezieller Fachgremien, wie z. B. der International Commission on Radiological Protection (ICRP), Grenzwerte und Richtlinien festgelegt, inwieweit eine berufliche Exposition stattfinden kann (Wrixon 2008b). Diese wurden mehrfach novelliert und erlaubte Dosisgrenzwerte immer weiter abgesenkt. Die gegenläufige Entwicklung einer Zunahme der dosisintensiven Untersuchungsmethoden und gleichzeitig verordneten Reduzierung der Strahlenexposition für beruflich exponierte Personen stellt eine hohe Herausforderung für den Strahlenschutz in der Medizin dar.

Das OP-Personal, v. a. aber die Operateure, werden bei der MIODL redundant ionisierender Strahlung ausgesetzt. Das Hauptproblem stellt dabei die Streustrahlung dar.

> ❯ **Nur ca. 2 % der zur Bilderstellung nutzbaren Strahlung erreichen den Röntgendetektor des C-Bogens. Der Rest ist Streustrahlung, wovon 80–90 % vom Patienten absorbiert und 10–20 % in die Umgebung abgestrahlt wird und somit potenziell das OP-Personal exponiert (Dresing 2011).**

In Deutschland kommen im Gegensatz zur Radiologie im OP keine speziell ausgebildeten medizinisch-technischen Radiologieassistenten (MTRA) zum Einsatz, welche im Umgang mit mobilen Röntgengeräten geschult sind. Chirurgen und OP-Pflegepersonal führen normalerweise die MIODL selber durch. Grundlegende Voraussetzung für den optimale Einsatz der MIODL hinsichtlich Bildqualität und Strahlenschutz ist jedoch, dass sich der Bediener mit dem jeweiligen C-Bogen-Typ und seinem möglichen Einsatz in den diversen minimalinvasiven und interventionellen Situationen auskennt. Moderne DL-Einheiten können leicht Dosisraten in einer Dimension von 0,2 Gy pro min generieren (Schütz 2010). Die meisten derzeit im Gebrauch befindlichen Geräte bieten außer dem groben Surrogatparameter „totale Fluoroskopiezeit" (DL-Dauer) meist keine Möglichkeit, die Patientendosis approximativ anzuzeigen. Um möglichst wenig Strahlung für eine optimale intraoperative Bildgebung freizusetzen, ist eine intensive Beschäftigung mit den Grundlagen des Strahlenschutzes unerlässlich und Kenntnisse der Emission von Strahlung durch den Einsatz der mobilen Geräte sind hierzu erforderlich. Doch gerade die Chirurgen sind trotz Weiterbildungspflicht bezüglich der Bedienung von MIODL-Geräten oft schlecht unterrichtet, was zu einer unnötig hohen Strahlungsexposition von OP-Personal und Patient führt. **Bei vielen der v. a. von Nichtradiologen durchgeführten MIODL-Prozeduren können hohe Strahlendosen an Patient und medizinisches Personal abgegeben werden,** sodass sofortige oder langfristig radiogene Effekte verursacht werden können. Gerade diesbezüglich haben Berichte über strahlungsbedingte Hautschädigungen seit den frühen 1990er-Jahren stark zugenommen (Mettler et al. 2002). In einer Fallstudie wird von einer signifikanten Zunahme maligner Erkrankungen in Orthopädie&Unfallchirurgie (O&U) im Vergleich zu anderen Abteilungen eines Krankenhauses berichtet (Mastrangelo et al. 2005). Der internationalen Strahlenschutzkommission (ICRP) werden immer wieder Fälle berichtet, in denen unter Nichteinhaltung dieser Voraussetzungen massiv hohe Strahlendosen an Patienten und Personal appliziert werden. In einigen interventionellen Prozeduren kommen Hauteintrittsdosen (HED) von Patienten in die Nähe von Werten, welche aus der Strahlentherapie bzw. Onkoradiologie bekannt sind (Valentin 2000). Auch

Strahlenschäden bei Ärzten und Hilfspersonal wurden vereinzelt beobachtet. Neben den strahlenbedingten Hautschäden, ist jedoch hierbei v. a. bei jüngeren Patienten eine evtl. Induktion zukünftiger Tumore als Problem vergesellschaftet, welches erst nach Jahren der Latenzzeit offenkundig wird.

5.2 Biologische Wirkung ionisierender Strahlung

Ziel der Grenzwertvorgaben von RöV und ICRP ist es, Strahlenschäden zu vermeiden, welche in sog. **stochastische**, also zufällige, und **deterministische** Effekte differenziert werden (Blakely 2000). Während die Letzteren ganz eindeutig strahlungsenergetische Schwellendosen in Abhängigkeit von der betroffenen Zellart aufweisen (Minimum ca. 1 Gy) und die Schwere der Erkrankung dosisabhängig ist, geht man im Strahlenschutz davon aus, dass die stochastischen Effekte keine Schwellendosen aufweisen und dass die Anzahl der betroffenen Personen mit progedienter Strahlendosis zunimmt. Bei der Einschätzung dieser Effekte ist es wichtig, zwischen der Energiedosis (Gy), der reinen durch die Strahlung auf Materie übertragenen Energie, und der biologisch relevanten **Äquivalentdosis (Sv) für den gesamten Körper (= Effektivdosis, ED) und die einzelnen Organe**

(**= Organdosis, OD**), zu welchen ein spezifischer biologischer Wichtungsfaktor zur Energiedosis hinzugerechnet wird, zu unterscheiden. Die ED wird im medizinischen Röntgen methoden- und prozedurenabhängig zwischen 10 µSv und 20 mSv angegeben (Schütz 2010), dabei können bei interventionellen Prozeduren, welche mit Röntgen- oder CT-Fluoroskopie unterstützt werden, fokal akute Dosen am Patienten von 0,1–30 Gy auftreten (Mettler et al. 2002).

Die Schwellendosen bezüglich deterministischer Schäden sind für die meisten Organe und Gewebe relativ hoch (mehrere Gy), sodass für interventionell radiologische bzw. MIODL-Prozeduren „nur" akute Hautreaktionen wie das Erythem und die Epilation von Bedeutung sind, welche eine kutane Dosisabsorption von ca. 2 Gy benötigen (ICRP 2000; Selbert 2004). Mettler et al. (2002) geben in ihrem Review strahlungsbedingte Hautschäden und Augenverletzungen in Kurz- und Langzeiteffekten abhängig von der in die Hautoberfläche eindringenden Dosis (HED) an. Diese fokalen dosisabhängigen Verletzungen (◘ Tab. 5.1) wurden früher häufiger, aktuell noch vereinzelt v. a. für fluoroskopische Verfahren berichtet.

Neben den strahlenbedingten deterministischen Akutschäden ist jedoch die mögliche Induktion zukünftiger Tumoren (erhöhtes Krebsrisiko) immer als Problem mit der Strahlenexposition

◘ **Tab. 5.1** Deterministische Frühschäden bei erwachsenen Patienten und medizinischem Personal in O&U

Organ	Effekt	Schwellendosis
Haut	Kurzzeitiges Erythem[a]	2 Gy
	Temporäre Epilation	3 Gy
	Permanente Epilation[a]	7 Gy
	Hautnekrose	12–18 Gy
Testes	Temporäre Sterilität	0,15 Gy
	Permanente Sterilität	3,5 Gy
Ovar	Sterilität	2,5–6 Gy
Augenlinse	Akute Trübung (kurzfristige Kataraktausbildung)[a]	0,5–2 Gy
	Katarakt langfristig[a]	4 Gy <3 Monate 5,5 Gy >3 Monate
Rotes Knochenmark	Reduzierte Hämatogenese	0,5 Gy

Literatur: [a] Valentin 2000

vergesellschaftet (Schütz 2010). Die bis dato einzige Möglichkeit, das Ausmaß solcher stochastischer Effekte quantitativ zu erfassen, besteht im Bereich mittlerer Strahlendosen (100 mSv bis ca. 5 Sv) darin, epidemiologische Vergleiche durchzuführen. Dies funktioniert jedoch nicht im medizinisch interessierenden Bereich niedriger Strahlendosen. Es ist daher bis heute nicht möglich, unterhalb von ca. 100 mSv für den Erwachsenen bzw. unter 10 mSv für den Fetus quantitative Angaben zum strahleninduzierten Neoplasierisiko zu machen (Doll und Wakeford 1997).

> **Es gibt keinen bekannten Grenzwert, unter dem keine Tumorinduktion stattfinden kann. Bei Dosen <0,05 Gy ist das Risiko einer Tumorinduktion so gering, dass bisher durch sehr große epidemiologische Studien kein statistisch signifikantes neues Tumorauftreten nachgewiesen werden konnte.**

Das Risiko aller soliden Tumoren steigt linear mit der Strahlendosis, vom Niedrigdosisbereich (5–100 mSv) bis auf ca. 2,5 Sv. Kinder sind viel strahlensensibler als Erwachsene. Die Strahlung scheint im Hautbereich Plattenepithel- und Basalzellkarzinome, aber keine Melanome zu verursachen (◻ Tab. 5.1). Die meisten Tumoren zeigen eine kontinuierliche Abnahme in der Radiosensitivität mit zunehmendem Alter (Ausnahme: Lungenkarzinom).

> **Bei Erwachsenen liegt das Tumorrisiko für den angegebenen Bereich von Röntgen- und CT-Fluoroskopie vergleichsweise zwischen ca. 1/1000 und <1/1 Mio.!**

Bei den gängigen radiografischen Untersuchungen weist die durchschnittliche ED eine Variation um den Faktor 1000 auf (0,01–10 mSv).

> **Verglichen mit konventionellen Röntgenaufnahmen stellen fluoroskopische und CT-Untersuchungen für die Pat. eine 10- bis 30-fach höhere Strahlenexposition dar.**

Die Anwendung der ED auf einen Referenzpatienten wird daher immer noch mit einer Unsicherheit von ±40 % bewertet (Martin 2007). Aktuelle Studien, meist modellbasiert, zeigen auf, dass die Abschätzung von Nutzen und Risiko dem Kliniker im Einzelfall kaum möglich ist und das Morbiditäts- bzw. Mortalitätsrisiko durch ionisie-

rende Strahlung v. a. in CT und Röntgen-DL sehr stark unterschätzt wird. Weil die Spätkomplikation meist erst Jahre nach der Anwendung eintritt (mittlere Latenzperiode 10–25 Jahre), wird deren Risiko im klinischen Alltag gerne unzulässig vernachlässigt.

5.3 Dosisrichtlinienwerte und Dosisermittlung

Bis zur irgendwann hoffentlich endgültigen Antwort auf die Frage des Tumorrisikos im medizinischen Niedrigdosisbereich bleibt im Strahlenschutz nichts anderes übrig, als über eine vernünftige Annahme das Risiko im niedrigen Bereich aus dem bekannten Risikokoeffizienten im mittleren Dosisbereich abzuschätzen. Aus Hiroshima und Nagasaki errechnet sich dieser mit 10 % pro Sv. Die IRCP errechnete auf Basis ihrer Daten für locker ionisierende Strahlung (Röntgen-, Gamma- und Beta-Strahlung) einen „Dosis-Dosisleistungs-Reduktionsfaktor" von 2 und geht daher in ihrer Publikation 60 (ICRP 1991) von einem Risikokoeffizienten von 5 % pro Sv aus.

> **Es lässt sich also für die Gesamtbevölkerung eine Wahrscheinlichkeit von rechnerisch 5 %/Sv ED ableiten, an einem strahleninduzierten Malignom zu versterben (◻ Tab. 5.2 und ◻ 5.3).**

◻ **Tab. 5.2** Risikoabschätzungen für stochastische Spätschäden (Neoplasie) bei erwachsenen Patienten und medizinischem Personal in O&U

Schaden bzw. Prozedur	Risiko
DNS-Schäden, Neoplasie[a]	5 %/Sv = 5/100 pro Sv = 5/1000 pro 100 mSv = 5/100.000 pro mSv (Kinder 1,5 %/Sv)
DL bei Vertebroplastie[b]	Patient: 0,17 %/Prozedur Operateur: 0,025 %/Jahr
Hauttumore[b]	DL-Prozeduren von 9–10 Gy: Männer: 2–11 %/Sv; spezifisches Mortalitätsrisiko: $4 \times 10^{-5} - 2 \times 10^{-4}$/Sv

Literatur: [a] International Commission on Radiological Protection 1991; [b] Shore 1990

Strahlenschutz und C-Bogen-Bedienung

◘ Tab. 5.3 Richtgrenzwerte der Effektiv- und Organdosis für beruflich exponiertes Personal nach RöV § 31a. (Angelehnt an die Dosisrichtlinienwerte der ICRP von 2008)

	Kat. A[a]	Kat. B[a]
ED	20 mSv/Jahr (<18 J.: 1 mSv/Jahr)	6 mSv/Jahr
Keimdrüsen, rotes Knochenmark	50 mSv/Jahr	
Uterus	Gebärfähiges Alter: 2 mSv/Mon, Gravidität <1 mSv/Mon	
Augenlinse, andere Rumpforgane	150 mSv/Jahr (<18 J.: 15 mSv/a)	45 mSv/Jahr
Schilddrüse, Haut	300 mSv/Jahr	90 mSv/Jahr
Extremitäten	500 mSv/Jahr (<18 J.: 50 mSv/Jahr)	150 mSv/Jahr
	3-Monats-Dosis: max. 50 % der Jahresdosis Lebensarbeitszeitdosis: max. 400 mSv	

[a] Grundsätzlich erfolgt eine Einstufung aller beruflich strahlenexponierten Personen mind. in Kat. B. Neben dem intervenierenden Personal in Angiografie wird auch anderes Personal individuell in Kat. A eingeteilt, wenn folgende Bedingungen im Rahmen einer jährlichen Untersuchung vorliegen: Kategorie A: ED >6 mSv/Jahr, OD Augenlinse >45 mSv/Jahr oder OD Extremitäten >150 mSv/Jahr; Kategorie B: ED >1 mSv/Jahr, OD Augenlinse >15 mSv/Jahr oder OD Extremitäten >50 mSv/Jahr

In ihrer Publikation 103 von 2008 hat die ICRP Grenzwerte für verschiedene Organe (OD) definiert und die ED durch berufliche Strahlenexposition hierbei auf 20 mSv/Jahr festgelegt (◘ Tab. 5.3; ICRP 2008). Durch das Einhalten dieser Grenzwerte können aber nur deterministische Schäden verhindert werden. Je höher die absorbierte Strahlendosis ist, desto größer ist das Potenzial der Induktion einer Neoplasie (Schütz 2010).

Aktuell gilt nach der RöV in Deutschland für nicht beruflich exponierte Personen ein Grenzwert von 1 mSv/Jahr. Seit 2002 sind für beruflich strahlenexponierte Personen die Grenzwerte der ED auf **20 mSv/Jahr (Kategorie A)** bzw. **6 mSv/Jahr (Kategorie B)** gesenkt und die Grenzwerte der OD angepasst. Die Jahresdosen werden über einen 5-Jahre-Zeitraum gemittelt.

Ein großes Problem bei der exakten Bestimmung der Strahlung bei der MIODL stellen die Messverfahren dar. Generell gibt es mehrere Möglichkeiten die Strahlungsexposition zu messen: Ionisationskammern (Stabdosimeter), Photoemulsion (Filmdosimeter), Szintillationszähler (Gamma-Kamera), Lumineszenzdetektoren: Thermolumineszenz (TLD), Photolumineszenz (PLD). Die Ermittlung der HED im Hautbereich der maximalen Dosisapplikation von Patient und Operateur (Hände) ist bei MIODL-Prozeduren weiterhin von Wichtigkeit bezüglich des Strah-

lenschutzes, um deterministische Strahlungsfrühschäden der Körperoberfläche vermeiden zu können (Vlietstra et al. 2004). Aber eine genaue Evaluation der maximalen HED kann schwierig sein. Sie hängt für das bestrahlte Areal vom Fokus-Haut-Abstand, Röhrenspannung (kV), Röhrenstrom (mA) und akkumulierter DL-Zeit ab. Diese Parameter können sich jedoch während einer Prozedur verändern.

So wäre natürlich eine automatische Methode wie das HED-Mapping, bei dem durch Messung von Veränderungen in Röhrenspannung und Röhrenstrom, Expositionszeit, Strahlungsareal und Strahlenpositionierung eine sofortige HED-Map auf einem simulierten Patientenmodell generiert und aufgezeigt wird, wünschenswert (Miller et al. 2002). Doch solche technischen Möglichkeiten sind für gewöhnlich aufgrund der hohen Kosten und/oder mangelndem Interesse nicht erhältlich (Wagner 2002). Die Entwicklung normierter Hautdosismessungen (in Gy pro Minute) für spezifische DL-Systeme, Focus-Haut-Distanz, Patientenvolumen (z. B. gering, mittel, groß) unter Zuhilfenahme eines Medizinphysikers ist wünschenswert. So kann z. B. die Hautdosis anhand der akkumulierten Expositionszeit für jede Projektion unter Nutzung der Methode von Perisinakis et al. (2004a) für Vertebroplastie und Kyphoplastie gut geschätzt werden.

Für die Abschätzung des stochastischen Risikos hinsichtlich neoplastischer Spätschäden sind für den Kliniker jedoch 2 andere Dosisgrößen relevant. Diese sind für die MIODL die ED und das Dosisflächenprodukt (DFP). Die typische ED und Gonadendosen der Patienten während einer fluoroskopischen Prozedur werden anhand von DFP-Metern und von Konversionstabellen, die an anthropometrischen Phantomen evaluiert und normalisiert wurden, geschätzt (Selbert 2004). Das DFP ist grob gesagt unabhängig von der Focus-Patienten-Distanz, korreliert mit der Feldgröße und hängt von der angewandten DL-Technik ab. **Das Risiko für stochastische Effekte (Spätschäden) wie Tumorinduktion und adverse hereditäre Effekte kann damit prinzipiell bestimmt werden.** So errechneten Perisinakis et al. (2004a) eine radiogene Tumorinduktionsrate durch eine konventionell MIODL-gestützte Pedikelschraubeneinbringung an der LWS von 110 pro Mio. Prozeduren (◘ Tab. 5.2). Auch die Evaluierung partieller Körperdosen von DFP-Messungen muss als sehr grober Ansatz betrachtet werden, der die wahre Dosis aufgrund der variierenden Arbeitsbedingungen substanziell unter- oder überschätzen kann (z. B. MIODL-Gerätschaft/-Typ, Strahlenschutzmessungen, Art der Intervention/operativen Prozedur, Erfahrung des Operateurs etc.).

Als der geeignetste dosimetrische Parameter für die Quantifizierung des stochastischen Strahlenrisikos (Risiko ionisierender Strahlung für den Gesamtorganismus) wird derzeit allgemein die ED angesehen, da sie die Radiosensitivität aller Organe in die Dosisberechnung mit einbezieht. Die ED kann jedoch selber nicht direkt gemessen werden, sondern errechnet sich aus der Summe der gemessenen Organdosen multipliziert mit den jeweiligen organspezifischen Wichtungsfaktoren (Mountford und Temperton 1992): $ED = \Sigma_T w_T \times OD$.

Die OD ist definiert als die totale Energie, die einem Gewebe oder Organ zugeführt wird, dividiert durch die Masse des Gewebes: $OD = E_T/m_T$. Die ED kann mit Hilfe anthropomorpher Phantome über am Patienten befestigte Thermolumineszenz (TLD) ermittelt werden, die mit Konversionsfaktoren für einzelne Körperregionen multipliziert wird. **Eine patientenindividuelle Abschätzung des Strahlenexpositionsrisikos ist aufgrund zeit- und rechenintensiver Simulationen und den großen Unsicherheiten in den Berechnungen im klinischen Alltag jedoch nicht praktikabel.**

5.4 C-Bogen-Technik

Auch die rapide Weiterentwicklung der MIODL- bzw. C-Bogen-Technologie macht einen Literaturvergleich hinsichtlich Strahlungsemission und Strahlungsrisiko immer schwieriger. Der klassische Aufbau gliedert sich in

- eine Monitoreinheit,
- ein C-Bogen-Stativ mit DL-Gerät (Schaltgerät),
- einen Verlängerungsarm (Säule mit Querarm für Horizontalbewegungen) und
- den C-Bogen, welcher Röntgenquelle (Röntgengenerator, -strahler, -röhre) und Röntgendetektor (analog: Bildverstärker; seit 2006 auch digital: Flat-Panel-Technik) fest miteinander verbindet.

Die klassischen C-Bogen-basierten MIODL-Geräte sind i. d. R. so gebaut, dass man sie von sämtlichen Seiten aus bedienen kann. Durch die C-förmige Verbindung der beiden Elemente kann das Gerät horizontal, vertikal sowie um die Schwenkachsen bewegt werden und aus nahezu jedem Winkel Röntgenbilder des Patienten erstellen. Die DL kann als automatische Dosisleistungsregelung oder als halb automatischer Betrieb durchgeführt werden. Bei der ersten Methode werden die DL-Daten vom Gerät eingeregelt, bei der zweiten wird der gewünschte mA-Wert eingegeben, der kV-Wert wird vom Gerät selbstständig geregelt. Im Allgemeinen sind sie mit zwei Monitoren ausgestattet. Der links platzierte „Live-Monitor" zeigt immer das aktuelle DL-Bild, der zweite „Referenzbildmonitor" dient zur Wiedergabe von Bildern, die als Referenz gespeichert werden. Der Digitalbildspeicher liefert einerseits am Monitor ein Bild zur sofortigen Betrachtung und verkürzt andererseits durch das Halten des letzten DL-Bildes (LIH-Funktion, „last image hold") die DL-Zeiten. Die progrediente Dynamik der C-Bogen-Nutzung spiegelt sich auch in der **permanenten Verbesserung und Weiterentwicklung der MIODL-Technik hinsichtlich Bildqualität, Bedienbarkeit, Reduzierung der Strahlenbelastung und technische Raffinesse** wieder.

In der letzten Dekade haben sich zunehmend 3D-basierte C-Bogen-Anwendungen etabliert. Eine sinnvolle und technische Verbesserung bietet diese (isozentrische) 3D-C-Bogen-Technik, da sie eine direkte Einschätzung der räumlichen Gegebenheiten des ossären Operationsfeldes zulässt (Meier et al. 2011). **Mit der Einführung der sog.**

Strahlenschutz und C-Bogen-Bedienung

C-Bogen-CT (C-Arm-CT, Synonyme: Flachdetektor-CT [FD-CT] und „Cone-beam-CT") im Jahr 2004 wurde der Grundstein für ein völlig neues Konzept der interventionellen Bildgebung gelegt.[1] Durch einen speziellen C-Arm, der eine kreisförmige oder elliptische Orbitalbewegung des C-Bogens um den Patienten ermöglicht, lässt sich ein CT-ähnlicher Volumendatensatz aus bis zu 100 Einzelaufnahmen generieren, aus dem anschließend mit dem CT vergleichbare Schnittbilder direkt intraoperativ rekonstruiert und in allen Ebenen betrachtet werden können. Mit der C-Bogen-CT können erstmals alle Schritte einer Intervention von der Therapieplanung über die Therapiedurchführung bis zur unmittelbaren Therapiekontrolle direkt mit einer Interventionseinheit vollzogen werden.

Diese Technik eröffnete den Weg zur Computernavigation. Computer-assistierte chirurgische (CAS) Technologien können neben der Verbesserung der operativen Präzision auch helfen, die Strahlungsemission bei Wirbelsäulenoperationen zu reduzieren (Gebhard et al. 2003; Izadpanah et al. 2009). So konnte in diversen Arbeiten eine signifikante ED-Reduktion bei 3D-MIODL-basierten Wirbelsäulenfusionsoperation am lumbosakralen Übergang durch die navigierte Platzierung von Pedikelschrauben an der LWS bzw. von sakroiliakalen Schrauben nachgewiesen werden (Gebhard et al. 2003, 2006; Kim et al. 2008; Slomczykowski et al. 1999). Kraus et al. (2010) evaluierten anhand von TDL-Messungen am Phantom für die nichtnavigierte **konventionelle mit 2D-MIODL durchgeführte Wirbelsäulenfusion und SIG-Verschraubung eine mehr als 12-fach bzw. annähernd 5-fach höhere ED als die CAS-3D-MIODL-navigierte Operation** (◻ Tab. 5.4). Andere Publikationen berichten ebenfalls von signifikanten Dosisreduktionen unter Verwendung von 3D-basierter MIODL-CAS sowohl für die Patienten als auch das OP-Personal (Smith et al. 2008; Zwingmann et al. 2009) (◻ Tab. 5.4).

In der Literatur wird auch von sog. 4D-röntgenbasierten Bildwandlersystemen berichtet, wobei hier die 4. Dimension die in die Intervention integrierte Zeitachse ist. **Eine zusätzliche Reduktion der Strahlenemission im Vergleich zu** biplanaren und 3D-Systemen konnte aber nicht aufgezeigt werden (Kuntz et al. 2013).

5.5 Dosiswerte bei mobiler intraoperativer Durchleuchtung

Bei Einhaltung grundlegender Strahlenschutzmaßnahmen (Bleischürze, Abstandgesetze, Beschränkung der DL-Zeit) sind bei einfacheren Prozeduren, z. B. der DL-unterstützten Injektionstherapie an der Wirbelsäule, keine relevanten Dosisbelastungen des Personals zu erwarten (Botwin et al. 2002) (◻ Tab. 5.4). Es gibt in der DL am Bewegungsapparat aber Prozeduren, welche komplex sind und dadurch einer erhöhten Sensibilität für den Strahlenschutz bedürfen.

Um die Problematik des Strahlungsrisikos bei MIODL-Prozeduren zu verstehen, kann die Dosisbetrachtung der Vertebroplastie bzw. Kyphoplastie beispielhaft herangezogen werden. Ohne Strahlenschutz können bei Patienten z. B. im Bereich der Vertebroplastien HED auftreten, welche in Extremfällen im Bereich der deterministischen Effektgrenzen liegen (Kruger und Faciszewski 2003; Fitousi et al. 2006). Obwohl die mittlere ED und HED (8,5–12,7 mSV bzw. 173–233 mGy) bezogen auf eine durchschnittliche DL-Zeit von 10,1 min relativ gering ist, darf dabei nicht übersehen werden, dass diese Ergebnisse von Perisinakis et al. (2004a) von erfahrenen Operateuren mit guter medizinisch-physikalischer Unterstützung erzielt wurden. Andere Autoren berichten von DL-Zeiten von 10–60 min für gleiche Prozeduren (Mehdizade et al. 2004). Das sind Zeiten, welche an der oberen Grenze in einem hohen Patientenrisiko für deterministische und stochastische Strahlungseffekte enden können. In einigen Fällen wurden hier HED von >60 Gy gemessen (Schütz 2010). Harstall et al. (2005) haben in einer prospektiven Fallkontrollstudie für die MIODL-gestützte perkutane Vertebroplastie eine signifikante Strahlenexposition für den Operateur evaluiert: 8 % der Schwellendosis (150 mSv) für die Induktion eines Kataraktes und 10 % des jährlichen maximalen HED-Dosislimits (ICRP: 500 mSv) werden erreicht. Das Einjahresrisiko für die Induktion eines fatalen Schilddrüsenkarzinoms liegt bei 0,0025 % und für irgendeine Tumorinduktion bei 0,025 %. Fitousi et al. (2006) errechneten hingegen für den Patienten ein Neoplasierisiko von 0,17 % pro Vertebroplastie.

---

1 Von den Herstellern wurden verschiedene Produktbezeichnungen wie XperCT (Philips), InnovaCT (GE), Low Contrast Imaging (LCI, Toshiba), syngoDynaCT (Siemens) eingeführt.

◼ Tab. 5.4 Patienten-/Personaldosis spezieller radiologisch gestützter Prozeduren, Interventionen und Operationen in O&U (ausgewählte Literatur)

Studie, Prozedur, (Messmethodik), FT	Patient: ED, HED (Messspanne) (in mSv)	Arzt: ED, HED (in mSv)
Diagnostische Röntgenuntersuchungen in O&U[abc]		
– HWS	0,2 (0,07–0,3)	
– LWS	1,5 (0,5–1,8)	
– Becken	0,6 (0,2–1,2)	
– Hüfte	0,7 (0,2–2,7)	
– Schulter	0,01	
– Knie	0,005	
Vertebroplastie, Kyphoplastie (MIODL)		
Harstall et al. 2005 (TLD)		Hand: links 0,11 rechts 0,05; Auge: 0,02; SD: 0,05
FT: 3,4 min/WK		Hand: 0,42[d], 0,12[e]
		1,44[d], 0,004[e] Hand: 2,04[d], 0,074[e]
Fitousi et al. 2006 (Phantom), FT: 27,7 min/ Prozedur (TLD)	34,5 82,6 ±26,2 (MSD)	0,002 mGy[e] Hand: 0,2; Auge: 0,33
Mroz et al. 2008 (TLD), FT: 5,7 min/WK	0,47 ±0,23 Hand: 0,50; Auge: 0,48	0,25 ±0,17 Hand: 1,74[d], <0,01[e]; Auge: 0,27
LWS-Fusion, Pedikelschraubenplatzierung		
Smith et al. 2008 (Filmdosimeter)		Becken: 0,043, navigiert: 0,003
Jones et al. 2000 (Phantom), MIODL, FT: 1,4 min/Fall	Untertischposition: 2,3 Übertischposition: 6,9	
Slomczykowski et al. 1999 (Phantom), MIODL (63 s/Schraube)	1,0	
Perisinakis et al. 2004b, (Phantom), MIODL, FT: 3,3 min/Prozedur: 4,8 Schrauben	1,5	
Kraus et al. 2010, (Phantom) – MIODL, FT: 105 sec/Prozedur: 4 Schrauben – CAS-3D-MIODL, FT: 72 sec/Prozedur: 4 Schrauben	5,0 0,4	
Epidurale Injektionen (LWS)		
Botwin et al. 2002 (TLD), MIODL, FT: 15,2 sec.		0,003[d], 0,001[e] Ringfinger 0,007; Auge 0,004
Schmid et al. 2000, MIODL: gepulst/kontiuierlich	<0,1/0,84	

FT mittlere DL-Zeit („fluoroscopy-time"); *MSD* maximale Oberflächendosis; *WK* Wirbelkörper; *SD* Schilddrüse; *GK* Ganzkörper
Literatur: [a] Hall und Brenner 2008; [b] Mettler et al. 2008; [c] Tsalafoutas et al. 2007
[d]ohne spezifischen Strahlenschutz; [e] mit optimiertem Strahlenschutz
(Vergleichsangaben: Transatlantikflug: 5–8 mSv; Röntgen: 0,4–2 mSv; Radiologiepersonal: 1–2 mSv/Jahr)

In der Literatur sind weit über 100 Fälle der Hautverstrahlung und Gewebeverletzung, hierunter ein großer Anteil von Gewebeuntergängen (Dermatonekrosen), durch klassische MIODL-Prozeduren dokumentiert (Mettler et al. 2002). Die wirkliche Zahl der radiogenen Verletzungen ist zweifelsfrei viel höher. In vielen der oben erwähnten Fälle waren die ausführenden Ärzte in

Strahlenschutz und C-Bogen-Bedienung

den Themen Strahlungsschutz und Strahlungsfolgen, als auch in der Einschätzung von Strahlenverletzungen kaum ausgebildet. Fast alle der genannten Fälle schwerer Strahlenschäden wären vermeidbar gewesen. Ein Literaturvergleich bezüglich der mittels Phantom ermittelten ED bei verschiedenen konventionellen und 3D-navigierten MIODL-assistierten Wirbelsäulenprozeduren findet sich in ◘ Tab. 5.4.

Es stellen sich die unmittelbaren Fragen:

- Weiß die Mehrheit der Operateure, die MIODL-gestützte Operationen im Bereich der Wirbelsäule durchführen, wirklich, wie ein entsprechendes C-Bogen-Equipment optimal eingesetzt wird, um die Strahlendosis so gering wie möglich zu halten?
- Sind sich diese Anwender bei ihrem tagtäglichen Tun der wirkenden ED, OD und HED auf den Patienten sowie auch bezüglich der Dosen, denen sie selbst durch Streustrahlung und gezielte Positionierung der Finger und/oder Hände im Strahlengang ausgesetzt sind, bewusst (Selbert 2004)?

Nach unserer Empirie klafft eine überraschend große Lücke im formellen Training bezüglich der Physik der DL und der Strahlensicherheit bei Nichtradiologen, die oft operative Prozeduren mit langen DL-Zeiten durchführen und damit aufgrund der Hochdosisfluoroskopie nicht nur Patienten sondern auch das OP-Personal einem erhöhtem Risiko aussetzen.

Dabei können diese Strahlenschäden mit optimierten Strahlenschutzmaßnahmen und OP-Techniken verhindert werden. Kruger und Faciszewski (2003) geben optimale Techniken der perkutanen Vertebroplastie unter konventioneller DL an, welche eine Dosisreduktion von 43–86 % bewirken können. Mit entsprechenden Schutzmaßnahmen der Hand kann ein Chirurg ca. 150 Vertebroplastien unter MIODL durchführen, ohne die jährliche Dosisgrenzwerte zu überschreiten (für das Auge wären es 230 und bez. der ED-Grenzwerte 909). Mit entsprechenden Schutzmaßnahmen kann dieser Wert jedoch um ca. 75 % gesenkt werden (Fitousi et al. 2006). **Auch in anderen Bereichen der MIODL in O&U findet man relevante Gründe den Strahlenschutz im OP mehr als sehr ernst zu nehmen** (◘ Tab. 5.4). Die Vielzahl der Literaturangaben führt im Vergleich zu keinem einheitlichen Bild und bleibt unbefriedigend (◘ Tab. 5.4), da die DL-Zeit bzw. ED und HED von sehr vielen

Einflussfaktoren abhängen (Huda et al. 2008; Kron 1994; Moscovitch et al. 2006): u. a. von Prozedurenschwierigkeit, OP-Technik, C-Arm-Technik und -Positionierung (Jones et al. 2000), Kompetenz des OP-Personals (Kraus et al. 2013), Patientenvolumen (Miller et al. 2009; Vano et al. 2006) (positive Korrelation durch Erhöhung der Expositionsfaktoren kV und mA für Patient und OP-Personal), Messtechnik und Lagerungstechnik. Dennoch zeigen die ermittelbaren Daten einen Trend auf, aus dem substanzielle Empfehlungen zum Strahlenschutz bei MIODL bei Wirbelsäuleninterventionen abgeleitet werden können.

5.6 Strahlenschutz

Beim Strahlenschutz können bauliche von apparativen und personell-operationellen Maßnahmen unterschieden werden. Bei Anwendung klassischer C-Bögen finden sich im Vergleich zu den fixen DL-Anlagen radiologischer Einheiten hinsichtlich des Strahlenschutzes schwierigere Bedingungen: Wenig geräteeigene Abschirmungen, kein räumlich begrenzter Kontrollbereich, keine baulichen Schutzmaßnahmen für das OP-Personal, geringer Abstand zwischen Untersucher und Patient und oft lange DL-Zeiten. **Daher müssen hier im Besonderen die personell-operationellen Maßnahmen als Schwerpunkt zur Prophylaxe von Strahlenschäden optimiert werden.** Diese sind vielfach publiziert (Schütz 2010), teils in der Strahlenschutzverordnung (StrlSchV) ausgewiesen und können mittels der **5A-Regel (Aufenthaltszeit, Aktivität, Abstand, Abschirmung, Ausbildung)** zum Großteil zusammengefasst werden:

> ❯ Zur Prophylaxe von Strahlenschäden gilt die 5A-Regel: Aufenthaltszeit, Aktivität, Abstand, Abschirmung und Ausbildung.

5.6.1 Aufenthaltszeit

Die Strahlendosis erhöht sich linear mit der Aufenthaltszeit. Bei aller Komplexität diverser Prozeduren darf daher **der zentrale Grundsatz jeder röntgenologischen Bildgebung „so wenig Strahlung wie möglich und so viel wie nötig" (ALARA-Prinzip: „as low as reasonably achievable")** auch bei der MIODL nicht vernachlässigt werden. Es gilt also immer nur so viel an Strahlung einzusetzen, wie zur Erreichung des operativen Zieles unbedingt erforderlich ist (Kraus et al. 2015). Die Umsetzung des ALARA-Prinzips hängt stark von den Arbeitsabläufen und der Arbeitstechnik im OP ab. **Daher beginnt der praktische Strahlenschutz schon in der Arbeitsvorbereitung zur OP. Bevor man das MIODL-Gerät in den OP-Saal fährt,** sollte sich der Bediener (sei es nun OP-Pfleger, Assistenzarzt oder der Operateur selbst) mit Art und Methode der Prozedur bzw. der Situation vertraut gemacht und folgende Fragen geklärt haben:

- Wie muss der Patient für die Operation gelagert werden?
- Wo steht die Anästhesie?
- Von welcher Seite wird operiert?
- Lagerung des Patienten mit Strahlenschutz?
- Entspricht die Monitorwiedergabe der Lagerungsposition des Patienten?
- Wie kommt man am besten mit dem C-Bogen zum Patienten?
- Optimale OP-Feld-Einstellung für den Operateur?
- Wo steht der Bildmonitor, damit Operateur und Durchleuchter diesen gut sehen können?

Operateur und Durchleuchter sollen einen freien Blick zum Monitor haben. Es ist zu empfehlen, dass die Lagerung des Patienten und die Platzierung des C-Bogens mit Monitor in einer Hand liegen und die erforderlichen DL-Positionen vor dem sterilen Abdecken probeweise eingestellt werden. An technischen Möglichkeiten zur DL-Zeit-Reduktion sollte bei der MIODL möglichst die **gepulste DL** (Intervall-Impuls-DL) und die **LIH-Technik** benutzt werden. Beim gepulsten Betrieb werden Bildserien mit Röntgenstrahlen von bis zu 6 Bildern/s gefertigt. Die Pulsdauer variiert zwischen 200 ms bis über 600 ms, das sind bei 6 Bildern/s also 170 ms/Bild. Die Vorteile der Methode sind, dass die kurzen Einzelpulse eine hohe Dosis aufweisen können und die Röhrenbelastung geringer ist als bei einer kontinuierlichen Strahlung. Dabei ist der Anteil des Bildrauschens gering; gleiches gilt für die Strahlenbelastung. Somit entstehen schärfere und kontrastreichere Bilder als bei der normalen DL-Technik. Die möglichst häufige Verwendung der LIH-Funktion (Bildspeicher) und ein begrenzter Einsatz von Loops, cine- oder Zielaufnahmen hilft weiter, die DL-Zeit gering zu halten. Für cine-Modus kann z. B. die Dosis zwischen 0,4 Gy/min (15 Bilder/s) bis 1 Gy/min (60 Bilder/s) variieren.

5.6.2 Aktivität

Natürlich wird ein technisch versierter und erfahrener Operateur auch die DL-Zeit geringer halten als ein weniger erfahrener Operateur. Letzterer sollte jedoch immer gewahr sein, möglichst wenig Kontroll-DL zu machen. Wenn der BV nicht nah beim Patienten positioniert wird, sollte bei längeren MIODL-Prozeduren zur Vermeidung einer übermäßigen fokalen Hautbelastung, wenn möglich **der Strahlengangwinkel immer mal wieder geändert werden.** Das Ziel einer rationellen DL lässt sich erreichen, indem Höhe und horizontale Tiefe des C-Bogens derart eingestellt und belassen werden, dass die p.-a. bzw. a.-p. und die seitliche Einstellung lediglich durch Schwenken des C-Bogens um 90° erreicht werden kann. Es kann insbesondere auch die Anwendung einer **Laserzielvorrichtung** hilfreich sein, um die gewünschten DL-Punkte ohne Strahlenemission auffinden zu können.

5.6.3 Abstand

In diversen Studien konnte gezeigt werden, dass neben einer Minimierung der DL-Zeit vor allen Dingen ein großer Abstand zur Strahlenquelle den effektivsten Schutz darstellt, da ein entscheidender Punkt des Strahlenschutzes die Einhaltung des quadratisches Abstandsgesetzes ist.

> Die Dosis reduziert sich quadratisch mit dem Abstand von der Strahlenquelle.

Die Relevanz dieser Regel lässt sich durch die relative Dosisleistung anschaulich aufzeigen: Setzt man bei einem Abstand von 0,5 m diese mit 100 % an, so ergibt sich abstandsabhängig folgende Gesetzmäßigkeit: **1 m: 25 %, 2 m: 6,3 %, 4 m: 1,6 %.** Wenn Röntgen erforderlich ist, sollte daher ein größtmöglicher Abstand zur Quelle bestehen. Bezogen auf den Strahlenschutz des OP-Personals wird dabei bei der MIODL auch der Patient als (Streu-) Strahlenquelle definiert: Je weiter weg der Patient, desto geringer die Streustrahlendosis für das OP-Team.

> Das OP-Team muss immer darauf hingewiesen werden, wann der C-Bogen Röntgenstrahlen abgibt, um im Rahmen des OP-Ablaufes alle Möglichkeiten der Vergrößerung des Abstandes zur Strahlenquelle, als auch geeignete Strahlenschutzmaßnahmen rechtzeitig zu nutzen.

5.6.4 Abschirmung (Strahlenschutzmaterial)

Bereits 1983 bestimmte der orthopädische Chirurg Barry mittels TLD-Messung seine eigene Personendosis mit 2,27 mSv/Jahr und zeigte, dass die höchsten Messwerte in der Kopf- und Nackenregion zustande kamen. Dies macht deutlich, dass der Oberkörper in bestimmten Situationen besonders exponiert ist und hier persönliche Schutzmaßnahmen ergriffen werden sollten (Barry 1984).

> Eine gute persönliche Schutzausrüstung (PSA), die den Rumpf schützt, ist daher obligatorisch und für sie gilt europaweit die Richtlinie 89/686/EWG. Die PSA sollte halbjährlich auf Intaktheit sichtgeprüft und jährlich unter DL qualitätsgeprüft werden.

Auf passende Größen, ausreichende Zahl, ordnungsgemäße Aufbewahrung an entsprechenden Halterungen ist zu achten.

Immer häufiger werden Bleischürzen durch leichtere bleireduzierte oder sogar bleifreie Schutzkleidung ersetzt. Diese wird in Deutschland durch die DIN 6857-1 und DIN EN 61331-1 geregelt. Minimalvorgaben zum Bleigleichwert (PbGw) für die PSA gemäß RöV:

- Mantelschürze im OP-Bereich: Vorderseite ≥0,25 mm PbGw (Schwächung bei 75 kV 97 %/Reduktionsfaktor 10–200), Rückseite Pb-frei,
- Mantelschürze Personal (von Halsansatz bis infrapatellar reichend): Vorderseite ≥0,35 mm PbGw (Schwächung bei 75 kV 98,5 %), Rückseite ≥0,25 mm,
- Schürze Patient: ≥0,5 mm PbGw (Schwächung bei 75 kV 99,7 %),
- Gonadenschutz Patient: Testes ≥1 mm PbGw, Ovarien, ≥1 mm PbGw,
- Thyroidschutz: ≥0,25 mm PbGw (Reduktionsfaktor ca. 20),
- Augenschutz, nicht obligat: Bleiglasbrille mit Seitenschutz (Reduktionsfaktor 5–10).

Auch wenn die RöV bezüglich des PbGw im OP geringere Werte vorgibt, wird bei der Schutzkleidung zur Abschirmung außerhalb des Strahlenfeldes empfohlen, **eine PSA mit einem PbGw von 0,5 mm im vorderen bzw. strahlenquellenzugewandten Bereich zu tragen**, da bei modernen 3D-MI-ODL-Prozeduren oft gleiche Ortsdosisleistungen auftreten können wie in der Röntgendiagnostik (◘ Tab. 5.4). Am wichtigsten ist jedoch, dass die PSA intakt ist und korrekt getragen wird (◘ Abb. 5.1). **Noch zu wenig verwendet werden Schutzbrillen zur Vermeidung von Augenschäden**; hierzu fehlen allerdings noch richtungsweisende Studien.

Will man den Strahlenschutz des Patienten in den Mittelpunkt stellen, so ist eine detektornahe und strahlenquellenferne Patientenlagerung im C-Bogen zu bevorzugen (Röhren-Patienten-Distanz so groß wie möglich). Dies gewährleistet auch eine bessere Bildqualität: größer, schärfer, kontrastreicher (Luftdistanz zwischen Patient und Bildverstärker so gering wie möglich). Daher wurde auch lange Zeit die Übertischposition der Strahlenquelle im OP als die bessere angesehen (Beck 2006), zumal dadurch

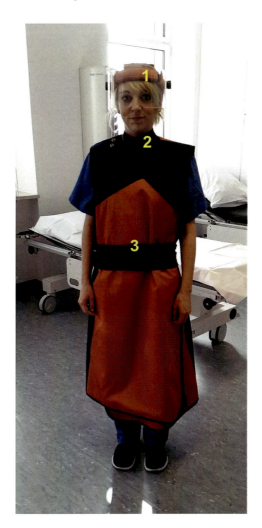

◘ Abb. 5.1 Die persönliche Schutzausrüstung (PSA) sollte immer getragen werden, um die persönliche Exposition möglichst gering zu halten. Hier besteht sie aus einem Linsenschutz (1), einem Thyroidschutz (2) sowie einer geschlossenen Schürze (3). (Aus Schütz et al. 2016; mit freundlicher Genehmigung)

auch die Arbeitshöhe der Operateure gewährleistet blieb. Bei einer Positionierung der Quelle unterhalb des Patienten, im Gegensatz zur Obertischposition, haben mehrere Autoren gemessen, dass zwar eine schlechtere Arbeitshöhe resultiert, da der Bildempfänger raumfordernder ist als die Röntgenröhre, es jedoch beim Operateur zu einer deutlich geringeren Exposition im Bereich des Oberkörpers, Kopfes, der Augen und Schilddrüse kommt (Dresing 2011; Jones et al. 2000; Lee et al. 2012).

> **Moderne neue Flachdetektorbildwandler können deutlich platzsparender sein und somit das Problem der Arbeitshöhe bei der Untertischposition lösen.**

Doch nicht nur die a.p.-Orientierung des C-Bogens spielt eine entscheidende Rolle, sondern auch die Positionierung im lateralen Strahlengang. Rampersaud et al. (2000) evaluierten, dass die Dosis am Torso des Chirurgen bei Wirbelsäulenoperationen bei seitlicher Einstellung des C-Bogens, insbesondere auf der Seite der Röntgenquelle, immens hoch sein kann. Auf der Seite des Detektors, also in Strahlungsrichtung, ist die Dosis hingegen exorbitant geringer (53,3 mSv/min vs. 0,022 mSv/min). Auch die Handdosis konnte durch diese Positionierung deutlich reduziert werden. Die Thyroiddosis war auf der Seite des Detektors 3- bis 4-fach geringer als auf der Gegenseite (Rampersaud et al. 2000).

Aufgrund der geringeren Exposition gegenüber der durch den Patienten verursachten Streustrahlung sollte daher bei der MIOLD-gestützten Wirbelsäulenintervention in der Regel im a.p.-Strahlengang immer die Untertischposition der Strahlenquelle bevorzugt werden (• Abb. 5.2) und bei Einstellung im lateralen Strahlengang

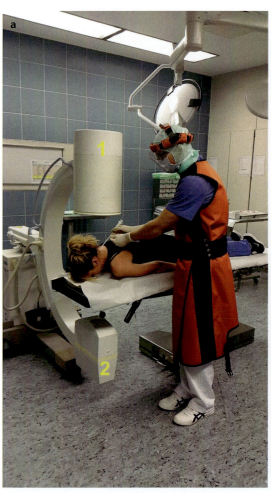
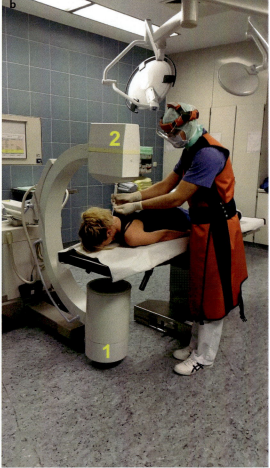

Abb. 5.2 **a** Untertischposition: Bei a.p.-Einstellung ist der Detektor/BV (*1*) oberhalb und die Strahlenquelle (*2*) unterhalb des Tisches. **b** Obertischposition: Die Arbeitshöhe ist zwar verbessert, nachteilig ist aber die höhere Strahlenexposition des Arztes. (Aus Schütz et al. 2016; mit freundlicher Genehmigung)

Strahlenschutz und C-Bogen-Bedienung

der Operateur immer auf Seite des BV, also in Strahlungsrichtung, stehen (◘ Abb. 5.3). Die OP-Assistenz, die auf der Seite der Röntgenquelle steht, ist also in besonders hohem Maße gefährdet. Daher muss es dieser immer ermöglicht werden, bei DL vom Tisch abzutreten und den weitest möglichen Sicherheitsabstand einzuhalten.

Im Falle des Vorhandenseins eines Durchleuchters, der nicht selbst am Tisch operativ mitwirkt, gelten folgende Empfehlungen (Beck 2006): Die Streustrahlung ist für den Durchleuchter (DL-Zeit 17 h/Jahr) so gering, dass er sich bedenkenlos mit Schürze neben dem MIODL-Gerät platzieren kann: Strahlenbelastung 0,01 mSv/a. Der Vorteil hierbei ist, dass durch die gute Einsicht des Operationsfeldes eine kürzere DL-Zeit möglich ist. Daraus ergibt sich eine geringere Strahlenbelastung für Patient, Operateur und Durchleuchter.

Die **konsequente enge Kollimation (Einblendung) des austretenden Strahlenbündels** auf die Größe des DL-Bildformates und die Region of Interest (ROI) garantiert neben einer besseren Bildschärfe und -kontrastierung auch eine Reduktion der Streustrahlung für alle. Die Einblendung sollte während der ersten Orientierungs-DL erfolgen. Die laterale Einblendung (**Schlitzblendenplatten**) wird z. B. bei Röhrenknochen, distalem Unterarm, Finger usw. verwendet (nicht das Drehen der Blende vergessen). Die **Irisblende** verwendet man bei kleineren Knochen z. B. Patella. Dabei

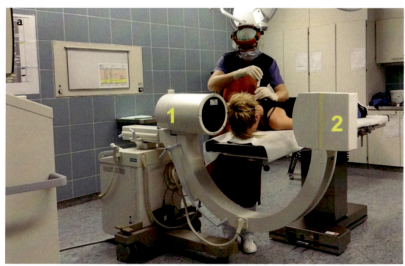

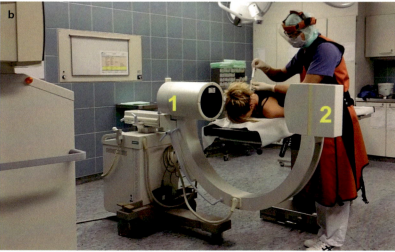

◘ **Abb. 5.3** **a** Im seitlichen Strahlengang ist die Belastung für den Arzt auf der Seite des Detektors/BV (*1*) geringer als auf der Seite der Strahlenquelle (*2*). **b** Wenn möglich, sollte diese Position aufgrund der deutlich erhöhten Belastung durch Streustrahlung vermieden werden. (Aus Schütz et al. 2016; mit freundlicher Genehmigung)

verlangt speziell die manuelle DL etwas Erfahrung mit dem klassischen C-Bogen. Unter manueller DL versteht man die DL ohne automatische Dosisleistungsregelung. Sie ist erforderlich bei zu starker Streustrahlung im Strahlenbild, wenn im DL-Feld viel Metall vorhanden ist, wenn es beim DL-Objekt leicht zum Überstrahlen kommt, bei Extremitäten-DL, wenn der Operateur die Extremität zur Orientierung bewegt, oder wenn ein besseres DL-Bild erreicht werden soll.

Der Gebrauch der Kollimation zur Dosisreduktion wird jedoch oft missverstanden. Die diversen klassischen MIODL-Systeme verfahren in ihrem automatischen Modifikationsmodus zur Kompensation der manuellen oder elektronischen Verkleinerung des „field of view" (FOV; Vergrößerung führt zu Schärfeverlust) durch den Anwender unterschiedlich. Nicht wenige erhöhen die Strahlendosis relevant, wodurch die HED pro Flächeneinheit (DFP) durch die kompensatorische Dosiserhöhung des Systems steigt (in einigen Fällen 2- bis 4-fach). **Neben den erwähnten Vorteilen reduziert die Kollimation daher nicht unbedingt die Dosisrate der direkt exponierten Haut (Patient),** **im Gegenteil,** die HED wird aufgrund kompensatorischer Strahlungserhöhung durch das Gerät größer als bei einem größer gewählten FOV. Daher gilt bezüglich der Abschirmung des Patienten ggf. je nach System auch die Empfehlung, **den kleinstmöglichen Vergrößerungsmodus bzw. den größten praktikablen „field of view" (FOV) zu wählen**.

Die Nutzung eines Streustrahlenrasters zur Streustrahlenreduktion ist heutzutage apparativer Standard. Je nach operativem Vorgehen können auch Bleiglaswände oder Tischanbauten die Strahlenexposition deutlich vermindern. Auch flexible am C-Bogen fixierbare Schutzschilder gegen Streustrahlung werden entwickelt, sind aber bezüglich ihrem Nutzen-Anwendungs-Profil im OP noch nicht umfassend getestet (Mori et al. 2014).

Vorsicht gilt bei erhöhtem Patientenvolumen. Dies ist ein Haupteinflussfaktor auf die HED. Die Strahlendosis reduziert sich um den Faktor 2 für jede 4,5–5 cm Gewebetiefe. **Das bedeutet, dass ein Patient, der 10 cm dicker ist, eine ca. 4- bis 10-fach höhere Strahlendosis erhalten kann.** Hochdosis-Modus-Einstellungen am Gerät können bei unsachgemäßer Aktivierung bzw. Gebrauch HED von >1 Gy/min generieren. Als direkte Folgen können Haarverlust und Katarakte innerhalb weniger Minuten induziert werden, Hautnekrosen können in weniger als 30 min entstehen (Beck 2006).

5.6.5 Ausbildung

Obige Ausführungen zeigen, dass trotz optimaler Ausrüstung das wichtigste Kriterium bei der MIODL die Optimierung des Strahlenschutzes zur Reduktion der Strahlenbelastung bzw. des stochastischen und deterministischen Strahlenrisikos von Patient und medizinischem Personal ist (Koenig et al. 2001). Es ist einleuchtend, dass diesbezügliche Empfehlungen und Vorschriften nur dann effektiv und optimal umgesetzt werden können, wenn alle an der Intervention beteiligten Personen im Saal bezüglich der operativen Abläufe und des Strahlenschutzes geschult sind, viel Erfahrung haben und gut miteinander kommunizieren. Die MIODL-Bediener müssen bezüglich dessen Gebrauchs und der angewandten Techniken zur Dosiskontrolle hinsichtlich ED und HED von Patient und OP-Personal kompetent sein. Es gibt keinen Zweifel, dass aufgrund der interindividuellen Variation der Erfahrung und Gewohnheiten des MIODL-Bedieners die applizierten Strahlendosen einer Schwankungsbreite von 100 % oder sogar noch mehr unterworfen sind (Seidenbusch et al. 2015).

> **Die intraoperative 3D-MIODL-Bildgebung muss heute bei minimalinvasiven Eingriffen an der Wirbelsäule im Hinblick auf die Ergebnisqualität und Sicherheit als Standard gefordert werden (Kraus et al. 2015).**

Die CAS mit 3D-Navigation ist dabei eine wichtige Option zur Reduktion der Strahlungsemission (Kraus et al. 2010), v. a. wenn eine großes Patientenvolumen und schlechte Bildqualität eine erhöhte Strahlennutzung notwendig machen. Im Vergleich hierzu sind CAS-Prozeduren mit CT-Navigation aus Strahlenschutzgründen kritisch zu betrachten, da diese die prozedurenbezogene Gesamt-ED aufgrund des zur sicheren Navigation notwendigen präoperativen CT-Scans gegenüber der MIODL-Verfahren deutlich erhöht (Slomczykowski et al. 1999). Es bleibt zu beachten: Wenn man vom Strahlungsrisiko des Patienten spricht, sollte bei einem Methodenvergleich immer die Gesamt-ED verglichen werden, welche zur Durchführung einer operativen Prozedur notwendig ist. Wird vor einer CAS-3D-navigierten MIODL-Prozedur aus anderen Gründen eine CT notwendig, so ist die totale ED für den Patienten wiederum höher, als wenn eine CT-Navigation durchgeführt wird.

Strahlenschutz und C-Bogen-Bedienung

Aufgrund der Zunahme der 3D-navigierten MIODL-Technologie mit Erstellung CT-ähnlicher Bildserien, welche die Dosisemission je nach intraoperativer Anwendung immer mehr in die Größenordnung der CT-Bildgebung schiebt, und aufgrund der weiten, für den Kliniker und Nichtradiologen nicht zu überschauenden **Palette an Fehlermöglichkeiten in der Anwendung und Praxis ist anzumerken, dass die Ausbildung der entsprechenden Anwender eine „radiologische" werden muss. Neben den eher theoretisch ausgerichteten, vorgeschriebenen Kursen im Strahlenschutz wäre es wünschenswert, dass auch verpflichtend praktische Unterweisungen und Übungen gerade für das Personal, das den C-Bogen bedienen soll, qualitätssichernd definiert und regelhaft durchgeführt werden.** Jegliche CT- oder CT-ähnliche Prozedur gehört zur Vermeidung unnötiger strahlenbedingter Tumorinduktionen in die Hände des Radiologen oder zertifizierter Nichtradiologen. Zur Gewährleistung der bestmöglichen Reduktion der Strahlenemission bei bildgesteuerten Wirbelsäuleninterventionen sollten O&U und Radiologie in Schulung und Strahlenschutzpraxis enger zusammenarbeiten, um so die technischen Herausforderungen zum Patientenwohl und zum Eigenschutz gemeinsam besser zu meistern (Kraus et al. 2013; Schütz 2015)!

5.6.6 Qualitätssicherung

Zum Strahlenschutz gehört auch das regelhafte Controlling der Strahlungsexposition aller Personen im OP. Vorschrift seit 1.7.2002 (StrlSchV) bezüglich der Strahlenexposition des Patienten ist ein DFP-Messgerät zur Ermittlung der HED. Dabei ist eine getrennte Dokumentation für jede Prozedur notwendig (kumulierte Dokumentationen sind grundsätzlich nicht zulässig). Für die Ermittlung der Personendosis des OP-Teams sei angemerkt, dass die Nutzung der amtlichen Röntgenschutzplakette (Filmdosimeter) unter der PSA keine relevante Aussagekraft hat, was logisch erscheint.

> Relevant für die Kontrolle der Ortsdosis und Personendosis ist aber ein jederzeit ablesbares Dosimeter (z. B. Stabdosimeter) außerhalb der Schutzkleidung, am besten oberhalb der Bleischürze am Hals oder Auge.

Da gerade für operativ-interventionelle Prozeduren unter MIODL in einigen Fällen Jahresdosen der Hände über dem Limit von 500 mSv gemessen werden (Häusler et al. 2000), wird jedem Operateur, der MIODL-assistierte Prozeduren durchführt, empfohlen ein Fingerdosimeter zu benutzen. Echtzeitdosimeter mit Warnfunktion sind nützlich! Allgemein gilt v. a. für die Operateure, dass sie permanent auf die Exposition ihrer Hände achten sollten. Die Arme der Operateure sollten sich nie unnötig im Strahlengang befinden. Synowitz und Kiwit (2006) konnten eine Reduktion der HED für die Hände des Operateurs bei Durchführung einer Vertebroplastie durch Verwendung eines Schutzhandschuhs nachweisen. Dies geht jedoch in der Regel mit einer Reduktion der Fingersensibilität einher, was für viele Operateure nicht tolerabel sein dürfte. Nach Beendigung der Operation müssen die DL-Werte dokumentiert werden (kV, mA, DL-Zeit, Anzahl der Aufnahmen, DFP).

5.6.7 Hygiene und Sterilität

Das MIODL-Gerät ist erst steril zu beziehen, wenn eine Kontroll-DL vollzogen und der Patient desinfiziert und steril abgedeckt ist. Oft genügt es, nur den Röntgendetektor steril zu beziehen. Das Gerät sollte aus hygienischen Gründen so wenig wie möglich bewegt werden, wenn notwendig dann nur langsam. Ein Kontakt mit dem Operationsgebiet muss vermieden werden. Bei Operationen, bei denen das OP-Team in Kontakt mit dem Gerät kommt z. B. Wirbelsäulenoperationen, ist dieses mit Hilfe des OP-Teams komplett steril zu beziehen.

Beim Schwenken des C-Bogens muss auf Instrumentiertische, Operationsmaterial, OP-Lampen und beistehende bzw. fixierte Armaturen und Gerätschaften geachtet werden. Auch das OP-Team sollte auf das Schwenken oder Schrägstellen des C-Bogens aufmerksam gemacht werden.

Zur sterilen Abdeckung wird die Verwendung von gerätespezifischen angepassten, am besten maßgeschneiderten Zubehören für die Abdeckung von C-Bogen mit Röhre und Detektor sowie von Touch-Screen empfohlen. Nach jeder DL soll das Gerät wenn möglich nicht aus dem sterilen Bereich gefahren werden, sondern so stehen bleiben, dass sich der C-Bogen noch im sterilen Bereich befindet, aber den Operateur und die

Assistenten nicht behindert. Aus hygienischen Gründen sind überflüssige Bewegungen mit dem C-Bogen zu vermeiden (Staubaufwirbelungen).

5.6.8 Geräteausstattung

Um die Belange des Strahlenschutzes zu gewährleisten, sollte heutzutage die Mindestausstattung von MIODL-Anlagen (C-Bögen) folgende Elemente beinhalten (s. nachfolgende Übersicht).

Mindestausstattung von MIODL-Anlagen
- Digitale Bilderzeugung
- Automatische Dosisleistungsregelung (ADR)
- Begrenzung der Dosisleistung
- LIH-Technik
- Nutzstrahlbegrenzung auf BV-Durchmesser
- Gepulste Durchleuchtung (DL)
- Warnsignal, wenn akkumulierte Dosis >2 Gy
- Anzeige des Dosisflächenproduktes (DFP)

Unter dem Paradigma der Dosisreduktion weisen moderne digitale MIODL-Anlagen jedoch zusätzliche multiple technische Features auf. Der Anwender sollte daher seine Anlage gut kennen, um die moderne Technik auch adäquat nutzen zu können. Diese sind v. a.
- hochempfindliche Empfängersysteme (Dosisreduktion);
- große Bildverstärkerformate;
- ein deutlich vergrößertes, quadratisches Bildfenster und eine hohe Bilddynamik (ca. 16.000 Graustufen);
- Laserzielgeräte im BV und auf der Röhrenseite (präzise Ausrichtung an der Anatomie zur strahlungsfreien Positionierung des C-Bogens);
- Auswahl verschiedener Modi (z. B. halbe Dosis, gepulst, Pädiatrie etc. zur anatomischen Darstellung bei optimalen mA- und KV-Werten);
- (virtuelle) „Preview-Kollimatoren" (Positionierung der Blenden-/Iriskollimatoren vor dem Röntgen);
- eine einfache Umschaltung zwischen Fluoro-, Cine-, Subtraktions- und Roadmapping-Modi;

- Zoom- und Roamingfunktionen zur besseren Ansicht;
- eine erweiterte Rauschminderung;
- eine moderne Pulstechnik mit 8 bis 1 pps bei konstanter mA (Reduktion einer Dauer-DL mit 25 pps um 66 % bis 95 %);
- variable computerkontrollierte Strahlenfilterungssysteme;
- eine bedienerfreundliche beiderseitige Touch-Screen-Technik;
- eine automatische motorisierte über Pannel steuerbare C-Bogen-Positionierung vom sterilen OP-Tisch aus;
- eine Speicherbarkeit multipler C-Bogen-Positionen (sichert Präzision der Isozentrik und Reproduzierbarkeit bei Repositionierungen);
- eine automatische 4-Achsbewegbarkeit des C-Bogens (Erfassung jeder Position im abgedeckten Raum);
- ein automatischer Kollisionsschutz mit Patient oder OP-Tisch/-Gerätschaften („distance control");
- ein permanenter Dosisbericht/-anzeige (DFP: ED des Patienten ≈20 % des kumulativen DFP, Luftkerma ≈ HED des Patienten) und einstellbare Dosisgrenzzeiten mit Allarmmeldung zum Dosis-Controlling;
- differenzierte Bildnachbearbeitungsmöglichkeiten;
- eine Kompatibilität mit gängigen Navigationssystemen zur vollautomatischen Übertragung der Bilddaten;
- DICOM-basierte moderne Bilddaten-Archivierungs-, Verbindungs- und Vernetzungslösungen (WLAN, USB, CD/DVD, Drucker etc.);
- maßgeschneiderte sterile Abdeckungen mit geschlossenem Kühlsystem (unabhängig von der sterilen Luftzirkulation im OP-Feld).

5.7 Fazit

Durch Zunahme der minimalinvasiven operativen Wirbelsäulenprozeduren nimmt die Nutzung der mobilen C-Bogen-Technik immer weiter zu. Es besteht durch diese Entwicklung prinzipiell die Gefahr, dass auch das Risiko für Patient und Personal hinsichtlich strahlungsinduzierter Früh- und Spätschäden steigt. Durch die parallele Weiterentwicklung der Gerätetechnik können immer höhere Strahlendosen emittiert werden. Zwar bietet die Verbesserung der Technik auch die Möglichkeit der Dosisreduktion, doch kann diese nur genutzt werden, wenn der Anwender diesbezüglich ausreichend geschult ist. Dieses Kapitel soll zum einen hinsichtlich Ursachen, Ausmaß und Risiken intraoperativer Strahlungsemission aufklären und sensibilisieren. Zum anderen soll es aufzeigen, welche positiven Effekte eine gute Kompetenz und Verständnis als auch eine konsequente Umsetzung und Nutzung moderner Strahlenschutzmaßnahmen auf das Risiko des Einzelnen im Umgang mit moderner C-Bogen-Technik bei minimalinvasiven Wirbelsäuleninterventionen haben.

Literatur

Barry TP (1984) Radiation exposure to an orthopedic surgeon. Clin Orthop Relat Res 182:160–164

Beck H (2006) C-Bogen und Strahlenschutz im OP. In: Beck H (Hrsg) Intraoperatives Durchleuchten in Orthopädie und Unfallchirurgie. Steinkopf Verlag, Darmstadt, S 8–13

Blakely EA (2000) Biological effects of cosmic radiation: deterministic and stochastic. Health Phys 79:495–506

Botwin KP, Thomas S, Gruber RD, Torres FM, Bouchlas CC, Rittenberg JJ, Rao S (2002) Radiation exposure of the spinal interventionalist performing fluoroscopically guided lumbar transforaminal epidural steroid injections. Arch Phys Med Rehabil 83(5):697–701

Carbone JJ, Tortolani PJ, Quartararo LG (2003) Fluoroscopically assisted pedicle screw fixation for thoracic and thoracolumbar injuries: technique and short-term complications. Spine (Phila Pa 1976) 28:91–97

Doll R, Wakeford R (1997) Risk of childhood cancer from fetal irradiation. Brit J Radiol 70:130–139

Dresing K (2011) Röntgen in Unfallchirurgie und Orthopädie. Ein Update über physikalische und biologische Auswirkungen, sinnvolle Anwendung und Strahlenschutz im Operationsaal. Oper Orthop Traumatol 23:70–78

Fitousi NT, Efstathopoulos EP, Delis HB, Kottou S, Kelekis AD, Panayiotakis GS (2006) Patient and staff dosimetry in vertebroplasty. Spine 31(23):E884–E889; discussion E890

Gebhard F, Kraus M, Schneider E, Arand M, Kinzl L, Hebecker A, Bätz L (2003) Strahlendosis im OP – ein Vergleich computerassistierter Verfahren. Unfallchirurg 106(6):492–497

Gebhard FT, Kraus MD, Schneider E, Liener UC, Kinzl L, Arand M (2006) Does computer-assisted spine surgery reduce intraoperative radiation doses? Spine (Phila Pa 1976) 31:2024–2027. discussion 2028

Hall EJ, Brenner DJ (2008) Cancer risks from diagnostic radiology. Br J Radiol 81(965):362–378

Harstall R, Heini PF, Mini RL, Orler R (2005) Radiation exposure to the surgeon during fluoroscopically assisted percutaneous vertebroplasty: a prospective study. Spine 30(16):1893–1898

Häusler U, Czarwinski R, Brix G (2000) Radiation exposure of medical staff from interventional x-ray procedures: a multicentre study. Eur Radiol 19(8):2000–2008

Huda W, Nickoloff EL, Boone JM (2008) Overview of patient dosimetry in diagnostic radiology in the USA for the past 50 years. Med Phys 35:5713–5728

International Commission on Radiological Protection (2008) Publication 103. Recommendations of the ICRP. Ann ICRP 37:2–4

International Commission on Radiological Protection (ICRP) (1991) Publication 60, 1990. Recommendations of the international commission on radiological protection. Pergamon Press, Oxford

International Commission on Radiological Protection (ICRP) (2000) Avoidance of radiation injuries from medical interventional procedures, ICRP publication 85. Ann ICRP 30(2):10–14

Izadpanah K, Konrad G, Sudkamp NP, Oberst M (2009) Computer navigation in balloon kyphoplasty reduces the intraoperative radiation exposure. Spine (Phila Pa 1976) 34:1325–1329

Jones DP, Robertson PA, Lunt B, Jackson SA (2000) Radiation exposure during fluoroscopically assisted pedicle screw insertion in the lumbar spine. Spine (Phila Pa 1976) 25:1538–1541

Kim CW, Lee YP, Taylor W, Oygar A, Kim WK (2008) Use of navigation-assisted fluoroscopy to decrease radiation exposure during minimally invasive spine surgery. Spine J 8:584–590

Koenig TR, Mettler FA, Wagner LK (2001) Skin injuries from fluoroscopically guided procedures: part 2, review of 73 cases and recommendations for minimizing dose delivered to patient. AJR Am J Roentgenol 177:13–20

Kraus M, Krischak G, Keppler P, Gebhard FT, Schuetz UH (2010) Can computer-assisted surgery reduce the effective dose for spinal fusion and sacroiliac screw insertion? Clin Orthop Relat Res 468(9):2419–2429

Kraus M, Röderer G, Max M, Krischak G, Gebhard F, Riepl C (2013) Influence of fracture type and surgeon experience on the emission of radiation in distal radius fractures. Arch Orthop Trauma Surg 133:941–946

Kraus M, Redies M, Richter P (2015) Stahlenschutz im OP. OP-Journal 30(03):138–143

Kron T (1994) Thermoluminescence dosimetry and its applications in medicine. Part 1: physics, materials and equipment. Australas Phys Eng Sci Med 17:175–199

Kruger R, Faciszewski T (2003) Radiation dose reduction to medical staff during vertebroplasty: a review of techniques and methods to mitigate occupational dose. Spine 28(14):1608–1613

Kuntz J, Gupta R, Schönberg SO, Semmler W, Kachelrieß M, Bartling S (2013) Real-time X-ray-based 4D image guidance of minimally invasive interventions. Eur Radiol 23(6):1669–1677

Lee K, Lee KM, Park MS, Lee B, Kwon DG, Chung CY (2012) Measurements of surgeons' exposure to ionizing radiation dose during intraoperative use of C-arm fluoroscopy. Spine (Phila Pa 1976) 37:1240–1244

Martin CJ (2007) Effective dose: how should it be applied to medical exposures? Br J Radiol 80(956):639–647

Mastrangelo G, Fedeli U, Fadda E, Giovanazzi A, Scoizzato L, Saia B (2005) Increased cancer risk among surgeons in an orthopaedic hospital. Occup Med (Lond) 55:498–500

Mehdizade A, Lovblad KO, Wilhelm KE et al (2004) Radiation dose in vertebroplasty. Neuroradiology 46:243–245

Meier R, Geerling J, Hüfner T, Kfuri M, Krettek C (2011) Isozentrischer C-Bogen. Unfallchirurg 114(7):587–590

Mettler FA Jr, Koenig TR, Wagner LK, Kelsey CA (2002) Radiation injuries after fluoroscopic procedures. Semin Ultrasound CT MR 23:428–442

Mettler FA Jr, Huda W, Yoshizumi TT, Mahesh M (2008) Effective doses in radiology and diagnostic nuclear medicine: a catalog. Radiology 248(1):254–263

Miller DL, Balter S, Noonan PT, Georgia JD (2002) Minimizing radiation-induced skin injury in interventional radiology procedures. Radiology 225:329–336

Miller DL, Kwon D, Bonavia GH (2009) Reference levels for patient radiation doses in interventional radiology: proposed initial values for U.S. practice. Radiology 253(3):753–764

Mori H, Koshida K, Ishigamori O, Matsubara K (2014) A novel removable shield attached to C-arm units against scattered X-rays from a patient's side. Eur Radiol 24(8):1794–1799

Moscovitch M, St John TJ, Cassata JR, Blake PK, Rotunda JE, Ramlo M, Velbeck KJ, Luo LZ (2006) The application of LiF:Mg,Cu,P to large scale personnel dosimetry: current status and future directions. Radiat Prot Dosimetry 119:248–254

Mountford PJ, Temperton DH (1992) Recommendations of the International Commission on Radiological Protection (ICRP) 1990. Eur J Nucl Med 19:77–79

Mroz TE, Yamashita T, Davros WJ, Lieberman IH (2008) Radiation exposure to the surgeon and the patient during kyphoplasty. J Spinal Disord Tech 21(2):96–100

Perisinakis K, Damilakis J, Theocharopoulos N, Papadokostakis G, Hadjipavlou A, Gourtsoyiannis N (2004a) Patient exposure and associated radiation risks from fluoroscopically guided vertebroplasty or kyphoplasty. Radiology 232:701–707

Perisinakis K, Theocharopoulos N, Damilakis J, Katonis P, Papadokostakis G, Hadjipavlou A, Gourtsoyiannis N (2004b) Estimation of patient dose and associated radiogenic risks from fluoroscopically guided pedicle screw insertion. Spine (Phila Pa 1976) 29:1555–1560

Rampersaud YR, Foley KT, Shen AC, Williams S, Solomito M (2000) Radiation exposure to the spine surgeon during fluoroscopically assisted pedicle screw insertion. Spine (Phila Pa 1976) 25:2637–2645

Schmid G, Schmitz A, Borchardt D, Ewen K, von Rothenburg T, Koester O, Jergas M (2000) Effective dose of CT- and fluoroscopy guided perineural/epidural injections of the lumbar spine: a comparative study. Cardio Vascular and Interventional Radiology 29:84–95

Schütz U (2010) Komplikationen bei der bildgebenden Diagnostik. In: Wirth CJ, Mutschler W, Bischoff HP, Püschmann H, Neu J (Hrsg) Komplikationen in Orthopädie und Traumatologie. Vermeiden, erkennen, behandeln. Georg Thieme Verlag, Stuttgart, S 72–81

Schütz U (2015) Komplikationen bei der bildgebenden Diagnostik. In: Wirth CJ, Mutschler W, Neu J (Hrsg) Komplikationen kompakt: Orthopädie und Unfallchirurgie. Georg Thieme Verlag, Stuttgart, S 30–39

Schütz U, Beer M, Wild A, Oehler S, Kraus M (2016) Strahlenschutz bei C-Bogen-gestützten Wirbelsäulenprozeduren in Orthopädie und Unfallchirurgie. OUP 4:224–237. https://doi.org/10.3238/oup.2015.0224-237

Seidenbusch M, Krüger-Stollfuß I, Schneider K (2015) Strahlenschutz in der Fluoroskopie im Kindesalter. Fortschr Röntgenstr 187:WS409–WS401

Selbert JA (2004) Vertebroplasty and Kyphoplasty: do fluoroscopy operators know about radiation dose, and should they want to know? Radiology 232:633–634

Shore RE (1990) Overview of radiation-induced skin cancer in humans. Int J Radiat Biol 57(4):809–827

Singer G (2005) Occupational radiation exposure to the surgeon. J Am Acad Orthop Surg 13:69–76

Slomczykowski M, Roberto M, Schneeberger P, Ozdoba C, Vock P (1999) Radiation dose for pedicle screw insertion: fluoroscopic method versus computer-assisted surgery. Spine (Phila Pa 1976) 24:975–982; discussion 983

Smith HE, Welsch MD, Sasso RC, Vaccaro AR (2008) Comparison of radiation exposure in lumbar pedicle screw placement with fluoroscopy vs computer-assisted image guidance with intraoperative three-dimensional imaging. J Spinal Cord Med 31:532–537

Synowitz M, Kiwit J (2006) Surgeon's radiation exposure during percutaneous vertebroplasty. J Neurosurg Spine 4(2):106–109

Tsalafoutas IA, Tsapaki V, Triantopoulou C, Gorantonaki A, Papailiou J (2007) CT-guided interventional procedures without CT fluoroscopy assistance: patient effective dose and absorbed dose considerations. AJR Am J Roentgenol 188(6):1479–1484

Valentin J (2000) Avoidance of radiation injuries from medical interventional procedures. Ann ICRP 30(2): 7–67

Vano E, Gonzalez L, Fernandez JM, Prieto C, Guibelalde E (2006) Influence of patient thickness and operation modes on occupational and patient radiation doses in interventional cardiology. Radiat Prot Dosimetry 118:325–330

Vlietstra RE, Wagner LK, Koenig T, Mettler F (2004) Radiation burns as a severe complication of fluoroscopically guided cardiological interventions. J Interv Cardiol 17:131–142

Wagner LK (2002) You do not know what you are doing unless you know what you are doing (editorial). Radiology 225:327–328

Wrixon AD (2008a) New ICRP recommendations. J Radiol Prot 28:161–168

Wrixon AD (2008b) New recommendations from the International Commission on Radiological Protection–a review. Phys Med Biol 53:R41–R60

Yu E, Khan SN (2014) Does less invasive spine surgery result in increased radiation exposure? A systematic review. Clin Orthop Relat Res 472:1738–1748

Zwingmann J, Konrad G, Kotter E, Sudkamp NP, Oberst M (2009) Computer-navigated iliosacral screw insertion reduces malposition rate and radiation exposure. Clin Orthop Relat Res 467:1833–1838

Behandlung von therapierefraktären myofaszialen Schmerzen am Nacken und Schultergürtel mit Botulinumtoxin A

S. Grüner, M. Lippert-Grüner und A. Schulz

6.1   Einleitung – 74

6.2   Literaturrecherche – 75

6.3   Diskussion der Studienergebnisse – 79

6.4   Praxisrelevante Folgerungen und Gesamttherapiekonzept – 80

Literatur – 81

© Springer-Verlag GmbH Deutschland, ein Teil von Springer Nature 2019
J. Jerosch (Hrsg.), *Minimalinvasive Wirbelsäulenintervention*,
https://doi.org/10.1007/978-3-662-58094-3_6

6.1 Einleitung

Botulinumtoxin ist das stärkste bekannte Gift. Es wird in verschiedenen Subtypen des anaeroben Stäbchenbakterium *Clostridium botulinum* gebildet (Bundesamt für Bevölkerungsschutz und Katastrophenhilfe 2007; Holle et al. 2012; Placzek 2006; Schelosky 2016a; Schulz et al. 2016). Manche, jedoch nicht alle Subtypen sind humanpathogen, Vergiftungserscheinungen existieren auch bei Tieren wie Rindern oder Enten. Die Erkrankung wird Botulismus genannt. Das Bakterium selbst ist ein strikter Anaerobier, die sehr haltbare Sporenform kommt ubiquitär im Boden vor.

Erste systematische Beschreibungen erfolgten in der ersten Hälfte des 18. Jahrhunderts durch den Arzt und Dichter Julius Kerner. Das Toxin hemmt irreversibel die Ausschüttung von Acetylcholin (ACh) in den synaptischen Spalt an der motorischen Endplatte und auch an Drüsengeweben. Es führt also zu einer chemischen Denervierung über mindestens ca. 3 Monate bei quer gestreifter Muskulatur und ca. 6–9 Monate bei Drüsengewebe (Schelosky 2016b; Schulz et al. 2016). Erste klinische Effekte zeigen sich schon nach wenigen Tagen, der maximale Effekt hingegen zeigt sich bei der Muskulatur nach ca. 6 und bei Drüsengewebe nach ca. 12 Wochen.

Durch Neueinsprossung von Vesikeln kommt es nach dieser Zeit zu einer Reinnervation und damit zu einer erneuten Freisetzung von Acetylcholin in den synaptischen Spalt. Neben dieser Wirkung am efferenten Schenkel ergaben sich in den letzten Jahren Hinweise auf einen zusätzlichen Wirkmechanismus im afferenten Schenkel, in welchem neben anderen Mechanismen auch die Freisetzung von Entzündungsmediatoren wie Substanz P, Glutamat und das Calcitonin Gene Related Peptid (CGRP) gehemmt und so die periphere und ggf. auch die zentrale Schmerzsensibilisierung gemindert werden kann. Dieser Effekt erscheint mehr bei neuropathischen denn bei nozizeptiven Schmerzen wirksam zu sein. Während die Wirkung am efferenten Schenkel schon als relativ gut erforscht gelten kann, ist die Wirkung am afferenten Schenkel zwar eindeutig nachweisbar, jedoch im genauen Mechanismus in vielen Bereichen noch unklar (Halb et al. 2017; Schulz et al. 2016).

Die Nutzung des Giftstoffes als Medikament in starker Verdünnung begann nach dem 2. Weltkrieg durch Versuche des amerikanischen Augenarztes Scott zur Behandlung von Strabismus und Blepharospasmus, dies waren 1989 auch die ersten offiziell zugelassenen Indikationen (Schulz et al. 2016). In den darauf folgenden Jahren kamen immer weitere Indikationen hinzu: zervikale Dystonie, Spasmus hemifacialis, Spastiken der oberen und unteren Extremität nach Schlaganfall oder infantiler Zerebralparese, überaktive Harnblase, axilläre Hyperhidrose und auch ästhetische Indikationen zum Beispiel die Behandlung von störenden Gesichtsfältelungen. Neben diesen Indikationen wurden und werden auch klinische Studien und Off-label-Therapien bei anderen Erkrankungen durchgeführt. Am Bewegungsapparat wird Botulinumtoxin in der Behandlung symptomatischer, therapierefraktärer myofaszialer Triggerpunkte sowie bei therapieresistenter Epikondylitis und Plantarfasziitis eingesetzt.

Hinweise auf weitere Wirkmechanismen neben der ACh-Hemmung ergaben sich aus klinischen Beobachtungen und theoretischen Überlegungen bei zugelassenen Indikationen: So zeigt sich bei der Indikation Spastik oft schneller eine Schmerzhemmung im Bereich des behandelten spastischen Muskels, als die therapeutische Schwächung beziehungsweise Lähmung klinisch manifest wird. Eine alleinige Schmerzreduktion konnte auch in Studien mit Dosierungen, die unterhalb der antispastischen Wirkung lagen, nachgewiesen werden. Die dokumentierte Wirkung bei der Behandlung der chronischen Migräne mit dem PREEMPT-Schema (31 Injektionen im Bereich Kopf und Nacken mit de facto subkutaner Gabe) lässt sich alleine mit dem Konstrukt des motorischen Effektes von Botulinumtoxin nicht hinreichend erklären.

Im Wesentlichen stehen 3 verschiedene Formen des Botulinumtoxin Typ A als Medikament zur Verfügung. Diese unterscheiden sich nicht in der Struktur des Toxins selbst, sondern in der Art der Hüllproteine (Schelosky 2016b; Schulz et al. 2016; Sommer und Bergfeld 2016):

- Abobotulinumtoxin (Handelsnamen Dysport® und Azzalure®),
- Onabotulinumtoxin (Handelsnamen Botox® und Vistabel®) und
- Incobotulinumtoxin (Handelsnamen Xeomin® und Bocouture®).

Ein wesentlicher weiterer Unterschied besteht ferner in der Dosierung, hier speziell beim Abobotulinumtoxin im Vergleich mit den anderen beiden

Behandlung von therapierefraktären myofaszialen Schmerzen am Nacken…

Typen: Als Faustformel kann man die Dosisäquivalenz von ca. 2,4 Einheiten von Abobotulinumtoxin mit 1 Einheit der anderen beiden Typen annehmen. Aus Südkorea stammt noch ein weiterer Vertreter des Botulinumtoxin Typ A, das Letibotulinumtoxin (Hong et al. 2017).

6.2 Literaturrecherche

Es erfolgte eine datenbankgestützte Open-search-Internetliteraturrecherche beim Suchportal Livivo (▶ www.livivo.de) in der Standardeinstellung mit den Suchkriterien a) Botox und b) Botulinum in Kombination mit den Schlagwörtern „myofascial", „Wirbelsäule" und „cervical" sowie „myofascial" mit „injection" oder „saline". Eingeschlossen wurden Studien ab 1998 bis zum Zeitpunkt der Literatursuche im September 2017, wobei Übersetzungen in andere Sprachen automatisch berücksichtigt wurden, ergänzt um den Autoren bekannte andere Literaturen. Berücksichtigt wurden ausschließlich prospektive Studien der Evidenzlevel 1–3, entsprechend den Empfehlungsgraden A und B.

- **Studiendesign, Einschluss- und Ausschlusskriterien der Studien mit Schwerpunkt Zervikozephalgie, Zervikalgie, Zervikodorsalgie und Folgezustand nach sog. HWS-Schleudertrauma**

Die aufgeführten Studien untersuchten chronische myofasziale Schmerzen im Bereich der Halswirbelsäule (HWS) und des Schultergürtels. Neben den vorgegebenen Ausschlusskriterien bedingt durch das Medikament, wie präparatbezogene Allergien, Schwangerschaft, Therapie mit Aminoglykosiden sowie der Existenz von neuromuskulären Erkrankungen, wurden in der Regel auch schwerere lokale Erkrankungen wie Radikulopathien bei Bandscheibenschäden und auch koexistierende psychische und psychosomatische Erkrankungen wie Depressionen und Fibromyalgiesyndrom ausgeschlossen. Fälle mit vorheriger Botulinumtoxinbehandlung wurden in der Regel nicht aufgenommen, aktuelle Begleitbehandlungen wurden ebenfalls ausgeschlossen oder reglementiert. Die meisten doppelverblindeten, randomisierten und kontrollierten Studien (RCT) zu diesem Thema nutzen die Eigenschaft, dass das Botulinumtoxin in einer physiologischen Kochsalzlösung aufgelöst wird und man visuell die Therapielösung von einer reinen Kochsalzlösung nicht unterscheiden kann. Damit besteht eine gute Grundvoraussetzung für eine Verblindung. Selbiges gilt auch für die Studien im Vergleich mit Lokalanästhetika. Andere Studien vergleichen die Therapie mit Botulinumtoxin mit anderen Therapieformen, hierbei ist eine Verblindung in der Regel nicht oder nur erschwert möglich. In der Folge werden die bekanntesten Studien in chronologischer Reihenfolge kurz dargestellt.

- **1. Botulinumtoxin vs. NaCl 0,9 %, Injektion einer Stelle, doppelt verblindete RCT-Studie (Wheeler et al. 1998)**

In dieser Studie wurden 33 Probanden in 3 Gruppen zu je 11 Personen aufgeteilt und erhielten Botox® in 2 Dosierungen von 50 und 100 Einheiten vs. NaCl 0,9 % bei Injektion von jeweils 2 ml in einen Triggerpunkt. circa 2/3 der Probanden wiesen eine Unfallanamnese auf. Die Auswahl des spezifischen Punktes erfolgte über lokale Palpation und Spezifikation mit Druckalgometrie, wobei auch ein schmerzloser Kontrollpunkt gemessen wurde. Parallel wurde eine subjektive Bewertung mit der NPAD-Skala (Neck Pain and Disability Scale; Jorritsma et al. 2012; Wheeler et al. 1999) durchgeführt. Die Nachkontrollen erfolgten jeweils mit Druckmessung und Score-Erfassung nach 1 Woche, 3 Wochen, 6 Wochen, 9 Wochen, 3 Monaten und 4 Monaten. Bei 11 Probanden erfolgte eine Nachinjektion von 100 Einheiten in 2 ml NaCl 0,9 % auf derselben Seite und bei 2 weiteren Probanden auf der gegenüberliegenden Seite mit einem Höhenabstand von mindestens vier Wirbelkörpern. Zu allen Kontrollzeitpunkten zeigte sich bei der Druckalgometrie und bei der NPAD-Scale in allen 3 Gruppen eine hoch signifikante Verbesserung gegenüber dem Ausgangszustand und im Vergleich der 3 Gruppen untereinander kein signifikanter Unterschied.

- **2. Botulinumtoxin vs. NaCl 0,9 %, 5 Injektionspunkte, doppelt verblindete RCT-Studie (Freund und Schwartz 2000)**

Bei dieser Studie an 30 Probanden mit Unfallanamnese und therapierefraktärer chronischer zervikaler Kopfschmerzsymptomatik erfolgte ein Vergleich von 100 Einheiten Botox® in 1 ml NaCl 0,9 % mit Injektion der 5 druckschmerzhaftesten Stellen (mit je 0,2 ml, also je 20 Einheiten Botox®) vs. 1 ml NaCl 0,9 %. 24 der 30 Patienten wiesen unilaterale Beschwerden der HWS und einseitige

Kopfschmerzen auf, diese wurden unilateral infiltriert, bei den anderen 6 Patienten bestanden bilaterale Beschwerden der HWS und einseitige Kopfschmerzen, die Injektionen erfolgten bilateral. Ein vollständiges Follow-up erfolgte bei 86,7 % der Patienten nach 2 und 4 Wochen mit Erfassung der Kopfschmerzstärke auf einer visuellen Analogskala (VAS) sowie lasergestützter Neutral-0-Messung der HWS in allen sechs Richtungen mit anschließender Summenbildung der gemessenen Ausschläge aus der Neutralposition (Gesamt-ROM). In der Verumgruppe zeigte sich im Vergleich zum Ausgangszustand nach 2 Wochen eine tendenzielle und nach 4 Wochen eine signifikante Verbesserung des Gesamt-ROM und eine signifikante Schmerzreaktion auf der VAS. Bei der Placebogruppe zeigte sich hingegen zu beiden Zeitpunkten in beiden Parametern kein signifikanter Unterschied. Eine direkte statistische Analyse der Auswirkungen in beiden Parametern im Vergleich Verum vs. Placebo erfolgte nicht, zum Eintrittszeitpunkt unterschieden sich die Mediane der beiden Gruppen hinsichtlich der Gesamt-ROM nicht deutlich, in der Verumgruppe bestand aber vorher ein signifikant höherer Median bezüglich der Werte in der VAS.

3. Botulinumtoxin vs. NaCl 0,9 %, doppelt verblindete RCT-Studie (Wheeler et al. 2001)

In dieser weiteren Studie von Wheeler et al. an 50 Probanden mit chronischen Nackenschmerzen erfolgte der Vergleich einer Hochdosisinjektion von durchschnittlich 230 U Botox® vs. NaCl 0,9 %. Eine Traumaanamnese existierte bei über der Hälfte der Probanden. Die demografischen Daten der beiden Gruppen von je 25 Probanden wiesen statistisch bei 10 Parametern nur in einem Bereich (SF-36 mental, Teiltest eines Fragebogens zum körperlichen und psychischen Wohlbefindens; Bullinger und Kirchberger 1998) einen signifikanten Unterschied auf. Nach der Eingangsuntersuchung und der einmaligen Injektion an die schmerzhafteste Stelle (v. a. im Bereich Musculus trapezius, hier ca. 2/3 der Probanden) erfolgten Kontrolluntersuchung nach 4, 8, 12 und 16 Wochen. Hierbei wurden bei allen fünf Zeitpunkten die NPAD-Skala und eine Druckalgometrie durchgeführt, zusätzlich noch bei allen Kontrollen Messung der GAS (Fremd- und Eigeneinschätzung von Parameteränderungen; Wheeler et al. 2001), Messungen des BDI (Depressions-

fragebogen; Jackson-Koku 2016) zum Beginn, nach 8 Wochen und zum Schlusszeitpunkt nach 16 Wochen sowie Messungen des SF-36 in beiden Subskalen psychisch und physisch am Anfang und am Ende. Die Drop-out-Rate betrug 10 % (Verumgruppe n = 4, Placebogruppe n = 1), deren Ergebnisse wurden aus der Berechnung herausgenommen. Die statistischen Mittelwertanalysen ergaben bei der NPAD in beiden Gruppen eine signifikante Verbesserung ohne signifikante Unterschiede im Vergleich Verum vs. Placebo.

4. Botulinumtoxin vs. Lidocain vs. Dry Needling (Kamanli et al. 2003)

In dieser Studie wurden bei 29 mehrheitlich weiblichen Probanden mit chronischen Beschwerden an insgesamt 87 Triggerpunkten im Bereich der HWS und des Schultergürtels behandelt: 32 Triggerpunkte bei 10 Probanden mit Injektion von Lidocain und anschließendem Dry Needling, 33 Triggerpunkte bei 10 Probanden mit ausschließlichem Dry Needling und 22 Triggerpunkte bei 9 Probanden mit Injektion von Botulinumtoxin A (Hersteller/Präparat nicht benannt) und anschließendem Dry Needling. Erfasst wurden u. a. die Druckalgometrie in vier Messungen (Druckstärke bis zum Erreichen eines unangenehmen Druckgefühls, Schmerzskala von 0 [kein Schmerz] bis 3 [deutlicher Schmerz] bei einer definierten Druckstärke und Vergleich mit der Gegenseite), die VAS für Schmerz, Müdigkeit und Arbeitsfähigkeit, die Lebensqualitätsskala Nottingham Health Profile (NHP; Hunt et al. 1980) und die Depressions- und Ängstlichkeitsskalen nach Hamilton (Hamilton 1959, 1960). Bei den Injektionen wurden 1 ml einer 0,5 %igen Lidocainlösung bzw. 10–20 U Botulinumtoxin A in 1–2 ml 0,9 %iger NaCl-Lösung pro Punkt verwendet. Analysen der 3 Gruppen bezüglich der Anzahl der Triggerpunkte, des Patientenalters, der Anamnesedauer und des Body-Mass-Indexes (BMI) vor der Therapie ergaben keine signifikanten Unterschiede. Verglichen wurden die Ergebnisse vor der Behandlung und 4 Wochen nach der Behandlung. In der Lidocaingruppe stellten sich signifikante Verbesserungen bezüglich der Druckalgometrie in beiden Kategorien dar bei parallelem Ausbleiben einer signifikanten Änderung auf der Gegenseite, der visuellen Analogskala hinsichtlich Schmerz, Ermüdung und Arbeitsfähigkeit und der Lebensqualitätsbefindlichkeit NHP. Keine signifikanten Änderungen zeigten sich bezüglich der Depres-

Behandlung von therapierefraktären myofaszialen Schmerzen am Nacken…

sion und der Ängstlichkeit nach Hamilton. In der Botulinumtoxingruppe ergaben sich analog zur Lidocaingruppe signifikante Änderungen, zusätzlich eine signifikante Zunahme der einwirkenden Druckkraft der Druckalgometrie auch auf der Gegenseite sowie ebenfalls signifikante Änderungen der Depression und Ängstlichkeit nach Hamilton. In der Gruppe mit ausschließlichem Dry Needling ergaben sich keine signifikanten Änderungen. Im Vergleich der 3 verschiedenen Behandlungen zeigte sich bezüglich der Druckstärke in der Druckalgometrie im Vergleich zu den Vorwerten eine signifikante Änderung ohne signifikante Änderung auf der Gegenseite. Diese konnte einer bestimmten Subgruppe zugeordnet werden, und zwar ein signifikant besseres Ergebnis der Lidocaingruppe vs. der Dry-Needling-Gruppe, kein signifikanter Unterschied der Botulinumtoxingruppe vs. der beiden anderen Gruppen. Bezüglich der Schmerzstärke bei der Druckalgometrie zeigten sich vor und nach der Behandlung keine signifikanten Unterschiede zwischen der Dry-Needling-Gruppe und der Botulinumtoxingruppe, signifikante Verbesserungen der Lidocaingruppe vs. Dry-Needling-Gruppe nach der Behandlung bei vorher fehlender Signifikanz, ein signifikanter Unterschied zwischen der Behandlung mit Lidocain oder Botulinumtoxin zeigte sich nach der Behandlung, jedoch auch signifikant vor der Behandlung. Auf der visuellen Analogskala bezüglich des Schmerzes zeigte sich insgesamt für alle 3 Gruppen eine signifikante Reduktion, wobei die Analyse der 3 Gruppen untereinander keine Signifikanz aufwies. Auf der visuellen Analogskala zur Beurteilung der Müdigkeit ergab sich ebenfalls eine signifikante Reduktion nach der Behandlung, in der Subgruppenanalyse signifikante Vorteile für die Lidocaingruppe vs. Dry Needling, sonst keine Unterschiede zwischen den Gruppen. Auf der visuellen Analogskala zur Beurteilung der Arbeitsfähigkeit ergaben sich keine signifikanten Unterschiede, hierbei wurde keine Analyse der Subgruppen durchgeführt.

- **5. Botulinumtoxin vs. NaCl 0,9 %, Injektion an bis zu 5 Triggerpunkte, doppelt verblindete RCT-Studie (Ferrante et al. 2005)**

Hier erhielten 132 Probanden mit chronischen Beschwerden im Bereich der HWS und des Schultergürtels Injektionen mit Botulinumtoxin Typ A (keine Angabe des Präparates) in einer Dosis von 10, 25 oder 50 Einheiten in 0,5 ml NaCl 0,9 % in

bis zu 5 aktive Triggerpunkte. Die Maximaldosen betrugen somit 50, 125 oder 250 Einheiten, bei der Kontrollgruppe wurde physiologische Kochsalzlösung injiziert. Alle 3 Therapiegruppen und die Kontrollgruppe waren in etwa gleich groß und mit vergleichbaren demografischen Daten. An die Injektion schloss sich eine Nachbehandlung mit Physiotherapie, Amitriptylin in aufsteigender Dosierung, Ibuprofen in fixer Dosierung sowie ein Kombinationspräparat eines synthetischen Opioids mit Paracetamol als Bedarfsmedikation an. Nachkontrollen erfolgten nach 1, 2, 4, 6, 8 und 12 Wochen. Zielgrößen waren die Schmerzwerte auf der VAS, die Größenordnung der Einnahme der Bedarfsmedikation, die Druckalgometrie und die SF36-Skala. Sowohl bei der Analyse Placebo vs. Verum gesamt (unabhängig von der Dosierung), als auch bei der Analyse der 3 verschiedenen Dosierungen des Verums untereinander ergaben sich zu allen Kontrollzeitpunkten und auch zu Beginn keine signifikanten Unterschiede hinsichtlich der VAS, der Einnahme des Kombinationspräparates und der Druckalgometrie: Alle Behandlungen zeigten im Verlauf eine Besserung der Symptomatik. Bezüglich der SF-36-Skala zeigte sich nur in einer der verschiedenen psychischen Subskalen ein signifikanter Unterschied Placebo vs. Verum gesamt.

- **6. Botulinumtoxin vs. Bupivacain 0,5 %, Injektion 8 Stellen, doppelt verblindete Cross-over-RCT-Studie (Graboski et al. 2005)**

In diese Studie wurden 18 Probanden mit schmerzhaften Triggerpunkten im Bereich der HWS und des Schultergürtels eingeschlossen, welche zuvor auf eine Bupivacaininjektion der Triggerpunkte mit einer Schmerzreduktion um mindestens die Hälfte für minimal 8 h und maximal 1 Monat temporär ansprachen, aber danach wieder die Beschwerdesymptomatik aufwiesen. Jeweils 9 Probanden erhielten Injektionen mit 25 U Botulinumtoxin A (keine Angabe über das konkrete Präparat) in 0,5 ml Lösung bzw. 0,5 ml Bupivacain 0,5 % pro Stelle in durchschnittlich ca. 6 und bis zu 8 schmerzhafte Triggerpunkte. Zwei Wochen nach dem Zeitpunkt, zu welchem die Probanden im Wochenschnitt wieder 75 % des Schmerzniveaus von vor Behandlung auf einer wöchentlich ermittelten VAS erreichten, erfolgten Nachinjektionen mit der anderen Substanz an den gleichen vorbehandelten Stellen (Botulinumtoxin-Bupivacain bzw. Bupivacain-Botulinumtoxin). Im Anschluss an die

Injektionsserien zeigte sich statistisch signifikant in beiden Gruppen zunächst eine Schmerzreduktion. Die Botulinumtoxingruppe zeigte eine etwas höhere Schmerzreduktion und etwas längere Wirkdauer als die Bupivacaingruppe, die Unterschiede waren jedoch nicht statistisch signifikant.

■ 7. Botulinumtoxin vs. NaCl 0,9 %, Injektion an 10 Triggerpunkten, doppelt verblindete RCT-Multizenterstudie (Göbel et al. 2006)

Die überwiegend weiblichen Probanden mit mindestens 10 Triggerpunkten und chronischen Schmerzen im Bereich des Nacken und Schultergürtels erhielten Botulinumtoxin A Dysport® bzw. Kochsalz. Eingangskriterium war unter anderem eine Selbsteinschätzung auf einer Schmerzskala mit einem wöchentlichen Score von mindestens 3 von 4 (1 = kein Schmerz, 4 = starker Schmerz). Injiziert wurden je 40 Einheiten des Präparates in die 10 schmerzhaftesten Triggerpunkte, drei klinische Kontrolluntersuchungen in 4-wöchentlichem Abstand. Die 74 Probanden in der Therapiegruppe und die 70 Probanden in der Placebogruppe wiesen vergleichbare demografische Daten auf. In der Therapiegruppe erfolgte ein vollständiges Follow-up bei 86,5 % der Probanden, in der Placebogruppe betrug dieser Wert 80 %. Beim ersten Follow-up nach 5 Wochen gaben in der Verumgruppe 51 % der Probanden nur noch einen leichten Schmerz oder eine Schmerzfreiheit an, in der Placebogruppe waren es 26 % der Patienten. Dieser signifikante Unterschied verblieb über die Beobachtungszeit bis zur 8. Woche, danach fanden sich weiter deutliche Unterschiede jedoch ohne statistische Signifikanz bis zur 12. Woche.

Ab der 5. Woche post injectionem ergab sich konstant eine signifikante höhere Anzahl von schmerzfreien Tagen bzw. Tagen mit leichtem Schmerz oder Schmerzfreiheit in der Therapiegruppe vs. der Placebogruppe. Bei der Anzahl der schmerzhaften Triggerpunkte und der Dauer des täglichen Schmerzes wurde kein signifikanter Unterschied zwischen den beiden Gruppen beobachtet. Ab der 5. Woche zeigte sich bis zum Studienende eine signifikante Reduktion der Schmerzstärke auf der Skala von 1–4 in der Therapiegruppe vs. der Placebogruppe.

■ 8. Botulinumtoxin vs. NaCl 0,9 %, Injektion an 3–7 Stellen, doppelt verblindete Crossover-RCT-Studie (Ojala et al. 2006)

Hier erhielten 31 Probanden mit vergleichbaren demografischen Daten in beiden Gruppen Ona-

botulinumtoxin (Botox®) in einer geringen Dosierung bzw. NaCl 0,9 %: zunächst Injektionen von Verum (n = 15) bzw. Placebo (n = 16) und anschließend nach 4 Wochen Injektionen mit der jeweils anderen Substanz, gefolgt von einem Follow-Up von weiteren 4 Wochen. Injiziert wurden 3–7 druckschmerzhafte Stellen im Bereich der Mm. trapezius, levator scapulae und infraspinatus mit jeweils 5 U Botulinumtoxin in 0,05 ml Kochsalzlösung bzw. mit Kochsalzlösung allein. Die gesamte Injektionsmenge betrug 0,15–0,35 ml NaCl 0,9 % pro Injektionsserie zuzüglich 15–35 U Botulinumtoxin, Mittelwert 28±6 Units. circa 23 % der Patienten nahmen zeitweilig zusätzlich nichtsteroidale Antirheumatika (NSAR) ein, sonst keine weiteren Behandlungen. Erfasst wurden die Schmerzen (VAS 0–10) sowie eine die Effektivität der Behandlung (1–5), wobei der Wert 1 keine Effektivität und der Wert 5 eine sehr gute Effektivität bedeutet. Bei jedem der maximal 7 Triggerpunkte wurde weiter mit einer Druckalgometrie der Minimalwert zur Schmerzauslösung vor der Behandlung, nach 4 Wochen und nach 8 Wochen erfasst, als Referenzwert diente ein Punkt am rechten oder linken M. deltoideus. Das Follow-up umfasste 100 % der Probanden. Es zeigten sich keine signifikanten Unterschiede hinsichtlich der Werte der Druckalgometrie, der subjektiven Schmerzwerte und der Anzahl der Triggerpunkte zwischen den beiden Gruppen. Insgesamt fand sich hinsichtlich der Schmerzintensität ein Rückgang nach 4 Wochen um ca. 24 % und ein weiterer Rückgang nach der 8. Woche um weitere 17–19 %, dies ebenfalls in beiden Gruppen (Botulinumtoxin gefolgt von NaCl und NaCl gefolgt von Botulinumtoxin). Statistisch signifikante Unterschiede konnten nicht aufgezeigt werden, auch nicht in der Druckalgometrie, welche insgesamt und in beiden Gruppen leichte Verbesserungen erfuhren. In der subjektiven Bewertung der Effizienz erreichte mit der ersten Injektion die Botulinumtoxingruppe ein signifikant besseres Ergebnis als die Kochsalzgruppe, nach der zweiten Injektion zeigte sich in der Kochsalzgruppe diametral ein besseres, jedoch statistisch nicht signifikantes Ergebnis.

■ 9. Botulinumtoxin Dosisfindungsstudie, Injektion an 8 Punkten, einfach verblindete Multizenter-Phase-II-Studie (Jerosch et al. 2012)

In dieser 2003–2005 durchgeführten und 2012 nachveröffentlichten Studie wurde der therapeutische Effekt des Botulinumtoxin-A-Präparates Dysport® in zwei Dosierungen bei 119 vollständig erfassten Probanden mit chronischen myofaszialen Beschwerden der Schulter- und Nackenregion mit einer Schmerzintensität von mindestens 3–4 auf einer Skala von 0–4 (0 = schmerzfrei, 4 = starker Schmerz) untersucht. Die Schmerzwerte wurden über ein Zeitraum von 13 Wochen täglich erfasst, nach einer Woche erfolgte die Injektion entweder mit randomisiert 200 U (n = 69) oder 320 U (n = 70) Dysport® an 8 Triggerpunkten (25 bzw. 40 U/Punkt). Injiziert wurden jeweils die 4 schmerzhaftesten Punkte auf beiden Seiten, hier wahlweise alle 4 Punkte im M. trapezius oder dort 3 Punkte und ein Punkt im M. splenius. Klinische Verlaufskontrollen erfolgten nach 2, 6 und 12 Wochen. Die mehrheitlich weiblichen Patienten waren in den Basisdaten vergleichbar. Nach 7 Wochen zeigten ca. 45 % in der Gruppe mit der niedrigen Dosierung und ca. 51 % in der Gruppe mit der höheren Dosierung einen durchschnittlichen Schmerzabfall um mindestens 2 Punkte für mindestens eine Woche, zum Abschluss nach 12 Wochen stiegen diese Werte auf ca. 67 % bzw. 81 %, die Unterschiede zwischen den gewählten Dosierungen waren jedoch statistisch nicht signifikant. Die mittlere Schmerzstärke sank in beiden Gruppen von durchschnittlich 3,3/4 auf 2,4/4 (Dysport 200) bzw. 2,3/4 (Dysport 360) Punkte nach 6 Wochen, mit einem weiteren leichten Abfall auf durchschnittlich 2,3/4 (Dysport 200) bzw. 2,0/4 (Dysport 360) Punkte. Der physische Score des SF-36 stieg in beiden Gruppen von anfangs durchschnittlich ca. 33 Punkte auf durchschnittlich 39 Punkte nach 6 Wochen und durchschnittlich 43 Punkte nach 12 Wochen.

- **10. Botulinumtoxin vs. NaCl 0,9 %, Injektion an 1–2 Punkten, doppelt verblindete RCT-Studie (Kwanchuay et al. 2015)**

In diese Studie wurden 33 Patienten mit 48 Triggerpunkten im oberen Bereich des M. trapezius mit Beschwerden über mindestens 3 Monate und einer Schmerzstärke von mindestens 3 von 4 Punkten aufgenommen. Die Probanden erhielten randomisiert entweder 20 U Botox® in 0,2 ml 0,9 %iger NaCl-Lösung oder 0,2 ml 0,9 %ige NaCl-Lösung pro Triggerpunkt. Behandelt wurden pro Gruppe 24 Triggerpunkte bei insgesamt 33 Patienten: Die 18 Patienten mit einseitigem Befund wurden auf beide Gruppen aufgeteilt und erhielten 1 Injektion (Verum zu Placebo 8:10),

die 15 Patienten mit beidseitigem Befund erhielten entweder beidseitig Verum (n = 4), beidseitig Placebo (n = 3) oder auf der einen Seite Verum und auf der anderen Seite Placebo (n = 8). Die Follow-up-Rate betrug 100 %. Vor der Injektion, nach 3 Wochen und nach 6 Wochen erfolgten die Dokumentation der Schmerzen auf der VAS sowie eine Druckalgometrie. Die demografischen Daten inkl. der Schmerzanamnesedauer, der VAS und der Druckalgometriewerte waren in beiden Gruppen vergleichbar. In beiden Gruppen ergaben sich gegenüber den Ausgangswerten eine signifikante Reduktion der Schmerzstärke und signifikante Verbesserung der Druckalgometrie. Im Vergleich beider Gruppen untereinander zeigten sich keine signifikanten Unterschiede bezüglich der Schmerzintensität zu beiden Kontrollzeitpunkten sowie kein signifikanter Unterschied bezüglich der Druckmessung bei der ersten Kontrolle, die Werte bei der Druckmessung in der Botulinumtoxingruppe waren jedoch bei der zweiten Kontrolle signifikant höher.

6.3 Diskussion der Studienergebnisse

In den letzten ca. 20 Jahren ist eine Vielzahl von Publikationen erschienen, welche sich in verschiedenen Formen mit der Behandlung von Botulinumtoxin in Bezug auf die Wirbelsäule befassen. In diesem Übersichtsbeitrag werden die Ergebnisse der Behandlung myofaszialer Triggerpunkte im Bereich der Halswirbelsäule und des Schultergürtels zusammengefasst. Publikationen, welche sich primär mit der Behandlung des Kopfschmerzes oder von Beschwerden im Bereich der Lenden-Becken-Hüftregion und des Beckens beschäftigen, wurden hierbei aus Umfanggründen nicht berücksichtigt.

Die Ergebnisse der Botulinumtoxinbehandlung myofaszialer Schmerzen am Nacken und Schültergürtel sind diametral, eine klare Tendenz lässt sich nicht herauslesen. Dieser Umstand dürfte auch mitursächlich für den Umstand sein, dass die Präparate – Stand heute – nicht für diese Indikation zugelassen sind.

Bei den Publikationen mit direktem Vergleich von Botulinumtoxin A vs. Kochsalzlösung verbleibt die Frage, ob es sich bei der Therapie mit NaCl 0,9 % tatsächlich um eine Placebotherapie handelt: Gerade bei Anbietern alternativer Heilverfahren findet man regelmäßig auch Varianten der Neuraltherapie, welche statt Procain oder Lidocain auch Injektionen mit physiologischer Kochsalzlösung anbieten. Hierbei handelt es sich jedoch nicht um eine neuere Therapie, vielmehr wurde dies schon im Standardwerk von Simons et al. (1998) über myofasziale Triggerpunkte als mögliche Therapieform aufgeführt.

Bei allen Studien mit Vergleich des Botulinumtoxins vs. NaCl 0,9 % zeigte sich, mit Ausnahme der Arbeit von Freund und Schwartz (2000), auch jeweils eine Besserung durch die Kochsalzbehandlung. Das Dry Needling und auch eine Akupunkturbehandlung führen ebenfalls zu positiven therapeutischen Effekten. Die aufgeführten Studien zeigten teilweise vergleichbare Ergebnisse für die Injektion mit Botulinumtoxin als auch für NaCl 0,9 %, weiter auch vergleichbare Ergebnisse für die Injektion mit Botulinumtoxin als auch für Lokalanästhetika. Die analysierten Studien deuten eher auf den logischen Schluss hin, dass alle Therapien eine ähnliche Wirksamkeit aufweisen.

Betrachtet man die Studien Botulinumtoxin vs. physiologische Kochsalzlösung, so ergeben sich dazu einige Anmerkungen: Bei der Wheeler-Studie aus dem Jahr 1998 (Wheeler et al. 1998) konnte in beiden Gruppen eine Besserung ohne signifikanten Unterschied nachgewiesen werden. Die Studie wies zwar eine längere Beobachtungszeit auf, die Fallzahlen waren jedoch gering, bei zahlreichen Probanden wurden Nachinjektion durchgeführt, ferner wurden Probanden mit und ohne Traumaanamnese aufgenommen, eine Differenzierung diesbezüglich ist nicht ersichtlich. Die Publikation von Freund und Schwartz (2000) hatte sowohl eine geringe Fallzahl, ein kurzes Follow-up als auch eine fehlende Vergleichbarkeit der beiden Gruppen untereinander, die Aussagekraft erscheint daher reduziert. Die zweite Studie von Wheeler aus dem Jahr 2001 (Wheeler et al. 2001) fand ebenfalls eine Verbesserung in beiden Gruppen ohne signifikanten Unterschied. Das Studiendesign wies weniger Defizite als die erste Studie auf. Die Publikation von Ferrante et al. (2005) zeigte eine höhere Fallzahl und längere Beobachtungszeit, signifikante Unterschiede konnten auch über den längeren Beobachtungszeitraum nicht festgestellt werden. Insgesamt erscheint diese Studie jedoch aussagekräftiger als die drei vorherigen Studien. Die Arbeit der Gruppe um Göbel (Göbel et al. 2006) wurde ebenfalls mit einer höheren Fallzahl und längeren Beobachtungszeit durchgeführt, das Ergebnis war hier diametral mit Vorteilen für die Botulinumtoxingruppe. Die im gleichen Jahr erschienene Arbeit von Ojala (Ojala et al. 2006) zeigte ein interessantes Studiendesign mit einem Cross-over-Ansatz, die Ergebnisse waren jedoch nicht konstant, zudem wies die Arbeit nur eine kürzere Beobachtungszeit und kleinere Fallzahl auf. Die Arbeit von Jerosch et al. (2012) ist im Vergleich zu den anderen Studien methodisch schwächer, da keine Kontrollgruppe vorhanden war, positiv zu vermerken sind jedoch die lange Beobachtungszeit und hohe Fallzahl. Aus dieser Arbeit lässt sich zumindest schließen, dass bei zuvor therapierefraktären Fällen doch eine höhere Anzahl an Patienten erfolgreich behandelt werden konnte. Die neueste Arbeit von Kwanchuay et al. (2015) ist aufgrund der kürzeren Beobachtungszeit und geringen Fallzahl methodisch schwächer, signifikante Unterschiede in den Behandlungsgruppen ergaben sich nicht. Die Arbeit von Kamanli et al. (2003) weist als positiven Umstand auf, dass drei verschiedene Verfahren (Botulinumtoxin mit Dry Needling, Lokalanästhetika mit Dry Needling, Dry Needling alleine) direkt miteinander verglichen wurden, jedoch auch nur über einen kurzen Zeitraum und mit kleinen Fallzahlen: Eine Wirksamkeit zeigte sich für alle drei Therapieformen ohne wesentliche Unterschiede untereinander. Die Arbeit von Graboski et al. (2005) untersuchte Botulinumtoxin vs. Lokalanästhetikum und zeigte leichte Vorteile für das Botulinumtoxin, jedoch ohne statistische Signifikanz bei kleiner Fallzahl der Behandlungsgruppen.

6.4 Praxisrelevante Folgerungen und Gesamttherapiekonzept

Die verfügbaren klinischen Studien lassen aktuell keine positive Beurteilung hinsichtlich einer überlegenen Wirksamkeit von Botulinumtoxin im Vergleich zu anderen Substanzen oder Therapien zu. Die methodisch besten klinischen Studien zeigen widersprüchliche Ergebnisse, wobei dies evtl. auch mit der Anzahl der behandelten Triggerpunkte zusammenhängt. Dennoch lässt sich aus den Studien eine klinisch relevante Wirksamkeit der Therapie mit Botulinumtoxin ohne klare Vor- oder Nachteile gegenüber Lokalanästhetikum ableiten.

Aus eigenen praktischen Erfahrungen heraus muss betont werden, dass keine Botulinumtoxinbehandlung im klinischen Alltag erfolgen sollte, wenn (zumindestens koexistent) eine chronische Schmerzstörung mit psychischen und somatischen Faktoren bzw. ein Fibromyalgiesyndrom vorliegt. Die Ergebnisse hier sind in der Regel ernüchternd.

Ferner sollte vor der Injektion mit dem Botulinumtoxin unbedingt eine Testinfiltration mit einem Lokalanästhetikum erfolgen, um Patienten für eine Botulinumtoxintherapie selektieren zu können. Wenn eine Lokalanästhesieinfiltration nicht zumindestens kurzfristig eine Schmerzreduktion um mindestens 50 % erbringt, sollte keine Behandlung mit Botulinumtoxin erfolgen.

Die alleinige Therapie mit Botulinumtoxin ist häufig nicht ausreichend. Diese Therapie sollte in ein mehrstufiges Konzept mit wahlweise medikamentöser Behandlung (NSAR, Analgetika, Myotonolytika, Antikonvulsiva, ggfs. Antidepressiva), physiotherapeutischer Behandlung, eigenständigen gymnastischen Übungen und sportlichen Betätigungen, Stoßwellentherapie, Akupunktur und Dry Needling sowie Maßnahmen der physikalischen Therapie eingebettet werden. Aus der klinischen Erfahrung heraus ergeben sich keine Erkenntnisse, dass die Auswahl des einen oder des anderen Botulinumtoxinpräparates geeigneter erscheint.

Mit der Botulinumtoxintherapie verfügt man über ein weiteres Therapieverfahren, welches bei vorher therapierefraktären Fällen als „therapeutische Reserve" eingesetzt werden kann. Hierbei muss jedoch betont werden, dass es sich um ein sehr kostenintensives und nicht zugelassenes Verfahren handelt, welches dann auch einer intensiven – auch wirtschaftliche Gründe beinhaltenden – „Off-Label-Aufklärung" bedarf. Ferner muss bedacht werden, dass bei einer Off-Label-Nutzung die Haftung für evtl. spätere und vielleicht noch gar nicht bekannte Nebenwirkungen von dem Hersteller bzw. Vertreiber auf den Anwender übergeht. Ausdrücklich muss darauf hingewiesen werden, dass gemäß den Produktinformationen der Hersteller grundsätzlich nur geschulte Ärzte die Injektionen durchführen dürfen, dies bedarf gerade bei einer Off-Label-Nutzung der besonderen Beachtung. Injektoren sollten ferner die haftungsrechtliche Abdeckung überprüfen.

Die Behandlung von myofaszialen Triggerpunkten mit Botulinumtoxin ist zum Zeitpunkt der Verfassung dieses Kapitels keine Leistung der gesetzlichen Krankenversicherungen und damit auch von einer Abrechnung über dieses System ausgeschlossen, die Liquidation erfolgt über die Gebührenordnung Ärzte. Ob und inwiefern andere Kostenträger hierfür teilweise oder vollständig aufkommen, muss im Einzelfall geklärt werden. Nach dem Patientenrechtgesetz beinhaltet eine wirksame Aufklärung auch die vorherige wirtschaftliche Aufklärung, zumal die Kosten für die Präparate einen nicht unerheblichen Anteil an einer GOÄ-Abrechnung darstellen.

Literatur

Bullinger M, Kirchberger I (1998) SF-36-Fragebogen zum Gesundheitszustand (PSYNDEX Tests Review). https://www.zpid.de/retrieval/PSYNDEXTests.php?id=9003482. Zugegriffen am 30.07.2018

Bundesamt für Bevölkerungsschutz und Katastrophenhilfe (2007) Biologische Gefahren II, Entscheidungshilfen zu medizinisch angemessenen Vorgehensweisen in einer B-Gefahrenlage. Bonn, S 204–216. http://www.bbk.bund.de/SharedDocs/Downloads/BBK/DE/Publikationen/PublikationenForschung/BioGefahren-II-MedVers.pdf?__blob=publicationFile. Zugegriffen am 30.07.2018

Ferrante F, Bearn L, Rothrock R, King L (2005) Evidence against trigger point injection technique for the treatment of cervicothoracic myofascial pain with botulinum toxin Type A. Anesthesiology 103:377–383

Freund B, Schwartz M (2000) Treatment of chronic cervical-associated headache with botulinum toxin type A: a pilot study. Headache 40:231–236

Göbel H, Heinze A, Reichel G, Hefter H, Benecke R et al (2006) Efficacy and safety of a single botulinum type A toxin complex treatment (Dysport) for the relief of upper back myofascial pain syndrome. Pain 125:82–88

Graboski C, Gray D, Burnham R (2005) Botulinum toxin A versus bupivacaine trigger point injections for the treatment of myofascial pain syndrome. Pain 118:170–175

Halb L, Amann B, Bornemann-Cimenti H (2017) Einsatz intra- bzw. subkutaner Botulinumtoxine bei Post-Zoster-Neuralgie. Nervenarzt 88:408–414

Hamilton M (1959) The assessment on anxiety states by rating. Br J Med Psychol 32:50–55

Hamilton M (1960) A rating scale for depression. J Neurol Neurosurg Psychiatry 23:56–62

Holle D, Rabe K, Obermann M, Straube A, Gerwig M, Diener C (2012) Botulinumtoxin bei Kopfschmerzen. Akt Neurol 39:546–552

Hong B, Chang H, Lee S, Park J, Kwon J (2017) Efficacy of repeated botulinum toxin type A injections for spastic equinus in children with cerebral palsy-A secondary analysis of the randomized clinical trial. Toxins 9(8):253

Hunt S, Mc Kenna S, Mc Ewen J, Backett E, Williams J, Papp E (1980) A quantitative approach to perceived health status: a validation study. J Epidemiol Community Health 34:281–286

Jackson-Koku G (2016) Beck depression inventory. Occup Med 66:174–175

Jerosch J, Söhling M et al (2012) Open-label, multicenter, randomized study investigating the efficacy and safety of botulinum toxin type A in the treatment of myofascial pain syndrome in the neck and shoulder girdle. J Musculoskelet Pain 2:95–99

Jorritsma W, de Vries G, Dijkstra P, Geertzen J, Reneman M (2012) Neck pain and disability scale and neck disability index: validity of Dutch language versions. Eur Spine J 12(1):93–100

Kamanli A, Kaya A, Ardicoglu O, Ozgocmen S, Ozkurt Zengin F, Bayik A (2003) Comparison of lidocaine injection, botulinum toxin injection, and dry needling to trigger points in myofascial pain syndrome. Rheumatol Int 25:604–611

Kwanchuay P, Petchnumsin T, Yiemsiri P, Pasuk N, Srikanok W, Hathaiareerug C (2015) Efficacy and safety of single botulinum toxin type A (Botox®) injection for relief of upper trapeziusMyofascial trigger point: a randomized, double-blind, placebo-controlled study. J Med Assoc Thail 98(12):1231–1236

Ojala T, Arokoski J, Partanen J (2006) The effect of small doses of botulinumtoxin toxin A on neck-shoulder myofascial pain syndrome. Clin J Pain 22(1):90–96

Placzek R (Hrsg) (2006) Botulinumtoxin in Orthopädie und Sportmedizin – Evaluation eines neuen Wirkstoffes zur klinischen Anwendung im Fachgebiet Orthopädie. Habilitationsschrift, Medizinische Fakultät der Charité, Universitätsmedizin Berlin

Schelosky L (2016a) Klinische Anwendung von Botulinumtoxin Typ A. In: Sommer B, Bergfeld D, Sattler G (Hrsg) Botulinumtoxin in der ästhetischen Medizin. Thieme, Stuttgart, S 10–11

Schelosky L (2016b) Pharmakologie des Botulinumtoxins. In: Sommer B, Bergfeld D, Sattler G (Hrsg) Botulinumtoxin in der ästhetischen Medizin. Thieme, Stuttgart, S 18–22

Schulz A, Grüner S, Lippert-Grüner M (2016) Botulinumtoxin – mögliche Indikationen in O & U. OUP 4:218–221

Simons D, Travell J, Simons L (1998) Myofascial pain and dysfunction: the trigger point manual Volume I Upper half of body. Lippincott Williams Wilkins, Philadelphia

Sommer B, Bergfeld D (2016) Präparate und Dosierungen. In: Sommer B, Bergfeld D, Sattler G (Hrsg) Botulinumtoxin in der ästhetischen Medizin. Thieme, Stuttgart, S 23–25

Wheeler A, Goolkasian P, Gretz S (1998) A randomized, double-blind, prospective pilot study of botulinum toxin injection for refractory, unilateral, cercicothoracic, paraspinal, myofascial pain syndrome. Spine 23(15): 1662–1667

Wheeler AH, Goolkasian P, Baird AC, Darden B (1999) Development of the neck pain and disability scale. Spine 24(13):1290–1294

Wheeler A, Goolkasian P, Gretz S (2001) Botulinum toxin A for the treatment of chronic neck pain. Pain 94: 255–260

Lumbale Facettengelenkinjektion und Radiofrequenzdenervation

M. Schneider

7.1   Indikation – 84

7.2   Präinterventionelle Diagnostik – 84

7.3   Notwendiges Instrumentarium – 86

7.4   Präinterventionelle Aufklärung – 87

7.5   Durchführung der Intervention – 88
7.5.1   Räumliche Voraussetzungen – 88
7.5.2   Anatomische Vorbemerkungen – 88
7.5.3   Technische Durchführung der Injektion am Ramus medialis – 89
7.5.4   Technische Durchführung der Radiofrequenzdenervation – 89

7.6   Mögliche Komplikationen – 91

7.7   Ergebnisse in der Literatur – 91
7.7.1   Auswirkung auf die neuesten Leitlinien – 92

7.8   Fazit und klinische Relevanz – 92

        Literatur – 93

© Springer-Verlag GmbH Deutschland, ein Teil von Springer Nature 2019
J. Jerosch (Hrsg.), *Minimalinvasive Wirbelsäulenintervention*,
https://doi.org/10.1007/978-3-662-58094-3_7

Geschichtlich wurde erstmals 1911 von Goldthwaith postuliert, dass die Facettengelenke für einen Teil nichtradikulärer Schmerzen, die von der Lendenwirbelsäule ausgehen, verantwortlich seien (Goldthwait 1911). Im Jahr 1933 führte Ghormley den Begriff des Facettensyndroms ein. Er sah das Facettensyndrom als eigenen Symptomenkomplex und empfahl zu dessen Behandlung die Spondylodese (Ghormley 1933). Erst 40 Jahre später, in den 1970er-Jahren, verbesserten sich die Behandlungsmethoden der von den Facettengelenken induzierten Schmerzen. Rees (1971) führte die perkutane Durchtrennung der Gelenksnerven mit dem Skalpell ein und Shealy (1975) etablierte die perkutane Radiofrequenzdenervation.

Dennoch waren auch in den 1980er- bis 1990er-Jahren noch Zweifel verbreitet, ob die Facettengelenke überhaupt als Schmerzquelle in Frage kommen. Daher wurden in dieser Zeit zahlreiche Studien erarbeitet, die dies nachweisen konnten. Insbesondere Bogduk konnte durch die genaue anatomische Beschreibung des medialen Astes (Ramus medialis) des dorsalen Spinalnerven für Klarheit sorgen (Bogduk 1983; Bogduk und Long 1979; Bogduk et al. 1982) (◘ Abb. 7.1).

7.1 Indikation

Es muss unterschieden werden in die Indikationsstellung der lumbalen Facettengelenkinjektion und der lumbalen Radiofrequenzdenervation von Facettengelenken. Von manchen Autoren werden die lumbalen Facettengelenkinjektionen lediglich als diagnostische Maßnahme gesehen (Van Zundert et al. 2011).

Die Indikation zur Facettengelenkinjektion besteht, wenn angenommen wird, dass die Facettengelenke der Schmerzgenerator sind. Übereinstimmend haben mehrere Autoren gezeigt, dass es keine valide manuelle Untersuchungsmethode zur Diagnostik von Facettengelenksyndromen gibt (Manchikanti et al. 2000). Insbesondere Schwarzer hat dies in seinen Arbeiten gut gezeigt (Schwarzer et al. 1994, 1995).

Schwarzer konnte auch nachweisen, dass bei Reizung bestimmter lumbaler Facettengelenke typische Ausstrahlungen auftreten. McCall et al. (1979) konnten darstellen, dass entgegen der Annahme, dass pseudoradikuläre Schmerzen lediglich bis in Kniehöhe gehen, diese durchaus bis zum Außenknöchel ausstrahlen können (◘ Abb. 7.2).

Indirekte radiologische Hinweise auf ein Facettengelenksyndrom können Gelenkspaltverschmälerungen an den Facettengelenken bzw. eine Verschmälerung des Zwischenwirbelraums sein, da es oft bei Abnahme des Zwischenwirbelraumes zu einem erhöhten intraartikulären Gelenkdruck und einer nachfolgenden Arthrose kommt. Dennoch wird auch die Bildgebung in verschiedenen Studien nicht als richtungsweisend angesehen und kann zur Indikationsstellung nur sehr eingeschränkt beitragen (Manchikanti et al. 2000).

7.2 Präinterventionelle Diagnostik

Nachdem in ► Abschn. 7.1 dargestellt wurde, dass eine konventionelle Diagnostik vor Durchführung einer Facetteninfiltration nur sehr eingeschränkt möglich ist, bezieht sich dieser Abschnitt auf die präinterventionelle Diagnostik bei lumbaler Radiofrequenzdenervation.

Wie auch an den großen Gelenken wurde historisch zunächst versucht eine intraartikuläre Injektion als diagnostisches Kriterium für die Radiofrequenzdenervierung durchzuführen. Bogduk zeigte jedoch früh, dass die Diagnostik in

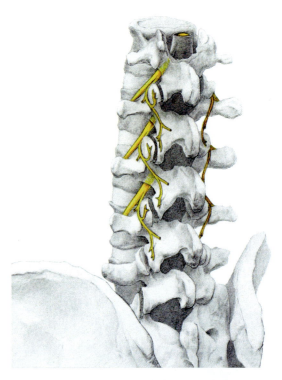

◘ Abb. 7.1   Innervation lumbaler Facettengelenke

Lumbale Facettengelenkinjektion und Radiofrequenzdenervation

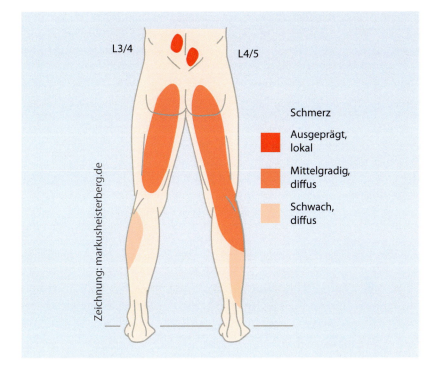

Abb. 7.2 Lokalisation der Schmerzen induziert durch die Facettengelenke L3/4 (*links*) und L4/5 (*rechts*)

Form einer Blockade des Ramus medialis die bessere Option ist, einerseits wegen der bisegmentalen Innervation der Facettengelenke und andererseits wegen des nachvollziehbaren Verlaufs des Ramus medialis. Weiterhin ergaben die in den 1980er- und 1990er-Jahren durchgeführten Studien zu den therapeutischen Effekten der intraartikulären Injektion häufig keine guten Langzeitergebnisse (Carette et al. 1991).

Diese Fakten führten dazu, dass auch unter Einflussnahme der Spine Intervention Society (SIS) die Schmerzdiagnostik dort betrieben werden sollte, wo sich nach anatomischen Erkenntnissen die Nozizeption bündelt und als gemeinsamer Nerv auch interventionell gut zu adressieren ist: die Rami mediales des dorsalen Astes der Spinalnerven L1–L4 bzw. des dorsalen Astes am Processus articularis bei L5.

Zusammenfassend hat die SIS in ihren Leitlinien die Vorteile der Diagnostik mit einer Blockade des Ramus medialis so begründet (Bogduk 2013):
- Blockaden am medialen Ast sind einfach durchzuführen.
- Diese Blockaden sind sicherer und zweckdienlicher.
- Blockaden am medialen Ast sind einfacher in wiederholter Form durchführbar.
- Intraartikuläre Injektionen haben keinen therapeutischen Nutzen, da keine intraartikulären Behandlungstechniken für Facettengelenke existieren.
- Im Gegensatz dazu kann nach einer positiven Diagnostik am medialen Ast eine Radiofrequenzneurotomie desselben erfolgen.

Auch wenn die Schnittbildverfahren keine richtungweisende Diagnostik ergeben, wird dennoch empfohlen, vor der Injektion sowohl ein Nativröntgen (aufgrund der besseren Vergleichbarkeit mit der Fluoroskopie) als auch ein Kernspintomogramm anzufertigen, damit allfällige Entzündungszustände oder Anomalien (Gelenkzysten, Synovialzyste ect.) vor dem Eingriff erkannt werden können.

In der Anfangszeit der Facettengelenkinjektion wurde als problematisch erachtet, dass einmalige diagnostische Blockaden lumbal eine nicht akzeptable hohe Quote von 25–38 % falsch positiven Ergebnissen zeigten (Manchikanti et al. 2000; Schwarzer et al. 1994). Dieses Schicksal teilen sie mit den meisten peripheren diagnostischen Nervenblockaden. Aus diesem Grund müssen positive Blockaden kontrolliert werden, wie auch in den zuvor zitierten Studien gezeigt wurde.

Hierbei unterscheidet man 2 Alternativen: zum einen die vergleichende Blockade und zum anderen der Doppelblock.

Bei der vergleichenden Blockade wird ein lang wirksames Lokalanästhetikum gespritzt und dann mit einem kurz wirksamen verglichen. Dadurch wird das Risiko einer falsch positiven Blockade deutlich gemindert, man spricht von einer konkordanten Dualblockade (Barnsley und Bogduk 1993). Als konkordant wird das Ergebnis bezeichnet, wenn die Wirkdauer der Blockade derjenigen des applizierten Lokalanästhetikums entspricht. Im placebokontrollierten Testversuch – wenn auch zervikal – ergab sich hierbei eine Sensitivität von 86 % und eine Spezifität von 65 % (Lord et al. 1995). Im klinischen Alltag hat sich dieses Vorgehen jedoch nicht als verlässlich durchführbar gezeigt. Daher hat sich die Doppelblockade mit der 2-maligen Injektion des gleichen Lokalanästhetikums in der gleichen Dosis an unterschiedlichen Behandlungstagen etabliert. Die klinische Verbesserung soll auf der VAS-Skala mindestens 50 % besser 75 % des Ausgangswertes betragen. Durchgeführt werden die Blockaden in dem weit überwiegenden Teil der beschriebenen Studien mittels eines Bildverstärkers (fluoroskopisch geführt). Aufgrund der anatomischen Verhältnisse lässt sich durch eine Schrägeinstellung des C-Bogens der zu adressierende Ort am Übergang vom Proc. articularis zum Proc. transversus optimal darstellen (◘ Abb. 7.3).

Die Benutzung eines C-Bogens hat zwei Vorteile auch bezüglich der Sicherheit des Patienten. Zum einen sieht man bereits vor Gabe des Lokalanästhetikums die Verteilung des Kontrastmittels und kann die Nadellage noch entsprechend korrigieren, zum anderen würde auch eine intravasale Nadellage gesehen werden. Die Menge des Kontrastmittels überschreitet in der Regel 1 ml nicht.

7.3 Notwendiges Instrumentarium

Unabdingbar für die Durchführung von fluoroskopisch gesteuerten Facetteninjektionen und auch Radiofrequenzdenervationen ist ein Bildverstärker, auch C-Bogen genannt, der über ein Doppelbildschirmsystem verfügt. Der Doppelbildschirm hat den Vorteil, dass bei kleinsten Korrekturen der Nadellage jeweils das letzte Bild auf dem rechten Bildschirm gespeichert wird. Zusätzlich ist es auch aus juristischen Gründen unabdingbar, eine Bildaufzeichnung zu gewährleisten. Optimale Qualität bietet hier ein sog. DICOM-Anschluss („digital imaging and communications in medicine"), der nicht nur die Patientendaten, sondern auch das Flächendosisprodukt und andere physikalische Werte übermittelt.

Am besten bewährt haben sich 9 cm oder 12 cm lange 25-G-Spinalkanülen, die einerseits eine gute radiologische Abbildung ermöglichen und andererseits so flexibel sind, dass bei Bedarf die Spitze etwas

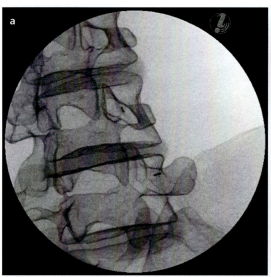
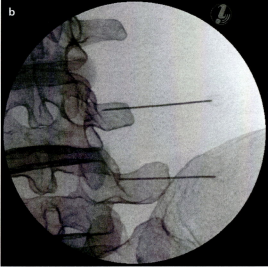

◘ **Abb. 7.3 ab** Facettengelenke Block Ramus medialis L3 und L4 (lumbaler Injektionstrainer Firma 3B Scientific, Hamburg)

Lumbale Facettengelenkinjektion und Radiofrequenzdenervation

Tab. 7.1 Materialen und Medikamente zur Injektion am medialen Ast lumbal (Vorschlag)

Medikament bzw. Material	Dosis bzw. Details	Anwendung
Scandicain 2 %	5 ml	Anästhesie der Haut
Ropivacain 2 mg/dl	2 ml	Anästhesie medialer Ast
Dexamethason 8 mg	2 ml	Additiv bei therapeutischem Block
z. B. Solutrast	0,5–1 ml	Kontrastmittel zum Ausschluss intravasaler Nadellage
Injektionskanüle 23 G	0,6 × 80 mm	Hautquaddel
Spinalkanüle ggf. mit Quincke-Schliff 25 G oder 22 G	0,5(0,7) × 80 mm oder 120 mm	Zur Injektion am medialen Ast
Radiofrequenzkanüle 18 G 10 mm aktive Spitze, gebogen	50 mm, 100 mm oder 150 mm	Zum Setzen der Radiofrequenzläsion

gebogen und damit besser gesteuert werden kann. Bei sehr adipösen Patienten muss evtl. ein dickerer Durchmesser der Nadel verwendet werden, da sich der Kontrast in der Bildgebung verschlechtert und man sonst die dünnen Nadeln schlecht sieht.

Eine Aufstellung der verwendeten Materialien und Medikamente zeigt ◘ Tab. 7.1.

Zur Durchführung einer Radiofrequenzneurotomie wird ein entsprechender Generator mit einem nichtisolierten Ende der Elektrode (meist 10 mm lang) eingesetzt, der durch einen Hochfrequenzstrom eine Molekülschwingung der Proteine erreicht, wodurch das nahe gelegene Gewebe aufgeheizt wird und Temperaturen von 45–85 °C entstehen. Dadurch wird das Eiweiß der Nervenfasern denaturiert und das Gewebe koaguliert. Zu beachten ist, dass die Isotherme der Koagulationskanüle sich radial in einer ovalen Form an der Nadel ausbreitet. Die Breite der Läsionszone korreliert erheblich mit der Dicke der Elektrode, sodass heute im Gegensatz zu den 1990er- und 2000er-Jahren im Allgemeinen eine 18-G-Kanüle verwendet wird (früher 20–22 G). Radiofrequenzgeneratoren werden von verschiedenen Firmen angeboten. Meist verfügen diese über verschiedene Bedienungsmodi, so zum Beispiel bipolare Koagulation, wobei zwei oder auch mehrere Elektroden parallel angeschlossen werden können und sich die Läsionszone dann zwischen den beiden Elektroden befindet.

Eine Sonderform betrifft den Radiofrequenzgenerator der Firma Halyard, der neben einer konventionellen Radiofrequenz, wie oben beschrieben, durch eine spezielle, separat erhält-liche Pumpe eine Wasserkühlung der Elektrode bewirken kann. Hierdurch vergrößert sich die Läsionszone erheblich, was in erster Linie bei der Radiofrequenzneurotomie des Iliosakralgelenkes von Bedeutung ist (► Kap. 12).

Heutzutage verwendet man meist Läsionskanülen, die an ihrem Ende leicht gebogen sind, da diese sich besser dem Nervenverlauf am Fuß des Querfortsatzes anpassen können.

7.4 Präinterventionelle Aufklärung

Zur Aufklärung des Patienten stehen mittlerweile sowohl für die lumbale Facetteninjektion am medialen Ast, als auch für die lumbale Radiofrequenzdenervation von Juristen geprüfte standardisierte Aufklärungsbögen zur Verfügung (Perimed-Verlag, ► www.perimed.de; Thieme Compliance, ► www.thieme-compliance.de). In jedem Fall sollte zusätzlich eine Skizze mit den anatomischen Gegebenheiten und der Nadellage hinzugefügt oder erstellt werden. Auch ist es heutzutage im deutschen Rechtssystem unerlässlich, mit dem Patienten eine alternative Behandlungsmöglichkeit zu besprechen. Im Rahmen des Aufklärungsfragebogens sollen auch Medikamentenallergien, eine Kontrastmittelunverträglichkeit, eine Medikation mit Antikoagulanzien und Vorerkrankungen abgefragt werden. Die möglichen Komplikationen der Intervention, wie in ► Abschn. 7.6 beschrieben, sollen dezidiert aufgeführt werden. Dringend empfiehlt der Autor auch die Protokollierung der Erklärung am Modell.

Grundsätzlich darf eine Aufklärung nicht am Tag der Injektion erfolgen. Da alle schmerztherapeutischen Interventionen Wahleingriffe sind, empfiehlt sich dringend, ein separates Diagnostik- und Aufklärungsgespräch mit dem Patienten durchzuführen und die Intervention an einem zweiten Tag zu planen. Dieses Verfahren gilt analog zu großen operativen Eingriffen.

7.5 Durchführung der Intervention

7.5.1 Räumliche Voraussetzungen

Schmerztherapeutische Eingriffe sowohl an den Nervenwurzeln als auch an den Facettengelenken können in einem einfach zu reinigenden Eingriffsraum durchgeführt werden. Es sind nicht die gleichen Anforderungen wie an einen aseptischen Operationsraum, in dem offene Gelenke operiert werden, zu stellen. Auf eine entsprechende Röntgenabschirmung ist zu achten. Das Tragen eines Dosimeters und einer entsprechenden Schutzkleidung (Röntgenschürze, Schilddrüsenschutz) ist selbstverständlich. Das Benutzen einer Bleibrille ist zumindest für den Operateur ratsam.

Herkömmliche Operationstische empfehlen sich zur Durchführung von Facettengelenkinjektion und Radiofrequenzdenervation nicht, da sie meist an den Enden röntgendichte Metallleisten besitzen. Es sollte ein strahlentransparenter Tisch benutzt werden, der in der Höhe verstellbar ist. Da sich beim Verschieben des Bildwandlers parallel zum Tisch meist der Fokus verstellt, empfiehlt der Autor, darauf zu achten, dass der Tisch auch in der Horizontalen elektrisch verstellbar ist. Im Raum sollte eine Reanimationsmöglichkeit bestehen, ferner sollte Sauerstoff vorhanden sein. Auf möglichst viele Ablageplätze sollte geachtet werden. Von Vorteil ist die Möglichkeit, die Beleuchtung zu dimmen, um einen besseren Kontrast an den Monitoren zu erreichen. Im Sommer ist aufgrund der längeren Tragdauer der Röntgenschürzen eine Klimatisierung von Vorteil (◘ Abb. 7.4).

7.5.2 Anatomische Vorbemerkungen

Zunächst muss man sich darüber im Klaren sein, wie die Innervation der Facettengelenke L1–S1 verläuft. Der mediale Ast von L1–L4 entspringt aus dem Ramus dorsalis, bevor die Spinalnervenwurzel den Querfortsatz erreicht. Sodann läuft der Ramus dorsalis nach kaudal und zieht in die Grube zwischen Proc. transversus und Proc. articularis. Danach verläuft er unter dem mamilloakzessorischen Ligament und tritt in den Musculus multifidus ein. Hier gibt er sowohl nach oben wie auch unten Gelenksäste ab. Auf diese Weise versorgt

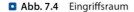
◘ Abb. 7.4 Eingriffsraum

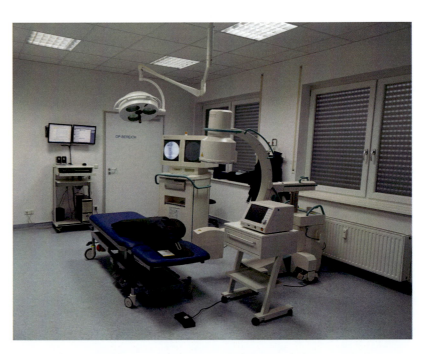

Lumbale Facettengelenkinjektion und Radiofrequenzdenervation

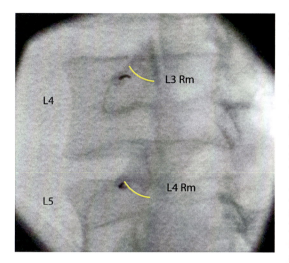

Abb. 7.5 Lage der Läsionszonen für das Facettengelenk L4/5. Die *gelben Linien* entsprechen dem jeweiligen Verlauf des Ramus medialis (*Rm*). (Mit freundlicher Genehmigung von Dr. Kniesel, Hamburg)

jeder mediale Ast hälftig jeweils 2 Facettengelenke (Bogduk und Long 1979; Bogduk et al. 1982).

Dies impliziert, dass bei einer Blockade eines Facettengelenkes immer 2 mediale Äste (Sonderfall Facettengelenk L5/S1) anästhesiert werden müssen. Die segmentale Bezeichnung („Nummerierung") kann hier irritierend sein, da das jeweilige Facettengelenk, bestehend aus dem oberen und unteren Gelenkanteil der benachbarten Wirbelkörper, eine tiefere Nummer hat als die nervale Versorgung. So wird das Facettengelenk L4/5 von den medialen Ästen von L3 und L4 versorgt usw. (Abb. 7.5). Eine Sonderform bildet das Facettengelenken L5/S1, da hier der dorsale Ast und nicht der mediale Ast über den Flügel des Kreuzbeins verläuft, der ja dem Transversalfortsatz des verschmolzen sakralen Wirbelkörpers entspricht. Hier ist also sowohl in der Diagnostik als auch in der Radiofrequenz die Grube zwischen dem Gelenkfortsatz bei L5 und der Massa lateralis der Zielpunkt für den unteren Gelenksanteil.

7.5.3 Technische Durchführung der Injektion am Ramus medialis

Nach entsprechender Vorbereitung der Medikamente und steriler Vorbereitung der Haut wird nun das zu behandelnde Segment aufgesucht. Hier ist zunächst darauf zu achten, dass Deckplatte und Bodenplatte der jeweils benachbarten Wirbel im Zentralstrahl direkt getroffen werden und im Bild keine Asymmetrien entstehen. Anschließend wird der C-Bogen 15–25° zur behandelnden Seite abgesenkt. Es erscheint in der Schrägaufnahme der sog. Scotty Dog, die radiologische Struktur, die sich in der schrägen seitlichen Position des Zentralstrahls darstellt, wenn sich das Gelenk mit dem Gelenkspalt auf die Hälfte des entsprechenden Wirbelkörper projiziert. Ziel der Intervention ist dann der Punkt hinter bzw. oberhalb des Auges des Scotty Dogs.

Aus Strahlenschutzgründen sollte man einen längeren metallenen Zeigestab z. B. einen Kirschner-Draht vorbereiten und auf der Haut die Eintrittsstelle markieren. Der Autor empfiehlt eine Quaddel subkutan zu applizieren, eine weitere Anästhesie im Verlauf des Stichkanals ist meist nicht nötig. Anschließend wird die Punktionskanüle im Zentralstrahl auf die Mitte des Zielpunktes am Auge des Scotty Dogs nach unten geführt. Bei Knochenkontakt erfolgen die Gabe eines Kontrastmittels von (ca. 0,5 ml) und bei guter Verbreitung des Kontrastmittels die Injektion des Lokalanästhetikums bei rein diagnostischer Infiltration, ggfs. mit Zusatz eines Steroids bei therapeutischer Injektion.

Ist eine intraartikuläre Injektion geplant, so soll genau in dieser Position statt dem Auge des Scotty Dogs der Gelenkspalt anvisiert werden. Nach Erreichen der Kapsel verspürt man meist einen kurzen Widerstand. Zu bemerken ist, dass das Volumen bei der intraartikulären Injektion sehr begrenzt ist. Studien haben gezeigt, dass nicht mehr als 1,5 ml in ein nicht degenerativ verändertes Gelenk passen. Man sollte also maximal 0,5 ml Kontrastmittel injizieren, um dann noch 1 ml Lokalanästhetikum und/oder Steroid injizieren zu können.

Bei der Blockade des dorsalen Astes von L5 wird der C-Bogen nur wenige Grad seitlich geschwenkt. Überlagert der Beckenkamm die Zielregion, so ist es hilfreich, einige Grad nach kaudal zu kippen. Zielpunkt ist der Zusammenfluss des Proc. articularis mit dem Kreuzbeinflügel. Nach Knochenkontakt analoges Vorgehen wie bei der Anästhesie der medialen Äste.

7.5.4 Technische Durchführung der Radiofrequenzdenervation

Grundsätzlich ist die Vorbereitung identisch mit derjenigen der Anästhesie des lumbalen Astes. Zusätzlich ist eine größere Menge des Lokalanästhetikums bereitzustellen, da aufgrund der Dicke der Radiofrequenzkanüle eine komplette Umspritzung des zu erwartenden Stichkanals zu empfehlen ist. Eine weitere Besonderheit ist, dass man im Gegensatz zur Injektion wegen der ellipsoiden Läsionszone der Kanülen auf eine möglichst parallele Lage der Radiofrequenznadel zum Nerven achten muss (Bogduk 2013). Um diese optimale parallele Position zu erreichen, muss die Kanüle von deutlich weiter dorsal bis zum Ziel geführt werden.

Hilfreich ist eine leichte Entlordosierung der Lendenwirbelsäule, indem abdominal ein Kissen untergelegt wird. Zunächst wird in der Durchleuchtung die Deck- und Bodenplatte wie bei der Facettengelenkinjektion parallel ausgerichtet, dann wird soweit nach lateral geschwenkt, bis der Zielpunkt der Injektion am Zusammenfluss von Proc. articularis und Proc. transversus zu sehen ist. Jetzt erfolgt eine Absenkung des C-Bogens in kaudokranialer Richtung um 20–30°: Häufig zeigt sich ein Durchleuchtungsschatten, der an der inneren Begrenzung der Form eines Bumerangs ähnelt. Das leichte Umschwenken nach lateral ist erforderlich, um die Elektrode vor dem mamilloakzessorischen Ligament zu platzieren, da dies die Elektrode sonst vom Ziel ablenken kann. Es erfolgt weiter eine Markierung mit dem Kirschner-Draht und die Durchführung einer Lokalanästhesie im Stichkanal bis zum Knochenkontakt dorsal der Oberkante des Proc. transversus. In diesem kaudokranialen Strahlengang wird dann die Elektrode vorsichtig vorgeschoben, bis der Knochenkontakt ca. 1–2 mm tiefer als der Zielpunkt erreicht ist. Der Kontakt am Periost kann schmerzhaft sein, hier sollten 0,5–1 ml Lokalanästhetikum nachgespritzt werden. Sodann wird die gebogene Elektrode mit ihrer Biegung nach dorsal in kranialer Richtung vorgeschoben unter ständigem Wechsel der Durchleuchtungsebenen a.p., schräg und seitlich (Abb. 7.6a,b).

Die optimale Position ist beim Ramus medialis L1–L4 erreicht, wenn die Elektrodenspitze im seitlichen Strahlengang in der Mitte des Halses des Facettengelenkes endet und im a.p.-Strahlengang die Linie der Deckplatte nicht überschreitet.

Die Koagulationen variiert je nach Behandler und Gerät zwischen 60 s und 90 s und zwischen 80 °C und 85 °C. Üblicherweise sind mehrere Läsionen an einem Ramus medialis notwendig.

Das Vorgehen bei der Koagulation des dorsalen Astes bei L5 weicht von dem dargelegten Prozedere insofern ab, als ein seitliches Schwenken des C-Bogens aufgrund der Überlagerung mit dem Beckenkamm bildtechnisch nicht hilfreich ist. Der Nerv verläuft hier in einer vorgegebenen Grube und im a.p.-Bild sollte die Nadel die Deckplatte von S1 nicht überragen. Auch muss die Durchleuchtungsachse wegen des Winkels vom Kreuzbein zu LWK5 weniger in kaudokranialer Richtung verlagert werden (Abb. 7.7).

Unterschiedlich wurde in jüngster Vergangenheit die Notwendigkeit einer sensiblen oder motorischen Testung betrachtet. Während in der Anfangszeit bis ca. im Jahr 2013 die sensible Tes-

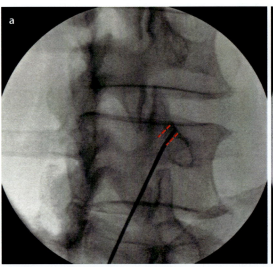
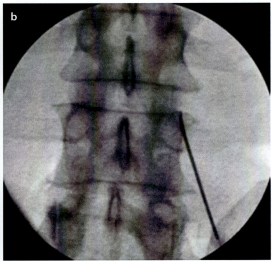

Abb. 7.6 Lage der Radiofrequenzkanüle bei L4 im Schrägbild **a** und im a.p.-Bild **b**. (Mit freundlicher Genehmigung von Dr. Kniesel, Hamburg)

Lumbale Facettengelenkinjektion und Radiofrequenzdenervation

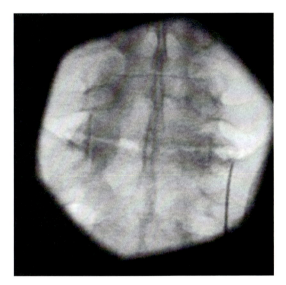

Abb. 7.7 Lage der Radiofrequenzkanüle bei L5 im a.p.-Bild. (Mit freundlicher Genehmigung von Dr. Kniesel, Hamburg)

tung mit 50 Hz bis 1,5 V und die motorische Testung mit 5 Hz bis 0,5 V obligatorisch war, ist dies nach den Leitlinien der SIS derzeit nicht mehr notwendig bei Beachtung aller radiologisch-anatomischen Gegebenheiten. Dies sollte je nach Erfahrung vom Operateur individuell entschieden werden.

Ist die Kanülenlage in allen Ebenen gesichert wird meist das automatische Programm des Radiofrequenzgenerators gestartet, in dem ein Temperaturanstieg bis 80 °C binnen ca. 20 s erreicht wird. Oft kommt es bei 50–60 °C zu unangenehmen Sensationen. Hier sollte dezidiert nachgefragt werden, ob diese im Bereich der Intervention oder weiter distal liegen, keinesfalls sollte eine Sensation entlang des zugehörigen Spinalnervs zu spüren sein. In einem solchen Fall sollte der Vorgang abgebrochen und die Nadel neu positioniert werden. Sollten die Schmerzen direkt an der Läsionsstelle zu stark werden, kann nochmals Lokalanästhetikum nachgespritzt werden. Im unproblematischen Fall kann die Läsion weiter über eine Zeitdauer von 60–90 s und eine Temperatur von 80–85 °C fortgeführt werden. Pro medialen Ast werden 2–3 Läsionen im Abstand einer Läsionsbreite (abhängig von der Dicke der Kanüle) empfohlen. Im Sonderfall des dorsalen Astes bei L5 genügt ein Zurückziehen der Kanüle um Läsionslänge, da der Ast in einer Grube verläuft und somit in seiner Länge 2 Mal koaguliert wird.

7.6 Mögliche Komplikationen

Sowohl bei lumbalen Injektionen am medialen Ast als auch bei der lumbalen Radiofrequenzbehandlung besteht eine sehr geringe Komplikationsrate. Insbesondere die Injektion am medialen Ast erscheint sehr sicher. Ein theoretisches minimales mechanisches Risiko ist die Penetration ins Foramen intervertebrale, wodurch es zu einer Anästhesie oder Verletzung der Spinalnervenwurzel kommen könnte. Wie bei allen Injektionen besteht das Risiko einer pharmakologischen Reaktion wie Allergie, Kontrastmittelunverträglichkeit oder Reaktion auf das Lokalanästhetikum bei akzidenteller intravasaler Gabe.

In einer prospektiven Evaluation von 1433 Injektionen zeigte sich in 6,1 % eine intravasale Kontrastmittelaufnahme, die jedoch regelhaft nicht zu Komplikationen führte (Lee et al. 2008).

Generell bestehen folgende Risiken:
- Bildung eines Hämatoms, Nachblutung,
- Infektion,
- allergische Reaktion auf Medikamente oder Kontrastmittel,
- vasovagale Synkope,
- epidurale subdurale Injektion,
- Nerventraumatisierung,
- radikulärer Schmerz post injectionem,
- intraarterielle oder intravenöse Injektion,
- Strahlenbelastung.

Über alle diese Risiken soll der Patient aufgeklärt werden.

7.7 Ergebnisse in der Literatur

Mit der Zunahme der durchgeführten Facettengelenkinjektionen und Radiofrequenzdenervierungen entstanden auch entsprechende Reviewartikel, die sich mit der Evidenz der Methoden beschäftigen. In den letzten Jahren stechen hier 2 Publikationen hervor.

Zum einen sind dies die Leitlinien der ASIPP (American Society of Interventional Pain Physicians), die im Pain Physician veröffentlicht wurden (Falco et al. 2012). Sie berücksichtigen die Literatur von 1966–2012 und beschreiben entsprechende Evidenzgrade, unterteilt in gut, befriedigend und limitiert. Die Leitlinien umfassen 283 Seiten, zitieren 2424 Literaturstellen und wurden von 51 Autoren verfasst.

Tab. 7.2 Graduierung der Empfehlung. (Nach Van Zundert et al. 2011)

Empfehlungsgrad	Beschreibung
1A+, 1B+, 2B+ →	Positive Empfehlung
2B±, 2C+ →	Zu erwägen, vorzugsweise in einer kontrollierten Situation (im Rahmen einer Studie)
0	Nur in einer kontrollierten Situation einzusetzen (im Rahmen einer Studie)
2C−, 2B−, 2A− →	Negative Empfehlung

Tab. 7.3 Evidenzbasierte Empfehlungen interventioneller Behandlungen lumbal

Therapiemethode	ASIPP-Guidelines (Falco et al. 2012)	Van Zundert et al. 2013
Infiltration des medialen Astes	Gut	Nicht vorhanden
Facetteninfiltration intraartikulär	Limitiert	2B+/−
Radiofrequenzdenervation medialer Ast	Gut	1B+

Zum anderen handelt es sich um ein umfangreiches Buch mit dem Titel *Evidence-Based Interventional Pain Medicine According to Clinical Diagnoses,* herausgegeben von Van Zundert et al. (2011), entstanden aus einem niederländischen Manual.

Gemäß Evidenzlage wurden die Empfehlungen in die in ☐ Tab. 7.2 aufgeführten Grade unterteilt. ☐ Tab. 7.3 zeigt die evidenzbasierten Empfehlungen für die Injektion am medialen Ast, die intraartikuläre Facetteninjektion und die Radiofrequenz des medialen Astes lumbal. Mit einer 1B+-Empfehlung in der niederländischen Veröffentlichung bestätigt sich die mehrfach geäußerte Meinung, dass die Radiofrequenzdenervation des medialen Astes im Lumbalbereich zu den am besten wissenschaftlich evaluierten Verfahren in der Schmerztherapie gehört.

7.7.1 Auswirkung auf die neuesten Leitlinien

Diese Publikationen haben in jüngster Vergangenheit dazu geführt, dass im November 2016 in den Leitlinien des britischen National Institute for Health and Care Excellence (NICE) erstmals von einer Institution, die unabhängig von einer schmerztherapeutischen Gesellschaft ist und für die Leitlinien des Gesundheitswesens in Großbritannien verantwortlich ist, die Facetteninfiltration am medialen Ast und die Radiofrequenzdenervierung lumbal empfohlen wurde (NICE 2016). Ein Jahr später erfolgte dann die Veröffentlichung der deutschen Leitlinien über den speziellen Rückenschmerz. Hier wurde der britischen Vorgabe gefolgt und zum einen von einer Prävalenz für einen facettenabhängigen Schmerz zwischen 20 % und 40 %gesprochen und zum anderen auch in speziellen Fällen die Facetteninfiltration am medialen Ast und die daraus folgende Radiofrequenzdenervation empfohlen (AWMF 2017).

7.8 Fazit und klinische Relevanz

Im Gegensatz zu den Wurzelreizsyndromen mit ihrer eindeutigen Klinik ergibt sich bei den Schmerzzuständen aufgrund von Veränderungen am Facettengelenk das Problem, dass hier die klinische Diagnostik wie auch die Bildgebung keinen evidenten Stellenwert hat. Man ist auf die Anästhesie des Facettengelenkes als valides diagnostisches Kriterium angewiesen. Im vorliegenden Kapitel wurde auf die Notwendigkeit des doppelten Blocks und die Überlegenheit der Anästhesie des medialen Astes im Vergleich zur intraartikulären Injektion eingegangen. Wird in sauberer standardisierter Technik ein doppelter Block am medialen Ast an lumbalen Facettengelenken durchgeführt und der Patient profitiert hiervon, so hat sich im

Verlauf der letzten 25 Jahre die lumbale Radiofrequenzdenervation am Facettengelenk als eine der am besten evaluierten Verfahren etabliert. Der Eingriff ist im Vergleich zu anderen minimalinvasiven Maßnahmen risikoarm. Durch die gute Evidenzlage wurden die beiden Verfahren jetzt auch im europäischen Raum in nationale Leitlinien aufgenommen. Unabdingbar sind ein entsprechendes Training und die Beachtung der standardisierten leitliniengerechten Techniken.

Literatur

Arbeitsgemeinschaft der Wissenschaftlichen Medizinischen Fachgesellschaften (AWMF) (2017) S2k-Leitlinie: Spezifischer Kreuzschmerz. AWMF-Registernummer 033-051. https://www.awmf.org/uploads/tx_szleitlinien/033-051l_S2k_Spezifischer_Kreuzschmerz_2018-02.pdf. Zugegriffen am 24.07.2018

Barnsley L, Bogduk N (1993) Medial branch blocks are specific for the diagnosis of cervical zygapophyseal joint pain. Reg Anesth 18:343–350

Bogduk N (1983) The innervation of the lumbar spine. Spine 8:286–293

Bogduk N (2013) Practice guidelines for spinal diagnostic and treatment procedures, 2. Aufl. International Spine Intervention Society, Illinois

Bogduk N, Long DM (1979) The anatomy of the so-called „articular nerves" and their relationship to facet denervation in the treatment of low-back pain. J Neurosurg 51:172–177

Bogduk N, Wilson AS, Tynan W (1982) The human lumbar dorsal rami. J Anat 134:383

Carette S, Marcoux S, Truchon R, Grondin C, Gagnon J, Allard Y, Latulippe M (1991) A controlled trial of corticosteroid injections into facet joints for chronic low back pain. NEJM 325:1002–1007

Falco FJ, Manchikanti L, Datta S, Sehgal N, Geffert S, Onyewu O, Zhu J, Coubarous S, Hameed M, Ward SP (2012) An update of the effectiveness of therapeutic lumbar facet joint interventions. Pain Physician 15:E909–E953

Ghormley RK (1933) Low back pain: with special reference to the articular facets, with presentation of an operative procedure. JAMA 101:1773–1777

Goldthwait JE (1911) The lumbo-sacral articulation; An explanation of many cases of lumbago, sciatica and paraplegia. Boston Med Surg J 164:365–372

Lee CJ, Kim YC, Shin JH, Nahm FS, Lee HM, Choi YS, Lee SC, Ko JS, Kim TH, Sim WS (2008) Intravascular injection in lumbar medial branch block: a prospective evaluation of 1433 injections. Anesth Analg 106:1274–1278

Lord SM, Barnsley L, Bogduk N (1995) The utility of comparative local anesthetic blocks versus placebo-controlled blocks for the diagnosis of cervical zygapophysial joint pain. Clin J Pain 11(3):208–213

Manchikanti L, Pampati V, Fellows B, Bakhit CE (2000) The diagnostic validity and therapeutic value of lumbar facet joint nerve blocks with or without adjuvant agents. Curr Rev Pain 4:337–344

McCall IW, Park WM, O'Brien JP (1979) Induced pain referral from posterior lumbar elements in normal subjects. Spine 4(5):441–446

National Institute for Health and Care Excellence (NICE) (2016) NICE Guideline (NG 59) Low back pain and sciatica in over 16s: assessment and management. https://www.nice.org.uk/guidance/ng59. Zugegriffen am 24.07.2018

Rees WE (1971) Multiple bilarteral subcutaneous rhizolysis of segmental nerves in the treatment of the intervertebral disc syndrome. Ann Gen Pract 26:126–127

Schwarzer AC, Aprill CN, Derby R, Fortin J, Kine G, Bogduk N (1994) The false-positive rate of uncontrolled diagnostic blocks of the lumbar zygapophysial joints. Pain 58:195–200

Schwarzer AC, Wang SC, Bogduk N, McNaught PJ, Laurent R (1995) Prevalence and clinical features of lumbar zygapophysial joint pain: a study in an Australian population with chronic low back pain. Ann Rheum Dis 54:100–106

Shealy CN (1975) Percutaneous radiofrequency denervation of spinal facets: treatment for chronic back pain and sciatica. J Neurosurg 43:448–451

Van Zundert JV, Hartrick C, Patijn J, Huygen F, Mekhail N, van Kleef M (2011) Evidence-based interventional pain medicine according to clinical diagnoses. Pain Pract 11:423–429. https://doi.org/10.1111/j.1533-2500.2011.00490.x

Van Zundert AA, Reina MA, Lee RA (2013) Prevention of post-dural puncture headache (PDPH) in parturients. Contributions from experimental research. Acta Anaesthesiol Scand 57(7):947–949. https://doi.org/10.1111/aas.12132

Zervikale Radiofrequenztherapie

M. Legat

8.1 Indikation – 96

8.2 Präinterventionelle Diagnostik – 96
8.2.1 Diagnostische Blockade des Ramus medialis – 97

8.3 Notwendiges Instrumentarium – 97

8.4 Präinterventionelle Aufklärung – 98

8.5 Durchführung der Intervention – 98
8.5.1 Lagerung – 98
8.5.2 Allgemeines Vorgehen – 98
8.5.3 Vorgehen bei C3–C6 – 99
8.5.4 Vorgehen bei C7 – 101
8.5.5 Vorgehen beim 3. Okzipitalnerven – 101
8.5.6 Vorgehen in neuer Technik – 102

8.6 Mögliche Komplikationen – 104

8.7 Ergebnisse in der Literatur – 105

8.8 Kostenerstattung – 109

8.9 Fazit und klinische Relevanz – 109

Literatur – 110

© Springer-Verlag GmbH Deutschland, ein Teil von Springer Nature 2019
J. Jerosch (Hrsg.), *Minimalinvasive Wirbelsäulenintervention*,
https://doi.org/10.1007/978-3-662-58094-3_8

8.1 Indikation

Die Indikation zur Radiofrequenztherapie an der Halswirbelsäule kann nur anhand mehrerer Auswahlkriterien gestellt werden. Dabei werden in der Literatur folgende Schmerzmuster gefunden: Signifikant für Beschwerden im Bereich der Facettengelenke in Höhe C2/3 sind seitenbetonte Schmerzen im Bereich des Okziputs. Im Bereich C3/4, teilweise auf Höhe C4/5, sind Beschwerden bzw. pseudoradikuläre Ausstrahlungen in den oberen Anteil des M. trapezius zu erwarten, für das Facettengelenk C5/6 sind eher Schmerzen im Transversusbereich bzw. am Oberrand des M. trapezius signifikant. Betreffend des Gelenkes auf Höhe C6/7 sind die Beschwerden im Bereich der dorsalen Schulterpartie bzw. des Schulterblatts lokalisiert.

Klinisch finden sich bei den Patienten bewegungsabhängige Beschwerden, insbesondere bei Seitrotation und Seitneigung der Halswirbelsäule. Manualdiagnostisch können über den betreffenden Irritationspunkten der Facettengelenke Verquellungen (M. multifidii) sowie an der Linea nuchae entsprechende schmerzhafte Insertionspunkte gefunden werden. Das Fehlen neurologischer Defizite ist zu verlangen.

Eine eindeutige diagnostische Aussage liefert lediglich die mehrmals durchgeführte Blockade des R. medialis mittels Lokalanästhetika (nach den Kriterien der Spine Intervention Society [SIS]; ▶ Abschn. 8.2).

Grundsätzlich sollten vor Durchführung einer zervikalen Radiofrequenztherapie sämtliche konservativen Behandlungsmöglichkeiten ausgeschöpft werden. Die Schmerzen sollten über 3 Monate bestehen und ein Schmerzmittelabusus ausgeschlossen sein.

8.2 Präinterventionelle Diagnostik

Für die klinische Untersuchung und die bildgebenden Verfahren gelten dieselben Voraussetzungen bzw. Rückschlüsse wie für die Facettenkoagulation an der Lendenwirbelsäule erwähnt (▶ Kap. 7).

Auch im Halswirbelsäulenbereich bietet die größte diagnostische Aussagekraft die **lokalanästhetische diagnostische Blockade des R. medialis** und damit der Facettengelenkinnervation unter Bildverstärkerkontrolle. Dabei sollte diese Diagnostik streng nach den Guidelines der Spine Intervention Society durchgeführt werden.

Eine mindestens 2-malige Durchführung mit verschieden lang wirkenden Lokalanästhetika ist obligat. Es sollte eine Schmerzminderung von mindestens 50 % erreicht werden. Diese Schmerzminderung sollte sowohl dem Referred-Pain-Gebiet des betreffenden Facettengelenkes entsprechen, als auch der Wirkdauer des Lokalanästhetikums.

Man spricht dann von sog. komparativen bzw. konkordanten Blockade. Diese haben eine hohe Spezifität von 88 %, aber eine relativ niedrige Sensitivität von 54 %. Berücksichtigt man die Wirkdauer des Lokalanästhetikums nicht, erhöht sich die Sensitivität (100 %) zu Lasten der Spezifität (65 %). Sollen die durchgeführten Nervenblockaden der Diagnostik vor weiteren invasiven Verfahren dienen, wie der Radiofrequenzablation, ist eine höhere Spezifität zu bevorzugen (Van Kleef et al. 1999).

■ Material

Eine 90 mm lange 25-G-Nadel wird als optimal angesehen. Kontrastmittel ist bei der Blockade der Rr. mediales nicht notwendig. Als Lokalanästhetika können beispielsweise Bupivacain 0,5 % als langwirksames und Lidocain 2 % als kurzwirksames Lokalanästhetikum verwendet werden. Dabei sollten an den betreffenden Nerv nicht mehr als 0,3–0,5 ml appliziert werden, um ein Ausbreiten des Lokalanästhetikums und damit eine Infiltration anderer nervaler Strukturen zu vermeiden.

■ Aufklärung

Vor Setzen der diagnostischen Blockade ist der Patient darauf hinzuweisen, dass es sich lediglich um eine diagnostische und keine therapeutische Prozedur handelt. Er sollte über die normalen Risiken einer Injektion – wie Blutungen oder allergische Reaktionen und insbesondere bei der Diagnostik an der oberen Halswirbelsäule über Ataxien – aufgeklärt werden.

■ Lagerung

Betreffend die Positionierung des Patienten bevorzugt der Autor die Bauchlage. Dabei wird die Stirn in einem Gelring auf dem Kopfteil des Operationstisches gelagert, die Mund- und Halspartie bleiben frei. Die Arme werden eng am Körper anliegend fixiert, die Schultern sind dabei nach unten gezogen. Es erfolgen dann die Desinfektion des Interventionsgebiets und der Zugang von lateral.

Zervikale Radiofrequenztherapie

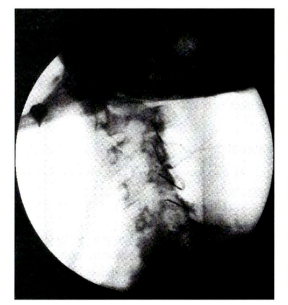

Abb. 8.1 Diagnostische Blockaden der Rami mediales C3–C6 in der lateralen Durchleuchtung. (Aus Bogduk 2004; mit freundlicher Genehmigung der International Spine Intervention Society, San Francisco)

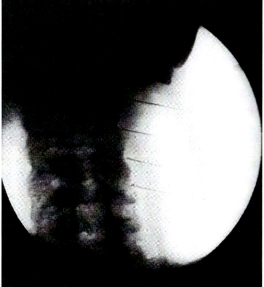

Abb. 8.2 Diagnostische Blockaden des Rami mediales C3–C6 in der a.p.-Durchleuchtung. (Aus Bogduk 2004; mit freundlicher Genehmigung der International Spine Intervention Society, San Francisco)

Bildverstärkereinstellung

Im Bildverstärker muss eine direkte seitliche Einstellung gewährleistet sein. Diese wird erreicht, indem sich die Silhouetten des betreffenden Wirbelbogens direkt überlagern und die Form eines Trapezes bilden. Für die Facettengelenke C3/4 bis C6/7 liegt der Zielpunkt im Zentrum des Trapezes (◘ Abb. 8.1 und 8.2). Für den R. medialis C7, der das Facettengelenk C7/8 versorgt, wird dieser am vorderen oberen Quadranten des Trapezes aufgesucht. Für den 3. Okzipitalnerv wird im lateralen Zugang die Verbindungslinie, welche das Gelenk C2/3 senkrecht in der Mitte schneidet, aufgesucht und an 3 Punkten infiltriert.

8.2.1 Diagnostische Blockade des Ramus medialis

Die Nadel wird für die Rr. mediales C3–C6 langsam unter Bildverstärkerkontrolle bis zum Knochenkontakt vorgeschoben und dann 0,5–0,5 ml Lokalanästhetikum appliziert. Für den R. medialis C7 gilt, dass die Nadel vorsichtig und langsam unter ständiger Bildverstärkerkontrolle vorgeschoben wird (Bogduk 2004). Vor Applikation des Lokalanästhetikums wird eine Kontrolle in a.p.-Einstellung durchgeführt, um eine neuroforaminale Injektion von C8 zu vermeiden. Es erfolgt dann die Applikation von 0,3 ml Lokalanästhetikum. Im Bereich des 3. Okzipitalnerven wird zunächst der untere Zielpunkt aufgesucht und 0,3 ml Lokalanästhetikum injiziert. Beim mittleren Zielpunkt, welcher genau auf Höhe des Gelenkspalts liegt, wird die Nadel leicht zurückgezogen, um eine intraartikuläre Injektion zu vermeiden, dann erfolgt die Injektion von 0,3 ml Lokalanästhetikum. Anschließend wird am kranialen Zielpunkt infiltriert (Bogduk 2004). Nach Entfernen der Nadel erfolgt nochmals eine kurze Säuberung der Haut, dann ein Pflasterverband.

Eine Dokumentation ist sowohl im lateralen als auch im anterior-posterioren Strahlengang erforderlich.

Während der gesamten Prozedur wird ein ständiges Monitoring über Pulsoxymeter, Blutdruckmessgerät und EKG durchgeführt.

8.3 Notwendiges Instrumentarium

Wir verweisen auf den vorangegangenen Beitrag betreffend der lumbalen Facettenkoagulation (► Kap. 7).

Für die 2-Nadel-Technik verwenden wir an der Halswirbelsäule eine Radiofrequenzkanüle mit einer Länge von 90 mm, 22 G, dabei ist die aktive Nadelspitze 5 mm lang.

Für die neuere 1-Nadel-Technik wird eine sog. Sharped Needle 20 G, 100 mm mit gekrümmter aktiver Spitze von 10 mm benutzt.

8.4 Präinterventionelle Aufklärung

Im Folgenden sind die Mindestanforderungen der Aufklärung vor einer zervikalen Radiofrequenztherapie zusammengefasst. Diese gliedert sich im Wesentlichen in die Darstellung der Indikation, der Durchführung und der Komplikationen.

Als **Indikation** sollten chronische halswirbelsäulenbedingte Schmerzzustände angeführt werden, welche ihre hauptsächliche Ursache in den kleinen Wirbelgelenken haben.

Durchführung: Der Patient befindet sich in Bauchlage. Es erfolgt durch das Einführen entsprechender Nadeln und Sonden die Verkochung des jeweiligen, die Gelenke versorgenden Schmerznerven. Dabei sind insgesamt zwischen 4 und 6 Nadeln notwendig. Dies geschieht zur besseren Kontrolle durchleuchtungsgesteuert. Eine Narkose ist nicht notwendig, es kann jedoch ein Beruhigungsmittel gespritzt werden. Die Verkochung selbst erfolgt unter lokaler Betäubung. Blutdruck, Puls und Sauerstoffgehalt des Blutes werden ständig überprüft.

Komplikationen: Insgesamt kann die Radiofrequenzdenervation in der Hand eines erfahrenen Operateurs als sehr risikoarm eingeschätzt werden. Es gibt auch bei dieser Methode keine absolute Erfolgsgarantie. Trotz vorheriger Testung kann es vorkommen, dass nur eine unzureichende Schmerzlinderung eintritt oder dass nach längerer Zeitdauer die Schmerzen wieder auftreten. Dann kann dieses Verfahren erneut angewendet werden.

Mögliche Komplikationen der zervikalen Radiofrequenztherapie sind:
— Schmerzen im Verlauf der Einstichstellen mit Blutergussbildung,
— Entwicklung eines Entzündungsherdes entlang der Einstichstellen (sehr selten),
— Entwicklung einer Teillähmung oder Gefühlsstörung (sehr selten), mit brennenden Schmerzen im betreffenden Hautareal (sehr selten).

8.5 Durchführung der Intervention

8.5.1 Lagerung

Die Lagerung des Patienten entspricht derjenigen bei der Durchführung der diagnostischen Blockade. Eine Sedierung wird nur bei ängstlichen und aufgeregten Patienten mit Dormicum (1–5 mg) und evtl. Propofol durchgeführt. Hier sollte vorsichtig titrierend vorgegangen werden, da für das gesamte Prozedere die Rückmeldungen des Patienten wichtig sind.

8.5.2 Allgemeines Vorgehen

Die Neurotomie des R. medialis zervikal ist eine 2-Schritt-Prozedur. Dabei wird eine Nadel in Oblique-Position eingeführt und eine zweite Nadel in parasagittaler Richtung. Diese sichert eine längere Koagulationsstrecke des betreffenden Nerven (◘ Abb. 8.3).

Wir bevorzugen als ersten Schritt den Zugang in Oblique-Position, da dies der schwierigere Schritt in Bezug auf das Erkennen der notwen-

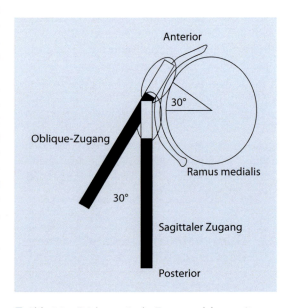

◘ **Abb. 8.3** Zeichnung in der Transversalebene mit Darstellung des lateralen Gelenkpfeilers. Gezeigt werden der Verlauf des R. medialis sowie der Sagittal- und der Oblique-Zugang. Diese beiden Zugänge sind notwendig, um eine lange Koagulationsstrecke zu gewährleisten. (Aus Bogduk 2004; mit freundlicher Genehmigung der International Spine Intervention Society, San Francisco)

Zervikale Radiofrequenztherapie

digen Landmarken ist. Danach wird die sagittale Insertion durchgeführt.

8.5.3 Vorgehen bei C3–C6

Siehe hierzu Bogduk 2004.

- **Insertion in Oblique-Position**

Beim Vorgehen in der Oblique-Position ist der Zielpunkt in der seitlichen Durchleuchtung das vordere Drittel des oberen Gelenkpfeilers. Dabei werden 3 Einzelläsionen von kranial nach kaudal gesetzt (◘ Abb. 8.4).

Vor dem eigentlichen Koagulationsvorgang ist hier eine Lokalanästhesie, wie oben bei der diagnostischen Blockade beschrieben, durchzuführen. Dabei sollte nicht nur der Nerv selbst, sondern auch die darauf liegenden kleinen Muskeln betäubt werden, da insbesondere an diesen bei der Koagulation starke Schmerzen ausgelöst werden können. Insgesamt wird ein Injektionsvolumen von 0,5–1 ml verwendet.

Die verwendete Nadel kann als Zielmarker für die eigentliche Thermokoagulation belassen werden. In einer 30°-Oblique-Ansicht auf die Markernadel wird dann die Elektrodenkanüle eingeführt (◘ Abb. 8.5). Als Zielpunkt dient die Spitze der Markerkanüle. Ist die Richtung vorgegeben, wird auf die seitliche Ansicht gewechselt und die Kanüle unter ständiger Bildverstärkerkontrolle bis zum Knochenkontakt vorgeschoben (◘ Abb. 8.6). Die erste Platzierung der Nadelspitze sollte am dorsokaudalen Rand des Neuroforamens stattfinden. Ist diese Position erreicht, erfolgt die Dokumentation sowohl

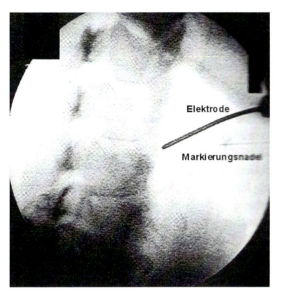

◘ **Abb. 8.5** Bildverstärkereinstellung in Oblique-Position; Elektrodenlage oblique am lateralen Gelenkpfeiler von C5; Target ca. 3 mm medial der Markierungsnadelspitze. (Aus Bogduk 2004; mit freundlicher Genehmigung der International Spine Intervention Society, San Francisco)

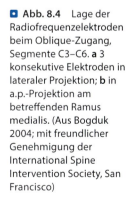
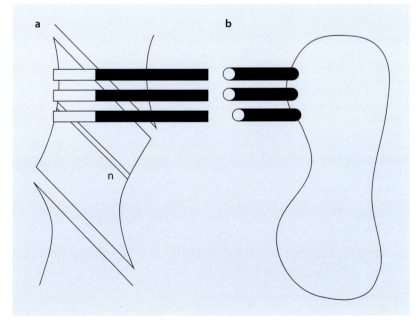

◘ **Abb. 8.4** Lage der Radiofrequenzelektroden beim Oblique-Zugang, Segmente C3–C6. **a** 3 konsekutive Elektroden in lateraler Projektion; **b** in a.p.-Projektion am betreffenden Ramus medialis. (Aus Bogduk 2004; mit freundlicher Genehmigung der International Spine Intervention Society, San Francisco)

über eine laterale als auch eine a.p.-Durchleuchtung. Dabei sichern die laterale Ansicht vor dem zu weiten Vordringen der Kanülen und die a.p.-Ansicht den Kontakt der Elektrode mit dem Gelenkpfeiler.

Vor der Läsion sollte die Markernadel um ca. 5–10 mm zurückgezogen werden, um einen Kontakt mit der Elektrode zu vermeiden.

Die Koagulation selbst wird mit einer Temperatur von 80–85 °C über 90 s durchgeführt.

Schildert der Patient irgendwelche Symptome unter der Koagulation, sollte diese unterbrochen werden und eine genaue Diagnose der Symptome erfolgen. Bei Schmerz- oder Hitzesensationen sollte nochmals Lokalanästhetikum über die Markernadel nachgespritzt werden. Treten andere Symptome auf, ist die Position der Elektrode zu überprüfen.

Durch leichtes Zurückziehen der Elektrodenkanüle und Vorschieben entweder nach kranial oder nach kaudal können weitere Punkte koaguliert werden. Insgesamt sollten mindestens 3 Koagulationen erfolgen.

■ **Insertion sagittal**

Über den sagittalen Zugang kann der mehr dorsolateral gelegene Anteil des Nerven auf dem lateralen Gelenkpfeiler koaguliert werden (◘ Abb. 8.7). Dabei bilden in Höhe von C5 die mittleren Zweiviertel die Zielregion, für C3, C4 und C6 liegt sie kranial vor.

Die Markernadel, welche beim Oblique-Zugang verwendet wurde, kann auch hier als Zielpunkt dienen.

Die Elektrodeninsertion erfolgt in a.p.-Ansicht (◘ Abb. 8.8). Dabei dient die Spitze der Markernadel als Zielpunkt. Auch hier sollte die Nadel den Gelenkfortsatz leicht medial der Markernadel streifen. Dies verhindert, dass die Elektrode zunächst zu weit vorgeschoben wird. Ist einmal der

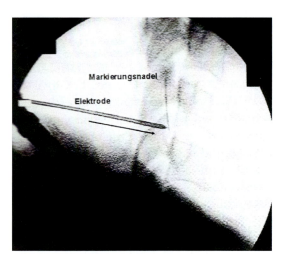

◘ **Abb. 8.6** Seitliche Bildverstärkereinstellung; Oblique-Elektrodenlage am lateralen Gelenkpfeiler von C5. Das Target ist die Markierungsnadelspitze. (Aus Bogduk 2004; mit freundlicher Genehmigung der International Spine Intervention Society, San Francisco)

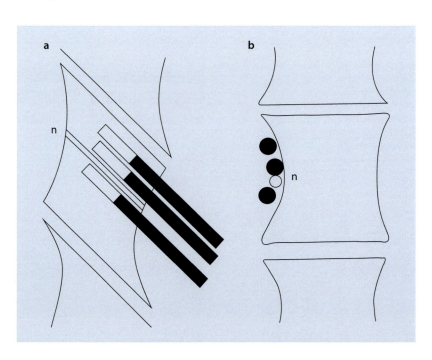

◘ **Abb. 8.7** Lage der Radiofrequenzelektroden beim Sagittalzugang, Segmente C3–C6. **a** 3 konsekutive Elektroden in lateraler Projektion; **b** in a.p.-Projektion am betreffenden Ramus medialis. (Aus Bogduk 2004; mit freundlicher Genehmigung der International Spine Intervention Society, San Francisco)

Zervikale Radiofrequenztherapie

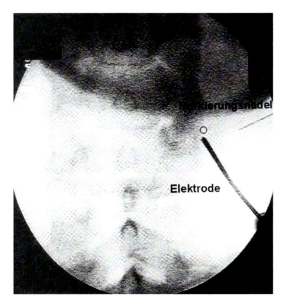

○ **Abb. 8.8** a.p.-Bildverstärkereinstellung: Sagittale Elektrodenlage am lateralen Gelenkpfeiler von C5 in der unteren Koagulationsposition. Der Kreis markiert die höhere Koagulationsstelle. (Aus Bogduk 2004; mit freundlicher Genehmigung der International Spine Intervention Society, San Francisco)

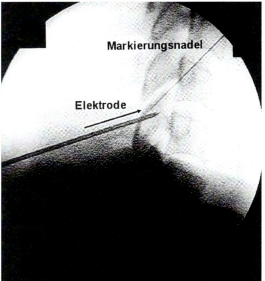

○ **Abb. 8.9** Seitliche Bildverstärkereinstellung: Sagittale Elektrodenlage am lateralen Gelenkpfeiler von C5 in der unteren Koagulationsposition. Der Pfeil markiert die höhere Koagulationsstelle. (Aus Bogduk 2004; mit freundlicher Genehmigung der International Spine Intervention Society, San Francisco)

Knochen erreicht, so kann die Elektrode leichter korrigiert werden und am lateralen Gelenkpfeiler entlang rutschen. Das weitere Vorschieben erfolgt dann unter der seitlichen Bildverstärkereinstellung (○ Abb. 8.9). Dabei wird die Nadel vorgeschoben, bis sie das mittlere Drittel des Gelenkpfeilers überdeckt. Auch hier sichert die a.p.-Einstellung den Kontakt mit dem Gelenkfortsatz. Die Korrekturen erfolgen dann entsprechend.

Es wird dann wieder mit einer Temperatur von 80–85 °C für 90 s die Koagulation vorgenommen. Auch hier werden in unterschiedlichen Höhen 3 Koagulationen durchgeführt. Das weitere Vorgehen entspricht demjenigen beim Oblique-Zugang.

8.5.4 Vorgehen bei C7

Siehe hierzu Bogduk 2004.

Betreffend des R. medialis bei C7 wird ähnlich vorgegangen wie im Bereich von C3–C6 (○ Abb. 8.10 und 8.11). Die Markernadel dient auch hier als Zielpunkt und wird wie bei der diagnostischen Blockade gesetzt. Da diese wie oben beschrieben kranialer und näher am Neuroforamen zu liegen kommt, sind beim Vorschieben der Radiofrequenzkanülen noch engmaschigere Bildverstärkerkontrollen insbesondere im lateralen Strahlengang notwendig (○ Abb. 8.12). Darin besteht der hauptsächliche Unterschied im Vergleich zu den Höhen C3–C6. Ansonsten ist das Vorgehen identisch.

8.5.5 Vorgehen beim 3. Okzipitalnerven

Siehe hierzu Bogduk 2004.

Im Bereich des 3. Okzipitalnerven werden die gleichen Prinzipien angewandt wie im Bereich von C3–C6. Lediglich in Bezug auf die Zielpunkte bestehen Unterschiede (○ Abb. 8.13). Diese liegen für den Oblique-Zugang in der anterolateralen Oberfläche des oberen Gelenkprozesses von C3, von der Spitze bis zur Basis gegenüber des Bodens des Neuroforamens C2/3 (○ Abb. 8.14 und 8.15). Für den sagittalen Zugang bietet sich der direkte posterior-anteriore Zugang an, da der Zielnerv quer durch den lateralen Anteil des Facettengelenks C2/3 läuft (○ Abb. 8.16). Dabei sollte in der seitlichen Kontrolle die Elektrodenspitze über dem mittleren Drittel des Gelenks C2/3 liegen, in der a.p.-Ansicht sollte die Elektrode Kontakt zur lateralen Konvexität des Gelenks haben.

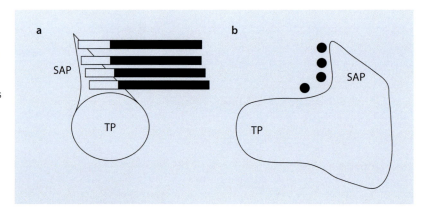

◘ **Abb. 8.10** Lage der Radiofrequenzelektroden beim Sagittalzugang, Segment C7. **a** Konsekutive Elektroden in lateraler Projektion; **b** in a.p.-Projektion. *TP* Processus transversus; *SAP* Proc. articularis superior. (Aus Bogduk 2004; mit freundlicher Genehmigung der International Spine Intervention Society, San Francisco)

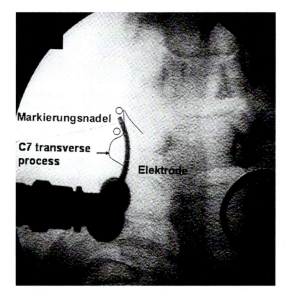

◘ **Abb. 8.11** a.p.-Bildverstärkereinstellung: Sagittale Elektrodenlage am lateralen oberen Gelenkfortsatz von C7 in der mittleren Koagulationsposition. Die Kreise markieren die kraniale und die kaudale Koagulationsstelle. (Aus Bogduk 2004; mit freundlicher Genehmigung der International Spine Intervention Society, San Francisco)

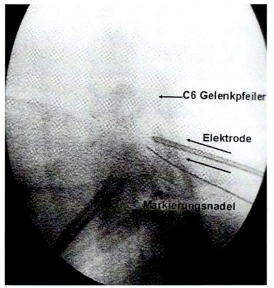

◘ **Abb. 8.12** Seitliche Bildverstärkereinstellung: Sagittale Elektrodenlage am lateralen oberen Gelenkfortsatz von C7 in der mittleren Koagulationsposition. Die Pfeile markieren die kraniale und die kaudale Koagulationsstelle. (Aus Bogduk 2004; mit freundlicher Genehmigung der International Spine Intervention Society, San Francisco)

Postoperativ wird die Wundoberfläche nochmals steril gesäubert und dann ein kleiner Pflasterverband angebracht.

Vasovagale Reaktionen können insbesondere bei Koagulation in Höhe C2/3 auftreten, deswegen ist Vorsicht bei der Umlagerung nach dem Eingriff geboten (► Abschn. 8.6).

8.5.6 Vorgehen in neuer Technik

Da mit einer sog. Sharped Needle der Verlauf des Ramus medialis um den lateralen Gelenkpfeiler gut abdeckbar ist, ist der sagittale Zugang ausreichend. Dies wird zusätzlich durch einen erhöhten Nadeldurchmesser (20 G) und eine längere aktive Spitze (10 mm) verbessert. Dabei bilden in Höhe von C5 die mittleren Zweiviertel der Massa lateralis die Zielregion, für C3, C4 und C6 liegt die Zielregion kranial vor.

Die Markernadel wird zur Lokalanästhesie, wie bei der obigen Methode, empfohlen. Die Elektrodeninsertion erfolgt in a.p.-Ansicht (◘ Abb. 8.8). Dabei dient die Spitze der Markernadel als Zielpunkt. Die Nadel berührt den Gelenkfortsatz leicht mit medial orientierter

Zervikale Radiofrequenztherapie

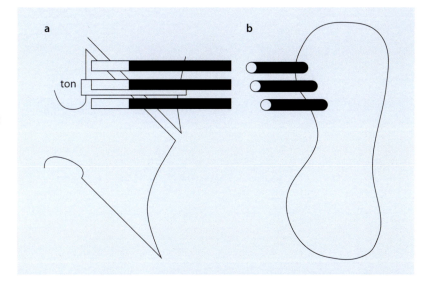

◘ **Abb. 8.13** Lage der Radiofrequenzelektroden beim Oblique-Zugang, 3. Okzipitalnerv (*ton*). **a** 3 konsekutive Elektroden in lateraler Projektion; **b** in a.p.-Projektion. (Aus Bogduk 2004; mit freundlicher Genehmigung der International Spine Intervention Society, San Francisco)

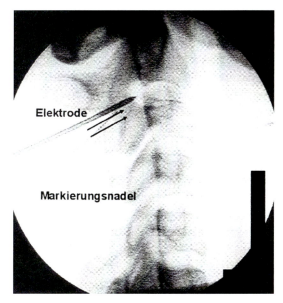

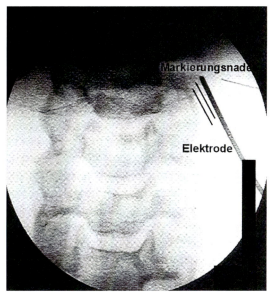

◘ **Abb. 8.14** Seitliche Bildverstärkereinstellung: Oblique-Elektrodenlage am posterioren Rand des Neuroforamens C2/3 in der oberen Koagulationsposition für den 3. Okzipitalnerven. Die Pfeile markieren die kaudalen Koagulationsstellen, welche notwendig sind, um eine Koagulation bei Lagevarianten des Nervenverlaufs zu gewährleisten. (Aus Bogduk 2004; mit freundlicher Genehmigung der International Spine Intervention Society, San Francisco)

◘ **Abb. 8.15** a.p.-Bildverstärkereinstellung: Oblique-Elektrodenlage leicht medial der lateralen Halswirbelsäulensilhouette in der oberen Koagulationsposition für den 3. Okzipitalnerven. Die Pfeile markieren die kaudalen Koagulationsstellen. (Aus Bogduk 2004; mit freundlicher Genehmigung der International Spine Intervention Society, San Francisco)

Nadelspitze (◘ Abb. 8.17). Danach wird die Sharped Needle mit der Spitze nach lateral gedreht. Das weitere Vorschieben erfolgt dann unter der seitlichen Bildverstärkereinstellung (◘ Abb. 8.18). Dabei wird die Nadel vorgeschoben, bis sie das mittlere Drittel des Gelenkpfeilers überdeckt (◘ Abb. 8.19 und 8.20). Auch hier sichert die a.p.-Einstellung den Kontakt mit dem Gelenkfortsatz. Die Korrekturen erfolgen dann entsprechend.

Die Koagulation wird ebenfalls mit einer Temperatur von 80–85 °C für 90 s vorgenommen. Auf Grund der größeren Läsionszone sind meist nur 2 Läsionen nötig. Um Komplikationen

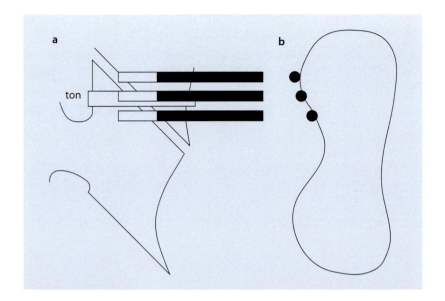

◘ Abb. 8.16 Lage der Radiofrequenzelektroden beim Sagittalzugang, 3. Okzipitalnerv (ton). **a** 3 konsekutive Elektroden in lateraler Projektion; **b** in a.p.-Projektion. (Aus Bogduk 2004; mit freundlicher Genehmigung der International Spine Intervention Society, San Francisco)

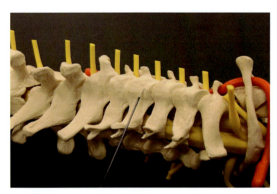

◘ Abb. 8.17 Lage der Radiofrequenzelektrode am anatomischen Modell bei der neuen Technik: In Höhe C5 am dorsolateralen Gelenkpfeiler mit medialisierter Elektrodenspitze (Sharped Needle), um 1 cm ventralisiert. (Mit freundlicher Genehmigung von © M. Legat. All Rights Reserved)

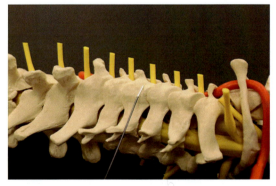

◘ Abb. 8.18 Lage der Radiofrequenzelektrode am anatomischen Modell bei der neuen Technik: In Höhe C5 am dorsolateralen Gelenkpfeiler mit lateralisierter Nadelspitze (Sharped Needle), um 1 cm ventralisiert. (Mit freundlicher Genehmigung von © M. Legat. All Rights Reserved)

zu vermeiden (▶ Abschn. 8.6), ist bei größerer Läsionsfläche ein exaktes Arbeiten notwendig.

8.6 Mögliche Komplikationen

Bei der Radiofrequenztherapie an der Halswirbelsäule können allgemeine Komplikationen auftreten, diese werden jedoch nur sehr selten beobachtet. Es handelt sich dabei um Hämatome oder Infektionen sowie allergische Reaktionen auf Lokalanästhetika.

Da die Elektroden normalerweise nur die dorsale Haut und die dorsale Halsmuskulatur durchdringen, also weit entfernt von der Vertebralarterie, dem Spinalnerv und den radikulären Arterien, welche weiter anterior liegen, werden ernsthafte Verletzungen dieser Strukturen vermieden.

Da sich der Patient nicht in Vollnarkose befindet und immer eine Rückmeldung von ihm erfolgen kann, sind Fehllagen, wie sie in der Literatur bei einem versehentlichen Zugang durch den interlaminären Raum berichtet wurden, nicht möglich.

Es sollte darauf geachtet werden, dass die Neutralelektrode möglichst breitflächig aufliegt, um Verbrennungen zu vermeiden.

Nebeneffekte, welche mit der Radiofrequenztherapie betreffend die Rr. mediales C3–C7 in der Literatur angegeben werden, sind:

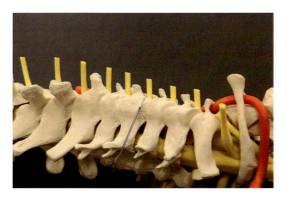

Abb. 8.19 Lage der Radiofrequenzelektrode am anatomischen Modell bei der neuen Technik: In Höhe C5 am dorsolateralen Gelenkpfeiler mit medialisierter Elektrodenspitze (Sharped Needle), um 1,5 cm ventralisiert. (Mit freundlicher Genehmigung von © M. Legat. All Rights Reserved)

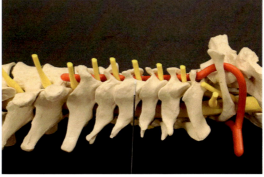

Abb. 8.20 Lage der Radiofrequenzelektrode am anatomischen Modell: In Höhe C5 am dorsolateralen Gelenkpfeiler mit medialisierter Elektrodenspitze (Sharped Needle), in Endposition. (Mit freundlicher Genehmigung von © M. Legat. All Rights Reserved)

- vasovagale Synkopen (2 %),
- Dermoidzyste (1 %),
- Kobnersches Phänomen (1 %),
- Neuritis (2 %),
- Taubheit im Hautareal der koagulierten Nerven (29 %),
- Dysästhesien im Hautversorgungsareal eines der koagulierten Nerven (19 %).

Dabei hielt keiner der neurologischen Nebeneffekte an oder verlangte eine Intervention (Bogduk 2004).

Speziell für die Koagulation in Höhe des 3. Okzipitalnervs können Ataxien (zu 95 %), ein Taubheitsgefühl (zu 97 %), Dysästhesien (zu 55 %) und eine Hypersensibilität (zu 15 %) auftreten (Bogduk 2004).

8.7 Ergebnisse in der Literatur

Im Folgenden wird die neuere Literatur betreffend die Radiofrequenzbehandlung an der Lenden- und Halswirbelsäule dargestellt. Dabei werden 3 Studien ausführlich erläutert. Alle relevanten Studien sind am Ende dieses Abschnitts in einer Tabelle (Tab. 8.3) aufgeführt.

Seit 1994 liegen 3 doppelblinde, randomisierte und kontrollierte Studien über die Radiofrequenzdenervierung betreffend der Lendenwirbelsäule vor. Diese Studien wurden von Gallagher et al. (1994), von Van Kleef et al. (1999) sowie Leclaire et al. (2001) präsentiert.

Gallagher et al. (1994) bezogen 60 Patienten in ihre Studie ein. Diese mussten folgende Kriterien erfüllen: Rückenschmerzen für länger als 3 Monate, Alter zwischen 25 und 55 Jahren sowie typische Kriterien für einen Facettengelenkschmerz. Alle Patienten, die diese Kriterien erfüllten, erhielten eine Injektion von 0,5 ml Bupivacain 0,5 % in und um die schmerzhaften Facettengelenke. Patienten, welche keine Schmerzminderung nach den Injektionen erfuhren, wurden von der Studie ausgeschlossen. De anderen Patienten wurden in eine Gruppe mit klarer Schmerzminderung und eine Gruppe mit fraglicher Schmerzminderung eingeteilt. Diese beiden Gruppen wurden dann randomisiert entweder einer Denervation oder einer Placeboläsion zugeführt. Die Radiofrequenzkoagulation wurde üblicherweise bei 80 °C für 90 s durchgeführt. Die Ergebnisse wurden mittels der visuellen Analogskala (VAS) und einer verkürzten Form des McGill-Schmerzfragebogen evaluiert. Bei der Analyse zeigten sich signifikante Unterschiede zwischen der Thermokoagulationsgruppe und der Placeboläsionsgruppe mit jeweils positiver diagnostischer Blockade. Dies wurde insbesondere in der VAS nach einem und nach 6 Monaten sowie im McGill-Schmerzfragebogen nach einem Monat deutlich. Dabei ergaben sich eine Schmerzreduktion von nahezu 50 % nach einem Monat und ein Anhalten des Ergebnisses nach 6 Monaten. Als Fazit wurden die Bedeutung der diagnostischen Blockade hinsichtlich der Prädiktion des Behandlungsergebnisses und das deutlich längere Anhalten des Effekts in der Läsionsgruppe gegenüber der Placebogruppe, welche nur die Facetteninjektion erhalten hatte, herausgestellt.

In der Studie von Van Kleef et al. (1999) wurden Patienten in die Studie eingeschlossen, welche bereits mehrere Ärzte aufgesucht und ein extensives diagnostisches Assessment erfahren hatten. Alle Patienten hatten bereits physikalische Therapie, Manipulation, TENS und Analgetika mit unbefriedigendem Ergebnis erhalten. Diese Patienten mussten zusätzlich folgende Kriterien erfüllen: Alter zwischen 20 und 60 Jahren, chronischer Rückenschmerz über mehr als 12 Monate, eine mittlere Schmerzstärke von mindestens 4 (VAS) oder eine Höchstschmerzstärke von mindestens 7 (VAS) sowie keine neurologischen Defizite. Patienten mit Wirbelsäulenoperationen und speziellen Ursachen der Rückenschmerzen – wie Diskusprolaps, Spondylolisthesis, Morbus Bechterew, spinale Stenose, Infektion oder Trauma – wurden ausgeschlossen, ebenso Patienten mit Diabetes mellitus und multilokulärem Schmerzsyndrom. Patienten, welche die obigen Kriterien erfüllten, wurden einer diagnostischen Blockade unterzogen. Dabei wurden 0,75 ml Lidocain 1 % an jedem Zielpunkt (R. medialis des R. dorsalis) injiziert. Zum Auswerten eines positiven Ergebnisses wurde die Likert-Skala herangezogen. Patienten, welche eine Schmerzabschwächung von mindestens 50 % aufwiesen, wurden in die Studie aufgenommen. Von 92 Patienten, welche die oben genannten Kriterien erfüllten, erfuhren 31 eine Schmerzreduktion von >50 % und wurden in die endgültige Studie übernommen. Dabei wurden 15 Patienten randomisiert der Läsionsgruppe und 16 Patienten der Placebogruppe zugeteilt. Die Läsionsgruppe erhielt eine Radiofrequenztherapie des R. medialis mit einer Temperatur von 80 °C über eine Dauer von 60 s. Bei der Placebogruppe wurde die gleiche Prozedur ohne Stromanwendung durchgeführt. Das Kriterium der Doppelblindheit wurde erreicht, indem der Operateur nach Setzen der Elektrode und der Lokalanästhesie den Raum verließ. Die übliche Diagnostik betreffend Sensorik und Motorik sowie die eigentliche Läsion wurden durch einen unabhängigen Untersucher durchgeführt. Die Patienten waren über das eigentliche Verfahren nicht informiert.

Die Evaluation fand täglich mittels VAS statt, der Behandlungserfolg wurde von den Patienten auf einer 7-Punkte-Skala beurteilt (-3: sehr schlecht; 0: keine Änderung; +3: kein Schmerz mehr). Das physische Impairment wurde auf der 7-Punkte-Skala nach Waddell und Main festgehalten. Die Einschränkungen in den Alltagsaktivitäten („disabilities") wurden nach dem Oswestry-Score beurteilt. Der Coop-Wonca-Chart diente zur Eruierung der Lebensqualität.

Das Assessment fand direkt vor und 8 Wochen nach der Behandlung statt (◘ Tab. 8.1). Nur bei Patienten mit einer Mindestreduktion von 2 Punkten auf der VAS und mindestens 50 %iger Schmerzreduktion wurde die Behandlung als Erfolg gewertet, alle schlechteren Ergebnisse als Misserfolg. Das Assessment wurde im 3., 6. und 12. Monat wiederholt.

Die statistische Analyse betrachtet als primäre Outcomevariable den Behandlungserfolg nach 8 Wochen. Dieser wurde zwischen der Läsions- und der Placebogruppe verglichen. Sekundäre Outcomedaten waren die Unterschiede der Veränderungen auf der VAS, der Oswestry-Disability-Skala sowie dem Coop-Wonca-Quality-of-Life-Chart. Die Ergebnisse zeigten eine signifikante Reduktion der Schmerzspitzen in der VAS in der Läsionsgruppe im Vergleich zur Placebogruppe, ebenso war die Erfolgsrate in der Läsionsgruppe signifikant höher. Zusätzlich zeigten die Ergebnisse, dass eine Schmerzfreiheit nach einer diagnostischen Nervenblockade eine höhere Erfolgsrate prognostiziert. Ebenso waren die tatsächlichen Differenzen der VAS-Scores, des global erreichten Effekts sowie der Werte der Oswestry-Disability-Skala zwischen den beiden Gruppen signifikant. Nach 3, 6 und 12 Monaten zeigte sich hinsichtlich der Anzahl der Erfolge ein deutlich signifikanter Unterschied zwischen Läsions- und Placebogruppe.

Zusammengefasst zeigte sich eine deutliche Reduktion des Schmerzes (VAS); dies betraf insbesondere die Spitzenwerte, weniger ausgeprägt die Durchschnittswerte. Ebenso wurden eine Verringerung der Einnahme von Analgetika sowie eine Verbesserung des Disability-Status beobachtet. Die Impairment-Variablen (nach Waddell und Main) zeigten keine signifikante Veränderung.

Ein erneutes Auftreten der Schmerzsymptomatik erklärte Van Kleef durch eine Nervenregeneration.

Laut Van Kleef ist das Ausmaß der erzielten Schmerzreduktion höchst unterschiedlich. Er führt dies hauptsächlich auf die Definitionsproblematik des lumbalen „Facettensyndroms"

Zervikale Radiofrequenztherapie

☐ Tab. 8.1 Lumbale Facettendenervierung in der Behandlung chronischer lumbaler Rückenschmerzen: 8-Wochen-Ergebnisse der Studie von Van Kleef et al. (1999)

	Durchschnitt Placebo-gruppe	Durchschnitt Läsions-gruppe	Abweichung, nichtangepasst (90 %-Konfidenzin-tervall)	Abweichung, angepasst (90 %-Konfidenzin-tervall)
Veränderungen VAS, Mittel	−0,43	−2,37	1,94[a] (0,24–3,64)	2,46[a] (0,72–4,20)
Veränderungen VAS, Spitzenwert	−1,02	−3,64	2,62[b] (0,92–4,32	3,39[b] (1,55–5,22)
Veränderungen VAS, Tiefstwert	0,48	−1,85	2,33[b] (0,87–3,79)	2,42[b] (0,91–3,92)
Global erzielter Effekt	0,37	1,33	−0,96[a] (−1,70–0,22)	−1,10[a] (−1,89–0,30)
Veränderungen im Impairment (7-Punkte-Skala nach Wadell und Main)	−0,07	−0,33	0,27 (−0,69–1,22)	0,31 (−0,74–1,35)
Veränderung der Schmerzmitteleinnahme über 4 Tage	1,75	−2,13	3,88[a] (1,19–6,57)	3.24 (−0,13–6,60)
Veränderungen auf der Oswestry-Disability-Skala	1,69	−11,07	15,75[b] (4,16–21,35)	10,90[a] (1,76–20,0)
Veränderungen des Coop-Wonca-Quality-of-Life-Chart	−1,62	−3,13	1,51 (−1,85–4,97)	2,27 (−1,77–6,30)

VAS visuelle Analogskala; [a] $p < 0,05$; [b] $p < 0,01$

zurück. Eine gute Prädiktion des Behandlungsergebnisses könne jedoch mittels der vorangestellten diagnostischen Blockade erfolgen.

Von Leclaire et al. (2001) wurde eine doppelblinde randomisierte Studie veröffentlicht. Die Studie wurde zwischen 10/1993 und 12/1996 am Hospital Notre-Dame in Montreal/Kanada durchgeführt.

Dabei wurden die Patienten primär durch niedergelassene Ärzte in Montreal untersucht. Es wurden 70 Patienten ausgewählt, welche über 3 Monate lumbale Rückenbeschwerden hatten und durch eine intraartikuläre Facetteninjektion mit dem Kontrastmittel Omnipac (0,3 ml), Lidocain 2 % (0,5 ml) und Triamcinolon 40 mg (0,5 ml) eine signifikante Minderung ihrer Beschwerden über mindestens 24 h erfuhren. Als Ausschlusskriterien wurden eine Allergie auf Lokalanästhetika, eine Blutgerinnungsstörung, ein Herzschrittmacher, ischialgiforme Schmerzen mit neurologischem Defizit, strukturelle Verän-

derungen – wie Knochenverletzung und Spondylitis – und ein Zustand nach Rückenoperationen festgelegt.

Ein a priori verwendeter Roland-Morris-Fragebogen 12 Wochen nach Injektion wurde als primäres Outcomekriterium gewählt. Zusätzlich wurden der Oswestry-Score, die VAS, der Grad der Wirbelsäulenmobilität und -Kraft sowie die Häufigkeit der Arbeitswiederaufnahme benutzt.

Die Behandlung wurde dann nach Randomisierung in Gruppen zu je 4 Patienten vorgenommen. Die Radiofrequenztherapie erfolgte nach der Technik von Lazorthes und Verdie, modifiziert nach Shealy. Nach der üblichen Stimulationssequenz wurde in örtlicher Betäubung mit Lidocain die Thermokoagulation über 90 s bei einer Temperatur von 80 °C durchgeführt. Die Wahl der Segmente erfolgte nach Durchführung der Facetteninjektionen. Es wurden mindestens 2 Facettengelenke, normalerweise L4/5 und L5/S1, uni- oder bilateral koaguliert.

Als Baseline-Assessment erfolgten eine genaue Anamnese und körperliche Untersuchung. Dabei wurden ebenfalls die bereits durchgeführten Therapien des Patienten in Bezug auf seine Rückenschmerzen festgehalten. Es wurden bei jedem Patienten ein Roland-Morris- und ein Oswestry-Fragebogen ausgefüllt, zusätzlich eine VAS-Skala. Es erfolgte eine Untersuchung der lumbalen Wirbelsäule hinsichtlich Flexion, Extension, Seitneigung und Rotation. Zusätzlich wurde mit einer triaxialen Dynamometrie die Kraft gegen Widerstand überprüft sowie die Winkelgeschwindigkeit bei 25 % des Maximalwiderstandes.

Die Fragebögen, die VAS, die triaxiale Dynamometrie sowie die Häufigkeit der Arbeitswiederaufnahme wurden nach 4 und 12 Wochen evaluiert. Die Patienten, der Untersuchungsassistent sowie die Ärzte, welche für die Rückkehr des Patienten zur Arbeit verantwortlich waren, wurden in Bezug auf die Behandlung verblindet.

Insgesamt unterzogen sich 70 Patienten der Therapie, dabei erhielten 36 eine Läsions- und 34 eine Placebobehandlung. Betreffend der funktionellen Verbesserungen zeigte der Roland-Morris-Score nach 4 Wochen ein signifikant positives Ergebnis, der Oswestry-Score hingegen nicht. Beide Scores waren hinsichtlich des Behandlungseffekts nach 12 Wochen nicht signifikant. Die VAS-Skala zeigte keinerlei signifikante Verbesserung nach 12 Wochen (◘ Tab. 8.2). Die sekundären Outcomekriterien (triaxiale Dynamometrie, Rückkehr zur Arbeit sowie Analyse der Medikation, der Physiotherapie und der chiropraktischen Behandlungshäufigkeit) zeigten im Verlauf keinen signifikanten Unterschied zwischen beiden Gruppen.

Leclaire et al. folgerten aus den Ergebnissen, dass die Radiofrequenztherapie des R. posterior nach 12 Wochen weder in den primären Outcomedaten (Roland-Morris-Score, Oswestry-Score) noch in den sekundären Outcomedaten (Dynamometrie, Rückkehr zur Arbeit) einen positiven Effekt zeigt.

Insgesamt kommen Leclaire et al. zu dem Ergebnis, dass die Radiofrequenzdenervation nur Kurzzeiteffekte im Rahmen von 4 Wochen auf die Funktionalität und überhaupt keinen Effekt auf das Schmerzverhalten nach 4 und 12 Wochen hat.

Betreffend der Halswirbelsäule ist die kontrollierte, randomisierte und doppelblinde Studie von Lord et al. (1999) zu erwähnen. In dieser Studie wurde der therapeutische Effekt einer Thermoko-

agulation des medialen Astes des R. dorsalis der zervikalen Wurzel eines schmerzhaften Halswirbelsäulensegments bei Patienten mit chronischem Nackenschmerz nach einem Halswirbelsäulenschleudertrauma untersucht. Eingeschlossen wurden Patienten mit einem posttraumatischen Nackenschmerz nach Halswirbelsäulendistorsion, der länger als 3 Monate bestand und mit schmerzhaften zygagophysealen Gelenken der Segmente C3/4 bis C 6/7 einherging. Bei der Mehrzahl der Patienten war der Schmerz unilateral und unisegmental. Der Schmerz war mit placebokontrollierten lokalen Wurzelinfiltrationen, die vor der Thermokoagulation erfolgten, bestätigt worden. Zwölf Patienten wurden thermokoaguliert. Als Kontrollgruppe dienten ebenfalls 12 Patienten, die sich dem identischen invasiven Vorgehen mit Applikation der Koagulationsnadel am zervikalen R. dorsalis des schmerzhaften Zygapophysealgelenks unterzogen; es erfolgte lediglich keine Erhitzung der Nadel zur Koagulation. Der Nackenschmerz wurde vor der Koagulation auf einer visuellen Analogskala skaliert und mit dem McGill-Pain-Questionnaire beschrieben. Kontrolluntersuchungen erfolgten 3–5 Tage, 2–3 Wochen und 3 Monate nach dem schmerztherapeutischen Eingriff. Die Thermokoagulation zeigte eine signifikante Auswirkung auf Schmerzlinderung bzw. Schmerzfreiheit. So erreichte der postoperativ remittierte Schmerz in der behandelten Gruppe erst nach 263 Tagen ein Niveau von 50 % der präoperativen Schmerzstärke im Vergleich zur Placebogruppe, die eine transiente Schmerzbesserung von nur 8 Tagen zeigte. Aus den Ergebnissen wurde gefolgert, dass bei Patienten mit Nackenschmerz nach Halswirbelsäulendistorsion mit der Thermokoagulation eine länger anhaltende Schmerzfreiheit bzw. Schmerzreduktion erzielt werden kann. Dies gelte zumindest für Patienten, bei denen präoperativ der Facettenschmerz durch diagnostische Infiltrationsblockaden mit einem Lokalanästhetikum gesichert wurde. Die Methode sei nicht geeignet für Patienten, bei denen der Schmerz mit einer lokalen Testinfiltration nicht unterdrückbar ist, noch bei Patienten, die eine Schmerzremission bei Placeboblockade mit Kochsalzlösung angeben.

In ◘ Tab. 8.3 ist die Evidenzlage der Radiofrequenzdenervation der Facettengelenke, aufgeteilt nach zervikaler, thorakaler und lumbaler Wirbelsäulenregion, anhand der relevanten Literatur bis 2014 zusammengestellt.

Zervikale Radiofrequenztherapie

◻ Tab. 8.2 Lumbale Radiofrequenzdenervierung der Facettengelenke in der Behandlung lumbaler Rücken-schmerzen: 12-Wochen-Ergebnisse der Studie von Leclaire et al. 2001

Outcome-messung	12 Wochen nach Therapie		Veränderung zum Ursprungswert		Behandlungseffekt (95 %-Konfidenzintervall)
	Neurotomie (n = 35)	Placebo-behand-lung (n = 31)	Neurotomie (n = 35)	Placebobehand-lung (n = 31)	
Disability-Score (0–100)					
Roland-Morris	43,1	44,4	9,8 (±19,5)	7,2 (±17,0)	2,6 (−6,2–11,4)
Oswestry	33,6	33,7	4,7 (±12,0)	2,7 (±9,1)	1,9 (−3,2–7,0)
Pain					
Visuelle Analogskala (0–100)	52,3	44,4	−0,5 (±25,0)	7,2 (±27,3)	−7,6 (−20,3–5,1)

Der Roland-Morris-Score und die Oswestry-Low-Back-Pain-Disability-Fragebögen reichen von 0–100, dabei zeigen höhere Scorewerte einen schlechteren Funktionsstatus an
Die visuelle Analogskala (VAS) reicht von 0 („kein Schmerz") bis 100 („stärkster Schmerz")

◻ Tab. 8.3 Übersicht zur Evidenz der Radiofrequenzdenervation in der Literatur bis 2014[a]

Lokalisation	Medial-Branch-Injektion	Medial-Branch-Radiofrequenzdenervation
Zervikal	Moderat 2 Trials (1 r, 1 nr)	Moderat 6 Trials (1 r, 5 nr)
Thorakal	Moderat 2 Trials (1 r, 1 nr)	Moderat bis schlecht 2 Trials (2 nr)
Lumbal	Langzeit: gut, Kurzzeit: gut 2 Trials (2 r): – positiv für LA + St, nur LA: 1 r LZ (5–6 Prozeduren/a), 1 r KZ	Gut bis moderat (Cochrane) (gepulst limitiert, nur 1 nr) 15 Trials (7 r, 8 nr): – 13 positiv: 6 r LZ (keine + diag. Blocks), 7 nr LZ – 2 negativ: 1 r, 1 nr

r randomisiert; *nr* nicht randomisiert; *LA* Lokalanästhetikum; *St* Steroid; *LZ* Langzeit; *KZ* Kurzzeit
[a]Literatur: Falco et al. 2012a, b; Boswell et al. 2007; Manchikanti et al. 2002, 2008, 2012; McDonald et al. 1999; Datta et al. 2009; Staal et al. 2009; Chou et al. 2011

8.8 Kostenerstattung

Hier sei auf das ▶ Kap. 7 verwiesen.

8.9 Fazit und klinische Relevanz

Zum momentanen Zeitpunkt ist die Radiofrequenztherapie, insbesondere an der Halswirbelsäule, das einzige operative und minimalinvasive Verfahren, welches mittels einer doppelblinden randomisierten Studie evaluiert und dabei eine signifikante Wirksamkeit nachgewiesen wurde. In der Literatur wird das Auftreten des Facettensyndroms an der Halswirbelsäule mit einer Inzidenz zwischen 25 % und 35 %, teilweise 40 % beschreiben. Insbesondere bei länger andauernden Beschwerden, also einer chronischen Facettensymptomatik, ist die Radiofrequenztherapie nach erfolgloser konservativer Behandlung die Therapie der Wahl. Dabei wird eine ausführliche Diagnostik, wie in ▶ Abschn. 8.2 dargestellt, vorausgesetzt.

Literatur

Bogduk N (Hrsg) (2004) Practice guidelines for spinal diagnostic and treatment procedures, 1. Aufl. International Spine Intervention Society, San Francisco

Boswell et al (2007) A systematic review of therapeutic facet joint interventions in chronic spinal pain. Pain Physician 10:229–253

Chou et al (2011) Guideline warfare over interventional therapies for low back pain: can we raise the level of discourse? J Pain 12:833–839

Datta et al (2009) Systematic assessment of diagnostic accuracy and therapeutic utility of lumbar facet joint interventions. Pain Physician 12:437–460

Falco et al (2012a) Systematic review of the therapeutic effectiveness of cervical facet joint interventions: an update. Pain Physician 15:E839–E868

Falco et al (2012b) An update of the effectiveness of therapeutic lumbar facet joint interventions. Pain Physician 15:E909–E953

Gallagher J et al (1994) Radiofrequency facet joint denervationIn the treatment of low back pain: a prospective controlled doubleblin studie to assess ist efficacy. Pain Clin 7:193–198

Leclaire R et al (2001) Radiofrequency facet joint denervation in the treatment of low back pain. Spine 26:1411–1417

Lord SM et al (1999) Percutaneous radiofrequency neurotomy for chronic cervical zygapophyseal Joint pain. Clin J Pain 11:208–213

Manchikanti et al (2002) Medial branch neurotomy in management of chronic spinal pain: systematic review of the evidence. Pain Physician 5:405–418

Manchikanti et al (2008) Cervical medial branch blocks for chronic cervical facet joint pain: a randomized double-blind, controlled trial. Spine (Phila Pa 1976) 33:1813–1820

Manchikanti et al (2012) An update of evaluation of therapeutic thoracic facet joint interventions. Pain Physician 15:E463–E481

McDonald et al (1999) Longterm follow-up of patients treated with cervical radiofrequency neurotomy for chronic spinal pain. Neurosurgery 45:61–67

Staal et al (2009) Injection therapy for subacute and chronic low back pain: an updated Cochrane review. Spine (Phila Pa 1976) 34:49–59

Van Kleef M et al (1999) Randomized trial of radiofrequency lumbar facet denervation for chronic low back pain. Spine 24:1937–1942

Zervikale epidurale Injektion

M. Legat

9.1 Einleitung und Indikation – 112

9.2 Notwendiges Instrumentarium – 112

9.3 Präinterventionelle Aufklärung – 113

9.4 Durchführung der Intervention – 113
9.4.1 Transforaminale Injektion – 113
9.4.2 Interlaminäre Injektion – 114
9.4.3 Performanceparameter – 115
9.4.4 Postinterventionelle Beobachtung und Instruktion – 115
9.4.5 Zusammenfassung – 116

9.5 Mögliche Komplikationen – 116

9.6 Ergebnisse in der Literatur – 116

Literatur – 117

© Springer-Verlag GmbH Deutschland, ein Teil von Springer Nature 2019
J. Jerosch (Hrsg.), *Minimalinvasive Wirbelsäulenintervention*,
https://doi.org/10.1007/978-3-662-58094-3_9

9.1 Einleitung und Indikation

Hinsichtlich der Einleitung und Definition wird auf das ► Kap. 10 zur lumbalen epiduralen Injektion verwiesen. An der zervikalen Wirbelsäule kommt in den letzten 5 Jahren auch international mehr die interlaminäre Injektion zur Anwendung.

Interlaminär kann insbesondere der dorsale Epiduralraum erreicht werden. Bei einer sog. Intervention im lateralen Rezessus besteht die Möglichkeit mehrere Nervenwurzeln zu infiltrieren.

Indikationen für die zervikale **transforaminale** und **interlaminäre** Injektion sind:
1. Ein radikulärer Schmerz wird anamnestisch, klinisch und evtl. auch mit elektrophysiologischen Befunden nachgewiesen. Dabei muss attestiert werden, dass die Elektrophysiologie teilweise hier keinen Nachweis erbringen kann.
2. Ein Nichtansprechen auf eine konservative Behandlung mit entsprechenden Medikamenten, physikalischen Maßnahmen und Physiotherapie.

Folgende Kontraindikationen ergeben sich:
- Absolute Kontraindikationen:
  - Der Patient kann nicht oder will nicht in die Intervention einwilligen.
  - Der Patient kann nicht unter der Maßnahme kooperieren.
  - Anaphylaktische Reaktion auf Kontrastmittel in der Vorgeschichte.
  - Ein nicht behandelter lokaler Infekt im Bereich der Intervention.
  - Koagulopathie.
  - Schwangerschaft.
- Relative Kontraindikationen:
  - Medikamentenallergie,
  - Behandlung mit Antikoagulanzien,
  - systemische Infektion,
  - massive kardiovaskuläre oder respiratorische Einschränkungen,
  - Immunsuppression.

9.2 Notwendiges Instrumentarium

Eine Fluoroskopie mit C-Arm ist erforderlich, optimal ist die Ausrüstung mit einer zusätzlichen digitalen Subtraktionsangiographie.

Die notwendige Notfallausrüstung zur Reanimation sowie das notwendige Monitoring mit Blutdrucküberwachung, Pulsoxymetrie sowie EKG sind selbstverständlich.

Die benötigten **Materialien** sind:
- Nadeln:
  - Transforaminal: Es bieten sich Nadeln mit einer kleinen Gauge an (23 G bis 26 G), welche optimalerweise mit einem Mandrain ausgerüstet sein sollten, Länge 60–88 mm.
  - Interlaminär: Tuohy-Kanüle 18 G, Länge 90 mm (◘ Abb. 9.1).
- Hautdesinfektionsmittel, ohne Jod.
- Sterile Handschuhe.
- Mindestens 2 Spritzen mit 2 ml bzw. 5 ml, interlaminär zusätzlich LOR (Loss of Resistance)-Spritze.
- Verbindungsröhrchen, um eine immobile Lage der Nadel zu gewährleisten.
- Venöse Verweilkanüle.

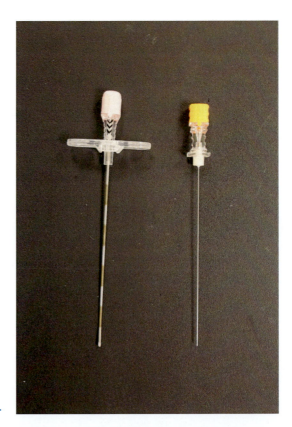

◘ **Abb. 9.1** Tuohy-Kanüle (*links*) und Spinalkanüle (*rechts* mit gelbem Kopf). (Mit freundlicher Genehmigung von © M. Legat 2018. All Rights Reserved)

Zervikale epidurale Injektion

An **Medikamenten** zur Injektion werden verwendet:
- Lokalanästhetika:
  - Ropivacain, 0,2 % und
  - Lidocain, 1–2 %.
- Wasserlösliche Steroide:
  - z. B. Betamethason, 6–18 mg,
  - z. B. Triamcinolon, 20–80 mg,
  - z. B. Dexamethason, 8 mg.
- NaCl 0,9 % interlaminär für LOR-Testung.

Die **präinterventionelle Dokumentation** sollte die Erhebung folgender Ausgangsdaten umfassen:
- Schmerzdokumentation mittels NRS (Numerous Rating Scale).
- Dokumentation der Funktionen des täglichen Lebens (Activities of Daily Living, ADL), welche durch den Schmerz beeinträchtigt sind.

9.3 Präinterventionelle Aufklärung

Der Patient muss verstehen, warum die Intervention durchgeführt wird und was sowohl die potenziellen Risiken als auch der Benefit sind.

Dabei muss er über eine Infektion, allergische Reaktion, Hämatom, unveränderte Schmerzsymptomatik oder Schmerzzunahme, Punktion des Duralsackes mit spinalem Kopfschmerz und Arachnoiditis sowie eine potenziell mögliche Verletzung des Rückenmarkes aufgeklärt werden. Außerdem sollte der Patient über eine evtl. kurzfristig auftretende Schwäche oder Gefühllosigkeit in den oberen Extremitäten informiert werden. Alternative Behandlungsmöglichkeiten müssen erörtert werden.

9.4 Durchführung der Intervention

■ Prämedikation
Diese ist notwendig, falls eine i.v.-Sedation erfolgen soll. Ebenso sollte der Patient bei bekannter Allergie auf Kontrastmittel mit H1- oder H2-Blockern vorbehandelt werden. Der Autor empfiehlt immer einen intravenösen Zugang zu legen, um im Notfall schnell handeln zu können.

■ Lagerung
Die Lagerung des Patienten erfolgt bei der transforaminalen Nervenwurzelblockade in Rückenlage mit leichter Dorsalextension in der HWS. Bei der epiduralen interlaminären Injektion einschließlich Katheterapplikation ist der Patient in Bauchlage, die Halswirbelsäule ist leicht flektiert. Danach wird der jeweilige Zielpunkt (Target Point) (▶ Abschn. 9.4.1) markiert. Es erfolgt dann die 3-malige Desinfektion. Üblicherweise bevorzugt der Autor ein farbiges Desinfektionsmittel, im Bereich der HWS wird aus kosmetischen Gründen ein farbloses Desinfektionsmittel verwendet.

■ Interventionstechniken
Es soll zunächst die transforaminale Nervenblockade beschrieben werden. Erwähnt werden muss hierzu, dass diese Technik mittlerweile kritisch beurteilt wird (▶ Abschn. 9.5; Manchikanti et al. 2008). Komplikationen sind zwar selten, wenn sie jedoch auftreten, dann entstehen erhebliche Läsionen. Beispielsweise kann durch eine Embolisation der Arteriae spinales, welche zwischen C4 und C6 Endarterien bilden, eine Infarzierung des Rückenmarkes ausgelöst werden. Bei einer Embolisation der Arteria vertebralis ist mit einem Kleinhirninfarkt zu rechnen.

9.4.1 Transforaminale Injektion

Target Identifikation: Zunächst erfolgt eine a.p.-Fluoroskopie der HWS. Dabei wird das betreffende Segment identifiziert und die entsprechenden Deck- und Grundplatten werden orthograd eingestellt. Danach wird in den Oblique-View gewechselt, dieser beträgt ca. 40° von ventral. Dabei wird das betreffende Neuroforamen kreisrund dargestellt. In dieser Einstellung liegt der Zielpunkt am hinteren Neuroforamen direkt auf dem Processus superius des unteren Wirbels. Der Zielpunkt wird markiert und nach entsprechender Desinfektion mit Lokalanästhetikum versehen.

Mit einer 25-G-Nadel wird dann punktiert und diese in Richtung des superioren Gelenkfortsatzes des Facettengelenks bis zum Knochenkontakt vorgeschoben (◻ Abb. 9.2). Das Vorschieben erfolgt schrittweise in 5-mm-Schritten unter ständiger Fluoroskopie. Der Target View ist streng einzuhalten.

Bei Erreichen eines knöchernen Widerstandes wird dann zunächst die Nadel dezent zurückgezogen. Danach wird auf die p.a.-Ansicht gewechselt. Die Nadel sollte in dieser Ansicht nicht den lateralen Rand der Massa lateralis überschreiten (◻ Abb. 9.3). Bei älteren Techniken wurde das Eindringen um

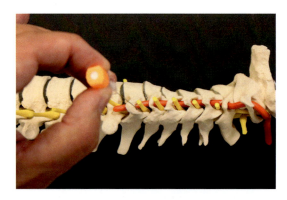

◘ Abb. 9.2 Spinalnadel am Processus superius mit Knochenkontakt im Oblique-View. (Mit freundlicher Genehmigung von © M. Legat 2018. All Rights Reserved)

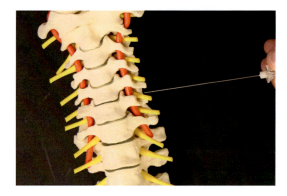

◘ Abb. 9.3 Spinalnadel am Processus superius mit Knochenkontakt im a.p.-View, die Massa lateralis wird nicht überschritten. (Mit freundlicher Genehmigung von © M. Legat 2018. All Rights Reserved)

ca. 1/3 des Massa-lateralis-Durchmessers gefordert. Aus den oben genannten Gründen einer versehentlichen Punktion der Arteria spinalis mit entsprechenden Komplikationen, empfiehlt der Autor mehr lateral zu bleiben.

Falls der Patient bei dieser Einstellung Nervensensationen berichtet, muss die Nadel sofort korrigiert werden. Solange diese Sensationen bestehen, muss die Intervention unterbrochen und bei Persistenz abgebrochen werden.

Um eine immobile Nadel zu gewährleisten, bevorzugt der Autor ein Überleitungsröhrchen.

Es wird direkt unter Real-time-Fluoroskopie eine kleine Menge von Kontrastmittel bis zu 0,8 ml injiziert. Das Kontrastmittel sollte den Spinalnerv darstellen und ein gutes Enhancement bilden. Sollte dies nicht der Fall sein, muss unter Dauerdurchleuchtung der Abfluss des Kontrastmittels dargestellt werden, evtl. besteht eine intraarterielle Injektion. Diese kann durch einen nachgeschalteten DSA-Modus klar dargestellt werden. Sollte der Verdacht auf eine intraarterielle Punktion bestehen, muss der Eingriff sofort abgebrochen werden. Bei einer venösen Punktion zeigt sich hier ein langsamerer Abfluss nach kaudal. Ist eine Gefäßinjektion mit Sicherheit ausgeschlossen, kann Kontrastmittel injiziert werden, bis sich ein gutes Enhancement auch im Epiduralraum und am Dorsal-Root-Ganglion darstellt. Der Patient kann bei weiterer Kontrastmittelgabe Sensationen im betroffenen Arm angeben, welche dem radikulären Schmerz ähneln können. Aufnahmen sowohl im p.a.-View als auch im Oblique-View werden dokumentiert. Danach kann die langsame Injektion der therapeutischen Lösung (Lokalanästhetikum und Steroid) erfolgen. Kleine Volumina sind empfehlenswert. Die Dosierungen der einzelnen Medikamente belaufen sich auf beispielsweise Ropivacain 0,2 % 1–2 ml, zusätzlich ein Steroid z. B. Dexamethason 4–8 mg.

9.4.2 Interlaminäre Injektion

Taget-Identifikation: Der Patient befindet sich in Bauchlage, es wird zunächst eine a.p.-Fluoroskopie des zervikothorakalen Übergangs durchgeführt. Dabei wird im Segment C7/Th1 jeweils die Grundplatte von C7 und Deckplatte von Th1 orthograd eingestellt. Die Punktion erfolgt generell in dieser Höhe, da hier der dorsale Epiduralraum am größten ist. Mit einer interlaminären medialen Injektion kann hier gut der untere HWS-Bereich bis ca. Höhe der Nervenwurzel C6 erreicht werden. Höhere Nervenwurzelbeteiligungen bedingen eine eher laterale Punktion des Epiduralraums, so dass über den lateralen Rezessus auch die Nervenwurzel C5 erreicht werden kann. Die meistens betroffenen Nervenwurzeln C5–C8 können damit gut therapiert werden.

In dieser Einstellung liegt der optimale Zielpunkt auf der betreffenden Seite auf dem Oberrand der Lamina Th1. Der Zielpunkt wird markiert und desinfiziert.

Die Hautinsertion der Tuohy-Nadel erfolgt nach entsprechender Lokalanästhesie über dem gewählten Ziel. Die Insertionsrichtung ist zunächst auf den Zielpunkt gerichtet. Sobald dieser berührt wird mit knöchernem Kontakt (◘ Abb. 9.4), wird die Nadel dezent zurückgezogen und nach kranial

Zervikale epidurale Injektion

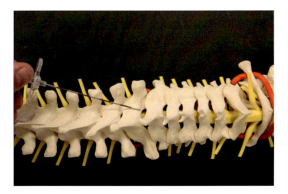

Abb. 9.4 Lage der Tuohy-Nadelspitze an der Lamina Th1 links in der p.a.-Sicht. (Mit freundlicher Genehmigung von © M. Legat 2018. All Rights Reserved)

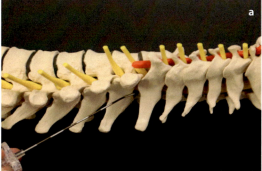

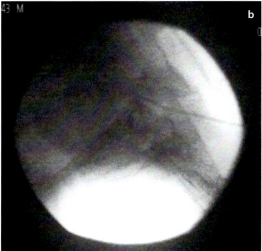

Abb. 9.5 a,b Lage der Tuohy-Nadelspitze am Durchtritt durch das Ligamentum flavum links, Höhe C7/TH1. **a** In der lateralen Sicht am Modell; **b** im Lateral-View unter BV. (Mit freundlicher Genehmigung von © M. Legat 2018. All Rights Reserved)

leichtgradig korrigiert. Die Loss-of-Resistance-Spritze wird aufgesetzt.

Danach wird mit leichtem Druck auf den Spritzenstempel die Lamina passiert. Meist zeigt sich nun ein zäher Wiederstand durch das Ligamentum flavum. Hier sollte nun auf den lateralen View geschwenkt werden (Abb. 9.5a). In der Regel lässt sich bei Einblendung des Röntgenstrahls eine gute Darstellung erreichen. Es wird nun weiter langsam vorgeschoben unter ständiger Durchleuchtung, schließlich lässt der Spritzenstempel nach, der Loss of Resistance ist erreicht (Abb. 9.5b). Eine tiefe Insertion und damit Verletzung des Rückenmarkes kann damit sicher vermieden werden. Ein weiteres Vorschieben ist nicht notwendig.

In dieser Position erfolgt die Injektion des Kontrastmittels in Real-tim-Durchleuchtung. Dabei wird bei der Punktion einer Arterie, des Duralsacks oder einer Vene so vorgegangen, wie bei der transforaminalen Technik. Sind diese artifiziellen Punktionen ausgeschlossen, wird weiter Kontrastmittel injiziert. Bei einer korrekten Lage der Tuohy-Spritze im lateralen Recessus (Abb. 9.6a) zeigt sich nun eine Verteilung des Kontrastmittels im Periduralraum. Ist dies der Fall so wird auf die p.a.-Durchleuchtung geschwenkt. Es stellt sich nun der laterale Recessus dar, in der Regel können die Nervenwurzel C6–Th1 (Abb. 9.6b), teilweise auch C5, mit dieser interlaminären Technik gut erreicht werden. Das Gesamtvolumen des Kontrastmittel wird notiert und nun das therapeutische Medium (üblicherweise Lokalanästhetikum und Steroid) injiziert. In der Regel werden vom Autor ca. 3 ml 0,2 %iges Ropivacain und 8 mg Dexamethason verwendet. Danach erfolgt das Entfernen der Punktionskanüle.

9.4.3 Performanceparameter

Die Intervention sollte nur eine Hautpunktion erfordern. Eine Korrektur der Nadelrichtung sollte höchstens 8 Mal erfolgen, die gesamte Durchleuchtungszeit sollte 30 s nicht überschreiten.

9.4.4 Postinterventionelle Beobachtung und Instruktion

Nach Anlage eines sterilen Pflasterverbandes wird der Patient weitere 30 min unter Monitoring (Blutdrucküberwachung, Pulsoxymetrie und EKG) beobachtet. Abhängig vom Wirkeintritt des Lokalanästhetikums werden zum entsprechenden Zeitpunkt Funktionstests empfohlen, welche vorher den Schmerz auslösten.

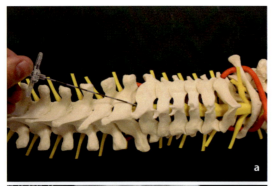

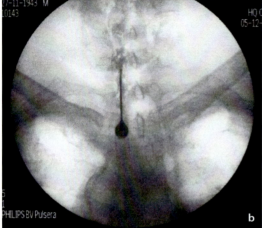

Abb. 9.6 **a,b** Lage der Tuohy-Nadelspitze im Epiduralraum C7/Th1 auf Höhe Th1 links. **a** In der a.p.-Sicht am Modell; **b** in der a.p.-Sicht unter BV, Kontrastmittelenhancement Höhe C6–Th1 im Bereich des lateralen Rezessus links. (Mit freundlicher Genehmigung von © M. Legat 2018. All Rights Reserved)

Damit kann ein adäquates Assessment eingeleitet werden. Ist der Patient klinisch unauffällig, kann er für die Entlassung vorbereitet werden. Bei Entlassung wird der Patient folgendermaßen instruiert:

Für 24 h postinterventionell soll er weder ein Fahrzeug noch eine Maschine führen. Er soll ein sog. Diagnostikblatt mit Dokumentation des Schmerzreliefs 30 min bis 24 h postinterventionell ausfüllen, einmalig wurde bereits präinterventionell der Schmerz dokumentiert. Der Patient wird zusätzlich dazu angehalten, die präinterventionell vorhandenen funktionellen Defizite nun postinterventionell mit dem jeweiligen Zugewinn zu dokumentieren.

Bei Auftreten unüblicher Symptome wie Kopfschmerzen, Fieber, Krämpfe, zunehmende Schmerzen oder Lähmungserscheinungen soll der Patient sofort den durchführenden Arzt kontaktieren.

9.4.5 Zusammenfassung

Als positiver Effekt wird eine mindestens 50 %ige Schmerzlinderung gewertet. Bei Wiederauftreten der Schmerzsymptomatik kann innerhalb von 7 Tagen eine 2. Injektion erfolgen. In der internationalen Literatur wird beschrieben, dass im Schnitt 2–4 Injektionen innerhalb von 6 Monaten nötig sind, um eine gute Schmerzlinderung zu erreichen (Manchikanti et al. 2008).

Obengenannte Techniken gelten sowohl für therapeutische als auch diagnostische Injektionen. Für diagnostische Injektionen wird hauptsächlich die transforaminale Technik favorisiert, da ein exakteres Ergebnis zu erzielen ist.

Bei einer diagnostischen Intervention wird sehr viel weniger Kontrastmittel gebraucht, ca. 0,2 ml, um nur ein geringgradiges Enhancement am Nerven zu erhalten. Es wird dann die gleiche Menge Lokalanästhetikum appliziert. Ein Ausbreiten des Lokalanästhetikums und damit eine Anästhesie weiterer Nervenwurzeln werden damit vermieden. Der Verlauf wird identisch zur therapeutischen Injektion postinterventionell dokumentiert.

9.5 Mögliche Komplikationen

Die üblichen Komplikationen bei der transforaminalen Injektion, wenn auch selten, beziehen sich auf eine Nervenverletzung, eine Gefäßverletzung, eine intravaskuläre Injektion und die Infektion. Es bestehen an der HWS einzelne Case Reports betreffend die transforaminale Technik mit artifiziellen intravaskulären Injektionen von Steroiden, welche höchstwahrscheinlich für eine Rückenmarkläsion mit Paraplegie verantwortlich sind (Manchikanti et al. 2008). Der Autor empfiehlt deshalb dringend mit der Nadelspitze im p.a.-View nicht die Grenze der Massa lateralis zu überschreiten.

9.6 Ergebnisse in der Literatur

2013 wurden von Manchikanti et al. im Rahmen von Guidelines zu interventionellen Techniken an der Wirbelsäule ein Review über 15 RCT-Studien betreffend die transforaminale Injektion veröffentlicht. Dieser Review kam zu dem Gesamtergebnis, dass die Evidenz gut ist für die Behandlung des radikulären Schmerzes bei Bandscheibenprolaps mit Lokalanästhetika und Steroiden, mittelmäßig für die Behandlung mit Lokalanästhetika allein. Betreffend die Spinalstenose ergab sich eine mittelmäßige Evidenz für Lokalanästhetika und Steroide. Dabei gelten diese Ergebnisse für den Lumbalbereich. Im Zervikalbereich konnten generell moderate Ergebnisse gefunden werden.

Die Spine Intervention Society (SIS, früher ISIS) propagiert weiterhin die transforaminalen Injektionen (Bogduk 2004).

Die American Society for Interventinal Pain Physicians (ASIPP; Olmarker 1966) hingegen befürwortet in ihren Guidelines für interventionelle Techniken mehr die interlaminäre Technik, da diese einen niedrigeren Anteil von Komplikationen im Gegensatz zur transforminalen Applikation aufweist.

Literatur

Bogduk N (Hrsg) (2004) Practice guidelines for spinal diagnostic and treatment procedures, 1. Aufl. International Spine Intervention Society, San Francisco

Manchikanti L, Singh V, Derby R, Helm S, Trescot AM, Staats PS, Prager JP, Hirsch JA (2008) Review of occupational medicine practice guidelines for interventional pain management and potential implications. Pain Physician 11:271–289

Manchikanti L et al (2013) An update of comprehensive evidence-based guidelines for interventional techniques in chronic spinal pain. Part I: introduction and general considerations. Pain Physician 16:S1–S48

Olmarker K (1966) Mechanical and biochemical injury of spinal nerv roots: an experimental perspective. In: Weinstein JN, Gordon SL (Hrsg) Low back pain: a scientific and clinical overview. American Academy of Orthopaedic Surgeons, Rosemont, S 215–233

Lumbale epidurale Injektion

M. Legat

10.1 Einleitung und Indikation – 120

10.2 Notwendiges Instrumentarium – 120

10.3 Präinterventionelle Aufklärung – 121

10.4 Durchführung der Intervention – 121
10.4.1 Transforaminale Injektion – 121
10.4.2 Interlaminäre Injektion – 123
10.4.3 Performanceparameter – 125
10.4.4 Postinterventionelle Beobachtung und Instruktion – 125
10.4.5 Zusammenfassung – 125

10.5 Mögliche Komplikationen – 125

10.6 Ergebnisse in der Literatur – 125

Literatur – 126

© Springer-Verlag GmbH Deutschland, ein Teil von Springer Nature 2019
J. Jerosch (Hrsg.), *Minimalinvasive Wirbelsäulenintervention*,
https://doi.org/10.1007/978-3-662-58094-3_10

10.1 Einleitung und Indikation

Die lumbale transforaminale Injektion ist eine Intervention, um eine gewisse Menge an Steroiden kombiniert mit Lokalanästhetikum an das sog. dorsale Spinalnervenganglion (Dorsal Root Ganglion) im Neuroforamen zu bringen.

Es gibt eine strenge Evidenz für die laborexperimentelle Evaluation der inflammatorischen Prozesse an der Nervenwurzel. Da Steroide hier die Inflammation unterdrücken können, ist eine Intervention logisch.

Der transforaminale Zugang bietet die Möglichkeit, die notwendige Medikation in der maximalen Konzentration direkt an den Ort der Pathologie zu bringen (Olmarker 1996; Yoshizawa et al. 1996). Außerdem kann mit einer geringen Menge an Lokalanästhetikum allein, eine diagnostische Aussage gemacht werden. Dies ist beispielsweise eine Möglichkeit, um präoperativ die betroffene Nervenwurzel zu identifizieren, wenn die Bildgebung nicht eindeutig ist.

Über den interlaminären Zugang kann insbesondere der dorsale Epiduralraum erreicht werden. Bei einer sog. Intervention im lateralen Rezessus besteht die Möglichkeit mehrere Nervenwurzeln zu infiltrieren.

Indikationen für die lumbale transforaminale und interlaminäre Injektion sind:

1. Ein radikulärer Schmerz wird anamnestisch, klinisch und evtl. auch mit elektrophysiologischen Befunden nachgewiesen. Dabei muss attestiert werden, dass die Elektrophysiologie teilweise hier keinen Nachweis erbringen kann.
2. Ein Nichtansprechen auf eine konservative Behandlung mit entsprechenden Medikamenten, physikalischen Maßnahmen und Physiotherapie.

Es ergeben sich folgende **Kontraindikationen**:

- Absolute Kontraindikationen:
  - Der Patient kann nicht oder will nicht in die Intervention einwilligen.
  - Der Patient kann nicht unter der Maßnahme kooperieren.
  - Anaphylaktische Reaktion auf Kontrastmittel in der Vorgeschichte.
  - Ein nicht behandelter lokaler Infekt im Bereich der Intervention.
  - Koagulopathie.
  - Schwangerschaft.
- Relative Kontraindikationen:
  - Medikamentenallergie,
  - Behandlung mit Antikoagulanzien,
  - systemische Infektion,
  - massive kardiovaskuläre oder respiratorische Einschränkungen,
  - Immunsuppression.

10.2 Notwendiges Instrumentarium

Eine Fluoroskopie mit C-Arm ist erforderlich, optimal ist die Ausrüstung mit einer zusätzlichen digitalen Subtraktionsangiographie.

Die notwendige Notfallausrüstung zur Reanimation sowie das notwendige Monitoring mit Blutdrucküberwachung, Pulsoxymetrie sowie EKG sind selbstverständlich.

Die benötigten **Materialien** sind:

- Nadeln:
  - Transforaminal: Es bieten sich Nadeln mit einer kleinen Gauge an (23 G bis 26 G), welche optimalerweise mit einem Mandrain ausgerüstet sein sollten, Länge 80–120 mm.
  - Interlaminär: Tuohy-Kanüle 18 G, Länge 90 mm oder 120 mm.
- Hautdesinfektionsmittel, ohne Jod.
- Sterile Handschuhe.
- Mindestens 2 Spritzen mit 2 ml bzw. 5 ml, interlaminär zusätzlich LOR (Loss of Resistance)-Spritze.
- Verbindungsröhrchen, um eine immobile Lage der Nadel zu gewährleisten.
- Venöse Verweilkanüle.

An **Medikamenten** zur Injektion werden verwendet:

- Lokalanästhetika:
  - z. B. Bupivacain, 0,25–0,5 %,
  - z. B. Ropivacain, 0,2–0,75 %,
  - z. B. Lidocain, 1–2 %.
- Wasserlösliche Steroide:
  - z. B. Betamethason, 6–18 mg,
  - z. B. Triamcinolon, 20–80 mg,
  - z. B. Dexamethason, 8 mg.
- NaCl 0,9 % interlaminär für LOR-Testung.

Die **präinterventionelle Dokumentation** sollte die Erhebung folgender Ausgangsdaten umfassen:

- Schmerzdokumentation mittels NRS (Numeric Rating Scale).

Lumbale epidurale Injektion

- Dokumentation der Funktionen des täglichen Lebens (Activities of Daily Living, ADL), welche durch den Schmerz beeinträchtigt sind.

10.3 Präinterventionelle Aufklärung

Der Patient muss verstehen, warum die Intervention durchgeführt wird und was sowohl die potenziellen Risiken als auch der Benefit sind.

Dabei muss er über eine Infektion, allergische Reaktion, Hämatom, unveränderte Schmerzsymptomatik oder Schmerzzunahme, Punktion des Duralsackes mit spinalem Kopfschmerz und Arachnoiditis sowie eine potenziell mögliche Verletzung des Rückenmarkes aufgeklärt werden. Außerdem sollte der Patient über eine evtl. kurzfristig auftretende Schwäche oder Gefühllosigkeit in den unteren Extremitäten informiert werden. Behandlungsalternativen müssen mit dem Patienten erörtert werden.

10.4 Durchführung der Intervention

- **Prämedikation**

Diese ist notwendig, falls eine i.v.-Sedation erfolgen soll. Ebenso sollte der Patient bei bekannter Allergie auf Kontrastmittel mit H1- oder H2-Blockern vorbehandelt werden.

- **Lagerung**

Die Lagerung des Patienten erfolgt in Bauchlage.

- **Interventionstechniken**

Es werden in der internationalen Literatur 2 verschiedene Varianten der Intervention transforaminal beschrieben. Die historisch ältere Technik beschreibt einen sog. subpedikulären Zugang. Als 2. Technik ist eine retroneurale Lage der Nadelspitze möglich. Diese Variante wurde entwickelt, da es häufig bei frischen Diskushernien zu einer Verlagerung der Zielnerven nach kranial kommt. Beim subpedikulären Zugang kann hier der Nerv verletzt werden. Außerdem kann mit dem retroneuralen Zugang die Injektion in die Arteria radicularis sicher vermieden werden.

Der Vorteil des **subpedikulären Zugangs** liegt darin, dass der Zielpunkt mit der Hinterkante des betreffenden Wirbelkörpers identifiziert werden kann. In den meisten randomisierten, kontrollier-

ten Studien wurde diese Technik benutzt (Riew et al. 2000; Karppinen et al. 2001; Kim et al. 2012; Vad et al. 2002). Der Nachteil dieser Technik ist die Möglichkeit der intraarteriellen Injektion.

Beim **retroneuralen Zugang** wird insbesondere die Arteria radicularis anterior vermieden. Der Nachteil dieser Technik ist, dass es eine höhere Erfahrung erfordert, die Nadelspitze korrekt zu platzieren. Dabei darf die Nadelspitze, um eine Nervenverletzung zu vermeiden, nicht zu weit nach ventral ins Neuroforamen vordringen. Andererseits muss das Neuroforamen, hier insbesondere die Fascia cribriformis, erreicht werden, um einen Effekt zu erzielen. Ein weiterer Nachteil ist, dass es für den retroneuralen Zugang keine Evidenz gibt.

10.4.1 Transforaminale Injektion

- **Subpedikulärer Zugang**

Target Identifikation: Zunächst sollte eine a.p.-Fluoroskopie der LWS erfolgen. Dabei werden im betreffenden Segment die jeweiligen Deck- und Grundplatten orthograd eingestellt. In dieser Einstellung liegt der optimale Zielpunkt am unteren Pol des kreisrunden Pedikelabbildes in 6-Uhr-Position. Der Zielpunkt liegt damit im oberen sog. sicheren Dreieck, welches an der Spitze durch den Pedikel, seitlich durch eine sagittal tangentiale Linie der äußeren Wirbelkörperkante sowie als Basis durch den Nerv selbst geformt wird. Normalerweise wird der Zielpunkt vom oberen Facettengelenkfortsatz des unteren Segmentes überdeckt, so dass eine leichte Oblique-Einstellung mit 10–15° obligat ist. Dadurch verlagert sich der Zielpunkt für linksseitige Nervenwurzeln auf ca. 7 Uhr, für rechtsseitige Nervenwurzeln auf 5 Uhr.

Der Punktionspunkt für die Nadel liegt leicht unterhalb und lateral des Zielpunktes. Die Nadel wird nach der Hautinsertion ca. 1 cm weitergeführt, danach erfolgt die erste Überprüfung mittels Fluoroskopie. Im sog. Target-View wird dann die Nadel Schritt für Schritt unter regelmäßiger Durchleuchtung (0,5-cm-Schritte) weiter fortgeführt. Während des Vorschiebens der Nadel sollte das sichere Dreieck nie verlassen werden. Sollte der Patient einen einschießenden Schmerz, insbesondere in das Areal des betreffenden Spinalnerven schildern, so muss die Nadel ca. 0,5 cm zurückgezogen werden. Die Nadellage sollte dann leicht nach kranial oder nach lateral verändert werden. Beim weiteren Vor-

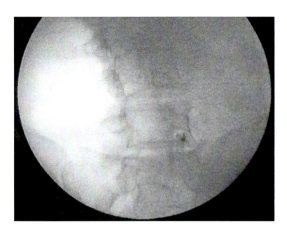

Abb. 10.1 Subpedikuläre Nadellage Nervenwurzel L5 rechts im leichten Oblique-View beim Erreichen des Zielpunktes (Wirbelkörperhinterkante). (Mit freundlicher Genehmigung von © M. Legat 2018. All Rights Reserved)

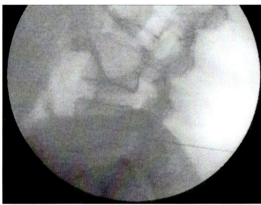

Abb. 10.2 Subpedikuläre Nadellage Nervenwurzel L5 rechts im Lateral-View beim Erreichen des Zielpunktes (Wirbelkörperhinterkante). (Mit freundlicher Genehmigung von © M. Legat 2018. All Rights Reserved)

schieben direkt unter den Pedikel ohne Schmerzangabe des Patienten ist der Zielpunkt gut erreichbar (Abb. 10.1). Ist dies nicht möglich, so muss die Nadelspitze retroneural zum Liegen kommen.

Hat die Nadelspitze den Zielpunkt erreicht, so wird der Lateral-View eingestellt. Ist die Nadel richtig platziert, so berührt sie die Wirbelkörperhinterkante (Abb. 10.2).

Ist der Zielpunkt sicher erreicht, so werden ca. 0,2–0,5 ml Kontrastmittel injiziert. Besteht der Verdacht schon in der normalen Durchleuchtung, besser unter digitaler Subtraktionsangiografie (DSA), dass eine Radikulararterie punktiert wurde, so muss die Intervention abgebrochen werden. Die Intervention wird dann zu einem späteren Zeitpunkt wiederholt. Das gleiche Prozedere gilt bei einer Punktion des Duralsackes. Zeigt sich eine intravenöse Injektion, sollte die Nadel leicht zurückgezogen werden. Eine erneute Kontrastmittelgabe erfolgt, bei normalem Befund kann der Eingriff fortgesetzt werden.

Eine optimale Darstellung durch das Kontrastmittel zeigt einmal den sog. Safe Triangle (sicheres Dreieck) und ein Enhancement auf der Nervenwurzel (Abb. 10.3 und 10.4).

Ist zu viel Kontrastmittel in der Peripherie bzw. lateral vorhanden, so sollte die Nadel auf eine mehr mediale Position korrigiert werden. Sind das sichere Dreieck und der Zielnerv bis in Höhe der vorab durch Klinik und Bildgebung diagnostizierten Pathologie mit Kontrastmittel ausgefüllt, so wird das verbrauchte Volumen notiert. Das Therapeutikum, Steroid und Lokalanästhetikum oder Lokalanästhetikum alleine, wird dann mit dem gleichen Volumenanteil injiziert. Danach wird die Nadel komplett entfernt.

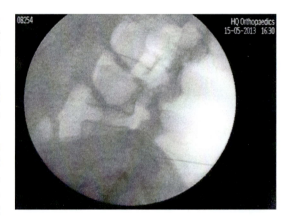

Abb. 10.3 Subpedikuläre Nadellage Nervenwurzel L5 rechts im Lateral-View beim Erreichen des Zielpunktes (Wirbelkörperhinterkante), nach Gabe des Kontrastmittel mit Enhancement am dorsalen Nervenwurzelganglion. (Mit freundlicher Genehmigung von © M. Legat 2018. All Rights Reserved)

■ **Retroneuraler Zugang**

Die Einstellung des Bildwandlers erfolgt identisch zum subpedikulären Zugang. Auch der Zielpunkt ist der Gleiche. Der Autor bevorzugt dann einen Oblique-View zum Zielpunkt von 15°. Die Hautinsertion der Nadel erfolgt über dem gewählten Ziel. Die Insertionsrichtung ist zunächst auf die laterale Lamina gerichtet. Sobald diese berührt wird mit knöchernem Kontakt, wird die Nadel dezent zurückge-

Lumbale epidurale Injektion

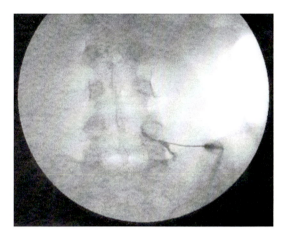

Abb. 10.4 Subpediculäre Nadellage Nervenwurzel L5 rechts im a.p.-View beim Erreichen des Zielpunktes (Wirbelkörperhinterkante), nach Gabe des Kontrastmittel mit Enhancement auf der Nervenwurzel. (Mit freundlicher Genehmigung von © M. Legat 2018. All Rights Reserved)

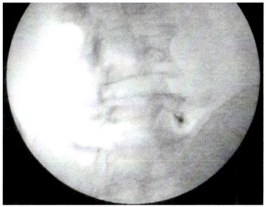

Abb. 10.6 Retroneurale Nadellage Nervenwurzel L5 rechts im a.p.-View beim Erreichen des Zielpunktes (dorsales Neuroforamen). (Mit freundlicher Genehmigung von © M. Legat 2018. All Rights Reserved)

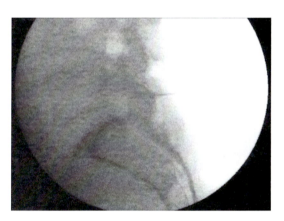

Abb. 10.5 Retroneurale Nadellage Nervenwurzel L5 rechts im Lateral-View beim Erreichen des Zielpunktes (dorsales Neuroforamen). (Mit freundlicher Genehmigung von © M. Legat 2018. All Rights Reserved)

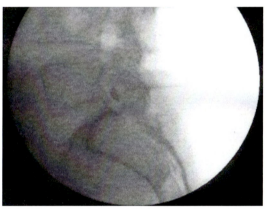

Abb. 10.7 Retroneurale Nadellage Nervenwurzel L5 rechts im Lateral-View beim Erreichen des Zielpunktes (dorsales Neuroforamen), nach Gabe des Kontrastmittel mit Enhancement auf der Nervenwurzel. (Mit freundlicher Genehmigung von © M. Legat 2018. All Rights Reserved)

zogen und nach lateral leichtgradig korrigiert. Die Lamina wird passiert (Abb. 10.5), in diesem Moment wird auf den Lateral-View geschwenkt. Damit kann eine zu tiefe Insertion und Nervenverletzung vermieden werden. Im Lateral-View erfolgt dann ein weiteres Vorschieben der Nadel, bis die Lamina leichtgradig überschritten ist (Abb. 10.6).

In dieser Position erfolgt die Injektion von Kontrastmittel unter Real-Time-Durchleuchtung. Bei versehentlicher Punktion einer Arterie, des Duralsackes oder einer Vene wird genauso vorgegangen wie bei der subpediculären Technik. Sind diese artifiziellen Punktionen ausgeschlossen, wird weiter Kontrastmittel injiziert, bis der Spinalnerv und das dorsale Nervenwurzelganglion gut gekennzeichnet sind (Abb. 10.7 und 10.8).

Das Gesamtvolumen des Kontrastmittel wird notiert und nun das therapeutische Medium (üblicherweise Lokalanästhetikum und Steroid) mit dem gleichen Volumenanteil injiziert.

10.4.2 Interlaminäre Injektion

Target-Identifikation: Zunächst sollte eine a.p.-Fluoroskopie der lumbalen LWS erfolgen. Dabei werden im betreffenden Segment die jeweiligen Deck- und Grundplatten orthograd eingestellt. In dieser Einstellung liegt der optimale Zielpunkt auf

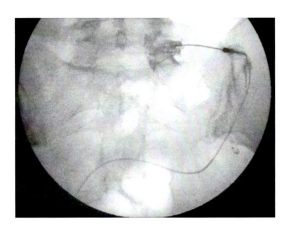

● Abb. 10.8 Retroneurale Nadellage Nervenwurzel L5 rechts im a.p.-View beim Erreichen des Zielpunktes (dorsales Neuroforamen), nach Gabe des Kontrastmittel mit Enhancement auf der Nervenwurzel. (Mit freundlicher Genehmigung von © M. Legat 2018. All Rights Reserved)

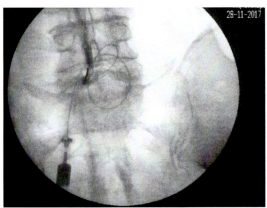

● Abb. 10.10 Nadellage im lateralen Rezessus rechts im a.p.-View Höhe L5/S1 links nach Gabe des Kontrastmittels mit Enhancement im dorsalen und ventralen Epiduralraum. (Mit freundlicher Genehmigung von © M. Legat 2018. All Rights Reserved)

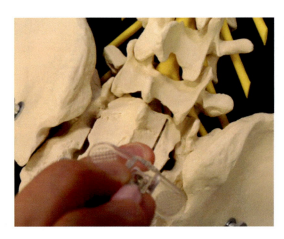

● Abb. 10.9 Nadellage auf der Lamina S1 rechts im a.p.-View (Modell) für die Punktion Höhe L5/S1 rechts. (Mit freundlicher Genehmigung von © M. Legat 2018. All Rights Reserved)

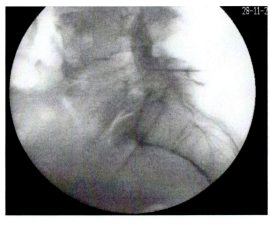

● Abb. 10.11 Nadellage im lateralen Rezessus im Lateral-View Höhe L5/S1 links nach Gabe des Kontrastmittels mit Enhancement auf der Nervenwurzel L4 und L5 sowie im lateralen Rezessus links. (Mit freundlicher Genehmigung von © M. Legat 2018. All Rights Reserved)

der betreffenden Seite auf dem Oberrand der Lamina im lateralem Winkel (● Abb. 10.9). Nach der Lokalanästhesie erfolgt die Hautinsertion der Nadel über dem gewählten Ziel. Die Insertionsrichtung ist zunächst auf die laterale Lamina gerichtet. Sobald diese berührt wird mit knöchernem Kontakt, wird die Nadel dezent zurückgezogen und nach lateral leichtgradig korrigiert. Die Lamina wird passiert (● Abb. 10.10), in diesem Moment wird auf den Lateral-View geschwenkt. Damit kann eine zu tiefe Insertion und Nervenverletzung vermieden werden. Im Lateral-View erfolgt dann ein weiteres Vorschieben der Nadel bis die Lamina leichtgradig überschritten ist.

In dieser Position erfolgt die Injektion von Kontrastmittel unter Real-Time-Durchleuchtung. Bei versehentlicher Punktion einer Arterie, des Duralsackes oder einer Vene wird genauso vorgegangen wie bei der subpedikulären Technik. Sind diese artifiziellen Punktionen ausgeschlossen, wird weiter Kontrastmittel injiziert, bis die betreffenden Nervenwurzeln bzw. der laterale Rezessus gut gekennzeichnet sind. (● Abb. 10.10 und 10.11).

10.4.3 Performanceparameter

Die Intervention sollte nur eine Hautpunktion erfordern. Eine Korrektur der Nadelrichtung sollte höchstens 8 Mal erfolgen, die Durchleuchtungszeit sollte 30 s nicht überschreiten.

10.4.4 Postinterventionelle Beobachtung und Instruktion

Nach Anlage eines sterilen Pflasterverbandes wird der Patient weitere 30 min unter Monitoring (Blutdrucküberwachung, Pulsoxymetrie und EKG) beobachtet. Abhängig vom Wirkeintritt des Lokalanästhetikums werden zum entsprechenden Zeitpunkt Funktionstests empfohlen, welche vor der Intervention den Schmerz auslösten. Damit kann ein adäquates Assessment eingeleitet werden. Ist der Patient klinisch unauffällig, kann er für die Entlassung vorbereitet werden. Bei Entlassung wird der Patient folgendermaßen instruiert:

Für 24 h postinterventionell soll er weder ein Fahrzeug noch eine Maschine führen. Er soll ein sog. Diagnostikblatt mit Dokumentation des Schmerzreliefs 30 min bis 24 h postinterventionell ausfüllen, einmalig wurde bereits präinterventionell der Schmerz dokumentiert. Der Patient wird zusätzlich dazu angehalten, die präinterventionell vorhandenen funktionellen Defizite nun postinterventionell mit dem jeweiligen Zugewinn zu dokumentieren.

Bei Auftreten unüblicher Symptome wie Kopfschmerzen, Fieber, Krämpfe, zunehmende Schmerzen oder Lähmungserscheinungen soll der Patient sofort den durchführenden Arzt kontaktieren.

10.4.5 Zusammenfassung

Als positiver Effekt wird eine mindestens 50 %ige Schmerzlinderung gewertet. Bei Wiederauftreten der Schmerzsymptomatik kann innerhalb von 7 Tagen eine 2. Injektion erfolgen. In der internationalen Literatur wird beschrieben, dass im Schnitt 2–4 Injektionen innerhalb von 6 Monaten nötig sind, um eine gute Schmerzlinderung zu erreichen (Manchikanti et al. 2008).

Obengenannte Techniken gelten sowohl für therapeutische als auch diagnostische Injektionen. Für diagnostische Injektionen wird hauptsächlich die subpedikuläre Technik favorisiert, da ein exakteres Ergebnis zu erzielen ist.

Bei einer diagnostischen Intervention wird sehr viel weniger Kontrastmittel gebraucht, ca. 0,2 ml, um nur ein geringgradiges Enhancement am Nerv zu erhalten. Es wird dann die gleiche Menge Lokalanästhetikum appliziert, ein Ausbreiten des Lokalanästhetikums und damit eine Anästhesie anderer Nervenwurzeln sollen vermieden werden. Der Verlauf wird identisch zur therapeutischen Injektion postinterventionell dokumentiert.

10.5 Mögliche Komplikationen

Die üblichen Komplikationen bei der **transforaminalen Injektion**, wenn auch selten, beziehen sich auf eine Nervenverletzung, eine Gefäßverletzung, eine intravaskuläre Injektion und die Infektion. Es bestehen an der LWS einzelne Case Reports mit intravaskulären Injektionen von Steroiden, welche höchstwahrscheinlich für eine Rückenmarkläsion mit Paraplegie verantwortlich sind (Botwin et al. 2000; Houten und Errico 2002).

Bei der **interlaminären Injektion** kann es selten zu Duraverletzungen kommen, der Patient muss über postinterventionelle Kopfschmerzen aufgeklärt sein. Versehentliche intrathekale Applikationen von Lokalanästhetika bzw. Steroiden sind auf der Grund der Bildgebung auszuschließen. Bei Kontrastmittelgabe würde ein Myelogramm entstehen, welches eindeutig zu identifizieren ist.

10.6 Ergebnisse in der Literatur

Unterschiedliche Studien wurden in den letzten 15 Jahren zu dieser Thematik publiziert. Am beachtenswertesten ist die Studie von Riew et al. (2000) zum Effekt von epiduralen Injektionen auf die Notwendigkeit einer operativen Behandlung bei lumbalen radikulären Schmerzen. Riew et al. konnten mit einer Wahrscheinlichkeit von $P > 0,004$ nachweisen, dass mittels der transforaminalen Injektion mit Steroiden 70 % der Patienten nicht operiert werden mussten, während es ohne diese Behandlung bzw. nur mit einer epiduralen Injektion mit Lokalanästhetikum nur 35 % waren.

Vad et al. (2002) berichteten über das Outcome einer Patientengruppe mit transforaminalen Injektionen von Kortikosteroiden, verglichen mit einer Gruppe mit paraspinaler Injektion von Kochsalzlösung. In einem 12-monatigen Follow-up konnten sie nachweisen, dass 84 % der mit Steroiden behandelten Patienten eine Schmerzreduktion von mehr als 50 % zeigten, bei der Patientengruppe mit der paraspinalen Injektion waren es lediglich 48 %. Ghahreman et al. (2010) zeigten in ihrer Studie, dass im Langzeiteffekt von 12 Monaten die transforaminale Injektion von Steroiden und Lokalanästhetika einer Placebogruppe mit i.m.-Injektionen um 50 % überlegen war. 2013 wurden von Manchikanti et al. im Rahmen von Guidelines zu interventionellen Techniken an der Wirbelsäule ein Review über 15 RCT-Studien betreffend die transforaminale Injektion veröffentlicht (Manchikanti et al. 2013). Dieser Review kam zu dem Gesamtergebnis, dass die Evidenz gut ist für die Behandlung des lumbalen radikulären Schmerzes bei Bandscheibenprolaps mit Lokalanästhetika und Steroiden, mittelmäßig für die Behandlung nur mit Lokalanästhetika. Betreffend die lumbale Spinalstenose ergaben sich mittelmäßige Ergebnisse für Lokalanästhetika und Steroide. Für das Post-Surgery-Syndrom wurde sowohl mit der Kombination von Lokalanästhetika und Steroiden als auch mit Lokalanästhetika allein eine mittelmäßige Evidenz gezeigt. Sämtliche Effekte waren im Kurz- und Langzeitverlauf erreichbar.

Literatur

Botwin KP, Gruber RD, Bouchlas CG, Torres-Ramos FM, Freeman TL, Slaten WK (2000) Complications of fluoroscopically guided transforaminal lumbar epidural injections. Arch Phys Med Rehabil 81:1045–1050

Ghahreman A, Ferch R, Bogduk N (2010) The efficacy of transforaminal injectionof steroids for the treatment of lumbar radicular pain. Pain Med 11:1149–1168

Houten JK, Errico TJ (2002) Paraplegia after lumbosacral nerve root block: report of three cases. Spine J 2: 70–75

Karppinen J, Malmivaara A, Kurunlahti M, Kyllnen E, Pienimki T, Nieminen P, Ohinmaa A, Tervonen O, Vanharanta H (2001) Periradicular infiltration for sciatica: a randomized controlled trial. Spine (Phila Pa 1976) 26:1059–1067

Kim HJ, Park JH, Shin KM, Kang SS, Kim IS, Hong SJ, Song CK, Park JC, Yeom JS (2012) The efficacy of transforaminal epidural steroid injection by the conventional technique in far-lateral herniation of lumbar disc. Pain Physician 15:415–420

Manchikanti L, Singh V, Derby R, Helm S, Trescot AM, Staats PS, Prager JP, Hirsch JA (2008) Review of occupational medicine practice guidelines for interventional pain management and potential implications. Pain Physician 11:271–289

Manchikanti L et al (2013) An update of comprehensive evidence-based guidelines for interventional techniques in chronic spinal pain. Part I: introduction and general considerations. Pain Physician 16:S1–S48

Olmarker K (1996) Mechanical and biochemical injury of spinal nerve roots: an experimental perspective. In: Weinstein JN, Gordon SL (Hrsg) Low back pain: a scientific and clinical overview. American Academy of Orthopaedic Surgeons, Rosemont, S 215–233

Riew KD, Yin Y, Gilula L, Bridwell KH, Lenke LG, Lauryssen C, Goette K (2000) The effect of nerve-root injections on the need for operative treatment of lumbar radicular pain. A prospective, randomized, controlled, double-blind study. J Bone Joint Surg Am 82-A:1589–1593

Vad VB, Bhat AL, Lutz GE, Cammisa F (2002) Transforaminal epidural steroid injections in lumbosacral radiculopathy: a prospective randomized study. Spine (Phila Pa 1976) 27:11–16

Yoshizawa H, Nakai S, Koboyashi S, Morita T, Shizu N (1996) Intraradicularedema formation as a basic factor in lumbar radiculopathy. In: Weinstein JN, Gordon SL (Hrsg) Low back pain: a scientific and clinical overview. American Academy of Orthopaedic Surgeons, Rosemont, S 235–246

Sensorische Innervation des sakroiliakalen Gelenkes

T. Filler

11.1   Einleitung – 128

11.2   Biologie – 128

11.3   Gelenkanatomie – 129

11.4   Biomechanik – 131

11.5   Innervation – 132

        Literatur – 134

© Springer-Verlag GmbH Deutschland, ein Teil von Springer Nature 2019
J. Jerosch (Hrsg.), *Minimalinvasive Wirbelsäulenintervention*,
https://doi.org/10.1007/978-3-662-58094-3_11

11.1 Einleitung

Die Innervation eines Gelenkes richtet sich nach der Zweckmäßigkeit (Eigenwahrnehmung, Bedeutung für andere Strukturen/Aufgaben des Körpers, Trophik) und phylogenetischen Gesichtspunkten. Bei dem sakroiliakalen Gelenk (SIG) kommen außerdem ontogenetische Besonderheiten hinzu. Die nachfolgende Darstellung baut auf der Biologie, Anatomie und Biomechanik des Gelenkes auf, um die Propriosensorik (Eigenwahrnehmung) einzuordnen, die bei einem als Amphiarthrose geltenden Gelenk lange Zeit unterschätzt worden ist.

Die Bedeutung auch geringer Bewegungen am unteren Ende der Wirbelsäule ergibt sich, wenn sie aufwärts als ein langer Hebel gedacht wird, an dessen anderem Ende der Kopf sitzt. Mit seiner Position wird das vestibuläre System positioniert. Der Einfluss des Gleichgewichtsorgans für den gesamten Bewegungsapparat bei einem aufgerichteten Zweibeiner ist offenkundig. Eine Bewegung um 1 Grad im SIG verändert die Position des Innenohrs und damit dessen Impulsmuster signifikant. Nur durch „Verrechnung" der Kopfstellung mit diesem Impulsmuster lässt sich das Gleichgewicht halten. Also müssen mit zunehmender Entfernung vom Kopf die Propriosensoren der Wirbelsäule immer empfindlicher werden. Selbst wenn jede kleinste Bewegung am unteren Ende der Wirbelsäule in den darüber gelegenen Abschnitten kompensiert werden kann, so muss sie auch dafür genauestens bekannt sein.

Hinsichtlich der trophischen (vegetativen) Innervation ist beim SIG wenig bekannt, doch spielt die periphere Wechselwirkung des Sympathikus mit dem Schmerzsystem eine wichtige Rolle. Hier kann derzeit nur auf allgemeine Zusammenhänge verwiesen werden, die aber insbesondere bei der Chronifizierung von Schmerz auch für das SIG relevant sind.

Neben der Ontogenese (Anpassung des Gelenkes an die Beanspruchung in der Entwicklungsphase) ist die ursprüngliche Funktion des Gelenkes bei horizontaler Position in phylogenetisch älteren Phasen interessant, da die darauf über lange Zeit optimierte Innervation mit der Aufrichtung des Menschen nicht ausgetauscht wurde, sondern vorhandene Elemente z. B. in ihren Schwellen, bei denen sie auf Veränderungen mit Signalgebung ansprechen, modifiziert und angepasst wurden. Die hier erforderlichen Schwellenabsenkungen führen aber kollateral auch zu einem leichteren Ansprechen der Propriosensoren als Schmerzgeber.

Das SIG nimmt aufgrund seiner Lage, seines Baus, seiner Bedeutung für den aufrechten Gang und seiner Innervation jeweils eine Sonderstellung ein. Die Anatomie ist seitenasymmetrisch, was auch für die sensorische Versorgung gilt. Sakraler und ilialer Anteil sind hinsichtlich des Knorpelüberzugs, der knöchernen Unterlage und der Anfälligkeit für Pathologien verschieden, aber wichtiger und umfangreicher ist der Bandapparat bzw. dessen nervale Ausstattung. Die dorsale Versorgung über den Plexus sacralis dorsalis ist bedeutender als die ventrale und erfolgt über L5–S4 mit möglichen Beiträgen von L2 abwärts und Coc1 aufwärts. Dabei ist die Verteilung korpuskulärer Propriosensoren nicht homogen. Über die vegetative Innervation ist wenig bekannt, Zonen referenzierter Schmerzen sind unspezifisch. Der derzeitige Stand der Kenntnis wird auf der Basis der Biologie, Gelenkanatomie und Biomechanik erläutert. Die sehr umfangreiche sensorische Innervation spricht für ein viel stärker auf Bewegung als auf Lastübertragung ausgerichtetes Gelenk. Die perpetuierte Sichtweise auf eine Amphiarthrose als vorzugsweise statisch ausgerichtetes Gelenk muss erweitert werden, um den reduzierten Fokus auf das Schmerzsystem in diesem Zusammenhang zu erweitern. Damit lassen sich die neueren Kenntnisse über Zusammenhänge von Schmerz und Propriosensorik besser diagnostisch verwerten. Gleichzeitig werden aber auch die Grenzen des bisherigen anatomischen Wissens evident. Dennoch lässt sich über den Verlauf der Fasern für eine therapeutische Erreichbarkeit einiges sagen. So konvergieren die versorgenden Äste auf die Höhe des Anlagesegmentes S2 bei Ihrem Austritt aus den Foramina sacralia dorsalia und treten vorzugsweise auf gleicher Höhe über die Crista sacralis lateralis knochennah in die Ligamenta ein. Die zusätzlichen Beiträge aus anderen Spinalnerven nehmen dabei Anschluss an die dort entstehenden lateralen Nervenbögen, womit eine stärker überregionale Versorgung als bei den Facettengelenken erkennbar wird.

11.2 Biologie

Das paarige SIG gehört zu den körperachsennahen Gelenken, ist jedoch anders als die Zwischenwirbelgelenke eine sekundäre Ausbildung. Letztere haben sich auf der dorsalen Seite des Os sacrum nur noch in Form der Crista sacralis

Sensorische Innervation des sakroiliakalen Gelenkes

intermedia als rudimentäre höckrige Leiste erhalten. Weder in seiner Form (Facies auricularis), noch in seinem Gelenktyp (Nutationsgelenk), seiner (unvollständigen) Kapsel oder besonderen Beanspruchung ist im übrigen Körper ein vergleichbares Gelenk zu finden. Es nimmt auch bei den Pathologien eine Sonderstellung ein.

Wichtige Vertreter der Zweibeiner neben dem Menschen und den Kängurus sind ein Teil der Dinosaurier bzw. deren Nachfahren, die Vögel. Für Vögel oder Kängurus kam es bei der Aufrichtung anscheinend weniger auf den Höhengewinn an, als darauf die vordere Extremität zu befreien. Dazu wurde das Becken in den Beinen aufgehängt. Der Mensch hat dem gegenüber v. a. den Höhengewinn gesucht und daher die Wirbelsäule aufgerichtet. Vergleichbare Entwicklungen sind selten und werden oft anders gelöst – die Hände mussten die Vorfahren des heutigen Menschen jedoch nicht freibekommen, da sie in seiner Herkunft als Vierhänder bereits „befreit" waren. Anders als bei den vergleichend Genannten wurde nicht lateral in der Hüfte, sondern medial zwischen Wirbelsäule und Becken eine Hängeeinrichtung entwickelt. Das hat zu einer Veränderung der ursprünglichen Aufhängung des Os sacrum von dorsal nach ventral hin zu einer Aufhängung von kranial nach kaudal geführt. Aber die dorsal angelegten Bandmassen sind weiterverwendet worden. Dadurch haben sich einerseits die Hebelkräfte massiv geändert, andererseits wurde die Wirbelsäule lumbal zu einer Gegenkrümmung gezwungen. Diese beiden Veränderungen sowie die mit der Aufrichtung verbundene Änderung für Umwendbewegungen in der Halswirbelsäule (Rotation statt Lateralisation) sind tief greifend und daher Quelle vieler Störungen.

Bis heute hat die Evolution die kombinierte Gelenkachse durch beide Gelenke nicht unter das Schwerelot des aufgerichteten Körpers wandern lassen, was als labiles Gleichgewicht anzustreben wäre, da dann die aufzuwendenden Muskelkräfte zur Stabilisierung minimierbar sind. Stattdessen haben sich die Bandmassen angepasst. Darüber hinaus soll das Gelenk in seiner Ausprägung von der Beanspruchung in den ersten Lebensjahren abhängig sein. Das bedeutet, dass die Ausrichtung seiner Form durch die bevorzugte Art der Belastung in dieser Zeit geprägt wird. Die beiden sich widersprechenden Belastungsarten sind Dynamik vom Becken (Hüftgelenk) kommend oder Statik durch die Lastübertragung der Wirbelsäule.

Ein dynamisch benutztes SIG führt eher zu einer horizontalen, ein statisch eingesetztes SIG eher zu einer vertikalen Orientierung der Gelenkflächen. Diese Option einer Anpassung der Anatomie an den individuellen Bedarf anstatt einer genetischen Vorgabe wird als Evolutionsvorteil angesehen.

Die humane Biologie der Aufhängung des Os sacrum im Os ilium ist nicht zum Sitzen gemacht, sondern dient der Bewegung in der Hüfte. Die moderne Gesellschaft braucht jedoch zunehmend sitzende Menschen, wobei v. a. die Lastübertragung im Sinne von Schubkräften wirksam wird. Wenige Untersuchungen liegen zu der postulierten aber umstrittenen zukünftigen Entwicklung des Os sacrum vor, die Einfluss auf das Gelenk haben könnte. Es wurde angenommen, dass es evolutionär tendenziell zu einer Verkürzung der Lendenwirbelsäule zu Gunsten eines aus 6 Wirbeln bestehenden Os sacrum (sog. Sakralisation, z. B bei 6 % der nordamerikanischen Bevölkerung) (Vleeming et al. 2012) kommt. Damit soll die Lastübertragungsfähigkeit erhöht werden. Das wird jedoch nicht in allen Statistiken gestützt und findet zudem einen gewissen Widerspruch in einer eher zur Kaudalisation neigenden Variationsbreite der Ursprungsspinalnerven des Plexus lumbalis (Horwitz 1939). Auch die Anforderungen an einen Geburtsweg stehen dem entgegen (Vleeming et al. 2012). Häufiger ist eine Fusion mit dem Os coccygeum (24 % bei Frauen und 30 % bei Männern, mit dem Alter zunehmend) (Vleeming et al. 2012).

11.3 Gelenkanatomie

Die ossären Segmentanteile S1 und S2 sowie Teile von S3 bilden in der Regel die Grundlage des Gelenkes auf Seiten des Os sacrum. Allein dessen variable Struktur macht das Gelenk variationsreich. Anatomisch ist die durchschnittlich 17,5 cm^2 große Gelenkfläche des Erwachsenen C-förmig. Das Gelenk wird zu den synovialen Gelenken gerechnet, wobei allerdings erhebliche Anteile (75 % der kranialen Oberfläche) nicht synovial sind (Walker 1986). Es existiert eine unvollständige fibröse Kapsel. Ventral ist sie trotz aufliegendem Bandapparat relativ dünn, ist also nur geringer mechanischer Last ausgesetzt bzw. erlaubt Bewegungen. Der ventrale Bereich des Gelenkes ist am weitesten von der dorsal gelegenen Achse entfernt, womit die „geringe Beweglichkeit" schon morphologisch relativiert wird. Bewegungen des

SIG werden vorzugsweise dorsal, also achsennah gemessen, woraus sich der Eindruck einer Amphiarthrose gefestigt hat. Diese Sicht ist aber nicht unumstritten und hängt sehr von der Art der Messung ab. Die dorsalen Bänder gehen in den iliolumbalen Bandapparat über. Eine Kapsel ist hier oft nur rudimentär. Die dorsale Grenze des Gelenkes wird durch den Übergang in einen stabilen Bandapparat gebildet. Grundsätzlich ist bei der Größenbetrachtung des Gelenkes auch die Fläche des Bandapparates mit einzubeziehen, die etwa 22,3 cm² beträgt. Auffällig ist die signifikante intraindividuelle Seitenasymmetrie.

Die sakrale Gelenkfläche ist vorzugsweise konkav, weist aber oft eine zentrale Erhebung auf. Die iliale Seite ist komplementär gebaut. Topografisch hat der untere Schenkel des Gelenkes Kontakt mit dem oberen Rand der Incisura ischiadica major, mithin zur suprapiriformen Abteilung des Loches. Nur der hintere Rand des Gelenkes ist dicht unter der Spina iliaca posterior superior unter den Bändern tastbar. Von dort breitet sich der Gelenkspalt horizontal nach ventral aus. Die tragenden Bänder verlaufen vom dorsalen Beckenrand zur lateralen Kreuzbeinoberfläche und weisen hier ggf. eine erhöhte Druckempfindlichkeit auf.

Die Knorpelflächen weisen zwischen sakraler und ilialer Seite bereits bei Neugeborenen strukturelle Unterschiede auf (Bowen und Cassidy 1981; Kampen und Tillman 1998; Vleeming et al. 2012; Walker 1986). Sakral finden sich 4 mm hyalinen Knorpels, während ilial der 1–2 mm dicke Knorpel an vielen Stellen fasrig ist. Die Menge der intrakartilaginären Glykosaminoglykane differiert zwischen beiden Seiten. Weiter findet sich ilial (besonders kranial) auffällig wenig Kollagen Typ II, was sonst die typische Situation für entdifferenzierenden Gelenkknorpel (wie bei Arthrose) ist. Der iliale Knorpel degeneriert im Schnitt auch 10–20 Jahre früher als der sakrale Knorpel. Ein Grund scheint die Verbindung des Knorpels mit dem Bandapparat im oberen Drittel des Gelenkes zu sein. Die Altersveränderungen sind ebenfalls differenziert. Sakral treten sie deutlich seltener auf. Ein „normales" Gelenk im Alter scheint es nicht zu geben (Walker 1986). Insgesamt gibt es allerdings zu wenige Daten über altersabhängige Gewebeveränderungen. Das gilt auch für Geschlechtsunterschiede, tendenziell scheint aber die Knorpelfläche bei Männer größer zu sein.

Nur das untere vordere Drittel entspricht weitgehend dem, was allgemein unter einem Gelenk verstanden wird. Dieser seltsame Bau und die auffallend irreguläre Fläche sprechen dafür, dass in der Biomechanik des Gelenkes noch einige unbekannte Faktoren stecken. Will man die Unterschiede biologisch erklären, bieten sich unterschiedliche Belastungsarten auf den beiden Seiten an. Leitet man aus der Morphe die hierfür bekannten Funktionen ab, ist demnach die sakrale Seite eher für eine Druckaufnahme konstruiert, während die iliale Gegenseite eher unter Scherstress steht. Dies ist über eine Knorpel-Knorpel-Interaktion im klassischen Sinne einer Gleit-Roll-Bewegung in einem Gelenk nicht erklärbar. Ein möglicher Deutungsansatz wäre, dass sich vorzugsweise das Os ilium gegen das Os sacrum bewegt und letzteres summarisch für alle verschiedenen Bewegungen der Ruhepol ist.

Vergleicht man die Relation von überknorpelter Fläche zur Anheftungsfläche des Bandapparates mit der Situation anderer Gelenke, wird schnell klar, dass der Bandapparat dominiert. Dieser ist ohnehin für die Proprio- und Nozizeption zuständig. Diagnostisch und therapeutisch ist daher der Gelenkspalt von untergeordneter Bedeutung. Er ist auch schwieriger und weniger verlässlich zu adressieren als der (dorsale) ligamentäre Anteil. Auf Grund der mächtigen Bandmassen sind die dortigen Rezeptoren aus dem Gelenkspalt heraus auch nur beschränkt erreichbar, während innerhalb der ligamentären Strukturen eine Verteilung von Substanzen auf Grund von Lücken durchaus gewährleistet ist (Fortin et al. 1999b).

Embryologisch betrachtet entsteht in der 8. intrauterinen Entwicklungswoche eine dreischichtige Struktur, die neben dem sakralen und iliakalen Knorpel eine mesenchymale Zone aufweist, die den späteren Gelenkspalt vorwegnimmt. Die endgültige Ausbildung eines Gelenkspaltes lässt sich ab der 34. Schwangerschaftswoche nachweisen (Vleeming et al. 2012; Walker 1986). Auf dem Weg dahin entsteht in der 10. Woche – anders als bei anderen Gelenken – das Gelenk von dem Zentrum **und** der Peripherie dieser Anlage her, während typischerweise ein Gelenk nur aus dem Zentrum einer solchen Vorform heraus entsteht. Erst ab dem 7.–8. Monat in utero kann das Gelenk als ausdifferenziert angesehen werden. Nur wenige andere Gelenke sind so spät finalisiert und werden bis dahin so wenig bewegt. Geschlechtsunterschiede entstehen ab etwa dem 4. intrauterinen Monat. Die Koalition der 5 sakralen Wirbel erfolgt erst nach der Geburt und endet etwa

Sensorische Innervation des sakroiliakalen Gelenkes

zwischen dem 25. und 30. Lebensjahr. Diese späte Ausdifferenzierung der knöchernen Grundlage mag einer der Gründe für die unterschiedlichen Knorpelflächen zwischen Os sacrum und Os ilium sein. Das SIG behält bis zur Pubertät eine glatte Oberfläche. Die danach auftretenden Rauigkeiten werden jedoch als physiologisch angesehen (Vleeming et al. 2012).

11.4 Biomechanik

Für das Os sacrum wird als Analogie das Schlusssteinmodell angeführt, da sich der Knochen nach kaudal verjüngt. Allerdings müsste er sich dann entsprechend der Lastaufnahme von der Wirbelsäule zusätzlich nach ventral verjüngen, um durch die Bänder die Ossa ilii zusammenzuziehen. Die Facies pelvina ist jedoch breiter als die Facies dorsalis. Auch der Bandapparat wird auf Grund seiner mächtigen Ausdehnung möglicherweise überschätzt. So sind die axialen interossären dorsalen Bandanteile (14 % der Gesamtfläche) stark mit Fettgewebe durchsetzt und sind nur unwesentlich stabiler als die elastischen Ligg. flava der Wirbelsäule, obwohl elastische Elemente fehlen. Trotz der postulierten Lastübertragung sind die Gelenkflächen im Wesentlichen parallel und nicht im rechten Winkel zu der von der Wirbelsäule kommenden Last angeordnet. Dies ergibt insbesondere dann wenig Sinn, wenn das Gelenk, wie oftmals kolportiert, eine Amphiarthrose ist. Tatsächlich kann es die 6-fache nach medial gerichtete Last aufnehmen, aber nur einem Zwanzigstel der axialen Last und der Hälfte der Torsionskraft (jeweils verglichen mit der Lendenwirbelsäule) standhalten (Dreyfuss et al. 2004). Mit zunehmender Hypomobilität wird das Verhältnis schlechter. Vor diesem Hintergrund ist das Gelenk kaum in der ihm häufig zugeschriebenen Funktion als Schockabsorber zu sehen. In der Bewegung während des Gehens ist das Gelenk in seinen Anteilen vielmehr differenziert zu betrachten und in der Summe kranial eher Druck- bzw. kaudal mehr Zugbelastung ausgesetzt. Dabei ist die Distanz des Schwerezentrums des Körpers v. a. mit Veränderungen der Gelenkstabilität vergesellschaftet. Je weiter ventral eine Vertikale durch das Schwerezentrum vor dem Gelenk liegt, desto stärker sind die rotatorischen Kräfte durch den größer werdenden virtuellen Hebelarm durch das dorsal gelegene Rotationszentrum der

kombinierten Gelenke. Dies ist im Rahmen einer Schwangerschaft noch einmal verstärkt (Vleeming et al. 2012).

Subchondral ist die Knochenschicht des Os sacrum dünn und die Spongiosa läuft rechtwinklig auf den Knorpel zu. Ilial sind solche Regelmäßigkeiten nicht zu finden, was dort für stark wechselnde Belastungsrichtungen spricht und den zuvor geäußerten Erklärungsansatz der Unterschiede stützt. Auf beiden Seiten sind bis dicht unter den Knorpel reichende Vaskularisationen auffällig, was im Zusammenhang mit der Auffälligkeit des Gelenkes bei diversen rheumatischen Prozessen stehen könnte. Außerdem sind beim Menschen Gefäße bis in die Peripherie sympathisch begleitet, womit hier eine besondere Innervationssituation entsteht, die im Rahmen der peripheren Kopplung von dem Sympathikus an das nozizeptive System Bedeutung gewinnt. Auch die irreguläre Oberfläche legt Besonderheiten nahe. Da insbesondere die Gelenkflüssigkeit die Biomechanik bestimmt und sich diese einerseits aus Knorpel (der ja hier wie beschrieben zwei unterschiedliche Arten in Hinblick auf die Glykoproteinkomponenten aufweist) und Synovia rekrutiert, andererseits in ihrer Funktionalität wesentlich von der Knorpeloberfläche abhängt, liegt bei diesem Gelenk ein Unikat vor, auf das nicht ohne Weiteres die üblichen Gelenkbetrachtungen übertragbar sind.

Mit einer Koxarthrose gehen Innenrotations- und Abduktionseinschränkungen einher. Diese relativen Fehlstellungen des Os ilium sind im SIG nur sehr wenig kompensierbar und blockieren das gleichseitige oder beide SIG in ihren endgradigen Stellungen. Besteht der Zustand lange, könnte es schmerztherapeutisch hilfreich sein, hier nach dem Einsetzen einer Hüfttotalendoprothese auf eine Normalisierung der Stellung zu achten. Allgemein führt ein Tiefertreten einer Seite durch Beinfehlstellungen (echte Längendifferenzen der Beine sind seltener) zu einer erhöhten Druckbelastung dieses Gelenkes. Damit nimmt die Zugspannung des zugehörigen Bandapparates zu, wodurch das propriozeptive System an dieser Stelle durch den Dauerreiz schmerzhaft reagiert.

Die Beweglichkeit des Gelenkes ist umstritten (McGrath 2004). Es stehen Gleitbewegungen der Gelenkflächen gegeneinander im Vordergrund. Diese finden um eine mittlere, in der dorsalen Bandmasse und damit außerhalb der Gelenkflächen gelegenen Achse im Sinne einer Rotation statt. Rollbewegungen finden sich nur untergeordnet. Die Gelenkachse einer Seite läuft schräg durch das Becken. Dabei können die über den Beckenring gekoppelten Bewegungen beider Gelenke gleichsinnig oder gegensinnig verlaufen. Bei Beugung in der Hüfte gleitet das Os ilium derselben Seite dorsokaudal und bei Streckung kranioventral. Eine gleichsinnige Nutation in beiden Gelenken rotiert das Os ilium nach dorsal (und vorne nach unten), eine in beiden Gelenken gleichsinnige Gegennutation rotiert es nach ventral. Bei links und rechts gegenläufigen Nutationen wie beim Gehen, torquiert das Becken und die Symphyse gerät unter Zugspannung und Druck. Eine Sprengung der Symphysenfuge oder Durchtrennung des Lig. sacrotuberale bzw. sacrospinale soll, anders als ein Bandschaden der iliosakralen Bänder, keinen Effekt auf die Bewegung haben. Dabei nimmt die Beweglichkeit mit dem Alter ab und bei Schwangerschaft zu. Während für die Normalsituation eine Rotation (radiologisch) um die Achse von 4° angegeben wird, sind die Zahlen bei Schwangerschaft nicht gut quantifiziert. Es gibt eine Studie zur physiologischen Beweglichkeit, die allerdings keinen Unterschied zwischen symptomatischen und asymptomatischen Gelenken zeigt (Sturesson et al. 1994).

Generell kommen in dem SIG alle Zeichen degenerativer Gelenkerkrankungen vor: Gelenkspaltverschmälerung, subchondrale Sklerose, Ankylose, intraartikuläre Gasbildung und Bildung von Osteophyten.

Muskeln mit direkter Wirkung auf das Gelenk sind:

- M. gluteus maximus,
- M. piriformis,
- M. coccygeus,
- M. gluteus medius (über seine Faszie),
- M. biceps femoris, Caput longum (über das Lig. sacrotuberale),
- M. erector trunci,
- M. latissimus dorsi (über die Fascia thoracolumbalis, die auch Bezug zu dem Bindegewebe des M. gluteus maximus aufnimmt).

Nur die beiden Erstgenannten ziehen über das Gelenk hinweg. Muskeln mit indirekter Wirkung auf das Gelenk über Zug am Becken sind v. a.:

- M. iliopsoas,
- M. tensor fasciae latae,
- M. rectus femoris,
- M. obliquus abdominis externus,
- M. obliquus abdominis internus,
- M. transversus abdominis.

Die lumbalen Mm. multifidi und der M. obliquus abdominis internus werden zur Stabilisierung der Wirbelsäule angespannt, bevor Bewegungen übertragen werden. Bei SIG-Schmerzen ist dieses Reaktionsmuster verlangsamt. Umgekehrt reduziert eine Anspannung der Mm. transversi abdominis die Beweglichkeit des SIG. Die Aktivitätsmuster der lumbopelvinen Muskeln verändern sich bei SIG-Schmerzen, ohne dass bis dato eine klare Erklärung dafür gegeben werden kann. Auch die auf das SIG Einfluss nehmenden Muskeln mit Wirkung nach kaudal, wie der M. gluteus maximus oder das Caput longum des M. biceps femoris zeigen eine verzögerte (Gluteus) oder erhöhte (Biceps) Aktivität bei SIG-Schmerzen (Foley und Buschbacher 2006). Hier sind durchaus noch nicht verstandene propriozeptive Steuerungen der Muskulatur über das SIG denkbar.

11.5 Innervation

Die Innervation des SIG war lange Zeit umstritten und ist es weiterhin (Foley und Buschbacher 2006). Das Gelenk galt als Hauptquelle von tief sitzendem Rückenschmerz, bis 1934 Bandscheibenvorfälle im lumbalen Bereich in den Focus zu rücken begannen. Seitdem sind anatomische Untersuchungen zur SIG-Innervation nur noch nachrangig durchgeführt worden und in den Lehrbüchern wurden alte Aussagen perpetuiert, teils ohne Prüfung der ursprünglichen Primärquellen, teils unreferenziert. Dazu gehören auch nur wenig geprüfte Aussagen zur Innervation des Gelenkes von ventralen Ästen der Spinalnerven. Als sicher kann wohl gelten, dass dorsale (in der Hauptsache L5–S3) und ventrale (L4 und L5) Innervation verschieden sind (Forst et al. 2006; Murata et al. 2001). Die Innervation aus dorsalen Ästen der Spinalnerven ist dabei die Wesentliche (Forst et al. 2006; Fortin et al. 1999a; Murata et al. 2001). Etwas substanzieller waren klinische Untersuchungen, die z. B. Referred Pain adressierten und vorzugsweise S1–S3 Bezüge herstellen konnten. Insgesamt herrschte lange die Ansicht, dass dieses Gelenk wegen angeblicher geringer Beweglichkeit keine ausgeprägte Innervation benötigt. Konsequenterweise lassen sich in der Literatur keine aussagekräftigen Arbeiten zur zentralnervösen Verarbeitung des sensorischen Inputs finden. Zu dem Bild gehört auch, dass eine ausgedehnte Suche nach peripheren rezeptiven Strukturen wegen der Größe des zuzuordnenden Gewebeareals nur an sehr wenigen Sakroilikalgelenken möglich ist oder wegen der kleinen, nur wenig referenzierenden Probenmaterialien von Patienten eher zufällig Strukturen finden lässt (vgl. z. B. Sakamoto et al. 2001; Vilensky et al. 2002). Bekannt ist aber, dass die Verteilung korpuskulärer Strukturen nicht homogen ist.

Was als sicher gelten kann, ist ein ausgeprägter Faseraustausch der dorsalen Nerven entlang der Ligg. iliosacralia, die in Form von Schleifen unterhalb der Spina iliaca posterior superior lokalisiert sind. Daher wird auch von einem dorsalen (posterioren) Sakralnervenplexus gesprochen. Auch hier wird also, wie an der übrigen Wirbelsäule, segmentübergreifend innerviert, so dass die exakte Lokalisation weniger relevant zu sein scheint als die relative Information, also die Registrierung von Zustandsveränderung. Von da aus ist es nicht verwunderlich, dass Ikeda (1991) eine ventrale Innervation aus L5 nachweisen konnte. Die Arbeit ist in Japanisch erschienen und daher in ihrer Verbreitung limitiert. Die Abgänge dieses Plexus kreuzen die Crista sacralis lateralis (Pendant der Processus transversi der verschmolzenen Wirbel) nach lateral in der Regel in Höhe der entsprechenden Tuberkula von S2 und S3 (Roberts et al. 2014). Sollen die zugehörigen Spinalnervenäste therapeutisch an ihrem Austritt aufgesucht werden, kann außer der Häufung und Verteilung für die sakralen Äste noch der Austrittspunkt in den Foramina sacralia dorsalia berücksichtigt werden. Dabei liegen die Fasern stets lateral in den Foramina und konvergieren bereits in dieser medialen Ebene in die vorgenannte Transferregion über die Crista sacralis lateralis zum Gelenk, liegen also in den kranialen Foramina laterokaudal und in den kaudalen Foramina laterokranial (Roberts et al. 2014). Der daraus hervorgehende dorsale Plexus wird v. a. aus den lateralen dickeren Ästen der dorsalen Spinalnervenäste von S1–S4 gespeist. S5 und Coc1 beteiligen sich aus dem Hiatus sacralis heraus. L5 ist ebenfalls regelmäßig beteiligt. Der Plexus liegt unter dem dorsalen Bandapparat und bildet aus den Ästen der vorgenannten Schleifen meist einen relativ dicken Nerv, der seine Umgebung und das Lig. sacrotuberale versorgt. Seitenasymmetrien sind häufig (bis zu 30 % werden beschrieben) (Horwitz 1939; Nakagawa 1966).

Die in den dorsalen Bändern auffindbaren peripheren Nerven und die davon wahrscheinlich abhängigen Mechanorezeptoren sind wenig untersucht. Zwar sind sowohl myelinisierte als auch unmyelinisierte Fasern nachgewiesen, das Verhältnis jedoch nicht bestimmt, so dass unklar bleibt, ob die Relation anderen Gelenken (50:50) gleicht. Unmyelinisierte Fasern können nozizeptiv oder vegetativ sein. Die Assoziation mit Gefäßwänden spricht für sympathische Fasern. Efferente myelinisierte Fasern sind unwahrscheinlich, da keine Muskulatur adressiert werden kann. Daher sind die intraligamentären myelinisierten Fasern am ehesten propriozeptiv. Eine genaue Klassifizierung der Propriosensoren steht jedoch aus (Vilensky et al. 2002).

Da Gelenke über ihre Propriosensorik die einwirkende Muskulatur steuern, ist bei Störungen des SIG mit Störungen in diesen Muskeln zu rechnen. Eine differenzierte Analyse von solchen Abhängigkeiten ist vielfach Erfahrungswissen. Die Gesamtheit der Innervation dieser Muskeln stammt aus Th12–S4. Die Innervation des Gelenkes kann von L3–S4 erfolgen und ist damit wesentlich ausgedehnter als bei Zygapophysealgelenken. Die Existenz von Mechanorezeptoren ist gesichert.

Efferenzen und Afferenzen (Propriosensorik) eines Muskels lassen sich meist denselben Spinalnerven zuordnen. Im Umkehrschluss hat von weiter kranial gelegenen Spinalnerven (Th12–L2) versorgte Muskulatur auch nur einen geringen Einfluss auf das SIG, wie etwa der M. psoas oder kann – andersherum ausgedrückt – vom SIG nicht gut gesteuert werden. Er wirkt mehr auf die überzogenen Facettengelenke. Diese Situation, die nachfolgend genauer beschrieben wird, wie auch die embryologische Herkunft des Gelenkes ist Beleg dafür, dass das SIG nicht analog der Articulationes intervertebrales gesehen werden darf, sondern eigenständig betrachtet werden muss.

Eine besondere Beobachtung soll erwähnt werden, deren Bestätigung und Erweiterung an juvenilen Gelenkflächen aussteht. 2010 fand die Arbeitsgruppe um Szadek intrakartilaginäre Strukturen in SIG-Knorpel von Leichen im mittleren Alter von 70 Jahren, die für Substanz P und CGRP (Calcitonin-Gene related Peptide) eine positive Immunreaktion zeigten (Sadek et al. 2010). Bislang gibt es keine nachgewiesenen Nervenfasern in Knorpel. Nach Neuropeptiden wurde nicht gesucht. Dies würde die Theorie stützen, dass Schmerzsignale aus dem Gelenk heraus stammen könnten.

Alle Untersuchungen fokussieren auf das Schmerzsystem, so dass die jüngst entdeckten Veränderungen des propriozeptiven Systems für die Schmerzwahrnehmung nach chronischer Reizung vielfach unberücksichtigt blieben, obwohl z. B. Vilensky bereits 1998 über diese Verbindung des propriozeptiven Systems mit dem Schmerzsystem berichtet hatte (Vilensky 1998). 1999 rückte das SIG erneut als Quelle für Low Back Pain ins Bewusstsein. Die Zahl der nozizeptiven Einheiten ist hier mindestens um den Faktor 25 größer. Sie reagieren aber erst auf 70 g Lastunterschied. Zum Vergleich: Nozizeptoren der lumbale Zwischenwirbelgelenke reagieren bereits bei 6 g Unterschied, die der Disci bei deutlich über 200 g (241 g). Bis heute ist SIG-Schmerz als Entität aber kontrovers diskutiert. Eigene Untersuchungen haben gezeigt, dass die Innervation in ca. 30 % über einen langläufigen Nerven auf den Ligg. sacroiliaca dorsalia aus L3–L5 erfolgt. Das bedeutet, dass ein Patient SIG-Schmerzen haben kann, wenn diese Rr. dorsales gestört sind, und ein nicht unerheblicher Prozentsatz von Patienten hat bei SIG-Schmerzen gar kein Problem am SIG, sondern man findet Spinalnervenschädigungen weiter kranial.

Zahlenmäßig wird SIG-induzierter, isolierter tiefer Rückenschmerz bei 15–30 % der nordamerikanischen Bevölkerung angegeben (Borowsky und Fagen 2008; Dreyfuss et al. 2004; Yin et al. 2003). Wegen der schwierigen Abgrenzbarkeit ist eine Diagnosis ex juvantibus durchaus eine rasch zielführende Maßnahme. Umgekehrt gibt es allerdings keine prospektiven Studien zum Vergleich der sich daraus ergebenden Therapiemodalitäten.

Zonen referenzierter Schmerzen liegen dorsal im Wesentlichen in der Gesäßregion oder weiter kranial, v. a. in Gebieten von L3–S2, womit eine extrasympathische Verbindung zu den zugehörigen Spinalnerven naheliegt, da unterhalb von L2 keine sympathischen Nervenzellen im Rückenmark existieren. Da die Referenzzonen auch lateral am Oberschenkel liegen und bis zum Fuß reichen können, sind Sensationen eher unspezifisch. Auch radiologisch ist das Gelenk wenig gut zugänglich und damit auch keine Studie verfügbar, die CT, MRI oder Knochenscan mit sicheren Zeichen für Schmerz aus dem SIG indiziert. Wegen des sehr ausgedehnten und innervierten Band-

apparates ist eine intraartikuläre Injektion nur begrenzt sensitiv, da die Hauptquelle für Signale, die zur Schmerzwahrnehmung führen, von hier aus nicht vollständig erreicht werden kann. Auch das applizierbare Volumen ist bei einer ungefähren physiologischen Menge synovialer Flüssigkeit von ca. 1 ml sehr begrenzt. Die Treffsicherheit des Gelenkspaltes ist zudem anatomisch wegen der unebenen Gelenkfläche und der sich zuweilen in Lamellen aufspaltenden Knorpelbeschichtungen eingeschränkt (Fortin und Tolchin 1993). Darüber hinaus ist das Gelenk nach dorsal wegen seiner dort unvollständigen Kapsel nicht sauber adressierbar.

Literatur

Borowsky CD, Fagen G (2008) Sources of sacroiliac region pain: insights gained from a study comparing standard intra-articular injection with a technique combining intra- and peri-articular injection. Arch Phys Med Rehabil 89:2048–2056

Bowen V, Cassidy JD (1981) Macroscopic and microscopic anatomy of the sacroiliac joint from embryonic life until the eighth decade. Spine 6(6):620–628

Dreyfuss P et al (2004) Sacroiliac joint pain. J Am Acad Orthop Surg 12:255–265

Foley BS, Buschbacher RM (2006) Sacroiliac joint pain: anatomy, biomechanics, diagnosis, and treatment. Am J Phys Med Rehabil 85:997–1006

Forst SL, Wheeler MT, Fortin JD, Vilensky JA (2006) The sacroiliac joint: anatomy, physiology and clinical significance. Pain Physician 9:61–68

Fortin JD, Tolchin RB (1993) Sacroiliac joint provocation and arthrography. Arch Phys Med Rehabil 74:1259

Fortin JD, Kissling RO, O'Connor BL, Vilensky JA (1999a) Sacroiliac joint innervation and pain. Am J Orthop 28(12):687–690

Fortin JD, Washington WJ, Falco FJE (1999b) Three pathways between the sacroiliac joint and neural structures. AJNR Am J Neuroradiol 20:1429–1434

Horwitz MT (1939) The anatomy of (A) the lumbosacral nerve plexus – its relation to variations of vertebral segmentation, and (B), the posterior sacral nerve plexus. Anat Rec 74(1):91–107

Ikeda R (1991) Innervation of the sacroiliac joint – macroscopical and histological studies. J Nippon Med Sch 58:587–593

Kampen WU, Tillman B (1998) Age-related changes in the articular cartilage of human sacroiliac joint. Anat Embryol 198:505–513

McGrath MC (2004) Clinical considerations of sacroiliac joint anatomy: a review of function, motion and pain. J Osteopath Med 7(1):16–24

Murata Y, Takahashi K, Yamagata M, Takahashi Y, Shimada Y, Moriya H (2001) Origin and pathway of sensory nerve fibers to the ventral and dorsal sides of the sacroiliac joint in rats. J Orthop Res 19(3):379–383

Nakagawa T (1966) A study on the distribution of nerve filaments over the iliosacral joint and its adjacent region in the Japanese. J Jap Orthop Assoc 40: 419–430

Roberts SL, Burnham RS, Ravichandiran K, Agur AM, Loh EY (2014) Cadaveric study of sacroiliac joint innervation: implications for diagnostic blocks and radiofrequency ablation. Reg Anesth Pain Med 39:456–464

Sadek K, Hoogland PVJM, Zuurmond WWA, de Lange J, Perez RSG (2010) Possible nociceptive structures in the sacroiliac joint cartilage: an immunohistochemical study. Clin Anat 23:192–198

Sakamoto N, Yamashita T, Takebayashi T, Sekine M, Ishii S (2001) An electrophysiologic study of mechanoreceptors in the sacroiliac joint and adjacent tissues. Spine 26(20):E468–E471

Sturesson B, Selvik G, Uden A (1994) Movements of the sacroiliac joints: a roentgen stereophotogrammetric analysis. Spine 19:1475–1482

Vilensky JA (1998) Innervation of the joint and its role in osteoarthritis. In: Brandt KD, Doherty M, Lohmander LS (Hrsg) Osteoarthritis. Oxford University Press, Oxford, S 176–188

Vilensky JA, O'Connor BL, Fortin JD, Merkel GJ, Jimenez AM, Scofield BA, Kleiner JB (2002) Histologic analysis of neural elements in the human sacroiliac joint. Spine 27(11):1202–1207

Vleeming A, Schuenke MD, Masi AT, Carreiro JE, Danneels L, Willard FH (2012) The sacroiliac joint: an overview of its anatomy, function and potential clinical implications. J Anat 221:537–567

Walker JM (1986) Age-related differences in the human sacroiliac joint: a histological study; implications for therapy. JOSPT 7(6):325–334

Yin W, Wilard F, Carreiro J, Dreyfuss P (2003) Sensory stimulation-guided sacroiliac joint radiofirequency neurotomy: technique based on neuroanatomy of the dorsal sacral plexus. Spine 28(20):2419–2425

Radiofrequenzdenervation des Sakroiliakalgelenkes

M. Schneider

12.1 Indikation und Prävalenz – 138

12.2 Präinterventionelle Diagnostik – 138

12.3 Notwendiges Instrumentarium – 139

12.4 Präinterventionelle Aufklärung – 140

12.5 Durchführung der Intervention – 140

12.6 Mögliche Komplikationen – 141

12.7 Ergebnisse in der Literatur – 143

12.8 Fazit und klinische Relevanz – 144

Literatur – 144

© Springer-Verlag GmbH Deutschland, ein Teil von Springer Nature 2019
J. Jerosch (Hrsg.), *Minimalinvasive Wirbelsäulenintervention*,
https://doi.org/10.1007/978-3-662-58094-3_12

12.1 Indikation und Prävalenz

Das Sakroiliakalgelenk (SIG) als möglicher Schmerzgenerator im unteren Wirbelsäulenbereich wurde erstmals 1911 von Goldwaith beschrieben (Goldthwait 1911) und wurde immer wieder in den folgenden Jahrzehnten als mögliche Ursache von unklaren Schmerzzuständen in der Literatur erwähnt. 1994 stellte Fortin in seiner Arbeit, in der er bei asymptomatischen Freiwilligen durch Distension der Gelenkkapsel Schmerzantworten erzielen konnte, die ausstrahlenden Schmerzen dar und konnte diese durch intraartikuläre Injektion von Lokalanästhetikum aufheben (Fortin et al. 1994).

Über die Prävalenz von Schmerzen, die vom SIG herrühren, gibt es unterschiedliche Quellen. Im Wesentlichen wird jedoch heute davon ausgegangen, dass zwischen 15 % und 30 % aller Schmerzen, die sich unterhalb von L5 lateral manifestieren, vom SIG herrühren (Cohen et al. 2013; Schwarzer et al. 1994).

Eine noch höhere Quote findet sich jedoch, wenn man die Prävalenz SIG-induzierter Schmerzen nach lumbalen Fusionsoperationen betrachtet. Hier zeigen Veröffentlichungen aus den 2000er-Jahren eine Prävalenz zwischen 32 % und 60 % (Katz et al. 2003; Longo et al. 2014). Da lumbale Fusionsoperationen in den letzten 20 Jahren massiv zugenommen haben, darf man gerade bei dieser Patientengruppe den Schmerzgenerator SIG nicht außer Acht zu lassen.

12.2 Präinterventionelle Diagnostik

Im Vergleich zu den klinischen Untersuchungen beispielsweise beim radikulären Schmerz ergibt sich beim SIG die Problematik, dass hier keine einzelne klinische Untersuchung ausreichend für die Diagnose eines SIG-induzierten Schmerzes ist. Es hat sich daher bewährt, eine Reihe von klinischen Provokationstests für das SIG durchzuführen, wobei die größte Spezifität und Selektivität beim Vorhandenseins von 3 Tests gegeben ist (Laslett et al. 2005; Young et al. 2003).

Die Tests sind auf einer Untersuchungsliege in Rücken- und Seitenlage schnell durchzuführen. In Rückenlage können der P4-Test (Posterior Pelvic Pain Provocation Test), der Faber-Test und der Distraktionstest durchgeführt werden, in Seitenlage der Gaenslen-Test und der Kompressionstest (Szadek et al. 2009).

Auch das Vorhandensein von 3 positiven Provokationstests erlaubt noch keine gesicherte Diagnose. Hier wird derzeit als goldener Standard noch die zweizeitige intraartikuläre Injektion (doppelter SIG-Block) zur Verifizierung der Diagnose gefordert (Dussault et al. 2000).

Kritisch wurde in den letzten Jahren jedoch bemerkt, dass bei einem intraartikulären Block lediglich die intraartikulären Rezeptoren adressiert werden. Anatomisch gesehen (▶ Kap. 11) besteht der SIG-Komplex jedoch zu fast 2/3 aus dem posterioren Bandapparat, worauf mehrere Studien aufmerksam gemacht haben (Ikeda 1991). Überlegungen wurden angestellt, warum man nicht analog zu den lumbalen Blockaden am medialen Ast auch am Sakrum entsprechend an den Foramina S1–S3 der dorsale Ast anästhesiert werden könnte. Umfangreiche anatomische Studien (Grob et al. 1995; Ikeda 1991; Roberts et al. 2014; Willard 1998) haben ergeben, dass die Hauptäste aus S1–S3 entspringen, die dann zum dorsalen Bandapparat und auch zum Gelenk ziehen. Eine Studie (Roberts et al. 2014) ergab, dass in 8 % auch der dorsale Ast bei L5 noch beteiligt ist. Dies wird in ◘ Abb. 12.1 veranschaulicht.

Im Gegensatz zur Lendenwirbelsäulen ist jedoch die Anatomie der dorsalen Äste am Sakrum sehr variabel. Dies betrifft nicht nur den Austritt

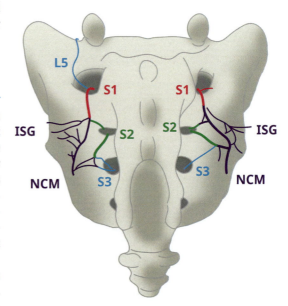

◘ Abb. 12.1 Verteilung der dorsalen Äste am SIG: L5 8 % (% gefundener Äste in Kadaverstudie), S1 und S2 100 %, S3 88 %. (Nach Roberts et al. 2014). *NCM* Nervi clunium medii; *Lila* posteriores sakrales Netzwerk („posterior sacral network")

Radiofrequenzdenervation des Sakroiliakalgelenkes

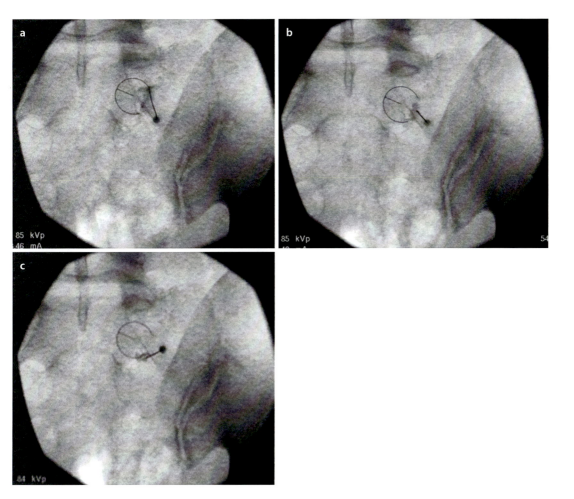

Abb. 12.2 a-c Multiside-Multilevel-Injektion. **a** oberer Zielpunkt bei S1; **b** mittlerer Zielpunkt bei S1; **c** unterer Zielpunkt bei S1. (Mit freundlicher Genehmigung der Firma Halyard)

des Ortes aus dem Foramen sondern auch den Abstand zum Sakrum. Dreyfuss et al. (2008) stellten heraus, dass eine einzige Injektion an einem Foramen nicht zum gewünschten Erfolg führt. Erst mehrfache Injektionen nach einem genauen Protokoll (Multiside Multilevel Injektionen) erreichen in gewünschtem Maße die potenziellen dorsalen Äste bei S1–S3 (Dreyfuss et al. 2009) (Abb. 12.2a-c Halyard Injektionen).

12.3 Notwendiges Instrumentarium

Anhand der anatomischen Überlegungen (▶ Abschn. 12.1) erklärt sich auch, weshalb in den aktuellen Arbeiten und auch in Übersichtsarbeiten die konventionelle Radiofrequenztherapie, bei der nur eine relativ kleine Läsionszone erreicht wird, keine ausreichende Schmerzlinderung bewirkt. Aus diesem Grund war es notwendig, Radiofrequenztechniken mit größerer Läsionszone zu entwickeln.

Derzeit finden sich mehrere Techniken am Markt, so z. B. auch die Palisadentechnik nach Cosman (▶ www.cosmanmedical.com) oder auch die Simplicity™-Elektrode der Firma Abott, vormals St. Jude Medical (▶ www.sjm.de; ▶ www.abbott.com), die jedoch beide bisher wenig aussagekräftige Ergebnisse in kontrollierten Studien zeigten. Beide Techniken benutzen eine bi- oder multipolare Methode, d. h., die Läsionszone entsteht zwischen 2 oder mehreren Elektroden, nicht um eine Elektrodenspitze.

Da mehrere zum Teil völlig unterschiedliche Systeme auf dem Markt existieren, wird im vorliegenden Kapitel auf das Radiofrequenzsystem eingegangen, das derzeit in der verfügbaren Literatur über die beste Evidenz verfügt.

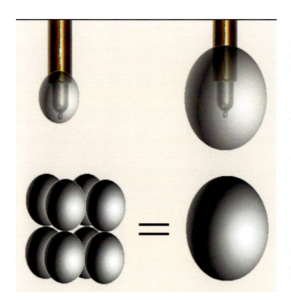

Abb. 12.3 Vergleich der Läsionsgröße bei konventioneller (*links*) und wassergekühlter Radiofrequenzelektrode (*rechts*) (Faktor 8). (Mit freundlicher Genehmigung der Firma Halyard)

Um den Besonderheiten sowohl der individuellen (von Patient zu Patient unterschiedlichen) Anatomie des Sakrums als auch des individuellen Nervenverlaufs gerecht zu werden, wurde von der Firma Baylis aus Kanada eine wassergekühlte Elektrode entwickelt. Diese wurde mit dem gleichen Protokoll, wie von Dreyfuss et al. (2009) beschrieben, eingesetzt nämlich mit je 3 Läsionen bei S1 und S2 und 2 Läsion bei S3 als auch einer Läsion am dorsalen Astes bei L5. Hierfür wurde in verschiedenen Arbeiten (► Abschn. 12.6) die bisher beste Evidenz gezeigt. Aktuell wird das gekühlte Radiofrequenzsystem von der Firma Halyard Health (► www.halyardhealth.de) vertrieben.

Die guten Resultate werden dadurch erklärt, dass aufgrund der Wasserkühlung der Elektrode das direkt an der Kanülenspitze liegende Gewebe abgekühlt wird und dadurch eine größere Isotherme bei dieser Methode und damit eine größere Läsionszone erreicht werden kann (◘ Abb. 12.3). Auch liegen für diese Methode RCT-Studien vor (► Abschn. 12.6).

12.4 Präinterventionelle Aufklärung

Die Risiken entsprechen im Wesentlichen denen bei der lumbalen Facettengelenkdenervierung und Facettenblockade (► Kap. 7). Der Patient muss über das Blutungsrisiko und Infektionsrisiko informiert werden. Eine akzidentielle Verletzung von Spinalnerven ist im Sakralbereich wenig wahrscheinlich, da ja im Gegensatz zum lumbalen Block der dorsale Ast außerhalb des Foramen adressiert wird und somit eine wesentlich größere Distanz zu den Spinalnerven S1–S3 gewährleistet ist. Lediglich bei L5 am dorsalen Ast ist auf eine exakte Lage der Radiofrequenzkanüle zu achten, da hier unmittelbar ventrokaudal der Spinalnerv L5 liegt.

Wie auch bei der lumbalen Facettendenervierung kann es durch Koagulation von sensiblen Hautästen zu einem sonnenbrandähnlichen Phänomen oder einer vorübergehenden Pelzigkeit im Sakralbereich kommen. Dieses verschwindet meistens im Verlauf weniger Wochen, sollte dem Patienten jedoch mitgeteilt werden.

12.5 Durchführung der Intervention

Die Intervention erfolgt in Bauchlage des Patienten. Die Sterilität sollte wie bei einem operativen Eingriff sein mit Abdecken des OP-Gebietes. In der Durchleuchtung werden die Bodenplatte von LWK5 und die Deckplatte des Sakrum eingestellt und wie bei der lumbalen Denervierung zunächst der dorsale Ast bei L5 dargestellt (◘ Abb. 12.4). Lokalanästhesie des Eintrittspunktes und des Stichkanals. Danach folgen das Einstellen der sakralen Foramina S1–S3 und ggf. die Auflage des Epsilons zur besseren Orientierung. Dies wird erreicht durch ein leicht kaudokraniales Kippen des C-Bogens je nach Krümmung des Sakrums und dann Schwenken um wenige Grad nach ipsilateral, bis die anterioren und posterioren Foramina sich weitgehend übereinander projizieren. Zielpunkte sind auf der linken Seite je 8–10 mm lateral des Zentrums die Positionen 9:30, 8:00 und 6:30 bei S1 und S2, die Positionen 2:30 und 4:00 bei S3 (◘ Abb. 12.5). Bei einem geringeren Abstand vom Zentrum als 8–10 mm besteht eine größere Gefahr der Läsion von kutanen Ästen.

Ein seitliches Bild verhindert die Fehllage im Sakralkanal oder kortikales Eindringen (◘ Abb. 12.6).

Nachdem die Lage der Radiofrequenzkanüle dokumentiert ist, wird der Mandrin entfernt, die Elektrode eingeführt und unter Beachtung der Impedanz (100–500 Ohm) ggf. eine sensible und motorische Testung mit 50 Hz und 2 Hz durchgeführt.

Radiofrequenzdenervation des Sakroiliakalgelenkes

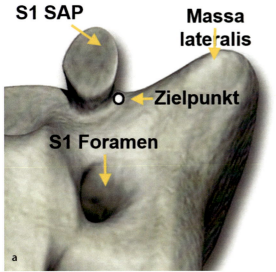
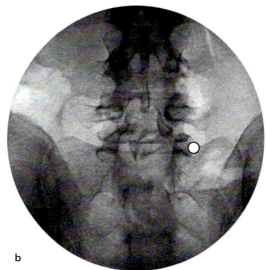
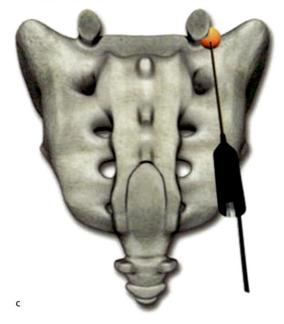

Abb. 12.4 a-c Zielpunkt für den dorsalen Ast L5. **a** anatomische Lage; *SAP* oberer Gelenkfortsatz von S1 („superior articular processus"); **b** radiologisches Bild; **c** Lage der Radiofrequenzkanüle am dorsalen Ast L5. (Mit freundlicher Genehmigung der Firma Halyard)

Danach wird max. 1 ml Lokalanästhetikum injiziert und die Läsion bei 60°C für 2,30 min gesetzt (Abb. 12.7). Normalerweise genügt für ein Foramen je ein kutaner Einstich.

Da die Elektroden vor der Läsion eine plausible Temperatur erwarten (bei zu hohen und zu niedrigen Temperaturen ist keine Läsion möglich, das Gerät schaltet ab) sollten immer 2 weiter auseinanderliegende Läsionen nacheinander durchgeführt werden, damit dazwischen eine Abkühlung des Gewebes erreicht werden kann.

12.6 Mögliche Komplikationen

Neben den üblichen Risiken bei Interventionen mit Nadeln wie Blutungsrisiko und Gefahr des Infektes durch Keimverschleppung muss man bei der Radiofrequenzdenervation am SIG eine Läsion der Spinalnerven minimieren. Gefährdet ist hier besonders der Spinalnerv L5, da man bei der Radiofrequenz des dorsalen Astes bei L5 leicht über den Rand der Massa lateralis in die Tiefe rutschen kann. Durch eine sensible Testung mit

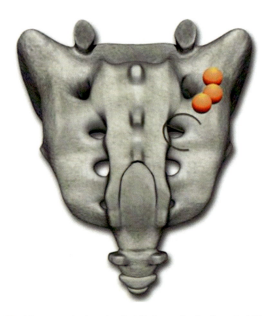

◘ Abb. 12.5 Zielpunkte bei S1, Lage des Epsilons bei S2. (Mit freundlicher Genehmigung der Firma Halyard)

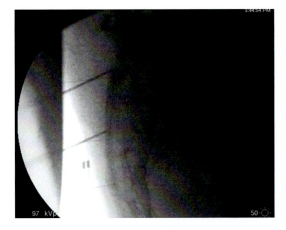

◘ Abb. 12.6 Bestimmung der adäquaten Tiefe im seitlichen Strahlengang. (Mit freundlicher Genehmigung der Firma Halyard)

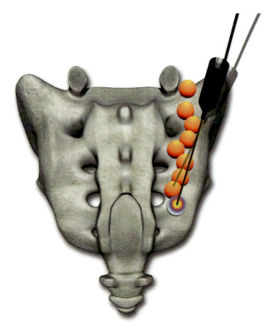

◘ Abb. 12.7 Läsionspunkte einer kompletten SIG-Denervation (wassergekühltes Verfahren). (Mit freundlicher Genehmigung der Firma Halyard)

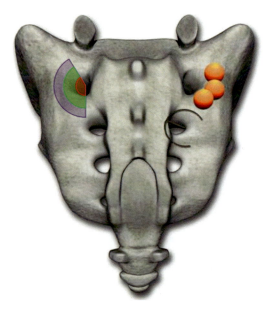

◘ Abb. 12.8 *Links* optimaler Abstand (*grün*) zum Foramen. (Mit freundlicher Genehmigung der Firma Halyard)

50 Hz kann man ohne Schädigung des Nerven eine solche Fehllage vermeiden. Sollte während der sensiblen Testung eine Ausstrahlung ins Dermatom L5 auftreten, muss die Testung sofort abgebrochen und die Nadel neu positioniert werden.

Ein ähnliches Risiko besteht natürlich auch bei den Foramina S1–S3. Sieht man hier jedoch im Bildwandler einen deutlichen Abstand der Radiofrequenzkanüle zum Foramen, ist das Risiko sicher geringer. Eine zu nahe Verödung des Nerven am Foramen kann auch Dysästhesien der Haut verursachen. Durch die Benutzung des Epsilon soll dies jedoch vermieden werden (◘ Abb. 12.8).

Dennoch sollte auch bei richtigem Abstand vom Foramen der Patient darüber aufgeklärt werden, dass solche sonnenbrandähnlichen Dysästhesien auftreten können, die in der Regel nach wenigen Wochen verschwinden.

12.7 Ergebnisse in der Literatur

Im Rahmen einer Pilotstudie zur Behandlung von SIG-Schmerzen mit einer kleinen Fallzahl (9 Patienten) berichteten Cohen u. Abdi, dass nach Block der medialen Äste von L4 und L5 sowie der lateralen Äste von S1–S3 mit einer initialen Schmerzlinderung über 50 % im weiteren Verlauf 8 Patienten über 9 Monate eine persistierende Schmerzbesserung von über 50 % aufwiesen (Cohen und Abdi 2003).

Für die gekühlte Radiofrequenztherapie veröffentlichten Kapural et al. (2008) eine erste Fallserie, im gleichen Jahr wurde in der PainMed eine randomisierte, kontrollierte Studie zur wassergekühlten Radiofrequenzdenervation von Cohen et al. veröffentlicht (Cohen et al. 2008). Vier Jahre später folgte eine randomisierte, placebokontrollierte Studie von Patel et al. (2012).

Stelzer veröffentlichte ebenfalls in der Pain-Med eine umfangreiche Fallstudie mit 126 Patienten, welche durch Untersuchung ausgewählt wurden und eine 50 %ige Schmerzbesserung nach intraartikulärem SIG-Block zeigten (Stelzer et al. 2013). Hier wurden nach einem entsprechenden Protokoll die Äste L5–S3 mit wassergekühlten Radiofrequenzelektroden denerviert. Der Nachuntersuchungszeitraum ging über maximal 20 Monate, nach 6–12 Monaten wurde eine über 50 %ige Schmerzbesserung bei 71 % der Patienten, nach 12 Monate noch bei 48 % der Patienten gefunden. Stelzer et al. untersuchten auch den Verlauf der Einnahme von Opioiden und nicht-steroidalen Antirheumatika (NSAR). Die Ergebnisse zeigt die ◘ Abb. 12.9.

Nicht zuletzt auch die Kosteneinsparungen durch einen geringeren Medikamentengebrauch haben dazu geführt, dass diese Arbeit herangeführt wurde, als in Belgien die Radiofrequenztherapie des Kreuzdarmbeingelenkes in den Leistungskatalog der Versicherungen aufgenommen wurde.

Ho et al. (2013) zeigten in ihrer Arbeit zur gekühlten Radiofrequenzdenervation in der Behandlung des schmerzhaften Sakroilikalgelenkes in den 2-Jahres-Ergebnissen noch signifikante Besserungen der Schmerzscores von 7,4 auf 3,1 (◘ Abb. 12.10).

Die gute Studienlage hat dazu geführt, dass Van Zundert et al. (2011) in ihrem Buch (s. auch ▶ Kap. 7) hinsichtlich des SIG-Schmerzes sowohl die konventionelle Radiofrequenztherapie als auch die wassergekühlte Radiofrequenzbehandlung beschrieben haben, jedoch lediglich die gekühlte Radiofrequenzbehandlung erhielt eine Empfehlung 2B+. Ähnliches wurde auch in der umfangreichen Darstellung der Leitlinien der American Society of Interventional Pain Physicians (ASIPP) festgestellt. Lediglich die Radiofrequenzbehandlung mit wassergekühlten Elektroden erhielt hier einen guten Evidenzlevel (Graduierung „good", „fair" und „limited") (Manchikanti et al. 2013).

Derzeit wird eine Multizenterstudie zur Simplicity-Elektrode in Berlin und Köln durchgeführt, die Resultate sind jedoch noch nicht veröffentlicht.

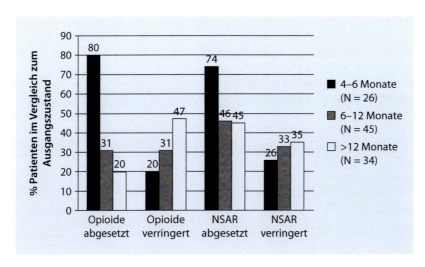

◘ Abb. 12.9 Verringerung des Medikamentengebrauchs nach wassergekühlter SIG-Denervation. (Nach Stelzer 2013)

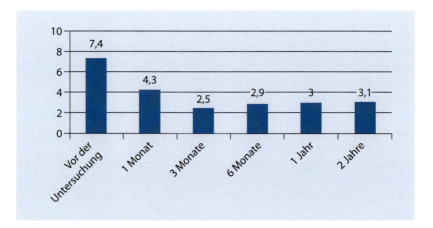

◘ **Abb. 12.10** Durchschnittliche Schmerzscores (anhand der Numeric Rating Scale) im Zeitverlauf nach gekühlter Radiofrequenzdenervation des Sakroiliakalgelenkes. (Nach Ho et al. 2013)

12.8 Fazit und klinische Relevanz

Beschwerden, die unterhalb von L5 lateralseitig bis zur Gesäßfalte ziehen, manchmal auch darüber hinaus, können häufig durch die entsprechenden klinischen Tests und gezielte Blocks dem Sakroiliakalgelenk zugeordnet werden.

Vermutlich durch die Schwierigkeit der klinischen Untersuchung und der fehlenden Korrelation mit der Bildgebung wurden diese Beschwerden häufig den nichtspezifischen Rückenschmerzen zugeordnet. Die Benutzung der Provokationstests (▶ Abschn. 12.1) sowie die seit knapp 10 Jahren empfohlenen Blockaden der dorsalen Äste L5–S3 nach dem von Dreyfuss propagierten Verfahren (Dreyfuss et al. 2009) haben dazu geführt, dass die spezifische Diagnose einer SIG-Dysfunktion öfters gestellt werden kann. Im vorliegenden Kapitel wird darauf hingewiesen, dass nicht das Sakroiliakalgelenk allein der Adressat der Verfahren ist, sondern viel mehr der gesamte SIG-Komplex berücksichtigt muss, der auch die dorsalen Bandstrukturen, die ebenfalls massiv mit Nozizeptoren versehen sind, umfasst.

Neben der konventionellen Radiofrequenztherapie gibt es auf dem Markt mehrere Verfahren, die alle das Ziel haben, die dorsalen Äste der sakralen Foramina zu denervieren. Aufgrund der derzeitigen Studienlage wird jedoch von verschiedenster Seite die wassergekühlte Radiofrequenzdenervation favorisiert.

In entsprechenden Kursen sollte nicht nur die technische Durchführung der entsprechenden Injektionen gelehrt werden, parallel dazu sollen auch vermehrt manuelle Untersuchungstechniken vermittelt werden, deren positiver Nachweis (mind. 3 Provokationstests positiv) das Vorliegen einer SIG-Dysfunktion wahrscheinlich macht.

Literatur

Cohen SP, Abdi S (2003) Lateral branch blocks as a treatment for sacroiliac joint pain: a pilot study. Reg Anesth Pain Med 28:113–119

Cohen SP, Hurley RW, Buckenmaier CC, Kurihara C, Morlando B, Dragovich A (2008) Randomized placebo-controlled study evaluating lateral branch radiofrequency denervation for sacroiliac joint pain. Anesthesiology 109:279–288

Cohen SP, Chen Y, Neufeld NJ (2013) Sacroiliac joint pain: a comprehensive review of epidemiology, diagnosis and treatment. Expert Rev Neurother 13:99–116

Dreyfuss P, Snyder BD, Park K, Willard F, Carreiro J, Bogduk N (2008) The ability of single site, single depth sacral lateral branch blocks to anesthetize the sacroiliac joint complex. Pain Med 9:844–850. https://doi.org/10.1111/j.1526-4637.2008.00517.x

Dreyfuss P, Henning T, Malladi N, Goldstein B, Bogduk N (2009) The ability of multi-site, multi-depth sacral lateral branch blocks to anesthetize the sacroiliac joint complex. Pain Med 10:679–688. https://doi.org/10.1111/j.1526-4637.2009.00631.x

Dussault RG, Kaplan PA, Anderson MW (2000) Fluoroscopy-guided sacroiliac joint injections. Radiology 214:273–277. https://doi.org/10.1148/radiology.214.1.r00ja28273

Fortin JD, Aprill CN, Ponthieux B, Pier J (1994) Sacroiliac joint: pain referral maps upon applying a new injection/arthrography technique. Part II: clinical evaluation. Spine (Phila Pa 1976) 19:1483–1489

Goldthwait JE (1911) The lumbo-sacral articulation; an explanation of many cases of lumbago, sciatica and paraplegia. Boston Med Surg J 164:365–372

Grob KR, Neuhuber WL, Kissling RO (1995) [Innervation of the sacroiliac joint of the human]. Z Rheumatol 54:117–122

Ho K-Y, Hadi MA, Pasutharnchat K, Tan K-H (2013) Cooled radiofrequency denervation for treatment of sacroiliac joint pain: two-year results from 20 cases. J Pain Res 6:505

Ikeda R (1991) [Innervation of the sacroiliac joint. Macroscopical and histological studies]. Nihon Ika Daigaku Zasshi 58:587–596. https://doi.org/10.1272/jnms1923.58.587

Kapural L, Nageeb F, Kapural M, Cata JP, Narouze S, Mekhail N (2008) Cooled radiofrequency system for the treatment of chronic pain from sacroiliitis: the first case-series. Pain Pract 8:348–354

Katz V, Schofferman J, Reynolds J (2003) The sacroiliac joint: a potential cause of pain after lumbar fusion to the sacrum. J Spinal Disord Tech 16:96–99

Laslett M, Aprill CN, McDonald B, Young SB (2005) Diagnosis of sacroiliac joint pain: validity of individual provocation tests and composites of tests. Man Ther 10:207–218. https://doi.org/10.1016/j.math.2005.01.003

Longo UG, Loppini M, Berton A, Laverde L, Maffulli N, Denaro V (2014) Degenerative changes of the sacroiliac joint after spinal fusion: an evidence-based systematic. Br Med Bull 112:47–56

Manchikanti L et al (2013) An update of comprehensive evidence-based guidelines for interventional techniques in chronic spinal pain. Part II: guidance and recommendations. Pain Physician 16:S49–S283

Patel N, Gross A, Brown L, Gekht G (2012) A randomized, placebo-controlled study to assess the efficacy of lateral branch neurotomy for chronic sacroiliac joint pain. Pain Med 13:383–398. https://doi.org/10.1111/j.1526-4637.2012.01328.x

Roberts SL, Burnham RS, Ravichandiran K, Agur AM, Loh EY (2014) Cadaveric study of sacroiliac joint innervation: implications for diagnostic blocks and radiofrequency ablation. Reg Anesth Pain Med 39:456–464. https://doi.org/10.1097/AAP.0000000000000156

Schwarzer AC, Aprill CN, Derby R, Fortin J, Kine G, Bogduk N (1994) Clinical features of patients with pain stemming from the lumbar zygapophysial joints. Is the lumbar facet syndrome a clinical entity? Spine (Phila Pa 1976) 19:1132–1137

Stelzer W, Aiglesberger M, Stelzer D, Stelzer V (2013) Use of cooled radiofrequency lateral branch neurotomy for the treatment of sacroiliac joint-mediated low back pain: a large case series. Pain Med 14(1):29–35

Szadek KM, van der Wurff P, van Tulder MW, Zuurmond WW, Perez RS (2009) Diagnostic validity of criteria for sacroiliac joint pain: a systematic review. J Pain 10:354–368

Van Zundert JV, Hartrick C, Patijn J, Huygen F, Mekhail N, van KM (2011) Evidence-based interventional pain medicine according to clinical diagnoses. Pain Pract 11:423–429. https://doi.org/10.1111/j.1533-2500.2011.00490.x

Willard F (1998) The long posterior interosseous ligament and the sacrococcygeal plexus. In: Third interdisciplinary world congress on low back and pelvic pain, Chicago

Young S, Aprill C, Laslett M (2003) Correlation of clinical examination characteristics with three sources of chronic low back pain. Spine J 3:460–465. https://doi.org/10.1016/S1529-9430(03)00151-7

Endoskopische Facettendenervierung

G. Ostermann und A. Igressa

13.1 Indikation – 148

13.2 Präinterventionelle Diagnostik – 149

13.3 Notwendiges Instrumentarium – 149
13.3.1 Kosten – 150

13.4 Präinterventionelle Aufklärung – 150

13.5 Durchführung der Intervention – 150

13.6 Mögliche Komplikationen – 154

13.7 Ergebnisse in der Literatur – 154

13.8 Fazit und klinische Relevanz – 155

Literatur – 155

© Springer-Verlag GmbH Deutschland, ein Teil von Springer Nature 2019
J. Jerosch (Hrsg.), *Minimalinvasive Wirbelsäulenintervention*,
https://doi.org/10.1007/978-3-662-58094-3_13

13.1 Indikation

Mit zunehmendem Alter und bei Verminderung der Bandscheibenhöhe erhöht sich die Belastung auf die Facettengelenke, was zu schmerzhaften Veränderungen führen kann. Wie jedes Gelenk im menschlichen Körper besitzt auch das Facettengelenk eine Gelenkkapsel, die neben der Gelenkführung auch die Versorgung des Gelenks durch Gefäße und Nerven gewährleistet. Für die Weiterleitung von Schmerzimpulsen von Gelenk und Gelenkkapsel ist ein nahe gelegener Nerv, der Ramus dorsalis medialis, verantwortlich.

Kommt es zu Irritationen und Reizungen der Gelenkkapsel, werden die Schmerzen über diesen Ast als Rückenschmerzen zu den Schmerzzentren im Rückenmark und Gehirn weitergeleitet und man spricht dann von einem „Facettensyndrom".

Neben der degenerativen Veränderungen bei zunehmendem Alter können auch folgende Faktoren Ursachen für schmerzende Facettengelenke sein:
- Unfall mit Schleudertrauma,
- Über- und Fehlbelastung durch z. B. Sport oder schwere körperliche Arbeit,
- Übergewicht in Kombination mit Fehlhaltungen,
- generelle Bewegungsarmut.

Von einem Facettensyndrom sind vorwiegend Menschen über 50 Jahre betroffen. Meist tritt dieses Krankheitsbild im Bereich der unteren Lendenwirbelsäule auf, kann aber auch die Facettengelenke der Halswirbelsäule, selten die der Brustwirbelsäule betreffen.

Die minimalinvasive Facettendenervation in Form von Kryodenervation und Thermokoagulation ist seit vielen Jahren eine effektive und sichere Methode zur Behandlung des sog. Facettensyndroms (Leggett et al. 2014). Als Alleinstellungsmerkmal bei der Behandlung des Facettengelenksyndroms handelt es sich bei der endoskopischen Facettendenervierung um ein visuell kontrolliertes Verfahren (◘ Abb. 13.1).

Obwohl der anatomische Verlauf dieser Nervenbahn insgesamt gut bekannt und einheitlich ist, werden immer wieder Daten veröffentlicht, die für einzelne Fälle nicht unerhebliche Abweichungen belegen. Die Autoren dieser Berichte betonen, dass eine gute endoskopische Sichtkontrolle wichtig ist, um den Nerv auch wirklich zielgenau und effektiv auszuschalten.

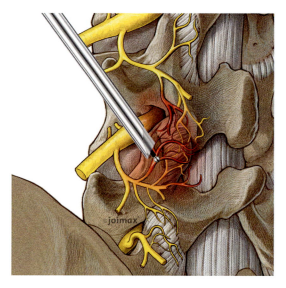

◘ **Abb. 13.1** Endoskopische Facettendenervierung im Bereich des Facettengelenkes L4/5. (Mit freundlicher Genehmigung der Firma joimax® GmbH, Karlsruhe)

Hierdurch ist es erstmals möglich, unter direkter Endoskopiesicht eine vollständige Destruktion aller Zielstrukturen in Form der Rr. dorsales des Spinalnerven auf der einen Seite sowie der Facettengelenkkapsel selber einschließlich der darin verlaufenden nervalen Strukturen auf der anderen Seite zu erreichen (Jeong et al. 2014).

Da die endoskopische Facettendenervation in der Regel in Intubationsnarkose durchgeführt wird, spielt die Compliance des Patienten bei der Durchführung des Eingriffes keine Rolle. Wichtig ist die Tatsache, dass bei der endoskopischen Facettendenervierung mit monopolarem Strom gearbeitet wird. Hierdurch wird am Zielpunkt ein großer Bereich erfasst, in dem die zu denervierenden nervalen Strukturen verlaufen. Die Wahrscheinlichkeit des erneuten Auftretens der Beschwerden kann somit auf ein Minimum reduziert werden.

Die neuronale Versorgung der Facettengelenke erfolgt durch den aus dem Neuroforamen austretenden Spinalnerven. Als gesichert kann hierbei auch eine Versorgung der angrenzenden Segmente über den Ramus posterior angesehen werden. Ebenfalls ist die nervale Versorgung der Gegenseite über den Ramus communicans bekannt (Bogduk et al. 1982). Diese Sachlage unterstreicht den Stellenwert der immer auch durchzuführenden operativen Versorgung sowohl der angrenzenden Segmente als auch der Gegenseite als therapeutisches Gesamtkonzept.

Endoskopische Facettendenervierung

Als Indikation für die Durchführung einer endoskopischen Facettengelenkdenervierung kann das Vorliegen eines gesicherten Facettensyndroms angesehen werden. Weiterhin kann ein positives Ansprechen auf durchgeführte Infiltrationen der Facettengelenke als Indikation zur endoskopischen Facettendenervierung gelten, genauso wie der Zustand nach frustran verlaufener Facettenthermokoagulation oder Facettenkryodenervation. Ebenfalls indiziert ist die endoskopische Facettendenervation bei Therapieresistenz auf die durchgeführte konservative Behandlung.

Insgesamt betrachtet kann die endoskopische Facettendenervation eingesetzt werden, um eine Chronifizierung der Beschwerden zu verhindern.

Als relative Kontraindikation kann ein laufendes Rentenverfahren sowie eine sicher diagnostizierte neuropsychologische Erkrankung angesehen werden.

Absolute Kontraindikationen sind eine nicht zu unterbrechende Antikoagulation (Ausnahme ASS), eine Tumorerkrankung im Zielgebiet sowie eine nicht vorhandene Narkosefähigkeit des Patienten

13.2 Präinterventionelle Diagnostik

Unvermeidlich und an erster Stelle der Diagnostik stehen eine ausführliche Anamnese sowie die obligatorische körperliche Untersuchung des Patienten durch den behandelnden Arzt. Hierbei sollen eine neurologische Exploration zum Ausschluss neurologischer Defizite erfolgen und typische Schmerzpunkte palpatorisch abgeklärt werden.

Die von den betroffenen Patienten am häufigsten geäußerten Beschwerden sind dumpfer, bohrender, stechend diffuser Natur und lassen sich schlecht lokalisieren, insbesondere wenn sie über einen längeren Zeitraum bestehen. Häufig handelt es sich um sog. Anlaufschmerzen nach längerem Liegen oder Sitzen, die bei Bewegung rückläufig sind. Eine Schmerzverstärkung tritt meistens bei Reklination der LWS auf. Strahlen die Beschwerden aus, dann häufig dorsolateral bis zur oder kurz unterhalb der Kniekehle.

Laboruntersuchungen sollten durchgeführt werden, um andere mögliche Ursachen der Rückenschmerzen z. B. entzündliche Erkrankungen auszuschließen.

Ebenfalls wichtig ist der Ausschluss eines pathomorphologischen Befundes in der neuroradiologischen Diagnostik im Sinne von Bandscheibenvorfällen, Spinalkanalstenosen, Olisthesen oder ähnlichen Erkrankungen, bei denen eine endoskopische Facettendenervation sehr wahrscheinlich nicht zu dem gewünschten Erfolg führt. Bei einigen Patienten können sich in der MRT-Diagnostik Facettengelenkergüsse oder Facettengelenkhypertrophien zeigen. Diese sind jedoch lediglich als zusätzliches Kriterium nicht jedoch als zwingende Voraussetzung zur Durchführung der endoskopischen Facettendenervation anzusehen.

Da im Allgemeinen klinische Tests keine hinreichende Sensitivität und Spezifität bezüglich der Abklärung des Facettengelenkes als Ursache der Beschwerden des Patienten besitzen (Hancock et al. 2007), müssen im Verlaufe der diagnostischen Abklärung diagnostische Infiltrationen mit kurzwirksamem Lokalanästhetikum der entsprechenden Facettengelenke durchgeführt werden. Nur bei positivem Feedback des Patienten auf die diagnostischen Infiltrationen sollte die Durchführung der endoskopischen Facettendenervierung in Betracht gezogen werden. Hierbei ist es wichtig, dass immer mindestens zwei positive Antworten erfolgen, nach aktuellen Erkenntnissen sollte auch ein Block mit Placebo erfolgen. Nur so kann eine größtmögliche Sicherheit zum Vorliegen eines Facettengelenksyndroms erreicht werden (Bogduk 2010).

13.3 Notwendiges Instrumentarium

Zur Durchführung der endoskopischen Facettengelenkdenervation gibt es von der Firma Joimax ein eigens für dieses Therapieverfahren entwickeltes Instrumentarium, welches alle für die Durchführung erforderlichen Instrumente enthält (◘ Abb. 13.2). Die Lagerung des Patienten erfolgt auf einem röntgendurchlässigen, elektrisch verstellbaren Operationstisch. Ebenfalls obligat ist ein C-Bogen zur exakten Lokalisierung der anatomischen Strukturen sowie zur eindeutigen Platzierung der Optik.

Weiterhin benötigt man einen gängigen orthopädischen Endoskopieturm mit einer Kamera, die über einen Bajonettanschluss verfügen muss, sowie eine Kaltlichtquelle und Rollenpumpe.

Auf dem eigentlichen Endoskopiesieb für die Facettendenervation ist eine spezielle Optik, das Zugangsinstrumentarium, der Arbeitskanal und

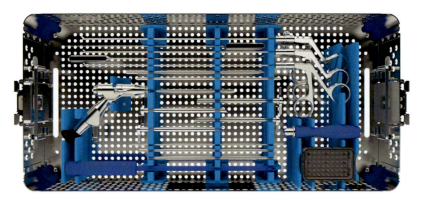

Abb. 13.2 Komplettes Instrumentarium. (Mit freundlicher Genehmigung der Firma joimax® GmbH, Karlsruhe)

verschiedene Rangeure zur Entfernung des weichen Gewebes enthalten. Hierdurch kann eine optimale Sicht auf die Zielstrukturen erreicht werden. Weiterhin benötigt wird eine spezielle monopolare Sonde. Diese kann über ein Handstück, welches ebenfalls auf dem Sterilgutsieb enthalten ist, an einen handelsüblichen Hochfrequenzgenerator angeschlossen werden.

Soll der Eingriff bei einem Patienten mit Herzschrittmacher oder implantiertem Defibrillator erfolgen, muss auf den Einsatz der monopolaren Elektrode zugunsten der bipolaren Koagulation verzichtet werden. Eine negative Beeinträchtigung des Outcomes ist hierdurch nicht vorhanden, es verlängert sich lediglich die Schnitt-Naht-Zeit.

Der Eingriff erfolgt in der Regel in Intubationsnarkose in einem Standardoperationssaal. Die Liegezeit beträgt 3 Nächte postoperativ. Die Wahrscheinlichkeit des Auftretens von postoperativen Komplikationen kann so auf ein Minimum reduziert werden.

13.3.1 Kosten

Das für die Durchführung des Eingriffes notwendige Multizyte-Instrumentarium der Firma Joimax kostet pro Sieb ca. 16.000 € inkl. Mehrwertsteuer. Darin enthalten sind alle notwendigen Instrumente sowie die Optik. Weiterhin werden für jede Operation Einmalartikel benötigt, die zusammen ca. 285 € inkl. Mehrwertsteuer kosten. Darin enthalten sind die Abdeckung, die monopolare Sonde sowie das Zugangskit.

Die Bestelladresse lautet: joimax® GmbH, Amalienbadstraße 41, Raumfabrik 61, 76227 Karlsruhe, Deutschland.

13.4 Präinterventionelle Aufklärung

Die Aufklärung des Patienten über den bevorstehenden Eingriff muss sowohl mündlich erfolgen, als auch schriftlich dokumentiert werden.

Wichtige Punkte sind hierbei Blutungen und Nachblutungen, Entzündungen bis hin zum spinalen Abszess, Nervenverletzung mit begleitenden Paresen und Missempfindungen des entsprechenden Versorgungsbereichs sowie Duraverletzungen mit Liquorverlustsyndrom. Wichtig ist es auch, den Patienten darüber zu informieren, dass ein Erfolg des Eingriffes nicht garantiert werden kann und eine operative Nachbehandlung im Falle des Eintretens von Komplikationen möglich ist. Aufzuklären ist darüber, dass es bezüglich des Ausmaßes der zu erwartenden Schmerzreduktion in der Literatur keine genauen Angaben gibt. Ebenfalls sollte der Patient über die Strahlenbelastung in Kenntnis gesetzt werden.

Auf Grund der Vollnarkose ist eine separate anästhesiologische Aufklärung der entsprechenden Fachabteilung ebenfalls mindestens 24 h vor dem geplanten Eingriff obligat. Bestehen seitens des Patienten bekannte internistische oder sonstige Vorerkrankungen, sollte dieser bereits einige Tage vor dem geplanten Eingriff bei der Anästhesie vorgestellt werden, um ggfs. notwendige Voruntersuchungen durchführen zu können oder vorhandene Befunde über den Zustand der Vorerkrankung beibringen zu können.

13.5 Durchführung der Intervention

Die endoskopische Facettengelenkdenervierung erfolgt standardmäßig in Vollnarkose des Patienten. Das erscheint ggfs. aufwändig, hat aber durchaus nachvollziehbare Gründe.

Endoskopische Facettendenervierung

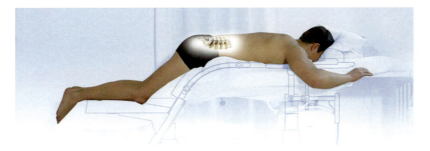

Abb. 13.3 Entlordosierte Lagerung des Patienten. (Mit freundlicher Genehmigung der Firma joimax® GmbH, Karlsruhe)

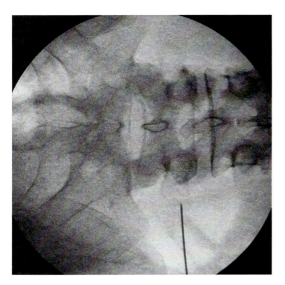

Abb. 13.4 Position des Hautschnittes im a.p.-Strahlengang, parallel zur Deckplatte LWK5

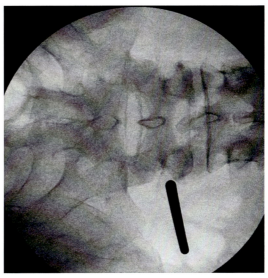

Abb. 13.5 Position des Dilatators am medialen Rand des Proc. transversus LWK5 (hier nach bereits entferntem Führungsdraht)

Routinemäßig werden bei dem Verfahren die unteren 3 Segmente LW3/4–LW5/SW1 auf beiden Seiten behandelt. Das kann zwar, von außen betrachtet, über lediglich zwei ca. 0,7 cm große Hautschnitte erfolgen, bedeutet jedoch, dass in der Tiefe insgesamt 12 Zielregionen koaguliert werden. Das macht zusammen ein großes Areal aus, was durchaus als schmerzhaft angesehen werden kann.

Die Lagerung des in Intubationsnarkose befindlichen Patienten erfolgt in entlordosierter Bauchlage (◘ Abb. 13.3). Nach sterilem Abwaschen und Abdecken erfolgen unter Röntgenkontrolle zwei 0,7 cm große Hautschnitte am lateralen Rand des Processus transversus des LWK5 beidseits. Der Strahlengang sollte sich dabei parallel zur Deckplatte des LWK5 befinden (◘ Abb. 13.4).

Als Nächstes Einbringen der Spinalnadel bis zum medialen Rand des Processus transversus am Übergang zur Gelenkfacette. Nach Entfernen des Mandrins wird der Führungsdraht eingebracht. Über den Führungsdraht Einbringen des Dilatators (◘ Abb. 13.5) und darüber wiederum Einbringen des Arbeitskanals (◘ Abb. 13.6).

Bis zur korrekten Platzierung des Arbeitskanals sollte jeder Schritt durch eine kurze Röntgenkontrolle dokumentiert werden. Über den Arbeitskanal kann nun das Endoskop eingebracht werden (◘ Abb. 13.7).

Das als erstes zum Vorschein kommende weiche Bindegewebe kann mit Hilfe des Rangeurs entfernt werden (◘ Abb. 13.8), hierdurch auftretende Blutungen können mithilfe der monopolaren Elektroden koaguliert werden (◘ Abb. 13.9).

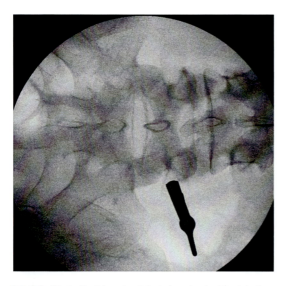

◘ Abb. 13.6 Position des Arbeitskanales im Bereich des Proc. transversus LWK5

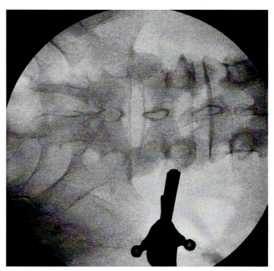

◘ Abb. 13.7 Eingebrachtes Endoskop am Zielpunkt des Proc. transversus LWK5 rechts

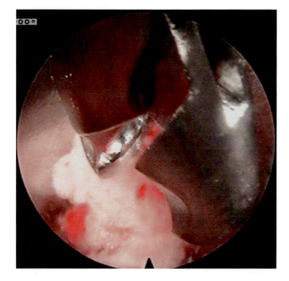

◘ Abb. 13.8 Entfernung von weichem Gewebe mittels Rangeur

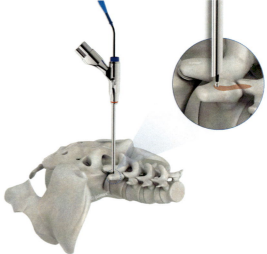

◘ Abb. 13.9 Monopolare Koagulationssonde. (Mit freundlicher Genehmigung der Firma joimax® GmbH, Karlsruhe)

Die zu denervierenden neuronalen Strukturen verlaufen in dem Weichteilgewebe, welches die Gelenkfacetten umgibt. Somit sollte das weitere Vorgehen durch den Einsatz der monopolaren Elektrode bestimmt sein. Größere Gewebestücke sowie Fettgewebe werden am besten weiterhin mittels Rangeur entfernt und die überbleibenden Gewebereste mittels bipolarer Koagulation denerviert.

Man sollte dieses Vorgehen so lange fortführen, bis die anatomische Struktur des medialen Randes des Proc. transversus am Übergang zur Gelenkfacette gut sichtbar dargestellt ist (◘ Abb. 13.10). Das gleiche Vorgehen sollte beidseitig im Bereich von LW3/4, LW4/5 und LW5/SW1 erfolgen.

Nach erfolgter Denervation der zu den Gelenkfacetten ziehenden nervalen Strukturen werden nun auch die kleinen Nervenäste angegangen, die in den Gelenkkapseln selber und in den die Gelenkkapseln umgebenden Weichteilstrukturen verlaufen. Dieses erfolgt ebenfalls unter Röntgendurchleuchtung. Man bedient sich dazu der sog. Oblique-View. Das bedeutet, die Röntgenröhre wird um ca. 20° zu der behandelnden Seite rotiert,

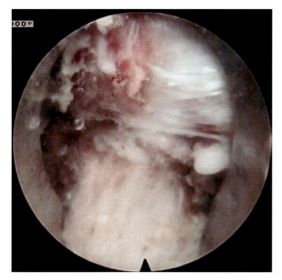

Abb. 13.10 Darstellung der anatomischen Strukturen, hier der mediale Rand des Proc. transversus am Übergang zur Facettengelenkkapsel

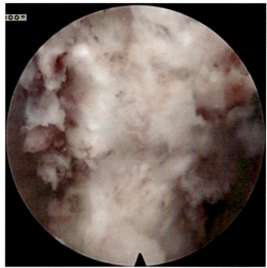

Abb. 13.12 Koagulierte Facettengelenkkapsel, hier am Übergang zum Proc. transversus

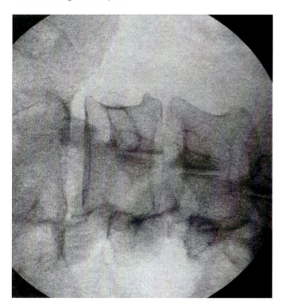

Abb. 13.11 Halbschräge Darstellung der Gelenkfacette mit Figur des Scotty Dog

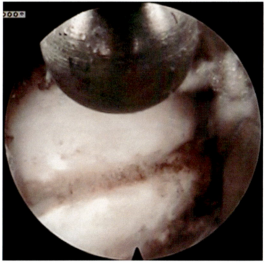

Abb. 13.13 Darstellung eines Facettengelenkspaltes nach Koagulation bei ausgeprägt degenerativ veränderten Gelenken

parallel zu dem Facettengelenkspalt der zu denervierenden Gelenkfacette. Man erhält das Bild des sog. Scotty Dog (Abb. 13.11).

Über diesen Zugang wird die Facettengelenkkapsel weitestgehend mit der monopolaren Elektrode denerviert (Abb. 13.12). Bei sehr ausgeprägten spondylarthrotischen Veränderungen mit stark hypotropher Kapsel, was insbesondere nach mehrfachen Vorbehandlungen vorkommt, kann hierbei der Gelenkspalt zur Darstellung kommen (Abb. 13.13). Auch dieses Vorgehen sollte bei allen anzugehenden Gelenkfacetten beidseits von LW3/4 bis LW5/SW1 durchgeführt werden.

Da das Sichtfeld bei der Optik um 30° geneigt ist, kann man so alle 3 zu behandelnden Etagen über lediglich zwei Hautschnitte über dem mittleren zu behandelnden Segment angehen, indem die Optik entsprechend gedreht wird (Abb. 13.14).

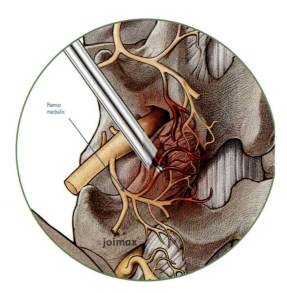

Abb. 13.14 Durch die 30-Grad-Optik ist eine Behandlung aller 3 zu versorgenden Etagen über zwei Hautschnitte möglich. (Mit freundlicher Genehmigung der Firma joimax® GmbH, Karlsruhe)

13.6 Mögliche Komplikationen

Bedingt durch die minimale Invasivität der endoskopischen Operationstechnik sind operationsbedingte Komplikationen sehr selten. Insbesondere schwerwiegende Komplikationen wie persistierende Nervenstörungen oder intraspinale Blutungen kommen so gut wie nicht vor. Auch postoperative Entzündungen wie Abszesse, Meningitiden und Spondylodiszitiden kommen so gut wie nicht vor. Vollständig vermeiden lassen sich diese aber rein statistisch nicht.

Grundsätzlich sind jegliche von konventionellen Operationen bekannte Komplikationen möglich. Insbesondere während der Lernphase besteht, wie bei allen anderen Techniken auch, ein erhöhtes Risiko des Auftretens von Komplikationen.

Die Autoren selber haben in ihrer langjährigen Erfahrung mit der endoskopischen Facettendenervation bisher keine schwerwiegenden Komplikationen erlebt.

13.7 Ergebnisse in der Literatur

Das Verfahren der endoskopischen Facettendenervation entspricht dem absolut neusten Stand der Technik. Die ersten Operationen dieser Art wurden in Europa im Jahr 2012 durchgeführt. Seit der Einführung des Verfahrens sind nur wenige Untersuchungen zu dieser Technik erschienen.

Jeong et al. (2014) kommen in ihrer Studie zu dem Schluss, dass es sich bei der endoskopischen Facettendenervation des medialen Astes um ein effektives alternatives Behandlungsverfahren handelt, welches für den chronischen Rückenschmerz, der seinen Ursprung im Bereich der Facettengelenke hat, geeignet ist und mit einer Schmerzlinderung für lange Zeit einhergeht.

Auch Li et al. berichten, dass es sich bei der endoskopischen dorsalen Rhizotomie um ein sicheres und effektives Verfahren zur Behandlung der facetogenen chronischen unteren Rückenschmerzen handelt, welches ein besseres klinisches Ergebnis bietet als die konservativen Therapieverfahren (Li et al. 2014).

Haufe und Mork (2010) zeigen, dass Facettengelenkschmerzen eine bedeutende Rolle für die Ursache chronischer Rückenschmerzen spielen. Die Effektivität verschiedener Denervierungstechniken wie der Radiofrequenzablation konnte bereits über eine Zeitdauer von bis zu 3 Jahren nachgewiesen werden. Die Ergebnisse der Studie von Haufe u. Mork belegen eine entsprechende Wirksamkeit des endoskopischen Facettendebridement und Facettendenervierung. Es sind weitere Studien mit größeren Fallzahlen und einer Kontrollgruppe notwendig, um die Ergebnisse dieser Studie zu bestätigen und damit die Wirksamkeit dieser Methode zu untermauern (Haufe und Mork 2010).

Auch Siddiqi et al. (2013) bestätigen mit den Ergebnissen ihrer Studie die Effektivität der endoskopischen Rhizotomie im Bereich der Lendenwirbelsäule. Die Schmerzlinderung kann bis zu 5 Jahre anhalten. In der endoskopischen Assistenz wird der Visualisierung ein relevanter Vorteil gegenüber den herkömmlichen perkutanen Denervierungstechniken zugeordnet. Dieser besteht in einer höheren Sicherheit, den Ramus dorsalis zu erfassen, sowie einer damit verbundenen Verbesserung der Langzeitergebnisse. Eine signifikante Mehrheit der Patienten ohne Deformität profitiert von einer dauerhaften Verbesserung der lumbalen Rückenschmerzen und Behinderung im Rahmen eines 5-Jahre-Follow-up. Darüber hinaus können 3 getrennte, neu identifizierte anatomische Varianten der medialen Zweiganatomie einen Einblick in die verbesserte Technik durch die endoskopische und hochfrequente Rhizotomie bei der Behandlung

Endoskopische Facettendenervierung

des schmerzhaften Lendenwirbelgelenks liefern (Siddiqi et al. 2013).

Yeung et al. (2011) beschreiben erstmals nicht nur die Effektivität der endoskopisch assistierten Rhizotomie, sondern bestätigen darüber hinaus bessere und länger anhaltende Ergebnisse im Vergleich mit der gepulsten Hochfrequenzablation. Die anatomischen Variationen der Fazettenintervation, wie in Dissektionen von Kadavern gezeigt, legt die Notwendigkeit einer Visualisierung der nervalen Strukturen nahe, wie es mit der endoskopisch geführten Technik ermöglicht wird (Yeung et al. 2011).

In einer 2016 erschienen Studie stellen Jentzsch et al., eine Arbeitsgruppe aus der Schweiz, ihre innovativen Daten vor. Durch die Erweiterung der Technik unter Hinzuziehen einer 3D-Navigation konnte die Präzision und genaue Lokalisierung noch einmal verbessert werden. Über die bereits nachgewiesene verbesserte Effektivität der endoskopisch assistierten Rhizotomie hinaus könnte diese Erweiterung eine weitere Verbesserung der Genauigkeit erbringen (Jentzsch et al. 2016).

13.8 Fazit und klinische Relevanz

In der Regel spüren die Patienten direkt nach dem Eingriff eine deutliche Erleichterung der Beschwerden oder sind komplett schmerzfrei. Da die Nervenfasern wieder nachwachsen können, ist es manchmal erforderlich nach Monaten oder Jahren erneut zu behandeln.

Ergebnisse aus klinischen Studien zeigen, dass mit der endoskopischen Facettendenervierung eine deutliche Schmerzlinderung in mehr als 70 % aller Fälle erzielt werden kann. Sie zeigen auch, dass viele der Patienten komplett schmerzfrei werden und dass ihre Belastbarkeit im Alltag wieder zunimmt.

Kürzlich wurden erste Langzeitergebnisse veröffentlicht (Siddiqi et al. 2013). Der Beobachtungszeitraum nach einer endoskopischen Facettengelenkdenervierung betrug bis zu 5,3 Jahre und noch immer fühlten sich die Patienten deutlich besser als vor dem Eingriff.

Literatur

Bogduk N (2010) On diagnostic blocks for lumbar zygapophysial joint pain. F1000 Med Report 2:57. https://doi.org/10.3410/M2-57

Bogduk N, Wilson AS, Tynan W (1982) the human lumbar dorsal rami. J Anat 134(Pt 2):383–397

Hancock MJ, Maher CG, Latimer J, Spindler MF, McAuley JH, Laslett M, Bogduk N (2007) Systematic review of tests to identify the disc, SIJ or facet joint as the source of low back pain. Eur Spine J 16:1539–1550. https://doi.org/10.1007/s00586-007-0391-1

Haufe SMW, Mork AR (2010) Endoscopic Facet Debridement for the treatment of facet arthritic pain – a novel new technique. Int J Med Sci 7(3):120–123

Jentzsch T, Sprengel K, Peterer L, Mica L, Werner CM (2016) 3D navigation of endoscopic rhizotomy at the lumbar spine. Clin Neurosci 23:101–105. https://doi.org/10.1016/j.jocn.2015.04.026

Jeong SY, Kim JS, Choi WS, Hur JW, Ryu KS (2014) The effectiveness of endoscopic radiofrequency denervation of medial branch for treatment of chronic low back pain. J Korean Neurosurg Soc 56(4):338–343. https://doi.org/10.3340/jkns.2014.56.4.338

Leggett LE, Soril LJ, Lorenzetti DL, Noseworthy T, Steadman R, Tiwana S, Clement F (2014) Radiofrequency ablation for chronic low back pain: a systematic review of randomized controlled trials. Pain Res Manag 19(5):e146–e153

Li ZZ, Hou SX, Shang WL, Song KR, Wu WW (2014) Evaluation of endoscopic dorsal ramus rhizotomy in managing facetogenic chronic low back pain. Clin Neurol Neurosurg 126:11–17

Siddiqi F et al (2013) Five year long-term results of endoscopic dorsal ramus rhizotomy and anatomic variations of the painful lumbar facet joint. (präsentiert an der Konferenz der Society for Minimally Invasive Spine Surgery)

Yeung AT, Zheng Y, Yeung C, Field J, Meredith C (2011) Endoscopic dorsal rhizotomy, a new anatomically guided MIS procedure, is more effective than traditional pulsed radiofrequency lesioning for non-discogenic axial back pain. (Poster 247 an der Konferenz der International Society for the Advancement of Spine Surgery)

Epidurale Neurolyse, minimalinvasive Kathetertechnik nach Racz

A. Veihelmann

14.1 Indikation – 159

14.2 Präinterventionelle Dignostik – 160

14.3 Notwendiges Instrumentarium – 160

14.4 Präinterventionelle Aufklärung – 161

14.5 Durchführung der Intervention – 161

14.6 Mögliche Komplikationen – 163

14.7 Ergebnisse in der Literatur – 164

14.8 Fazit und klinische Relevanz – 165

Literatur – 165

© Springer-Verlag GmbH Deutschland, ein Teil von Springer Nature 2019
J. Jerosch (Hrsg.), *Minimalinvasive Wirbelsäulenintervention*,
https://doi.org/10.1007/978-3-662-58094-3_14

Der ischialgiforme Beinschmerz stellt einen großen Anteil der chronischen Rückenschmerzen dar. Dieser wird auch als radikulärer Schmerz bezeichnet und projiziert sich typischerweise auf das Dermatom der zugrunde liegenden pathologisch veränderten Nervenwurzel, welche aus unterschiedlichen Gründen kompromittiert sein kann. So können entzündliche Prozesse mit einer Radikulitis einhergehen oder wesentlich häufiger eine Kompression einer Nervenwurzel durch unterschiedliche degenerative Erkrankungen wie z. B. Bandscheibenvorfall, Flavumhypertrophie, neuroforaminale Engen durch Kalzifizierungen, Spondylolisthesen oder auch Narbenbildungen vorliegen. Problematisch kann die Diagnose werden, wenn sich die Schmerzen nicht eindeutig einem Dermatom zuordnen lassen oder wenn die Interpretation der Bildgebung nicht zu der Schmerzausbreitung passt. So können auch andere degenerative Veränderungen wie etwa ein Facettensyndrom oder auch das Sakoiliakalgelenk sog. pseudoradikuläre Beinschmerzen hervorrufen (Vroomen et al. 2000).

Bleiben höhergradige sensomotorische Defizite aus, können die Beschwerden bei ca. 80 % der Patienten durch eine konservative Therapie über einen Zeitraum von ca. 6–10 Wochen soweit gelindert werden, dass sie ihrem normalen Leben ohne spezifische Therapie wieder nachgehen können. Bei den verbleibenden 20 % müssen invasive Verfahren durchgeführt werden, wobei hier als minimalinvasive Möglichkeit die EKT – vor einer operativen Sequestrektomie im Falle eines Bandscheibenvorfalles oder bei anderen Ursachen eine Dekompression – durchgeführt werden kann. Allerdings kommt es nach offenen Interventionen im Bandscheibenraum in etwa 10–30 % zu epiduralen Fibrosen, welche wiederum zu einem Schmerzproblem im Sinne eines Postnukleotomiesyndroms führen kann (Weinstein et al. 2006; Babar und Saifuddin 2002).

Vor mehr als 20 Jahren stellten Racz und Holubec eine minimalinvasive Technik zur Lyse von epiduralen Adhäsionen und somit zur Behandlung von lumbosakralen radikulären Schmerzsyndromen vor (Racz et al. 1982). Die sog. epidurale Adhäsiolyse oder auch Epiduralkathetertherapie (EKT) kann Schmerzen und geringgradige neurologische Symptome beim Bandscheibenvorfall oder Postnukleotomiesyndrom ohne lange Rekonvaleszenszeit reduzieren oder gar offen chirurgische Intervention vermeiden.

Dieses Verfahren erfreut sich weltweiter Anwendung, u. a. auch wegen seiner relativ einfachen Technik nach einem allerdings adäquaten Training in minimalinvasiven Techniken an der Wirbelsäule.

Grundsätzlicher theoretischer und wissenschaftlicher Hintergrund sind durch epidurale Adhäsionen und Fibrose ausgelöste Schmerzzustände, bei welchen der Wirkort durch einzelne Injektionen aufgrund der Adhäsionen nicht sicher erreicht werden kann und die Verklebung von Nervenwurzeln zu den radikulären Schmerzen führen. Der genaue Mechanismus von chronischen Schmerzen mit Radikulopathie nach adäquater Sequestrektomie oder Dekompression ist noch nicht gänzlich geklärt. Kuslich et al. untersuchten dies bei 193 Patienten, welche nach lumbalen Wirbelsäulenoperationen ein Lokalanästhetikum in den Epiduralraum appliziert bekamen. Die Ergebnisse führten die Autoren zu der Vermutung, dass Ischialgie nur resultiert, wenn die Nervenwurzel komprimiert, geschwollen, gedehnt oder durch Narbengewebe verbacken war (Kuslich et al. 1991).

Die Ursache von schmerzrelevantem Narbengewebe im Spinalkanal wurde bereits mehrfach untersucht. Es gibt demnach mehrere mögliche Ursachen inkl. dem chirurgischen Trauma, Annulusrisse, Infektion, Hämatom oder intrathekales Kontrastmittel, wie in der Literatur gut dokumentiert ist (Bosscher und Heavner 2010; Cooper et al. 1995).

Narbengewebe kann in verschiedenen Bereichen des Epiduralraumes gefunden werden. Dorsales epidurales Narbengewebe kann somit durch die Absorption eines Hämatoms entstehen (Songer et al. 1990). Im ventralen Epiduralraum kann eine Fibrose durch posteriore Defekte des Annulus fibrosus oder auch nach Operationen an der Bandscheibe resultieren und chronische Schmerzen auslösen. Der laterale Epiduralraum besteht aus epiradikulären Strukturen außerhalb des Nervenwurzelkanals, auch als lateraler Rezessus bezeichnet. Hier sind Narbenbildungen durch laterale Bandscheibenvorfälle, Facettenhypertrophie und Foramenstenosen möglich (Iwabuchi et al. 2001; Olmarker und Rydevik 1991).

Beim lumbalen radikulären Schmerz wurde neben einer mechanischen Komponente durch Kompression auch eine inflammatorische Beteiligung durch proinflammatorische Mediatoren (z. B. Zytokine) nachgewiesen (Igarashi et al. 2004). Hierbei kann epidural appliziertes Kortison antiinflammatorisch wirken. Der positive Effekt von epidural appliziertem Kortison beim chronischen Rückenschmerz wurde bereits 1964 durch Lindholm u. Salenius beschrieben, was die Inflammation als Begleitphänomen bestätigte (Lindholm und Salenius 1964).

In den Beschreibungen zur Medikamentenapplikation bei der epiduralen Adhäsiolyse/EKT nach Racz wurden neben Steroiden Lokalanästhetikum (Ropivacain), Hyaluronidase und 10 % NaCl appliziert. Unterschiedliche Zusammensetzungen und Anwendungen dieser Medikamente sind in zahlreichen Studien untersucht worden (Anderson et al. 2000). Dabei soll Hyaluronidase zur initialen Lyse führen und dadurch zum besseren Anfluten der Medikamente an die Nervenwurzel. Das 10 %ige NaCl dient dabei zur lokalen Schmerzreduktion, u. a. durch seine relative Selektivität der C-Fasern (Devulder et al. 1995; Heavner et al. 1999).

Aus verschiedenen Gründen wie Bedenken vor Allergien und fraglicher Notwendigkeit wird heute überwiegend auf die Anwendung von Hyaluronidase verzichtet (Heavner et al. 1999; Anderson et al. 2000).

Folgende Medikamente kommen heutzutage zum Einsatz: nach korrekter Lage des Katheters

- einmalig ein Kortikosteroid 20–40 mg (1–2 ml Triamcinolon, Volon˚) oder besser Dexamethasonpalmitat (Lipotalon˚ 4–8 mg),
- Ropivacain 10 mg/ml (10 ml),
- im Anschluss 10 ml einer 10 %igen hypertonen Kochsalzlösung über einen Perfusor und an den jeweils darauffolgenden Tagen.

Aus Gründen der Sicherheit empfiehlt der Autor die Anwendung von Dexamethasonpalmitat, da dieses aus kleineren Kristallen in einer Fettmantelhülle besteht und somit ungefährlicher bei versehentlicher intravasaler Gabe ist.

Prinzipiell stehen therapeutisch bei Bandscheibenprotrusionen, Bandscheibenvorfällen und epiduraler Fibrose sowie in der Schichtbildgebung nachgewiesener Nervenwurzelkompression mit reiner Schmerzsymptomatik zunächst die **konservativen Maßnahmen** mit Analgetika nach dem WHO-Stufenschema und Krankengymnastik oder manueller Therapie im Vordergrund. Diese Kombination kann mit spezifischen stabilisierenden und manuellen Techniken häufig eine Besserung verbunden mit einer Teilhabe herbeiführen. Bei Bedarf sollten diese mit nichtsteroidalen Antirheumatika (NSAR),

Metamizol oder zentral wirksamen Analgetika wie synthetischen Opioiden und Muskelrelaxantien ergänzt werden. Adjuvant kann eine mehrmalige epi-/periradikuläre Infiltration erfolgen.

Erst wenn diese rein konservative Therapie nicht zum erhofften Erfolg führt, kann die epidurale Adhäsiolyse mittels Kathetertechnik in Betracht gezogen werden.

Vorteil der Kathetertechnik ist, dass neben der oben genannten chemischen Adhäsiolyse mit dem Spiralfederkatheter auch gewisse mechanische Manipulationen bei Adhäsionen durchgeführt werden können (Heavner et al. 1999). In einer neuerlichen Untersuchung wurde allerdings gezeigt, dass die Möglichkeiten zur mechanischen Adhäsiolyse mit dem verwendeten Material limitiert scheint (Birkenmaier et al. 2012).

14.1 Indikation

Folgende Hauptindikationen der EKT werden vom Erstbeschreiber angegeben:

- Failed Back Surgery,
- Postnukleotomiesyndrom,
- Rupturen des Annulus fibrosus,
- Multilevelosteochondrose,
- Facettensyndrom,
- Spinalkanalstenose,
- Chronischer unterer Rückenschmerz nach erfolgloser Rückenmarkstimulation/spinalen Opioiden.

In diesem Zusammenhang ist zu erwähnen, dass der Erstbeschreiber Mitinhaber der den Epiduralkatheter herstellenden Firma Epimed ist und somit wirtschaftliche Interessen an einer großzügigen Indikationsstellung nicht sicher auszuschließen sind.

Der Autor empfiehlt aufgrund der Studienergebnisse (▶ Abschn. 14.7) und eigener Erfahrung folgende Indikationen:

- erfolglose konservative Therapie über 6 Wochen,
- radikuläres Schmerzsyndrom bei mediolateraler Bandscheibenprotrusion/-vorfall,
- Postkuleotomiesyndrom,
- Neuroforamenstenose mit einseitiger Ischialgie/Claudicatio,
- weichteilige Spinalkanalstenose mit einseitiger Ischialgie/Claudicatio,
- Schmerzintensität auf der visuellen Analogskala (VAS) >4.

Hauptindikation zur EKT stellt also der radikuläre Schmerzpatient mit korrespondierendem Befund in der Bildgebung dar (Bandscheibenvorfall, -vorwölbung oder epidurale Fibrose), welcher sich gegenüber der konservativen Behandlung therapieresistent erweist. In Ausnahmefällen können auch weichteilig bedingte Spinalstenosen oder foraminale Engen eine Indikation darstellen (Manchikanti et al. 2017). Gegebenenfalls muss eine Nervenwurzelblockade zur Diagnosesicherung durchgeführt werden (Gerdesmeyer et al. 2005). Höhergradige motorische, therapieresistente Paresen aufgrund einer Nervenwurzelkompression stellen ein Ausschlusskriterium dar. Diese sollten zügig offen oder endoskopisch dekomprimiert werden.

Kontraindikationen für eine epidurale Adhäsiolyse/Epiduralkathetertherapie sind:
— höhergradige motorische Defizite (Notwendigkeit zur operativen Dekompression),
— Malignome im Versorgungsgebiet,
— Infektionen,
— Immunsupression,
— keine Korrelation in der Bildgebung,
— Schwangerschaft,
— antikoagulative Therapie/Koagulationsstörung,
— Allergien gegen die verwendeten Medikamente.

14.2 Präinterventionelle Dignostik

Neben der konventionellen Röntgendiagnostik stellt v. a. die MRT die Diagnostik der Wahl dar. Damit gelingt die Darstellung von Bandscheibenstrukturen sowie evtl. Nervenwurzelkompressionen durch prolabiertes Bandscheibengewebe oder auch eine epidurale Fibrose. Differenzialdiagnostisch kann es bei heftigen Beschwerden auch sinnvoll sein, mittels eines Kontrastmittel-MRT eine infektiöse Genese der Schmerzen auszuschließen. Lediglich bei Kontraindikationen (Herzschrittmacher, Defibrillator) wird eine Computertomografie durchgeführt.

14.3 Notwendiges Instrumentarium

Das Instrumentarium ist in ◘ Abb. 14.1 dargestellt und beinhaltet folgende Gegenstände:
— steriles Abwasch- und Abdeckset;

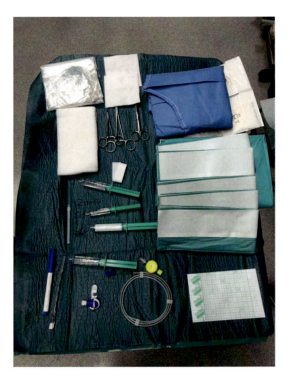

◘ Abb. 14.1 Instrumentarium für die Epiduralkathetertherapie nach Racz

— Einführungsnadel: gekrümmte oder gerade Nadeln für die Leitungsanästhesie (für Zugang transforaminal oder via Hiatus sacralis) RX™ Coudé & RX™ Straight Epidural Needles (Firma Epimed®) (◘ Abb. 14.2);
— Epiduralkatheter: Länge 33,25″ (845 mm) oder 24″ (610 mm), Größe 043″ (19 ga) (◘ Abb. 14.3);
— Medikamente:
  — 10 ml Ropivacain (10 mg/10 ml),
  — mit 2 ml 40 mg Triamcinolon (Volon®) oder 4/8 mg Dexamethasonpalmitat (Lipotalon®),
  — 10 ml 10 %ige NaCl-Lösung über Perfusor (10 ml in 30 min);
— Bildwandler/Fluoroskopie.

Die Einmalkosten der Spezialinstrumente von Epimed® belaufen sich auf ca. 100–130 €.

Bestelladresse: Olga E. Hillier, Vertrieb von orthopädischen und medizinischen Produkten, Generalvertretung der Epimed® Int. für Deutschland und Österreich, Schreivogelstrasse 34, D-81737 München. E-Mail: kontakt@epimed.de; Internet:
▶ www.epimed.de.

Epidurale Neurolyse, minimalinvasive Kathetertechnik nach Racz

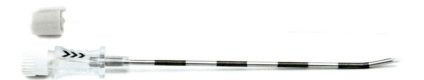

Abb. 14.2 Einführungsnadel der Firma Epimed®. (Mit freundlicher Genehmigung der Firma Epimed)

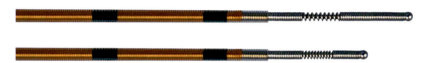

Abb. 14.3 Katheterspitze des Spiralfederkatheters von Epimed®. (Mit freundlicher Genehmigung der Firma Epimed)

14.4 Präinterventionelle Aufklärung

Neben den üblichen Komplikationsmöglichkeiten wie Blutungen, Infektion mit entsprechender Operationsnotwendigkeit, Meningitis, bleibende Nervenläsion, Blasen-/Mastdarmlähmung bis hin zur Querschnittslähmung und Störung der Sexualfunktion muss über den Off-Label-Gebrauch der Medikamente wie das Kortisonpräparat und das 10 %ige NaCl aufgeklärt werden.

Auch wenn es äußerst unwahrscheinlich ist und bei korrekter Anwendung nahezu unmöglich erscheint, muss über einen Abriss des Katheters mit Verbleib resp. operativer Entfernung des verbliebenen Anteils aufgeklärt werden. Es kann passieren, dass sich bei mehrfacher Korrektur der Lage und häufigem Vor- und Zurückschieben des Spiralfederkatheters die äußere Hülle aufreißt und sich somit abschert. Eine aufmerksame Anwendung der Katheterplatzierung sollte dies jedoch vermeiden können.

Des Weiteren muss auch über die Möglichkeit des Abbruchs des Verfahrens bei versehentlicher intraduraler Lage aufgeklärt werden. Nach der Literatur und Erfahrung des Verfassers sollte im Falle einer intraduralen Fehllage kein sofortiger Neuversuch durchgeführt, sondern das Verfahren abgebrochen und in frühestens 3 Wochen nochmals versucht werden.

Neuerdings ist es außerdem dringend erforderlich, über die Möglichkeit des Einholens einer Zweitmeinung aufzuklären.

14.5 Durchführung der Intervention

Die Durchführung sollte unter Operationsbedingungen im OP-Saal unter sterilen Kautelen erfolgen. Der Patient sollte die Möglichkeit einer Analgosedierung und unbedingt eine Single-Shot-Antibiose erhalten. Eine Vollnarkose ist nicht notwendig und sollte aus Sicherheitsgründen vermieden werden. Ansonsten sollte die Durchführung unter OP-Bedingungen erfolgen. Die Lagerung des Patienten erfolgt in entlordisierter Bauchlage. Nach Hautdesinfektion und steriler Abdeckung wird der Bildwandler eingestellt, zunächst in seitlicher Ansicht.

Der Zugang kann lumbal über den Hiatus sacralis (bis Höhe LWK3/4) erfolgen oder auch höher transforaminal.

Zugang via Hiatus sacralis: Zunächst also Darstellung des Hiatus sacralis (nicht immer 100 %ig darstellbar, dann Vorgehen nach Tastbefund) (**Abb. 14.4a, b**).

Infiltration der Haut ca. 1 cm lateral der Rima ani (aus hygienischen Gründen nicht direkt in der Rima) mit Lokalanästhetikum und Verschieben der Haut nach medial (**Abb. 14.5**). Nach kurzem Zuwarten Zugehen in den Hiatus sacralis mit der Einführungsnadel, welche etwas nach kranial gebogen ist. Anschließend Drehen der Einführungsnadel in Richtung der gewünschten Seite. Einführen des Katheters mit Navigation auf die gewünschte Seite in der a.p.-Ansicht, Kontrolle der ventrolateralen Lage im seitlichen

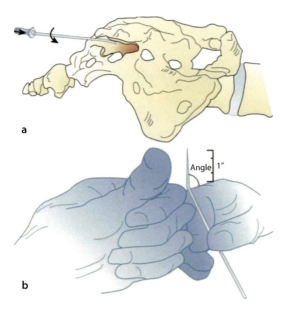

◻ Abb. 14.4 Epiduralkathetertherapie. a Zugang via Hiatus sacralis, b Biegung des Spiralfederkatheters. (Aus Racz und Noe 2016)

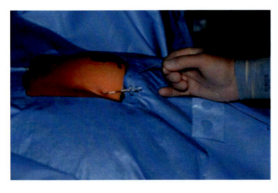

◻ Abb. 14.5 Einliegende Einführungsnadel und Spiralfederkatheter, welcher am Ende vorgebogen wurde

Strahlengang. Vorschieben des Katheters an die gewünschte Höhe, wo auch – wie oben beschrieben – eine mechanische Neurolyse versucht werden kann (◻ Abb. 14.6a, b).
Nachdem der Katheter über den Hiatus sacralis unter Bildwandlerkontrolle an den Befund platziert wurde, wird die epidurale Lage mittels Kontrastmittel („Tannenbaum") kontrolliert (◻ Abb. 14.7a, b).

Nach der Katheterimplantation und Verifizierung der epidurale Lage durch Kontrastmittel (z. B. Solutrast) werden verschiedene Medikamente über den Katheter an die Bandscheibenprotrusion bzw. den Bandscheibenprolaps injiziert. Zunächst wird das Gemisch von 12 ml Ropivacain mit einmalig Triamcinolon 20/40 mg oder Dexamethasonpamitat 4/8 mg injiziert und anschließend nach Ausschluss von neuen neurologischen Ausfällen an den Extremitäten die 10 %ige NaCl-Lösung, nachdem ein mit 0,9 %iger Nacl-Lösung gespülter Bakterienfilter angebracht wurde. Die 10 %ige NaCl-Lösung sollte über einen Perfusor im z. B. Aufwachraum injiziert werden. Im Anschluss an die Implantation wird der Katheter angenäht und ein Verband angelegt, welcher zum Anus hin sorgfältig verschlossen sein muss. Hier empfiehlt es sich unter dem Verband ein Folienpflaster zu verwenden.

Unter der Vorstellung einer antiinflammatorischen und antiödematösen Wirkung werden die Injektionen dieser Medikamente (außer dem Kortikosteroid) während des insgesamt 3-tägigen stationären Aufenthalts täglich wiederholt. Der Katheter wird am 2. postoperativen Tag nach der letzten Injektion entfernt und der Patient entlassen.

Wichtig ist nach Meinung des Autors die Fortsetzung der Antbiotikaprophylaxe durch orale Gabe von z. B Clindamycin 300 mg 1-0-1 bis zum 6. postoperativen Tag.

Beim **transforaminalen Zugang** wird der C-Bogen in Schrägeinstellung gebracht (Oblique-View) und der Processus articularis superior mit der Nadel im Tunnel-View aufgesucht. Drehen der Nadel um 180° erlaubt die stumpfe Passage des Lig. intertransversale ohne Nervenschädigung bei versehentlichem Kontakt. Der C-Bogen wird für ein laterales Bild eingestellt und die intraforaminale Lage gesichert. Es erfolgt die Platzierung des Katheters an die gewünschte Stelle ventrolateral.

Für den **Zugang zur HWS** wird die Einführungsnadel paramedian auf Höhe Th1–Th2 oder Th2–Th3 kontralateral zur betroffenen Seite eingeführt und nach epidural geschoben. Von dieser Höhe aus können in der Regel die unteren und mittleren Segmente der HWS erreicht werden: 1,5 Segmente unterhalb erfolgt die Hautpenetration in a.p.-Einstellung des Bildwandlers. Nach ca. 2–3 cm Tiefe wird die Lage im seitlichen Bild kontrolliert (◻ Abb. 14.8a, b). Nach Erreichen der epiduralen Lage in o. g. Loss-of-Resistance-Technik wird die Injektion von 0,5–1 ml Kontrastmittel vorgenommen. Nach Verifizierung der korrekten Lage erfolgt die Injektion einer 2-ml-Testdosis von insgesamt 6 ml Ropvacain und 10 mg Triamcinolon. Wenn nach 5 min eine Verteilung intrathekal oder intravasal ausgeschlossen

Epidurale Neurolyse, minimalinvasive Kathetertechnik nach Racz

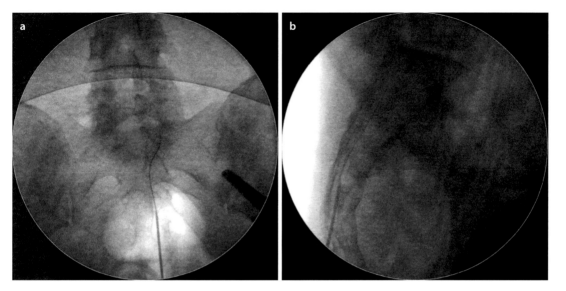

Abb. 14.6 Korrekte Lage des Katheters bei LWK5/SWK1 rechts in der a.p.-Ansicht (**a**) und in der seitlichen Ansicht (**b**)

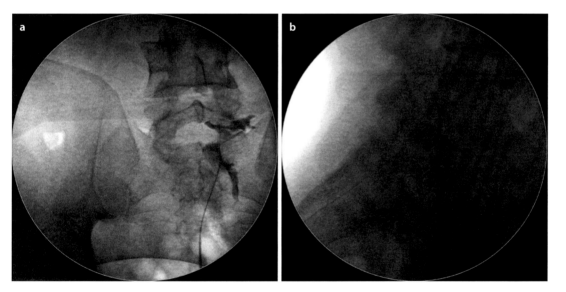

Abb. 14.7 Das Kontrastmittel zeigt die epidurale Lage des Katheters mit Umspülung der Nervenwurzeln L5 und S1 rechts, **a** in anteriorposteriorer und **b** in seitlicher Projektion

werden kann, wird der Rest (4 ml) injiziert. Nach einer Wartezeit von ca. 20 min, werden 5 ml der hypertonen NaCl-Lösung via Perfusor über einen Zeitraum von 30 min unter permanenter Kreislaufüberwachung infundiert.

14.6 Mögliche Komplikationen

Die häufig als komplikationslos beschrieben Methode birgt sehr wohl ernst zu nehmende Komplikationsmöglichkeiten wie u. a. am eigenen Patientengut festgestellt. Neben den üblichen Infektions- und Blutungsrisiken, welche wir allerdings bei keinem unserer ca. 800–1000 Patienten gesehen haben, traten bei 3 Patienten eine Liquorleckage bei versehentlicher Durapunktion auf, bei einem Patienten eine passagere Blasenentleerungsstörung und bei 2 Patienten eine Meningitis (mit folgenloser Ausheilung).

Ähnlich unserer eigenen Erfahrung wurde in einer Nachuntersuchung von 250 Patienten bei 4,8 % der Patienten verdrehte Nadelspitzen, bei 0,4 % abgescherte Katheterteile, bei 4,4 % intrat-

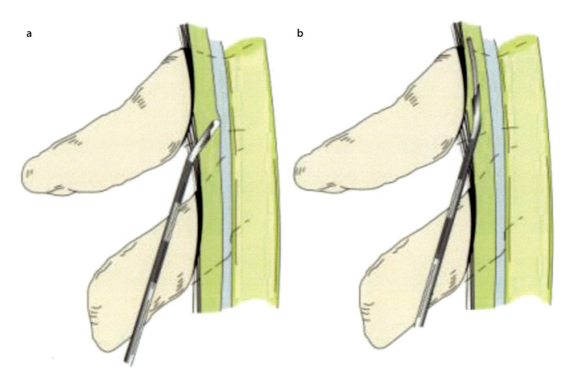

◻ **Abb. 14.8** **a, b** Korrekte Vorgehensweise der Punktion an der HWS mit der Einführungsnadel. (Aus Racz und Noe 2016)

hekale Platzierungen und bei 1,2 % epidurale Abszesse gefunden (Talu und Erdine 2003).

Im Vergleich dazu wurde bei einer großen Nachuntersuchungen von 10.000 epiduralen Infiltrationen bei 11,6 % von 839 Patienten versehentliche intravasale Injektionen, bei 1,9 % transiente Nervenirritationen und bei 1,8 % durale Punktionen festgestellt, also auch bei diesen einmaligen Injektionen gibt es eine ähnlich hohe Komplikationsrate (Manchikanti et al. 2012). Dramatischere Komplikationen (wie Atemdepression bis Atemstillstand mit Intubationspflichtigkeit) wurden z. B. bei versehentlicher intrathekaler Applikation v. a. zervikal beschrieben (Jamison et al. 2014).

Somit sind diese Komplikationen nicht zu vernachlässigen, jedoch dramatische Folgen mit irreversiblen Schäden extrem selten.

14.7 Ergebnisse in der Literatur

Die Erstbeschreibung der epiduralen Adhäsiolyse durch Racz und Holubec erfolgte 1989 in Form einer retrospektiven Analyse nach 6–12 Monaten. Hier waren die kurzfristigen Ergebnisse bei 72,2 % der 72 Patienten sehr gut, allerdings nur bei etwa einem Drittel auch noch nach 12 Monaten (Racz und Holubec 1989). Spätere Untersuchungen von Manchikanti et al. prüften den Effekt einer modifizierten 1-Tages-Anwendung in Patienten mit chronischem Rücken- und/oder Beinschmerz (Manchikanti et al. 2004). 75 Patienten mit kleinem Bandscheibenprolaps oder geringgradiger Nervenwurzelkompression wurden in 3 Gruppen randomisiert, von denen alle Lidocain, Steroide und 0,9 %iges NaCl injiziert bekamen: die Kontrollgruppe erhielt keine gezielte kontrastmittelgestützte Adhäsiolyse, die Gruppe II eine Adhäsiolyse und 0,9 %iges NaCl, und die Gruppe III eine Adhäsiolyse und 10 %iges NaCl. Es zeigte sich, dass 72 % der Patienten mit Adhäsiolyse und 10 %iger NaCl-Lösung die besten Ergebnisse nach 12 Monaten aufwiesen mit einer über 50 %igen Besserung der initialen Beschwerden. Somit wurde in den meisten folgenden Studien immer 10 %iges NaCl angewendet.

In einer eigenen prospektiv randomisierten und kontrollierten Studie konnten wir nachweisen, dass sowohl der Bein- als auch der Rückenschmerz in Patienten mit radikulärem Schmerz (aufgrund eines Bandscheibenvorfalles oder epiduralen Fibrose im Rahmen eines Postnukleotomiesyndrom) eine signifikante Besserung im Vergleich zu einer rein konservativen Therapiegruppe noch nach 12 Monaten hatten. Limitierend in unserer Studie war allerdings, dass 12 Patienten der konservativen Gruppe nach 3 Monaten einen Cross-over in die Epiduralkathetergruppe vornahmen und ein recht hoher Drop-out der Patienten nach einem Jahr vorlag (Veihelmann et al. 2006).

In einer weiteren placebokontrollierten Studie unserer Arbeitsgruppe wurden 90 Patienten mit radikulärem Schmerzsyndrom randomisiert und in 2 Gruppen eingeteilt: Gruppe 1 bekam eine Placebotherapie mit 0,9 %iger NaCl-Lösung in das Subkutangewebe über dem Sakrum infundiert, Gruppe 2 bekam die Verumtherapie (mit EKT) mit 3-Tagesstandardinfusionen. Nach 3, 6 und 12 Monaten war die Reduktion der Schmerzen und Beschwerden (gemessen anhand des Oswestry-Disability-Index) in der Epiduralkathetergruppe signifikant stärker im Vergleich zur Placebogruppe (Gerdesmeyer et al. 2013).

Auch bei lumbaler Spinalkanalstenose wurde die Epiduralkathetertherapie untersucht. In einer Studie von Manchikanti et al. wurden 25 Patienten mit chronischen lumbalen Rückenschmerzen bei Spinalstenose randomisiert und in eine Behandlungsgruppe mit Adhäsiolyse und eine Gruppe mit lediglich kaudaler Infiltration eingeteilt. Im Ergebnis hatten die Patienten, die mit einer Adhäsiolyse behandelt wurden, nach 12 Monaten noch signifikant weniger Schmerzen als die Patienten, die lediglich eine epidurale Infiltration bekamen (Manchikanti et al. 2009). Als wesentlicher Kritikpunkt dieser Studie muss jedoch eine unterschiedlich häufige Wiederholung der Therapie in beiden Gruppen während des Beobachtungszeitraumes erwähnt werden, was zu einen Verfälschung der Ergebnisse beitragen könnte.

Insgesamt besteht noch eine gewisse Diskrepanz bezüglich der Einstufung der Evidenz in den systematischen Metaanalysen für die EKT sowohl in der Therapie der Spinalkanalstenose als auch, allerdings abgeschwächt, in der Therapie der epiduralen Fibrose beim Postnukleotomiesyndrom. Ingesamt wird die Evidenz im letzten Review von Helm et al. als stark bezeichnet, wenn auch weitere qualitativ gute, prospektiv randomisierte Studien zur weiteren Klärung wünschenswert sind (Helm et al. 2016).

Die Effektivität der EKT bei zervikaler Anwendung wurde in einigen Studien untersucht, allerdings fehlen Daten aus randomisierten Untersuchungen. Im Vergleich zu lumbaler Anwendung ist die Gefahr von Komplikationen höher, wie man aus Fallbeschreibungen von zervikalen Infiltrationen weiß (Browers et al. 2001; Rozin et al. 2003). In prospektiven Untersuchungen konnte im Rahmen eines 6-Monate-Follow-up nach EKT eine signifikante Besserung bei über 70 % der Patienten mit chronischen Schmerzen bei zentraler Zervikalstenose festgestellt werden (Park et al. 2013a). In einer weiteren retrospektiven Analyse von 128 Patienten mit zervikalem Bandscheibenvorfall und epiduraler Adhäsiolyse konnte eine signifikante Reduktion im Schmerzscore für Arm- und Nackenschmerzen nach 12 Monaten erzielt werden. In dieser Untersuchung wurden keine schwerwiegenden Komplikationen gefunden (Park et al. 2013b).

Auch wenn die Evidenz für die zervikale epidurale Neurolyse/EKT noch gering ist, so gibt die Datenlage Anhalt für vielversprechende Ergebnisse bei ausgewählten Patienten mit Zervikobrachialgie aufgrund eines Bandscheibenvorfalles/Nervenwurzelkompression und ausgeschöpfter konservativer Therapie.

14.8 Fazit und klinische Relevanz

Zusammenfassend stellt die Epiduralkathetertherapie eine sinnvolle, wirksame und sichere Therapie bei radikulärem Schmerzsyndrom/Ischialgie mit einem dazu korrelierendem Befund (Bandscheibenvorfall, -protrusion, epidurale Fibrose oder weichteilige Spinalstenose) mit Nervenwurzelkontakt im MRT oder CT dar. Die Evidenz für die EKT ist bei einer solchen Indikation stark („strong"), wie in einer aktuellen Metaanalyse von 2016 gezeigt wurde (Helm et al. 2016). Eine sorgfältige Patientenauswahl und sterile Anwendung sind eine unabdingbare Voraussetzung für eine erfolgreiche EKT. Die epidurale Neurolyse/EKT kann somit einer mikroskopisch-assistierten/endoskopischen Sequestrektomie oder Dekompression vorangeschaltet werden. Höhergradige motorische Ausfälle stellen eine Kontraindikation der EKT dar. Osteochondrose, Facettensyndrom alleine und eine reine Lumbalgie stellen nach Meinung des Autors keine gesicherte Indikation dar.

Literatur

Anderson SR, Racz GB, Heavner J (2000) Evolution of epidural lysis of adhesions. Pain Physician 3(3):262–270

Babar S, Saifuddin A (2002) MRI of the post-discectomy lumbar spine. Clin Radiol 57(11):969–981

Birkenmaier C, Baumert S, Schroeder C, Jansson V, Wegener B (2012) A biomechanical evaluation of the epidural neurolysis procedure. Pain Physician 15(1):E89–E97

Bosscher HA, Heavner JE (2010) Incidence and severity of epidural fibrosis after back surgery: an endoscopic study. Pain Pract 10(1):18–24

Browers PJ, Kotting EJ, Simon MA, Prevo RL (2001) A cervical anterior spinal artery syndrome after diagnostic blockade of the right C6-nerve root. Pain 91:397–399

Cooper RG, Freemont AJ, Hoyland JA, Jenkins JP, West CG, Illingworth KJ, Jayson MI (1995) Herniated intervertebral disc-associated periradicular fibrosis and vascular abnormalities occur without inflammatory cell infiltration. Spine 20(5):591–598

Devulder J, Bogaert L, Castille F, Moerman A, Rolly G (1995) Relevance of epidurography and epidural adhesiolysis in chronic failed back surgery patients. Clin J Pain 11(2):147–150

Gerdesmeyer L, Lampe R, Veihelmann A, Burgkart R, Göbel M, Gollwitzer H, Wagner K (2005) Chronic radiculopathy. Use of minimally invasive percutaneous epidural neurolysis according to Racz. Schmerz 19(4): 285–295

Gerdesmeyer L, Wagenpfeil S, Birkenmaier C, Veihelmann A, Hauschild M, Wagner K et al (2013) Percutaneous epidural lysis of adhesions in chronic lumbar radicular pain; a randomized double-blind, placebo-controlled trial. Pain Physician 16:185–196

Heavner JE, Racz GB, Raj P (1999) Percutaneous epidural neuroplasty: prospective evaluation of 0.9 % NaCl versus 10 % NaCl with or without hyaluronidase. Reg Anesth Pain Med 24(3):202–207

Helm S, Racz GB, Gerdesmeyer L, Justiz R, Hayek SM, Kaplan ED, El Terany MA, Knezevic NN (2016) Percutaneous and endoscopic adhesiolysis in managing of chronic low back and lower extremity pain: a symptomatic review. Pain Physician 19:E245–E281

Igarashi A, Kikuchi S, Konno S, Olmarker K (2004) Inflammatory cytokines released from the facet joint tissue in degenerative lumbar spinal disorders. Spine 29(19):2091–2095

Iwabuchi M, Rydevik B, Kikuchi S, Olmarker K (2001) Effects of anulus fibrosus and experimentally degenerated nucleus pulposus on nerve root conduction velocity: relevance of previous experimental investigations using normal nucleus pulposus. Spine 26(15):1651–1655

Jamison DE, Hsu E, Cohen SP (2014) Epidural adhesiolysis: an evidence-based review. J Neurosurg Sci 58(2):65–67

Kuslich SD, Ulstrom CL, Michael CJ (1991) The tissue origin of low back pain and sciatica: a report of pain response to tissue stimulation during operations on the lumbar spine using local anesthesia. Orthop Clin North Am 22(2):181–187

Lindholm R, Salenius P (1964) Caudal, epidural administration of anesthetics and corticoids in the treatment of low back pain. Acta Orthop Scand 34:114–116

Manchikanti L, Rivera JJ, Pampati V, Damron KS, McManus CD, Brandon DE et al (2004) One day lumbar epidural adhesiolysis and hypertonic saline neurolysis in treatment of chronic low back pain: a randomized, double blind trial. Pain Physician 7:177–186

Manchikanti L, Cash KA, McManus CD, Pampati V, Singh V, Benyamin R (2009) The preliminary results of a comparative effectiveness evaluation of adhesiolysis and caudal epidural injections in managing chronic low back pain secondary to spinal stenosis: a randomized, equivalence controlled trial. Pain Physician 12:E341–E354

Manchikanti L, Malla Y, Wargo BW, Cash KA, Pampati V, Fellows B (2012) A retrospective evaluation of complications of 10.000 fluoroscopically guided epidural injections. Pain Physician 15:131–140

Manchikanti L, Pampati V, Benyamin RM, Hirsch JA (2017) Cost utility analysis of lumbar interlaminar epidural injections in the treatment of lumbar disc herniation, Central spinal stenosis, and axial or discogenic low back pain. Pain Physician 20(4):219–228

Olmarker K, Rydevik B (1991) Pathophysiology of sciatica. Orthop Clin North Am 22(2):223–234

Park CH, Lee SH, Lee SC (2013a) Preliminary results of the clinical effectnivness of percutaneous adhesiolysis using a Racz catheter in the management of chronic pain due to cervical central stenosis. Pain Physician 16:353–358

Park EJ, Park SY, Lee SJ, Kim NS, Koh DY (2013b) Clinical outcomes of epidural neuroplasty for cervical disc herniation. J Korean Med Sci 28:461–465

Racz G, Holubec J (1989) Lysis of adhesions in the epidural space. In: Paj P (Hrsg) Techniques of neurolysis. Kluwer, Boston, S 57–72

Racz G, Noe CE (Hrsg) (2016) Technique of neurolysis, 2. Aufl. Springer International Publishing, Switzerland

Racz GB, Sabonghy M, Gintautas J, Kline WM (1982) Intractable pain therapy using a new epidural catheter. JAMA 248(5):579–581

Rozin L, Rozin R, Koehler SA, Shakir A, Ladham S, Barmada M et al (2003) Death during transforaminal epidural steroid nerve root block (C7) due to perforation of the left vertebral artery. Am J Forensic Med Pathol 24:351–355

Songer MN, Ghosh L, Spencer DL (1990) Effects of sodium hyaluronate on peridural fibrosis after lumbar laminotomy and discectomy. Spine 15(6):550–554

Talu GK, Erdine S (2003) Complications of epidural neuroplasty: a retrospective evalaution. Neuromodulation 6:237–247

Veihelmann A, Devens C, Trouillier H, Birkenmaier C, Gerdesmeyer L, Refior HJ (2006) Epidural neuroplasty versus physiotherapy to releive pain in patients with sciatica: a prospective randomized blinded clinical trial. J Orthop Sci 11:365–369

Vroomen PC, de Krom MC, Slofstra PD, Knottnerus JA (2000) Conservative treatment of sciatica: a systematic review. J Spinal Disord 13(6):463–469

Weinstein JN, Lurie JD, Tosteson TD, Skinner JS, Hanscom B, Tosteson AN, Herkowitz H, Fischgrund J, Cammisa FP, Albert T, Deyo RA (2006) Surgical vs nonoperative treatment for lumbar disk herniation. JAMA 296(20):2451–2459

Minimalinvasive Therapie der Metastasen an der Wirbelsäule mittels Cavity-Coblation-Methode

D. Dabravolski, A. Lahm und H. Merk

15.1	Einleitung und Indikation	– 168
15.2	Präinterventionelle Diagnostik	– 169
15.3	Notwendiges Instrumentarium	– 169
15.4	Präinterventionelle Aufklärung	– 170
15.5	Durchführung der Intervention	– 170
15.5.1	Operationstechnik der Cavity-Coblation	– 172
15.5.2	Postoperativ	– 172
15.6	Mögliche Komplikationen	– 173
15.7	Ergebnisse in der Literatur	– 173
15.7.1	Eigene klinische Ergebnisse	– 176
15.7.2	Problematik und Besonderheiten der Methode	– 177
15.8	Kostenerstattung	– 179
15.8.1	Kodierungsbesonderheiten im DRG für intravertebrale Radiofrequenzablation und für Cavity-Coblation	– 179
15.8.2	Besonderheiten bei der Kodierung der Diagnosen	– 180
15.9	Fazit und klinische Relevanz	– 182
	Literatur	– 183

© Springer-Verlag GmbH Deutschland, ein Teil von Springer Nature 2019
J. Jerosch (Hrsg.), *Minimalinvasive Wirbelsäulenintervention*,
https://doi.org/10.1007/978-3-662-58094-3_15

15.1 Einleitung und Indikation

Tumoren und Metastasen an der Wirbelsäule sind sehr stark belastende Zustände. Ihre Behandlung hat in den letzten Jahrzehnten erhebliche Fortschritte gemacht. Dennoch standen für zahlreiche Patienten mit multiplen Metastasen mit Osteolysen und Frakturen an mehreren Wirbelkörpern bzw. in anderen Organen bis vor kurzem außer rein konservativen Therapiemaßnahmen wie Chemotherapie und ggf. Bestrahlung, Schmerztherapie etc. kaum weitere wirksame Behandlungsmöglichkeiten zur Verfügung.

Bei Oligometastasen steht die Durchführung einer radikalen offenen und ausgedehnten Operation wie die ventrodorsale Fusion mit Tumorresektion und Wirbelkörperersatz in Zusammenhang mit beträchtlichen intra- und postoperativen Risiken (massive Blutungen, erhöhte Verletzungsgefahr für Blutgefäße und Nerven, Wundheilungsstörungen und erhebliche Infektionsrisiken durch große Kontaminationsareale und lange Operationszeiten). Auch verschiedene intra- und postoperative mechanische Komplikationen wie Lockerungen und Brüche des Osteosynthesematerials, Frakturen und Anschlussdekompensationen von benachbarten Wirbelkörpern/-segmenten werden hier sehr oft beobachtet (Bartels et al. 2008; Delank et al. 2011; Kreitz 2009; Suva et al. 2011). Zudem bestehen für viele Patienten mit reduziertem Allgemeinzustand Kontraindikationen für große operative Eingriffe im Bereich der Wirbelsäule, insbesondere bei kardiopulmonalen Einschränkungen oder sonstigen OP-Hochrisiken, welche längere Operationszeiten und Blutverluste ausschließen.

In jedem Fall sind sowohl in der kurativen wie palliativen Situation die Ziele der operativen Behandlung: eine so gering wie mögliche Traumatisierung der Weichteile und des Knochens durch Verwendung von minimalinvasiver Technik, die Reduzierung des Blutverlustes, der Erhalt der Stabilität des Wirbels und des Wirbelsäulensegmentes. Sehr wichtig sind außerdem: Die Korrektur der Deformität bzw. die Reposition der Kompressionsfrakturen, die Dekompression und Erweiterung des Spinalkanals mit so vollständig wie möglicher Entfernung des Tumorgewebes, die Vermeidung von Frakturen bei massiven Osteolysen des Wirbelkörpers und ganz generell besonders die Schmerzreduktion und Verbesserung der Lebensqualität.

Um die Versorgung von Patienten mit multiplen Metastasen mit Wirbelkörperdestruktionen zu optimieren und weiter zu verbessern, wird in unserer Klinik, wie auch in einigen anderen Kliniken, die erst seit wenigen Jahren bekannte, moderne minimalinvasive Cavity-Coblation-Methode erfolgreich eingesetzt. Bislang wurde die Coblation (= „controlled ablation") mit relativ kleinen Fallzahlen überwiegend in den USA, Japan und Frankreich genutzt, in Deutschland im Bereich der Wirbelsäule nur in wenigen Kliniken, gelegentlich auch bei Arthroskopien und in der Hals-, Nasen-, Ohrenheilkunde (Bortnick 2001; Hall und Littlefield 2001).

Die Cavity-Coblation-Methode weist erhebliche Vorteile und Besonderheiten bzw. Unterschiede zu den anderen schon seit längerer Zeit bekannten Operationsmethoden wie Kypho- und Vertebroplastie auf. Bei der Vertebroplastie (Mathis und Wong 2003) läuft der Zement meist um den Tumor herum und der Tumor wird nicht wesentlich verkleinert. Bei der Kyphoplastie (Dudeney et al. 2002; Hentschel et al. 2005; Nussbaum et al. 2004) schafft zwar der Ballon eine Höhle, Tumorzellen werden dabei aber nur zur Seite verdrängt, weshalb hier ein sehr großes Risiko der Tumorstreuung in die Gefäße besteht. Auch bei der Radiofrequenzkyphoplastie (Drees et al. 2010; Elgeti und Gebauer 2010; Licht und Kramer 2010; Miko et al. 2009) wird der Tumor nicht entfernt und durch den Knochenzement ebenfalls nur zur Seite abgeschoben, wobei ebenfalls die Gefahr der Tumorausbreitung über die Gefäße besteht. In beiden Methoden erfolgt keine Entfernung des Tumorgewebes (Elgeti und Gebauer 2010; Hentschel et al. 2005; Nussbaum et al. 2004; Reidy 2003). Unter Coblation wird hingegen die kontrollierte Ablation mit einer vorgebogenen Plasmasonde verstanden, wobei die Gewebeauflösung ohne schädlichen thermischen Effekt bei sehr niedrigen Temperaturen durch die Plasmafeldenergie erfolgt.

Traditionelle weitere bekannte Behandlungsmethoden bei Wirbelsäulenmetastasen sind:

— Die Kryotherapie erfolgt bei sehr niedrigen Temperaturen und ist technisch aufwendig, dabei ist keine komplette Metastasenentfernung möglich und es besteht eine hohe Verletzungsgefahr des gesunden Gewebes (Callstrom et al. 2006a, 2006b; Gangi und Buy 2010).

— Die Lasertherapie erfolgt bei hohen lokalen Temperaturen von ca. 500–600 °C, ebenfalls

Minimalinvasive Therapie der Metastasen an der Wirbelsäule mittels Cavity-Coblation-Methode

bei nicht unbeträchtlicher Verletzungsgefahr des gesunden Gewebes (Gangi und Basile 2005; Woloszko 2000).

— Bei der Radiohochfrequenztherapie (Dabravolski et al. 2017; Dupuy et al. 2000; Gangi und Buy 2010) z. B. mit dem Rita StarBurst™ MRI-Device wird mit Radiofrequenzstrom gearbeitet und dabei eine sehr hohe Temperatur (>400 °C) generiert, um Tumorzellen zu schädigen. Auch hier ist keine komplette Zerstörung des Tumors oder der Metastase möglich, außerdem besteht ebenfalls eine große Verletzungsgefahr des umliegenden gesunden Gewebes bzw. von Nerven, Organen und Gefäßen.

Die Cavity-Coblation-Methode ist für die Behandlung sowohl in Deutschland als auch in mehreren anderen Ländern zugelassen. Alle Patienten werden standardmäßig über die Therapiemethodik, die Behandlungsstrategie, den Studienverlauf bzw. die Therapiekontrollintervalle, den Datenschutz, mögliche Komplikationen etc. ausführlich aufgeklärt.

15.2 Präinterventionelle Diagnostik

Patienten aus verschiedenen Altersgruppen, v. a. ältere multimorbide Patienten, mit Destruktionen der Wirbelkörper wie Osteolysen und Kompressionsfrakturen mit Instabilitätsgefahr und therapieresistentem Schmerzsyndrom in allen Abschnitten der Wirbelsäule, die durch osteolytische Metastasen von verschiedenen Primärtumoren verursacht wurden, können durch die Cavity-Coblation-Methode behandelt werden.

Präoperativ muss bei jedem Patienten routinemäßig eine entsprechend umfassende Diagnostik inkl. ein Tumorstaging durchgeführt werden:
— klinisch (inkl. ausführliche Erhebung der Anamnese, des neurologischen Status, der Schmerzintensität nach visueller Analogskala [VAS]),
— radiologisch (Röntgen in 2 Ebenen, CT und MRT mit Kontrastmittel [obligatorisch], Ganzkörperskelettszintigraphie und ggf. Ganzkörper-Positronen-Emissions-Tomografie mit F18-FDG),
— histopathologisch (nach Möglichkeit und Verfügbarkeit präoperativ anzustreben), v. a. bei schon bekanntem Primärtumor bzw. intraoperativ muss bei jedem Patienten auch

eine Biopsie aus allen betroffenen Wirbelkörpern durchgeführt werden.

Dabei können die richtige Diagnose des Primärtumors bzw. der Metastasen an der Wirbelsäule bei jedem Patienten und damit auch die Indikation zur operativen Behandlung sowohl klinisch und radiologisch als auch histologisch korrekt ermittelt und gesichert werden. Präoperativ soll radiologisch die Größe und Konfiguration aller Osteolysen bzw. metastasenbedingten Verbreiterungen betroffener Wirbelkörper präzise definiert werden, um die richtige Behandlung und Operationsstrategie zu wählen.

15.3 Notwendiges Instrumentarium

Der Eingriff sollte in einem speziell ausgerüsteten OP-Saal unter üblichen sterilen Bedingungen stattfinden. Die Lagerung des Patienten erfolgt für die Eingriffe an der BWS und LWS in Bauchlage und an der HWS in Rückenlage auf einem zur Durchleuchtung geeigneten OP-Tisch aus Carbon (Carbontisch). Die Röntgendurchleuchtung erfolgt mit einem C-Bogen mit Bildverstärker.

■ **Spezielles OP-Instrumentarium**
— Arthrocare System Controller mit Fußschalter und Patientenkabel (wiederverwendbar und sterilisierbar) wird von Herstellerfirma als Dauerleihgabe bereitgestellt.
— Arthrocare-Sonden-Set (nicht wiederverwendbar): besteht aus der Sonde (Cavity™ SpineWand) mit dem Sondenkabel und einer Infusionseinheit zwecks Einbringen einer Salzlösung z. B. 0,9 % NaCl-Lösung (notwendig sind ca. 300–400 ml) ins OP-Gebiet zur Erzeugung des Plasmafeldes. Kosten ca. 1000 € pro Sonde.
— Bestelladresse: Arthrocare AG wurde 2015/2016 gekauft bzw. übernommen von der Firma Smith & Nephew GmbH. Kontaktdaten in Deutschland: Fa. Smith & Nephew GmbH, Friesenweg 4, Haus 21, D-22763 Hamburg (info@smith-nephew.com,
  ▶ www.smith-nephew.de).
— Kyphoplastie-Set (Fa. Medtronic) inkl. Zugangstrokare Standard (für untere BWS-LWS) und ggf. mit extradünnen Enden (Express-Set, für HWS und obere BWS). Kosten ca. 800–900 € inkl. Zement.

- OsteoCool™-Radiofrequenz (RF)-Ablations-system (Fa. Medtronic) (nicht wiederver-wendbar): Ablationsgerät mit gleichem Arbeitsprinzip, Ablationstemperatur ca. 50–72 °C. Sondenset besteht aus der Os-teoCool-RF-Ablationssonde (verschiedene Länge von Aktivspitzen: 7, 10, 20 mm) mit dem Sondenkabel und einer Infusionsein-heit zwecks Einbringen einer Salzlösung z. B. 0,9 % NaCl-Lösung (notwendig sind ca. 300–400 ml) ins OP-Gebiet zur Erzeugung des RF-Ablationsfeldes. Kosten: 1 Sonde ca. 1500 €, 2 Sonden für beidseitige gleichzeitige Ablation (wird empfohlen und bevorzugt) ca. 2400 €.
- Bestelladresse: Medtronic GmbH, Earl-Bak-ken-Platz 1, D-40670 Meerbusch (deutsch-land@medtronic.com).

15.4 Präinterventionelle Aufklärung

In gesetzlich vorgesehenem ausreichendem zeit-lichen Abstand (spätestens 1 Tag bzw. 1 Nacht vor der geplanten Operation) muss der Patient ausführlich vom behandelnden Arzt bzw. vom Operateur über seine Diagnose, klinische und ra-diologische Befunde, über die Indikationen zum Eingriff, das Vorgehen, über alle Risiken und al-ternativ mögliche Verfahren aufgeklärt werden.

Mögliche Risiken sind die Verletzung der Blutgefäße, innerer Organe, der Dura, der spina-len Strukturen inkl. Rückenmark, die Zementaus-trittsgefahr mit Zementembolie und Spinalkanal-stenose, Blutungen/Nachblutungen, Infektionen und neurologische Defizite, etc.

Zusätzlich muss auch eine Aufklärung vom Anästhesiologen über die Narkose inkl. aller möglicher Besonderheiten und Risiken erfolgen, da die Operation in einer Allgemeinkurznar-kose (ITN) durchgeführt wird. Das ist besonders wichtig und notwendig, wenn die Coblation-Ca-vity mit einer zusätzlichen mikrochirurgischen Spinalkanaldekompression und/oder einer per-kutanen Spondylodese mit Fixateur interne kom-biniert werden sollte (in diesem Fall zusätzliche Aufklärung über ggf. notwendige intra- und post-operative Transfusion von Blutkomponenten, v. a. Erythrozytenkonzentrate, gefrorenes Frischplasma [FFP]).

Außerdem muss der Patient ausführlich über den prä-, intra- und insbesondere den postopera-tiven Ablauf informiert werden. Direkt postope-rativ (wenige Tage nach der Operation) sollten zusätzlich eine Chemotherapie und eine lokale Bestrahlung (Radiatio) der betroffenen Wirbel stattfinden, wodurch das Risiko des Lokalrezidivs deutlich minimiert und die Therapiedauerergeb-nisse deutlich gebessert werden können. Parallel dazu sollte postoperativ auch eine intensive Phy-siotherapie mit Kräftigung der Rückenmuskulatur und einer Geh- und Rückenschule durchgeführt werden. In bestimmten Fällen, v. a. bei ausge-dehnten Mehretagenmetastasen und bestehender Stabilitätsgefahr direkt nach der Operation bzw. innerhalb der ersten Wochen, sollte der Patient zur zusätzlicher Stabilisierung und Vermeidung einer sekundären Deformation während einiger Wochen (ca. 6–10 Wochen) eine Rumpforthese tragen. Regelmäßige klinische und radiologische Kontrollen sind nach der Operation sehr wichtig.

15.5 Durchführung der Intervention

- **Prinzip der Cavity-Coblation-Methode**

Die Entfernung der Metastasen bzw. des Tumor-gewebes aus einem Wirbelkörper erfolgt mit Hilfe einer speziellen Plasmasonde, der Cavity™ SpineWand (◘ Abb. 15.1). Die Sonde schafft eine Höhle in der Tumorläsion durch eine Plasma-felderzeugung (Coblation = kontrollierte Abla-tion) unter niedriger Temperatur (ca. 42–70 °C, kalte Energie) auf der Basis plasmavermittelter Hochfrequenzenergie. Durch die Beseitigung von Tumorgewebe wird nicht nur ein Freiraum zur Zementauffüllung erzeugt, sondern man er-reicht auch eine komplette Zerstörung und Ver-dampfung der Tumorzellen, da durch die Ver-wendung des Plasmafeldes molekulare Brücken im Tumorgewebe aufgebrochen werden und es zu einer Denaturierung der Moleküle und schließ-lich zur Überführung dieser in den gasförmigen Zustand kommt (Bartels et al. 2008; Georgy und Wong 2006, 2007; Reidy 2003; Roqué 2011; Stad-ler et al. 2001). Die sich ergebenden Vorteile sind beträchtlich, so kann durch die Raumschaffung und gleichzeitige Koagulation und Beseitigung des Tumors der Knochenzement ohne Druck eingebracht werden. Die Risiken von Extravasa-ten sowic von Tumorstreuung werden deutlich minimiert. Die weiteren OP-Risiken, v. a. Blut-verlust, sowie Komplikationsrisiken und OP-Zei-ten sind deutlich geringer und kürzer (Buy et al.

Minimalinvasive Therapie der Metastasen an der Wirbelsäule mittels Cavity-Coblation-Methode

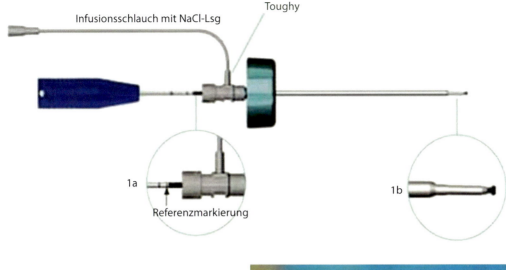

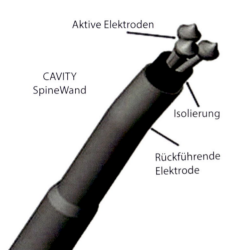

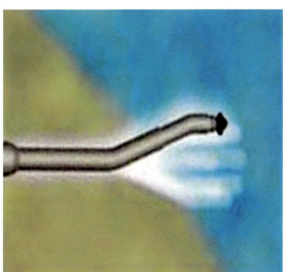

Abb. 15.1 Instrumentarium: Die Cavity-Einheit, inkl. Cavity™ SpineWand, hat mehrere aktive Elektroden zur Erzeugung des Plasmafeldes. Die Ablation erfolgt nur in der Vorwärtsbewegung. Es werden Elektrolytenlösungen z. B. NaCl zur Erzeugung des Plasmafeldes benötigt (Mathis und Wong 2003; Nussbaum et al. 2004). Die Sonde ist vorgebogen, um mehr Raum zu schaffen. Die klinischen Ergebnisse zeigen die Wirksamkeit des Cavity™ SpineWand. 2,5–3,5 cm^2 große Tumoren können entfernt werden, es entsteht eine Hohlraum („cavity"). (Mit freundlicher Genehmigung der Firma Arthrocare)

2006; Callstrom et al. 2006b; Do und Rippy 2005; Gangi und Buy 2010; Georgy und Wong 2006, 2007). Die Plasmasonde ist distal vorgebogen und kann gedreht werden, wobei die Ablation in mehrere Richtungen nur vorwärts unter permanenter Röntgenkontrolle in 2 Ebenen erfolgt.

- **Coblation**

Zusammen mit der Cavity™ SpineWand erzeugt der System Controller ein Plasmafeld für Gewebeablationen. **Coblation ist ein kontrolliertes und nicht wärmegesteuertes Verfahren.** Bipolare Radiofrequenzenergie wird an ein konduktives Medium geleitet (im Normalfall eine Salzlösung, NaCl 0,9 %), um ein fokussiertes geladenes Plasmafeld zu erzeugen. Das Plasmafeld hat genug Energie, um die molekularen Bindungen im Gewebe aufzubrechen. Das Gewebe wird bei relativ niedrigen Temperaturen (42–70 °C) aufgelöst. Weil Radiofrequenzstrom während der Coblation nicht direkt durch das Gewebe fließt, ist die Gewebeerhitzung minimal. Das Ergebnis ist eine gezielte volumetrische Abtragung des erkrankten Zielgewebes bzw. Tumorgewebes bei minimaler Schädigung von umliegendem gesundem Gewebe.

Die Cavity-Coblation wird mit der Ballonkyphoplastie (Dudeney et al. 2002; Hentschel et al. 2005; Nussbaum et al. 2004) mit speziell angefertigten extradünnen Trokaren (Express-Kyphoplastie-Set, Fa. Medtronic) kombiniert, um anschließend mit einer Zementapplikation den Defekt aufzufüllen bzw. Wirbel zu stabilisieren und somit die Fraktur bzw. Kyphose zu reponieren.

Außerdem kann die Cavity-Coblation-Technik auch mit einer perkutanen minimalinvasiven Korrekturspondylodese mit Fixateur interne und einer mikrochirurgischen Dekompression (bei Metastasenresektion aus dem Spinalkanal bei Hinterkantendefekt) erfolgreich und problemlos kombiniert werden, was v. a. den Blutverlust intraoperativ wesentlich minimiert.

15.5.1 Operationstechnik der Cavity-Coblation

Die Operation wird in Bauchlage in einer Intubationskurznarkose durchgeführt. Der Zugang zu einem oder mehreren betroffenen Wirbelkörpern erfolgt an der BWS und LWS perkutan trans- oder extrapedikulär (◘ Abb. 15.2), an der HWS ventrolateral. Röntgenkontrollen in 2 Ebenen werden während der gesamten Operation fortlaufend durchgeführt.

- **OP-Schritt 1**: Einbringen der Zugangstrokare ggf. mit einem Gewinde, um besseren und stabilen Halt zu bekommen. Als Erstes sollte Biopsiematerial für die mikrobiologische und histopathologische Untersuchung durch eine spezielle Biopsiekanüle aus jedem betroffenen Wirbelkörper entnommen werden.
- **OP-Schritt 2**: Arbeiten mit der Cavity™-SpineWand-Sonde und Coblation in mehreren Richtungen, Entfernen des Tumors mit minimalem Blutverlust, da die Blutgefäße des Tumors durch die Plasmaenergie koaguliert werden, Schaffung des tumorfreien Raums, einer Höhle („cavity") (◘ Abb. 15.3). Die Reste des Tumors und die NaCl-Lösungs-Reste werden durch die Kanüle mit dem Sauger unter Druck entfernt bzw. ausgespült.
- **OP-Schritt 3**: Einbringen des Knochenzements bzw. Kyphoplastie. Durch die Kyphoplastie erfolgt nicht nur eine Erweiterung des Freiraums im Wirbelkörper, sondern bei Frakturen ist auch eine Reposition möglich (◘ Abb. 15.4).

In einer OP-Sitzung können entweder nur ein Wirbelkörper oder auch 2, 3 und mehr Wirbelkörper mittels Cavity-Coblation effektiv behandelt werden.

15.5.2 Postoperativ

Die postoperativen klinischen und radiologischen Kontrollen des Behandlungsergebnisses sollten in regelmäßigen Zeitabständen (empfehlenswert nach 2, 14 Tagen, nach 3, 6, 12, 24, 36, 48 und 60 Monaten) geplant und durchgeführt werden. Sie sollten ein Fragebogeninterview mit Angaben zur Schmerzintensität nach VAS, zur Beeinträchtigung bzw. Verbesserung der Lebensqualität etc. beinhalten. Besondere Aufmerksamkeit sollte dem Tumorstaging (alle 6 Monate in den ersten 2 Jahren und danach jährlich: Röntgen, CT und MRT, Ganz-Körper-PET bzw. Szintigrafie) geschenkt werden, insbesondere bei Verdacht auf ein Lokalrezidiv bzw. eine weitere Metastasierung.

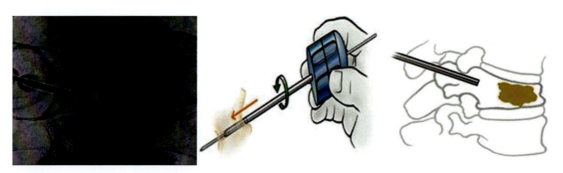

◘ **Abb. 15.2** OP-Schritt 1: Einbringen der speziellen dünnen Zugangskanüle/Trokar trans- oder extrapedikulär. (Mit freundlicher Genehmigung der Firma Arthrocare)

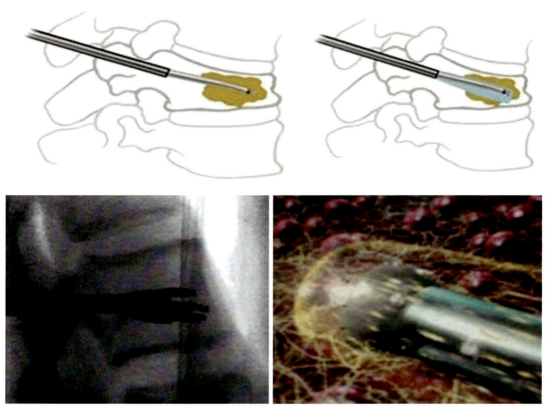

Abb. 15.3 OP-Schritt 2: Arbeiten mit Cavity™ SpineWand, Tumorentfernung durch den Coblationseffekt, tumorfreier Raum wird geschaffen. (Mit freundlicher Genehmigung der Firma Arthrocare)

Wichtig ist, dass unmittelbar postoperativ zusätzlich eine Chemotherapie und lokale Bestrahlung (Radiatio) der betroffenen Wirbel stattfindet, um das Risiko des Lokalrezidivs deutlich zu minimieren. Außerdem muss schnellst möglich der Primärtumor therapiert werden. Auch eine intensive Physiotherapie zur Kräftigung der Rückenmuskulatur und Geh- und Rückenschule sollte gleich postoperativ durchgeführt werden. Wenn notwendig, muss der Patient auch eine bestimmte Zeit nach der Operation zur Stabilitätsoptimierung eine Rumpforthese tragen. Regelmäßige klinische und radiologische Kontrollen sind im Verlauf nach der Operation sehr wichtig.

15.6 Mögliche Komplikationen

Die minimalinvasive Cavity-Coblation-Methode mit anschließender Kyphoplastie hat im Vergleich mit anderen offenen Behandlungsmethoden deutlich weniger Komplikationen.

Trotzdem sind folgende Komplikationen möglich: Verletzungen der Gefäße und Nerven, der inneren Organe, des Rückenmarks (bei Eingriffen an der BWS und HWS), Zementaustritt aus dem Defekt (ggf. auch nach dorsal mit Stenose), Zementembolien, Wundheilungsstörungen und Infektionen, sekundäre Deformationen bzw. Nachsinterungen von Wirbelkörpern, Lokalrezidive des Tumors.

15.7 Ergebnisse in der Literatur

Bei der Behandlung von Patienten mit Metastasen an der Wirbelsäule ist es entscheidend, nicht nur den Primärtumor zu finden und zu behandeln, sondern auch alle vorhandenen Metastasen. Bei der ausgedehnten operativen Behandlung werden in vielen Fällen Metallfixateure aus Titan verwendet, die wegen ihrer Größe und der Bildung vieler großer Artefakte negativ auf die Bildqualität der Computertomografie und insbesondere der MRT wirken. Implantate aus Stahl stellen ohnehin eine

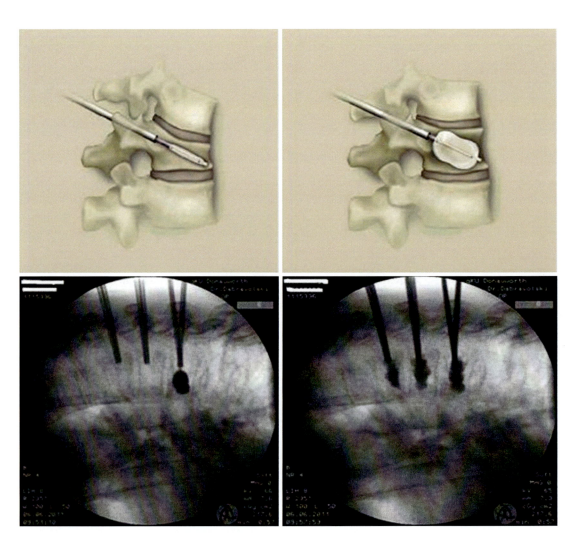

● **Abb. 15.4** OP-Schritt 3: Einbringen des Zements (vorher werden die Reste des Tumors und die NaCl-Lösungs-Reste durch die Kanüle unter Druck weggesaugt). Wenn notwendig, erfolgt vorher die Frakturreposition durch Ballonkyphoplastie. (Mit freundlicher Genehmigung der Firma Arthrocare)

Kontraindikation dar für die Durchführung des wichtigsten Diagnoseverfahrens bei der Suche nach lokalen Tumorherden im Rahmen der Rezidivdiagnostik, der Magnetresonanztomographie (MRT) (Bartels et al. 2008; Dabravolski et al. 2017; Delank et al. 2011; Kreitz 2009; Ulmar et al. 2007). Hier bietet die F18-Ganzkörper-Positronen-Emissions-Tomografie (F18-FDG-GK-PET) eine erfolgreiche Einsatzmöglichkeit, die auch in unserer Klinik bei Patienten mit Metastasen an der Wirbelsäule effektiv beim primären Tumorstaging wie auch bei der Rezidivkontrolle eingesetzt wird. In der Behandlung der Metastasen an der Wirbelsäule bietet sich die F18-FDG-PET als ein sehr wertvolles zusätzliches (zu Röntgen, CT und MRT) Untersuchungsverfahren an, um Metastasen sowohl an der Wirbelsäule und im Skelettsystem, als auch in Lymphknoten, Lunge, Hirn, Leber und anderen Organen zu entdecken (● Abb. 15.5).

Mehrere bekannte traditionelle Behandlungsmethoden von Metastasen an der Wirbelsäule weisen teils erhebliche Nachteile bzw. Nebenwirkungen auf. Beispielsweise die Kryo- bzw. Thermotherapie erfolgt bei sehr niedrigen bzw. sehr hohen Temperaturen und ist sehr aufwendig, eine komplette Metastasenentfernung ist überwiegend nicht möglich, es besteht erhebliche Verletzungsgefahr des gesunden Gewebes, der Nerven, Gefäße und inneren Organe (Callstrom et al. 2006b; Gangi und Buy 2010). Die Lasertherapie erfolgt ebenfalls bei höheren Temperaturen

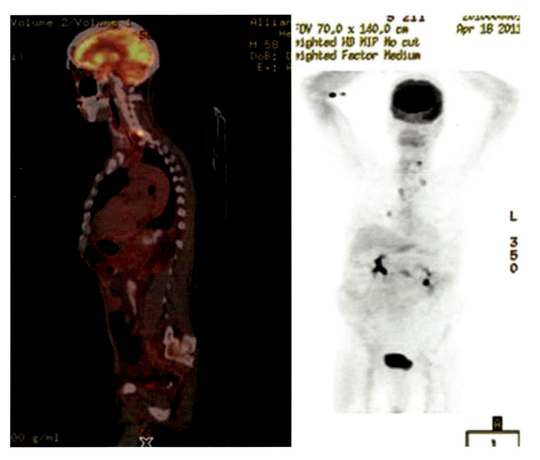

Abb. 15.5 Tumorstaging präoperativ mittels der F18-FDG-Ganzkörper-Positronen-Emissions-Tomographie (PET) bei einem 56-jährigen Patienten mit multiplen Metastasen eines Pankreaskarzinoms in der Leber und C7

lokal mit ca. 500–600 °C, hierdurch besteht u. a. eine Verletzungsgefahr des gesunden Gewebes (Woloszko 2000). Die Radiohochfrequenzstromtherapie z. B. mit Rita-Starburst™-MRI-Device arbeitet mit Radiofrequenzstrom und generiert ebenfalls eine sehr hohe Temperatur (>400 °C), um Tumorzellen zu schädigen; eine komplette Zerstörung des Tumors oder der Metastase ist jedoch kaum möglich. Auch hier besteht eine Verletzungsgefahr des umliegenden gesunden Gewebes einschließlich des Rückenmarks, der Nerven und Gefäße (Dabravolski et al. 2017; Delank et al. 2011; Dupuy et al. 2000; Gangi und Basile 2005; Gangi und Buy 2010). Die seit einigen Jahren bekannte Methode der Kyphoplastie in Kombination mit intraoperativer Radiotherapie ist laut den ersten Ergebnissen und Publikationen vielversprechend (Bludau et al. 2015), ist aber sehr aufwendig und teuer und kann nur in großen Zentren mit speziellen Geräten für Strahlentherapie durchgeführt werden.

Die perkutane Cavity-Coblation-Methode zur Behandlung von Tumoren und Metastasen an der Wirbelsäule stellt für Patienten mit höheren OP-Risiken ein vergleichsweise sicheres, minimalinvasives und wenig traumatisches Verfahren dar, das durch kurz- und langfristige Ergebnisse in mehreren klinischen Studien belegt wurde. Durch den perkutanen minimalinvasiven Zugang werden die OP-Risiken, v. a. der Blutverlust, deutlich geringer und die OP-Zeiten kürzer. Weitere wichtige Eigenschaften sind die rasche postoperative Schmerzreduktion und die Wiederherstellung der Stabilität des tumorbefallenen Wirbelkörpers oder Wirbelsäulenabschnittes (Callstrom et al. 2006b; Dabravolski et al. 2017; Do und Rippy 2005; Gangi und Basile 2005; Gangi und Buy 2010; Georgy und Wong 2006, 2007; Suva et al. 2011).

Bislang wurden einige klinische Studien mit meist geringeren Fallzahlen über die Cavity-Coblation überwiegend in den USA, Japan und Frankreich durchgeführt (Bortnick 2001; Buy et al. 2006; Callstrom et al. 2006b; Do und Rippy 2005; Gangi und Buy 2010; Georgy und Wong 2006, 2007; Hall und Littlefield 2001).

15.7.1 Eigene klinische Ergebnisse

Im Vergleich mit der „klassischen" Cavity-Coblation-Methode wurde in unserer Klinik diese Technik modernisiert, erneuert und vervollständigt (Dabravolski et al. 2017):

- Durch Kombination mit der Ballonkyphoplastie (Dudeney et al. 2002; Hentschel et al. 2005; Nussbaum et al. 2004) (mit speziell angefertigten extradünnen Ballons und Trokaren) war uns nach der Tumorentfernung zusätzlich die Frakturreposition und Kyphosekorrektur in einem oder mehreren Segmenten sowohl an der LWS als auch an der BWS und HWS möglich.
- Nach der Tumorzerstörung mittels Cavity-Coblation werden die Tumorreste vor der Durchführung der Kyphoplastie/Zementauffüllung unter Druck aus dem Wirbelkörper weggesaugt bzw. ausgespült, was die Rezidivgefahr deutlich senkt.
- Die Methode wurde immer mit lokaler Bestrahlung bzw. Radiatio sowie mit Chemotherapie unmittelbar postoperativ kombiniert, um Tumorreste zu beseitigen und damit das Lokalrezidiv zu vermeiden. Obligatorisch ist dabei die gleichzeitige Behandlung des Primärtumors (chirurgisch, Radiatio, Chemotherapie). Da bei der Cavity-Coblation keine großen Wundflächen entstehen (auch bei Versorgung von mehreren Segmenten), kann die lokale Strahlentherapie und Chemotherapie praktisch sofort bzw. bereits wenige Tage postoperativ erfolgen, während bei extensiven Operationen mit ausgedehnten Wundflächen die Radiatio und Chemotherapie wegen deutlich erhöhtem Risiko auf eine gravierende Wundheilungsstörung erst nach mehreren Wochen durchgeführt werden können (Bartels et al. 2008; Dabravolski et al. 2017; Delank et al. 2011; Efremov 2000; Kreitz 2009; Ulmar et al. 2007). Durch die niedrigen intraoperativ entstehenden Temperaturen (nur 42–70 °C, kalte Plasmafeldenergie) werden die gesunden Gewebe und Organe nicht verletzt, was die Reparaturprozesse im Läsionsbereich deutlich verbessert.

- Auch bei Spinalkanalstenosen wurde die Cavity-Coblation in Zusammenhang mit der Mini-open- bzw. mikrochirurgischen Dekompression kombiniert, was den Blutverlust und die OP-Zeiten deutlich minimierte (Dabravolski et al. 2017).

Die Ergebnisse der eigenen klinischen Studie bei der Behandlung vieler Tumorpatienten sind sehr positiv und vielversprechend und zeigen eine gute Wirksamkeit der Methode für die Behandlung der multiplen Wirbelsäulenmetastasen (Dabravolski et al. 2017). Innerhalb von 6 Jahren (2008–2014) wurden 302 Patienten (188 weiblich, 114 männlich, Alter 31–92 J. Durchschnittsalter 65,4 J) mit insgesamt 987 von Tumoren bzw. spinalen Metastasen betroffenen Wirbelkörpern mit Destruktionen/Osteolysen und Frakturen mit dieser Methode behandelt (◘ Tab. 15.1, ◘ Abb. 15.6 und 15.7). In 62 Fällen wurde zusätz-

◘ **Tab. 15.1** Behandelte Tumoren und Metastasen an der Wirbelsäule in unserer klinischen Studie. (Dabravolski et al. 2017)

Tumoren/Metastasen	N (Patientenzahl)	% (aller klinischen Fälle)
Tumoren		
Hämangiom (groß, symptomatisch, mit therapieresistentem Schmerzsyndrom)	28	9,27
Metastasen von		
Mammakarzinom	61	20,2
Plasmozytom	48	15,89
Bronchialkarzinom	40	13,25
Nierenkarzinom	31	10,26
Uterus-/Ovarialkarzinom	27	8,94
Schilddrüsenkarzinom	22	7,28
Blasen-/Prostatakarzinom	19	6,29
Pankreaskarzinom	12	3,97
Gastrointestinales Karzinom	10	3,31
Malignes Melanom	4	1,32
Total	**302**	**100**

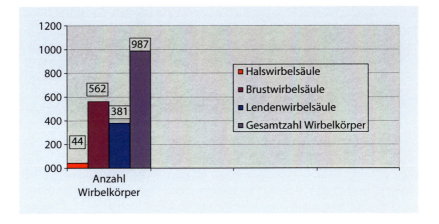

Abb. 15.6 Verteilung der behandelten Wirbel nach Wirbelsäulenabschnitt. (Aus Dabravolski et al. 2017)

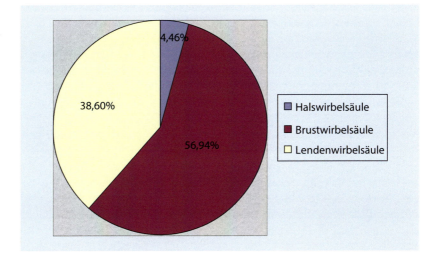

Abb. 15.7 Prozentuelle Verteilung der behandelten Wirbelkörper in den Wirbelsäulensegmenten. (Aus Dabravolski et al. 2017)

lich eine dorsale perkutane Instrumentation und Aufrichtung durchgeführt. Bei allen Patienten zeigten sich sofort eine deutliche Schmerzreduktion und eine Verbesserung der Zufriedenheit und Lebensqualität. In mehreren Fällen wurde die Behandlung mit einer Chemotherapie bzw. Radiatio kombiniert, wodurch die Rezidivrate deutlich gemindert werden konnte. Patienten konnten nach der Operation schnell mobilisiert werden, die Blutverluste waren minimal. Bei insgesamt 274 behandelten Patienten mit Metastasen bzw. 903 operierten Wirbelkörpern ereignete sich ein Lokalrezidiv lediglich bei 37 (13,5 %) Patienten bzw. bei 65 (7,2 %) Wirbelkörpern.

Speziell bei Hämangiomen, die eine deutliche Blutungsneigung und Zementemboliegefahr zeigen, wurden durch die Ablation und das Koagulieren der Tumorgefäße beide Risikofaktoren deutlich minimiert.

Die Komplikationsrate war ebenfalls minimal: In 40 Fällen (40 Wirbelkörper von insgesamt 987, in nur 4,1 %) kam es zu einem geringen Zementaustritt nach lateral bzw. in das Bandscheibenfach, ohne klinische Relevanz.

15.7.2 Problematik und Besonderheiten der Methode

Die Behandlung von Metastasen an der Wirbelsäule stellt auch heute noch eine Herausforderung für die Ärzte dar. Sehr wichtig ist dabei die enge interdisziplinäre Zusammenarbeit der Ärzte aus den verschiedenen Disziplinen und Fachrichtungen. In Abhängigkeit von der knöchernen Stabilität, der Kompression neuraler Strukturen, der Strahlensensibilität des Tumorgewebes, der Schmerzsymptomatik und nicht zuletzt der

Gesamtprognose muss eine individuell angepasste Therapie der Wirbelsäulenmetastasen geplant werden (Bartels et al. 2008; Dabravolski et al. 2017; Delank et al. 2011; Kreitz 2009; Tokuhashi et al. 1990; Tomita et al. 2001; Ulmar et al. 2007).

Die richtige Indikationsstellung und Auswahl der geeigneten Behandlungsmethode sind sehr wichtig bei der Behandlung der Metastasen der Wirbelsäule. Die geeignete Therapie muss immer individuell anhand von verschiedener Kriterien und Parametern (klinisch, radiologisch, histopathologisch etc.) bestimmt werden. Hier sind die bekannten Scoresysteme hilfreich (z. B. Tokuhashi-Score, Karnofsky-Index, Tomita-Score etc.), um zu entscheiden, welche Methode in welchem Umfang (palliativ vs. radikale chirurgische Tumorresektion) in jedem konkreten Behandlungsfall am besten geeignet ist. Bei einer Vielzahl von Patienten handelt es sich um eine palliative Methode, so bei multimorbiden Patienten und v. a. bei multilokulärer Tumormanifestation bzw. Metastasen in der Wirbelsäule. Während bei Monometastasen eher eine umfassende, chirurgisch komplette Resektion mit nicht selten kurativem Ansatz anzustreben ist. Die verschiedenen Scoresysteme zur Abschätzung der Behandlungs- und Überlebensprognose haben lediglich eine eingeschränkte Aussagefähigkeit und können nur als Anhaltspunkt verwendet werden (Bartels et al. 2008; Delank et al. 2011; Kreitz 2009; Tokuhashi et al. 1990; Tomita et al. 2001; Ulmar et al. 2007).

Naturgemäß ist intraoperativ in vielen Fällen keine vollständige Entfernung des Tumorgewebes an der Wirbelsäule möglich, sowohl minimalinvasiv als auch im Rahmen einer großen offenen ventrodorsalen Operation. Deswegen muss unmittelbar nach der Operation eine Radiatio lokal durchgeführt werden. Eine ausschließlich lokale Bestrahlung (mit maximaler Gesamtdosis i. d. R. von 30–40 Grey) ohne vorherige operative Entfernung des Tumorgewebes bringt keine vollständige Beseitigung des Tumors, insbesondere bei großen Mehretagenosteolysen mit einem Durchmesser von >2–3 cm. Die lokale Strahlungsdosis müsste dann wesentlich erhöht werden, was Schädigungen der Haut, des Subkutan- und Muskelgewebes sowie der Gefäße und Nerven verursachen kann (Delank et al. 2011; Deutsche Gesellschaft für Nuklearmedizin 2016; Lutz 2011; Moser et al. 2008; Roqué 2011).

Für multimorbide onkologische Patienten mit infauster Prognose, insbesondere auch mit massiven Osteolysen oder pathologischen Frakturen im Bereich der Wirbelsäule, bei denen bis vor kurzem keine adäquate Therapie (v. a. keine chirurgische Therapie) möglich war und die aufgrund der metastasenbedingten Immobilität entsprechend schneller an verschiedenen Begleiterkrankungen (Diabetes mellitus, Niereninsuffizienz, Pneumonie, Embolie, Herz- und Kreislaufversagen, etc.) starben, besteht jetzt die Möglichkeit, durch die Versorgung mit der Cavity-Coblation-Methode einen relevanten Mobilitätsgrad mit Belastbarkeit und Gehfähigkeit wiederzuerlangen. Hierdurch und infolge einer deutlich reduzierten Schmerzsymptomatik bessert sich die Lebensqualität bedeutend (◘ Abb. 15.8, 15.9 und 15.10).

Die Überlebenszeit bei Patienten mit Wirbelsäulenmetastasen ist immer abhängig von mehreren Parametern und Aspekten, v. a. von der Metastasen- bzw. Tumorart und -zahl sowie von der Tumorverbreitung, dem Patientenalter, den Begleiterkrankungen und dem klinischen Zustand des Patienten (Delank et al. 2011; Ulmar et al. 2007). Durch die Beseitigung der Wirbelsäulenmetastasen mittels Cavity-Coblation mit anschließender Bestrahlung und Chemotherapie konnte der klinische Zustand bei jedem Patienten in unserer Studie deutlich gebessert werden. Die Patienten waren sofort nach der Operation voll mobil, die Schmerzsymptomatik war deutlich niedriger und die Stabilität des betroffenen Wirbelsäulenabschnittes bedeutend besser als präoperativ. Deswegen waren die Lebensqualität und auch die Überlebenszeit bei den Patienten, die mit der Cavity-Coblation-Methode behandelt wurden, besser als bei Patienten, bei denen die multiplen Metastasen aus der Wirbelsäule nicht entfernt werden konnten. Bei Letzteren war die Mobilität stark eingeschränkt und die Patienten verstarben oft und schnell an Begleiterkrankungen sowie an den Metastasen- bzw. Tumormanifestationen.

Wie jede andere Therapiemethode, hat auch die Coblation-Cavity ihre Grenzen und Indikationseinschränkungen. Das sind v. a. große ausgedehnte Metastasen mit Zerstörung eines oder mehrerer ganzer Wirbelkörper. Optimal für die Anwendung von Coblation-Cavity ist es, wenn sich eine Metastase komplett innerhalb des Wirbelkörpers befindet und alle 6 oder zumindest 4 Wirbelkörperwände noch zum Abstützen bzw. zur Befestigung für den Knochenzement bestehen.

Zudem hat die Methode eine nicht zu unterschätzende Lernkurve. Sie ist auf keinen Fall eine Anfängeroperation und muss von einem sehr er-

Minimalinvasive Therapie der Metastasen an der Wirbelsäule mittels Cavity-Coblation-Methode

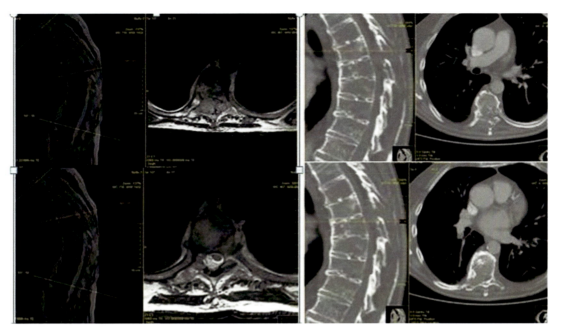

Abb. 15.8 Klinischer Fall 1: 72 -jähriger Patient mit metastasierendem Prostatakarzinom. Präoperative MRT und CT der BWS und LWS zeigen multiple Metastasen Th6–Th10 mit Osteolysen und einer massiven Spinalkanalstenose und Rückenmarkkompression in Th7–Th8 (mit klinisch inkompletter Querschnittlähmung)

fahrenen Wirbelsäulenchirurgen mit sehr guten Kenntnissen in topografischer Anatomie durchgeführt werden. Der Umfang der Operation bzw. die Indikationsstellung müssen unbedingt für jeden Patienten und in jedem konkreten Fall sehr präzise und individuell überprüft werden.

Wichtig sind neben der richtigen Indikationsstellung eine präzise OP-Technik, wobei eine so vollständig wie mögliche Metastasenentfernung anzustreben ist.

15.8 Kostenerstattung

15.8.1 Kodierungsbesonderheiten im DRG für intravertebrale Radiofrequenzablation und für Cavity-Coblation

Seit 2014 steht erstmals ein spezifischer OPS-Code für die Verschlüsselung der Radiofrequenzablation von intravertebralen Tumoren zur Verfügung: 5-839.h (Destruktion von knöchernem Gewebe durch Radiofrequenzablation, perkutan). Dabei sind die Knochenbohrung und das bildgebende Verfahren im Code enthalten: .h0 = 1 Wirbelkörper; .h1 = 2 Wirbelkörper; .h2 = 3 Wirbelkörper; .h3 = 4 oder mehr Wirbelkörper.

Wird die Radiofrequenzablation als Monotherapie eingesetzt und kodiert, führt dies unabhängig von der Anzahl der versorgten Wirbelkörper in die DRG I10F (Bewertungsrelevanz 1,157; Erlös 3906,16 €; bei Bundesbasisfallwert 2017 von 3376,11 €).

Kombiniert man die Radiofrequenzablation mit einer Kyphoplastie wird die Basis DRG I09 angesprochen. Die Radiofrequenzablation hat in diesem Zusammenhang keine Relevanz für die Zuordnung zur DRG I09. Die relevanten Punkte für die Zuordnung zu den einzelnen DRGs innerhalb der Basis-DRG sind (Tab. 15.2):
- Anzahl der mit einer Kyphoplastie versorgten Wirbelkörper,
- Alter des Patienten,
- PCCL-Wert (Komplexitäten und Komorbiditäten),
- Kombination mit weiteren Eingriffen an der Wirbelsäule, wie einer Osteosynthese.

Da die Radiofrequenzablation noch keine Relevanz für die DRG-Zuordnung besitzt, obwohl sie eine chirurgische Intervention darstellt, die zusätzliche Kosten verursacht, wurden seit 2014 im Rahmen des „Vorschlagverfahrens zur Einbindung des medizinischen, wissenschaftlichen und weiteren Sachverstandes bei der Weiterentwick-

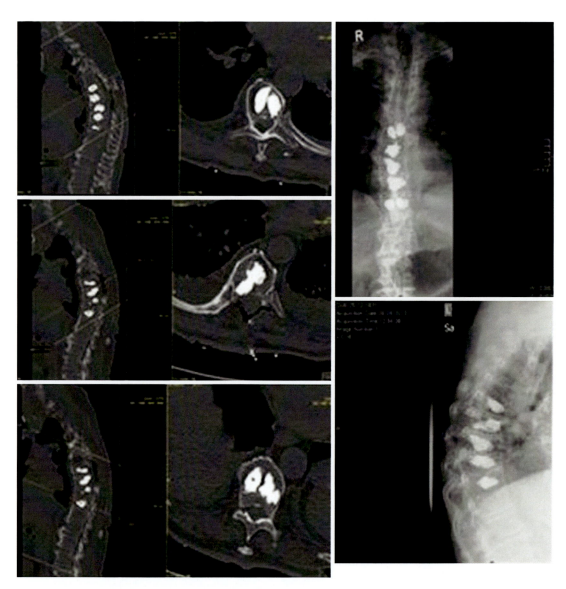

Abb. 15.9 Klinischer Fall 1: Postoperatives Röntgen und CT nach Cavity-Coblation Th6–Th10, mikrochirurgischer Laminektomie und Spinalkanaldekompression Th7–Th8 in Mini-Open-Technik. Postoperativ komplette Rückbildung der Querschnittlähmung, deutliche Schmerzreduktion. Radiologische Kontrolle 12 Monate postoperativ: kein Lokalrezidiv, keine Materiallockerung

lung des G-DRG-Systems" Anträge zur Überprüfung der Abbildung der Radiofrequenzablation gestellt. Jedoch sind diese auch in diesem Jahr noch nicht berücksichtigt worden.

Trotzdem ist es unabdingbar, den vorhandenen OPS-Code für die intravertebrale Radiofrequenzablation zu kodieren, wenn eine solche Intervention durchgeführt wurde. Nur auf der Grundlage einer eindeutigen, vollständigen und aufwandsgerechten Kodierung kann eine realitätsnahe Weiterentwicklung des G-DRG-Systems vorgenommen werden. Andernfalls können die entstandenen Kostenunterschiede nicht durch das Institut für das Entgeltsystem im Krankenhaus (InEK) identifiziert und abgebildet werden.

15.8.2 Besonderheiten bei der Kodierung der Diagnosen

Erfolgt die Aufnahme zur Behandlung des Primärtumors wird dieser als Hauptdiagnose angegeben. Werden im selben Aufenthalt auch die intravertebralen Metastasen behandelt, wird zusätzlich

Minimalinvasive Therapie der Metastasen an der Wirbelsäule mittels Cavity-Coblation-Methode

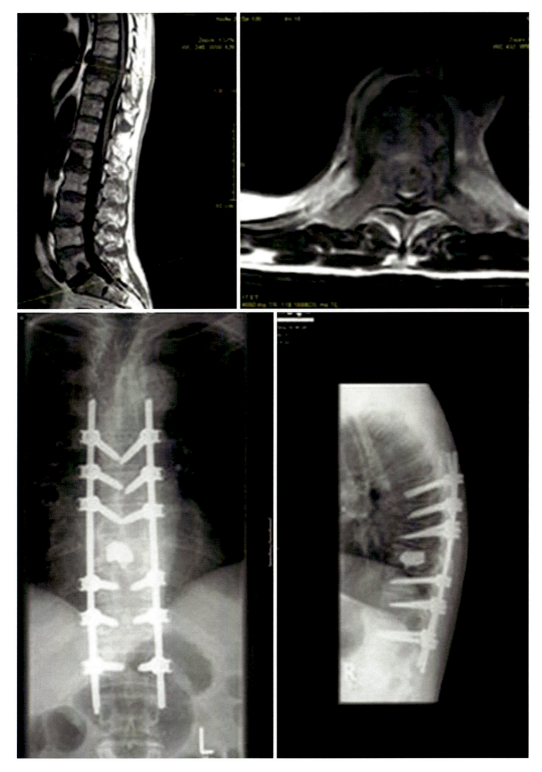

◘ **Abb. 15.10** Klinischer Fall 2: 62-jähriger Patient mit multiplen Metastasen eines Prostatakarzinoms in BWS, Rippen, Th9 mit massivem Defekt, Stenose und Rückenmarkkompression. OP: minimalinvasive Dekompression mikrochirurgisch mit Laminektomie Th9 und auch mit Hilfe von Coblation-Cavity, dabei deutliche Reduzierung des Blutverlustes, zusätzlich Stabilisierung und Aufrichtung mit Fixateur interne perkutan Th6–Th12. Postoperativ: Radiatio BWS und Rippen und Tumorentfernung an der Prostata. 6 Monate nach OP kein Lokalrezidiv

Tab. 15.2 Kodierung anhand des G-DRG-Systems 2017 für intravertebrale Radiofrequenzablation und für Cavity-Coblation

Therapie	PCCL	OPS	DRG	BWR	Erlös[a] (in €)
BKP 1 Wirbelkörper + Radiofrequenzablation		5-839.a0 + 5-839.h 0-3	109F	1,788	6036,48
BKP 2–3 Wirbelkörper + Radiofrequenzablation		5-839.a 1-2 + 5-839.h 0-3	109E	2,355	7950,74
BKP >3 Wirbelkörper + Radiofrequenzablation		5-839.a3 + 5-839.h 0-3	109D	3,108	10.492,95
BKP 2–3 Wirbelkörper + Radiofrequenzablation	>3	5-839.a 1-2 + 5-839.h 0-3	109D	3,108	10.492,95
BKP >3 Wirbelkörper + Radiofrequenzablation	>3	5-839.a3 + 5-839.h 0-3	109C	4,332	14.625,31

[a]bei Bundesbasisfallwert 2017 von 3376,11 €
PCCL steht für patientenbezogene Komplexitäten und Komorbiditäten („patient clinical complexity level");
OPS Operationen- und Prozedurenschlüssel; *DRG* diagnosebezogene Fallgruppen; *BWR* Bewertungsrelation;
BKP Ballonkyphoplastie

der ICD-Code C79.5 „Sekundäre bösartige Neubildung des Knochens und des Knochenmarkes" als Nebendiagnose kodiert. Die Kodierung des Primärtumors als Hauptdiagnose triggert die Zuordnung des Falls in die für den Primärtumor spezifische MDC (Major Diagnosis Group), z. B. beim Mammakarzinom in die MDC 09 „Krankheiten und Störungen an Haut, Unterhaut und Mamma". Ist der Primärtumor unbekannt, stehen ICD-Codes aus C80.- „Bösartige Neubildungen ohne Angaben der Lokalisation" zur Verfügung.

Wird der Patient hingegen zur Behandlung der Metastasen aufgenommen, stellt C79.5 die Hauptdiagnose dar und der Primärtumor wird als Nebendiagnose kodiert. Liegt neben den Metastasen zusätzlich eine Wirbelkörperfraktur vor, ist ein Stern-Code aus M49.5-* „Wirbelkörperkompression bei anderenorts klassifizierten Krankheiten" als Nebendiagnose anzugeben. Aufgrund der Kreuz-Stern-Systematik darf dieser nicht alleine kodiert werden.

15.9 Fazit und klinische Relevanz

Bei der Behandlung der Patienten mit multiplen Metastasen an der Wirbelsäule müssen in der Praxis folgende Aspekte beachtet werden:

- Richtige Indikationsstellung, Patientenauswahl, nüchterne Prognoseeinschätzung.
- Umfassende Diagnostik präoperativ: klinisch, radiologisch (immer inkl. Tumorstaging) und nach Möglichkeit und Verfügbarkeit auch histologisch – Durchführung einer Biopsie, um morphologischen und histologischen Tumortyp zu bestimmen.
- Die Operationsindikation bzw. der Umfang der Operation ist individuell für jeden Patienten zu stellen und präzise zu planen.
- Enge interdisziplinäre Zusammenarbeit des Orthopäden bzw. Wirbelsäulenchirurgen mit Spezialisten aus anderen Fachgebieten: mit Radiologen und Nuklearmedizinern, mit Strahlentherapeuten, Onkologen, Histopathologen, mit Schmerztherapeuten, Physiotherapeuten etc.
- Präzise OP-Technik, wobei eine so vollständig wie mögliche Entfernung des Tumorgewebes, eine Deformationskorrektur, Frakturreposition und Stabilitätswiederherstellung der Wirbelsäule und des einzelnen Wirbelkörpers anzustreben ist.
- Durchführung von Biopsien intraoperativ mit Probeentnahme aus allen betroffenen Wirbelkörpern.
- Postoperativ Durchführung der lokalen Strahlentherapie und Chemotherapie in unmittelbarem Anschluss an die Operation.
- Besonders wichtig ist die Mitbehandlung des Primärtumors und aller anderen Tumorableger bzw. Metastasen.
- Regelmäßige Durchführung von Verlaufskontrollen: klinisch und radiologisch, inkl. Tumorstaging, zum Ausschluss von Lokalrezidiven, Lockerungen und Frakturen sowie zur Beurteilung des Zustandes des Patienten, der Schmerzlinderung, der Zufriedenheit und Lebensqualität.

Multimorbide onkologische Patienten mit massiven osteolytischen Metastasen in der Wirbelsäule, mit Instabilität und pathologischen Frakturen und einem massiven therapieresistenten Schmerzsyndrom, bei denen bis vor kurzem keine adäquate Therapie, insbesondere keine chirurgische Therapie, möglich war, die praktisch nicht mehr mobil und belastbar waren und entsprechend viel schneller an verschiedenen Begleiterkrankungen (Pneumonie, Embolie, Herz- und Kreislaufversagen, Depressionen etc.) starben, bekommen jetzt die Möglichkeit, nach der Versorgung durch die Cavity-Coblation-Methode wieder aufzustehen. Sie sind sofort nach der Operation wieder mobil, belastbar und gehfähig. Das Schmerzsyndrom ist erheblich reduziert, die Lebensqualität verbessert sich entsprechend deutlich. Diese schwer kranken Patienten können jetzt die ihnen noch verbleibende Zeit – die letzten Tage, Wochen und Monate – aktiv, schmerzfrei und voll mobil zuhause bei ihrer Familie verbringen und müssen nicht im Krankenhaus im Bett liegen, wie dies bis vor kurzem häufig geschah, da keine ausreichenden Behandlungsmittel zur Verfügung standen.

Die Cavity-Coblation-Methode zur Behandlung der multiplen Metastasen an der Wirbelsäule in Kombination mit der Kyphoplastie sowie der Chemotherapie und lokalen Strahlentherapie unmittelbar postoperativ stellt ein sicheres minimalinvasives Verfahren dar, was in unserer Klinik durch kurz- und langfristige Ergebnisse belegt wurde. Die Effektivität dieser Methode bestätigen auch zahlreiche klinische Studien bzw. Beispiele von den anderen Kollegen. OP-Risiken, der Blutverlust und die OP-Zeiten werden deutlich geringer und kürzer. Diese neue Methode wird in Deutschland noch in nur wenigen Kliniken mit geringeren OP-Zahlen angewendet. In anderen Ländern (v. a. USA, Japan, Frankreich) wird sie derzeit schon in größerem Umfang eingesetzt (auch zusätzlich an anderen Skelettabschnitten: Becken, Extremitäten). Die Cavity-Coblation-Methode hat aus unserer Sicht vielversprechendes Zukunftspotenzial.

Literatur

Bartels RH, van der Linden YM, van der Graaf WT (2008) Spinal extradural metastasis: review of current treatment options. CA Cancer J Clin 58:245–259

Bludau T, Reis F, Schneider S et al (2015) Kyphoplastie kombiniert mit intraoperativer Radiotherapie (Kypho-IORT). Radiologe 55:859–867

Bortnick DP (2001) Coblation: an emerging technology and new technique for soft-tissue surgery. Plast Reconstr Surg 107:614–615

Buy X, Basile A, Bierry G et al (2006) Saline-infused bipolar radiofrequency ablation of high-risk spinal and paraspinal neoplasms. AJR Am J Roentgenol 186:322–326

Callstrom MR, Charboneau JW, Goetz MP et al (2006a) Image-guided ablation of painful metastatic bone tumors: a new and effective approach to a difficult problem. Skeletal Radiol 35:1–15

Callstrom MR, Atwell TD, Charboneau JW et al (2006b) Painful metastases involving bone: percutaneous image-guided cryoablation-prospective trial interim analysis. Radiology 241:572–580

Dabravolski D, Eßer J, Lahm A, Merk H (2017) Treatment of tumors and metastases of the spine by minimally invasive CAVITYcoblation method (plasma field therapy). J Neurosurg Sci 61:565–578. https://doi.org/10.23736/S0390-5616.16.03690-0

Delank K, Wendtner C, Eich H et al (2011) Behandlung von Wirbelsäulenmetastasen. Dt Ärztebl 108:71–80

Deutsche Gesellschaft für Nuklearmedizin e.V. (DGN) (2016) Leitlinie für die Radionuklidtherapie bei schmerzhaften Knochenmetastasen. https://www.nuklearmedizin.de/leistungen/leitlinien/html/radionuk_ther.php?navId=53. Zugegriffen am 30.07.2018

Do H, Rippy M (2005) Bone Ablation with a Plasma-mediated Radiofrequency-based Device: An in vivo Study of Temperature and Gross Effects in Tissue. In: Vortrag am Congress of Neorological Surgeons im Okober in Boston

Drees P, Kafchitsas K, Mattyasovszky S et al (2010) Die Radiofrequenz-Kyphoplastie – eine innovative Methode zur Behandlung von osteoporotischen Wirbelkörperkompressionsfrakturen. J Miner Stoffwechs 17:15–19

Dudeney S, Lieberman IH, Reinhardt MK et al (2002) Kyphoplasty in the treatment of osteolytic vertebral compression fractures as a result of multiple myeloma. J Clin Oncol 20:2382–2387

Dupuy D, Hong R, Oliver B et al (2000) Radiofrequency ablation of spinal tumors: temperature distribution in the spinal canal. AJR Am J Roentgenol 75:1263–1266

Efremov NM (2000) Experimental investigation of the action of pulsed electrical discharges in liquids on biological objects. IEEE Trans Plasma Sci 28:224–229

Elgeti F, Gebauer B (2010) Die Radiofrequenz-Kyphoplastie zur Behandlung osteoporotischer und neoplastischer Wirbelkörperfrakturen. J Mineral Stoffwechs 17:5–9

Gangi A, Basile A (2005) Radiofrequency and laser ablation of spinal lesions. Semin Ultrasound CT MR 26:89–97

Gangi A, Buy X (2010) Percutaneous Bone Tumor Management. Semin Intervent Radiol 27:124–136

Georgy BA, Wong W (2006) Plasma-mediated radiofrequency-based ablation in conjunction with percutaneous cement injection for treating painful vertebral compression fractures resulting from metastasized malignancy. In: Vortrag am Kongress der American Society of Spine Radiology im Februar in Las Vegas

Georgy BA, Wong W (2007) Plasma-mediated radiofrequency ablation assisted percutaneous cement injection for treating advanced malignant vertebral compression fractures. AJNR Am J Neuroradiol 28:700–705

Hall DJ, Littlefield PD (2001) Radiofrequency ablation versus electrocautery in tonsillectomy. J Otolaryngol Head Neck Surg 125:211

Hentschel SJ, Burton AW, Fourney DR (2005) Percutaneous vertebroplasty and kyphoplasty performed at a cancer center: refuting proposed contraindications. J Neurosurg Spine 2:436–440

Kreitz N (2009) Operative Behandlung von Knochenmetastasen. Medtropole 17:647–650

Licht AW, Kramer W (2010) Radiofrequenz-Kyphoplastie: Eine neue Methode zur Behandlung osteoporotischer Wirbelkörperkompressionsfrakturen – eine Fallstudie. J Miner Stoffwechs 17:35–37

Lutz S (2011) Palliative radiotherapy for bone metastases: an ASTRO evidence-based guideline. Int J Radiat Oncol Biol Phys 79:965–976

Mathis J, Wong W (2003) Percutaneous Vertebroplasty: Technical Considerations. J Vascular Interv Ref Radiol 14:953–960

Miko L, Szikora I, Grohs J et al. (2009) Initial clinical Experience with radio-frequency based vertebral Augmentation in Treatment of vertebral compression Fractures. In: Vortrag am Annual Meeting of the Society of Interventional Radiology in San Diego

Moser T, Cohen-Solal J, Bréville P et al (2008) Pain assessment and interventional spine radiology. J Radiol 89:1901–1906

Nussbaum DA, Gailloud P, Murphy K (2004) A review of complications associated with vertebroplasty and kyphoplasty as reported to the Food and Drug. J Vasc Interv Radiol 15:1185–1192

Reidy D (2003) A biomechanical analysis of intravertebral pressures during vertebroplasty of cadaveric spines with and without simulated metastases. Spine 28:1534–1539

Roqué I (2011) Radioisotopes for metastatic bone pain. Cochrane Database Syst Rev (7). https://doi.org/10.1002/14651858.CD003347.pub2

Stadler KR, Woloszko J, Brown IG (2001) Repetitive plasma discharges in saline solutions. Phys Lett 79:4503–4505

Suva L, Washam C, Nicholas RW et al (2011) Bone metastasis: mechanisms and therapeutic opportunities. Nat Rev Endocrinol 7:208–218

Tokuhashi Y, Matsuzaki H, Toriyama S et al (1990) Scoring system for the preoperative evaluation of metastatic spine tumor prognosis. Spine 15:1110–1113

Tomita K, Kawahara N, Kobayashi T et al (2001) Surgical strategy for spinal metastases. Spine 26:298–306

Ulmar B, Huch K, Kocak T et al (2007) The prognostic influence of primary tumour and region of the affected spinal segment in 217 surgical patients with spinal metastases of different entities. Z Orthop Ihre Grenzgeb 145:31–38

Woloszko J (2000) Lasers in Surgery: advanced Characterization, Therapeutics and Systems. Spine 3907:306–316

Lumbale Nukleoplastie

L. W. Ackermann

16.1 Indikation – 186

16.2 Technik – 186

16.3 Präinterventionelle Diagnostik – 186

16.4 Notwendiges Instrumentarium – 186

16.5 Präinterventionelle Aufklärung – 186

16.6 Durchführung der Intervention – 187

16.7 Mögliche Komplikationen – 189

16.8 Ergebnisse in der Literatur – 189

16.9 Kostenerstattung – 189

Literatur – 189

© Springer-Verlag GmbH Deutschland, ein Teil von Springer Nature 2019
J. Jerosch (Hrsg.), *Minimalinvasive Wirbelsäulenintervention*,
https://doi.org/10.1007/978-3-662-58094-3_16

Der chronische Kreuzschmerz stellt große Anforderungen an den behandelnden Arzt, sodass viele minimalinvasive dekomprimierende Techniken entwickelt wurden, u. a. auch die Technik der Nukleoplastie. Diese Methode beruht auf der Volumenreduktion der Bandscheibe per plasmatischem Strom. Sie stellt bei guter Indikationsstellung eine Möglichkeit dar, die Lücke zwischen Bandscheibenoperationen und konservativen Therapien zu schließen.

In mehreren Studien ergeben sich Nachweise der positiven Wirkung der Nukleoplastie im Sinne einer Schmerzreduktion und einer besseren Mobilität für mindestens 12 Monate.

16.1 Indikation

Das Indikationsspektrum der lumbalen Nukleoplastie ist recht schmal und begrenzt auf Patienten mit einer Schmerzsymptomatik, die neben einem lumbalen Schmerz aus einer mindestens 50 %igen Ausstrahlung in das Bein besteht.

Die MRT-Befunde sollten eine Bandscheibenprotrusion oder einen subligamentären Bandscheibenvorfall mit allenfalls geringer Raumforderung ohne Sequestrierung sichern. Die Bandscheibe sollte zudem nicht weniger als 50 % der ursprünglichen Höhe eingebüßt haben (Mirzai et al. 2007).

Ausschlusskriterien sind neben den bekannten Red Flags auch mechanische Stenosen und segmentale Instabilitäten sowie neurologische Befunde wie sensible oder motorische Paresen.

16.2 Technik

Die Nukleoplastie bedient sich der Technik mittels Aufbau eines elektrischen Feldes, welches per bipolarer Sonde in den Nucleus pulposus der Bandscheibe appliziert wird. Dabei wird der Nucleus pulposus als ein leitendes Medium mit hochfrequenter elektrischer Energie angeregt. Auf diese Weise wird ein „Plasmafeld" erzeugt. Dieses kann auf molekularer Ebene Gewebe auflösen und in vorwiegend gasförmige Moleküle umwandeln, welche wiederum über die Sonde entweichen können (Chen et al. 2003; Chen und Lee 2003). Das Verfahren wird auch als Coblation (Wortverkürzung aus „cold ablation") oder als Plasma Disc Decompression (PDD) bezeichnet.

Unter der Anwendung der Nukleoplastie entstehen im Gegensatz zu anderen Verfahren eher niedrige Temperaturen (50–70 °C) (Nau und Diederich 2004).

16.3 Präinterventionelle Diagnostik

Eine Röntgenaufnahme der LWS in zwei Ebenen im Stehen und ein MRT sollten zur Bildgebung erfolgt sein, einerseits um Risiken auszuschließen und andererseits um sich der Lokalisation und der Art der Bandscheibenveränderung zu vergewissern.

Es ist eine konservative Therapie für den Zeitraum von mindestens 6–12 Wochen vorzusehen, diese ggfs. auch mit gezielten Injektionen zu unterstützen, bevor der Eingriff der Nukleoplastie indiziert wird. Bei Zweifel über die zu behandelnde Läsionsebene wäre die Durchführung einer Provokationsdiskografie präoperativ erforderlich.

Einige Tage vor dem Eingriff empfiehlt sich ein aktuelles Labor mit Blutbild, C-reaktivem Protein, Blutsenkungsgeschwindigkeit und Quick.

16.4 Notwendiges Instrumentarium

Für einen störungsfreien Eingriff wird ein C-Bogen mit 2 Monitoren sowie ein durchleuchtungsfähiger Tisch, welcher per Pedale in der Höhe verstellbar ist und möglichst mit einer „schwimmenden Platte" ausgerüstet ist, benötigt. Das Verfahren der Nukleoplastie bedarf einen für sterile Eingriffe geeigneten Raum.

Ergänzend erforderlich ist ein Steuerungsgerät, wie z. B. der „Efficient One" für ca. 2300 € netto.

Für die Einmalelektrode mit Introducerkanüle im Set betragen die Kosten etwa 890 € netto. Ein Erdungspad wird nicht verwendet, da eine bipolare Elektrode Verwendung findet.

Vertrieb z. B. über: Lysistech GmbH, Bismarckstr. 5, D-38102 Braunschweig (▶ www.lysistech.com).

16.5 Präinterventionelle Aufklärung

Der Eingriff wird in lokaler Betäubung unter Röntgensicht durchgeführt. Es ist ein recht risikoarmes Verfahren mit sehr selten auftretenden

Lumbale Nukleoplastie

Komplikationen oder Beschwerden (Rathmell et al. 2008).

Trotz größter Sorgfalt und Positionskontrolle der Sonde unter dem Bildwandler kann es in wenigen Fällen zu Blutungen, Nachblutungen sowie zu Nervenirritationen oder Nervenverletzungen kommen. Das seltene Hauptrisiko besteht in einem Infekt, in der Entstehung einer Diszitis oder gar Spondylodiszitis, einer Abszessbildung oder auch einer Hirnhautentzündung mit nachfolgender Nervenlähmung.

In einigen Fällen kann es nach dem Eingriff zu lokalen Schmerzen, Hautirritationen und lokalen Taubheitsgefühlen sowie sehr selten auch zu vermehrten Beinschmerzen kommen, welche nach wenigen Tagen wieder rückläufig sind (Bhagia et al. 2006).

Der Erfolg der Nukleoplastie kann sich noch in einem Zeitraum bis zu 8 Wochen nach dem Eingriff einstellen (Gerszten et al. 2010).

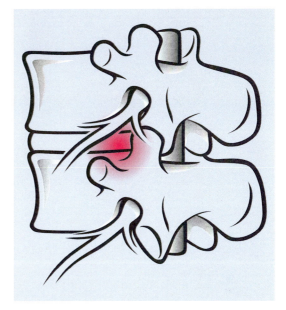

Abb. 16.1 Pink gekennzeichnetes Kambinsches Dreieck als Target-Zone

16.6 Durchführung der Intervention

Die Lagerung erfolgt auf dem durchleuchtungsfähigen Tisch in Bauchlage mit leichter Entlordosierung. Der Patient ist wach und muss von daher bequem liegen. Der Bildwandler wird in der a.p.-Richtung auf die Zielbandscheibenetage mittig ausgerichtet, so dass die Deck- und Grundplatte parallel erscheinen. Folgend wird der BV zur schmerzbetonten Seite etwa 30–35° seitlich so ausgedreht, bis das Wirbelkleingelenk gut eingesehen werden kann, bzw. dieses sich etwa über die Mitte der dargestellten Deckplatte projiziert.

Nun stellt sich der vordere Anteil der Bandscheibe ventral vom Processus superior des unteren Wirbels dar. Der Zugang über das „Kambinsche Dreieck" entspricht dem der Diskografie (Abb. 16.1). Es besteht hiermit die sog. Tunnel-View für das gewünschte Ziel der Intervention.

Nach kurzer Hautdesinfektion erfolgt das Setzen einer großzügigen Hautquaddel. Anschließend wird unter Verwendung einer 10 mm langen Nadel die Stichkanalinfiltration mittels eines kurzwirkenden lokalen Betäubungsmittels stufenweise bis ventral des Processus superior durchgeführt (Abb. 16.2).

Steriles Waschen sowie Abdeckung wie üblich und perioperativ intravenöse Antibiose. Es folgt das Eingehen mit der Introducernadel in

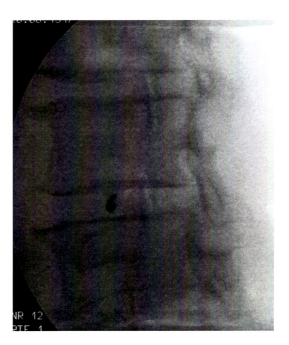

Abb. 16.2 Nukleoplastietrokar in Tunnel-View L4/5 von links

der Tunnel-View auf das Ziel in der Bandscheibe direkt vor dem Processus superior, bis man den Widerstand der Bandscheibe spürt. Anschließend Kontrolle in a.p.-und Seitansicht. Die Introducerspitze sollte sich mittig über der Bandscheibe, also nicht zu deckplatten- oder grundplattennah

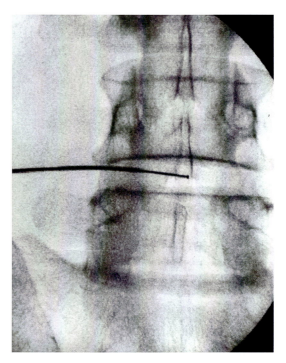

◘ Abb. 16.4 a.p.-Röntgenbild der Nukleoplastiesonde im Zielgebiet L4/5

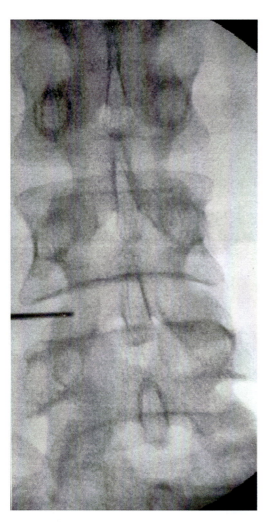

◘ Abb. 16.3 a.p.-Röntgenbild des Nukleoplastietrokars L4/5, dessen Spitze an der medialen Pedikellinie liegt

und unmittelbar vor dem oberen Gelenkfortsatz des unteren Wirbels befinden. Danach weiteres Vorschieben der Introducerkanüle, so dass sich die Spitze in der a.p.-Sicht direkt medial der Pedikellinie befindet (◘ Abb. 16.3). In der Seitansicht sollte die Introducerspitze jetzt etwa am Übergang des hinteren Drittel zum mittleren Drittel der Bandscheibe liegen.

Danach Entfernen des Mandrins und Eingehen mit der Nukleoplastiesonde in die Introducerhülse, vorsichtiges Vorschieben unter Durchleuchtung in Seitansicht bis ein leichter Widerstand entsteht. Dieser wird von dem ventrolateralen Anulus fibrosus der Bandscheibe erzeugt. Dieser darf in keinem Fall penetriert werden. In dieser distalen Position wird ein Begrenzer-Federring am oberen Sondenende fixiert, damit ein versehentliches Verletzen des Faserrings bei weiteren Manövern vermieden wird. Hier wiederum erfolgt die Sicherung per Röntgenkontrolle in 2 Ebenen. Die Sondenspitze sollte mittig in der Bandscheibe liegen und nicht die Grund- oder Deckplatte berühren (◘ Abb. 16.4). Anschließend Zurückziehen der Sonde unter Fixierung der Introducerkanüle mit der anderen Hand, bis an der Sonde die graue Markierung (proximale Grenze) erscheint. Der Abstand zwischen Begrenzer-Federring und der grauen Markierung an der Sonde stellt die Behandlungsstrecke dar, sie liegt meistens zwischen 25 mm und 40 mm. Unter Applikation von Strom wird die Sonde langsam innerhalb von 10 s über die Behandlungsstrecke vorgeschoben, bis der Begrenzer-Federring erreicht wird. Danach Zurückziehen der Sonde ohne Stromanwendung, Drehen der Sonde um ca. 60° und erneutes Eingehen unter Strom für 10 s. Dieses Vorgehen sollte etwa 6 Mal erfolgen. Dank der leicht gekrümmten Sondenspitze entstehen so kleine divergierende Kanälchen in der Bandscheibe.

Anschließend Zurückziehen zuerst der Sonde, danach auch der Introducerkanüle.

Nach der Intervention wird der Patient 2 h überwacht. Es erfolgt die Überprüfung auf volle motorische und sensible Fähigkeiten, danach wird der Patient mobilisiert. Im weiteren Verlauf Kontrolle nach 1 Woche und 4 Wochen. Eine Woche Sportverbot und Tragen eines Lumbalmieders sowie allgemeine körperliche Schonung. Danach bestehen keine Einschränkungen mehr.

16.7 Mögliche Komplikationen

Es erscheint opportun die Nukleoplastie bei wachen Patienten in lokaler Betäubung, allenfalls in leichter Analgosedierung, durchzuführen. Hierdurch werden Nervenverletzungen schon bei Fehllage der Sonde oder bei anatomischen Variationen verhindert. Sollten die oben genannten anatomischen Strukturen nicht sicher darstellbar sein (häufig auf dem Level L5/S1 erschwert), darf nicht fortgefahren werden. Bei zu ventralem Vorgehen sind die großen Blutgefäße in Gefahr (◘ Abb. 16.5).

Auf Höhe LWK1–LWK3 sollte die Rotation nicht über 25° erfolgen, da hier die Nieren sonst gefährdet werden könnten. Hier erscheint es sinnvoll, die Lageverhältnisse vorab per CT oder MRT zu klären.

Falls eine präoperative Diskografie notwendig ist, so sollte dies nicht unmittelbar vor dem Eingriff erfolgen, da zum einen das elektrische Feld verändert wird und zum anderen das Kontrastmittel die Elektrodenspitze überdecken kann.

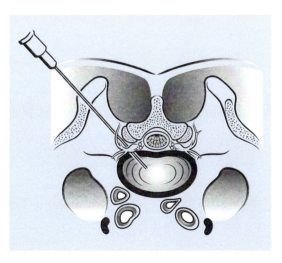

◘ **Abb. 16.5** Lage der Nukleoplastiesonde in der axialen Ansicht

16.8 Ergebnisse in der Literatur

In verschiedenen Studien konnte die Nukleoplastie einen positiven therapeutischen Effekt verzeichnen, der besser war als derjenige der konservativen Therapie (El-Zain et al. 2008; Mirzai et al. 2007; Alexandre et al. 2005).

Auch gegenüber der transforaminalen epiduralen Kortikoidinjektion (TFESI) war der Effekt in einer kontrollierten prospektiven Studie über 24 Monate besser (Gerszten et al. 2010).

In einer großen systematischen Übersichtsarbeit wurden 22 prospektive und 5 retrospektive Studien an insgesamt 3211 Patienten nach Nukleoplastie ausgewertet. Insgesamt konnte der Nachweis erfolgen, dass dieser Eingriff den Schmerz deutlich reduziert (VAS war noch nach 12 Monaten über 3 Punkte reduziert) und die Mobilität erhöht (Oswestry-Disability-Index war nach 12 Monaten noch von 58,95 auf 24,43 gemindert) (Eichen et al. 2014).

Die Komplikationsrate ist verglichen mit vielen anderen intradiskalen Verfahren gering und wurde bei 3069 Patienten in der erwähnten Übersichtsstudie für die zervikale Anwendung mit 0,8 % und die lumbale Nukleoplastie mit 1,8 % angegeben (Eichen et al. 2014).

16.9 Kostenerstattung

Der Eingriff der Nukleoplastie hat einen eigenen Operationen- und Prozedurenschlüssel, OPS 2018, und kann ambulant erfolgen:
5-831.8 Perkutane Volumenreduktion der Bandscheibe.
- Inkl.: Perkutane Laser-Disk-Dekompression, Chemonukleolyse, Coblation.
- Info: Der Zugang ist hier nicht gesondert zu kodieren.

Nach EBM-Ziffer 31133 entspricht das einem D3-Eingriff.

Die Kosten für die Sonde werden in der Regel nach Vorlage der Rechnung von der Kasse (KV) erstattet.

Literatur

Alexandre A, Coro L, Azuelos A, Pellone M (2005) Percutaneous nucleoplasty for discoradicular conflict. Acta Neurochir Suppl 92:83–86

Bhagia SM, Slipman CM, Nirschl M et al (2006) Side effects and complications after percutaneous disc decompression using coblation technology. Am J Phys Med Rehabil 85:6–13

Chen YC, Lee SH (2003) Intradiscal pressure study of percutaneous disc decompression with nucleoplasty in human cadavers. Spine (Phila Pa 1976) 28:661–665

Chen YC et al (2003) Histologic findings of disc, end plate and neural elements after coblation of nucleus pulposus: an experimental nucleoplasty study. Spine J 3:466–470

Eichen PM, Achilles N, Konig V et al (2014) Nucleoplasty, a minimally invasive procedure for disc decompression: a systematic review and Meta-analysis of published clinical studies. Pain Physician 17:E149–E173

El-Zain F, Lemcke J et al (2008) Minimally invasive spinal surgery using nucleoplasty: a 1-year-follow-up study. Acta Neurochir 150:1257–1262

Gerszten PC, Smuck M, Rathmell JP et al (2010) Plasma disc decompression compared with fluoroscopy-guided transforaminal epidural steroid injections for symptomatic contained lumbar disc herniation: a prospective randomized controlled trial. J Neurosurg Spine 12:357–371

Mirzai H, Tekin I, Yaman O, Bursali A (2007) The results of nucleoplasty in patients with lumbar herniated disc: a prospective clinical study of 52 consecutive patients. Spine J 7:88–93

Nau WV, Diederich CJ (2004) Evaluation of temperature distributions in cadaveric lumbar spine during nucleoplasty. Phys Med Miol 49:1583–1594

Rathmell JP, Saal JS, Saal J (2008) Discography, IDET, percutaneous discectomy, and nucleoplasty: complications and their prevention. Pain Med 9(S1):S73–S81

Zervikale Nukleoplastie

K. Birnbaum

17.1 Indikation – 192

17.2 Bandscheibendekompression (Nukleoplastie) – Was ist das? – 192

17.3 Präoperative Diagnostik – 193

17.4 Aufklärung – 193

17.5 Operationstechnik – 193

17.6 Ergebnisse – 196

Literatur – 197

© Springer-Verlag GmbH Deutschland, ein Teil von Springer Nature 2019
J. Jerosch (Hrsg.), *Minimalinvasive Wirbelsäulenintervention*,
https://doi.org/10.1007/978-3-662-58094-3_17

Mit verschiedensten Techniken wurde in den letzten Jahrzehnten versucht in perkutanen Verfahren eine Exzision von Bandscheibengewebe oder eine Reduzierung des Bandscheibenvolumens zu erreichen.

Die Nukleoplastie ist eine minimalinvasive Technik zur Dekompression des intradiskalen Druckes innerhalb des Nucleus pulposus bei der Bandscheibenprotrusion oder dem nichtsequestrierten Bandscheibenvorfall.

17.1 Indikation

Die Indikation zur Nukleoplastie der Halswirbelsäule (HWS) ist eindeutig. Diese beinhaltet eine monoradikuläre Schmerzausstrahlung von der HWS in den rechten oder linken Arm in Abhängigkeit von der Form der Bandscheibenprotrusion oder des Bandscheibenprolaps.

Ein Ausschlusskriterium ist die akute Nervenwurzelkompression mit motorischen Paresen.

Ein alleiniger Schmerz im HWS-Bereich stellt keine Indikation zur Nukleoplastie dar, da er in einem überwiegenden Teil der Fälle einen Schmerz wiederspiegelt, der von den Facettengelenken ausgeht. Eine Kernspintomografie der Halswirbelsäule dient präoperativ zur Bestätigung der Operationsindikation. Die eindeutige Indikation ist die Bandscheibenprotrusion und der nicht sequestrierte Bandscheibenprolaps bei passender klinischer Beschwerdesymptomatik.

Zur Indikationsstellung trägt in vielen Fällen die Etagendiagnostik bei. Das heißt, sofern für den Behandler die Indikation nicht eindeutig zu stellen ist, kann die Etagendiagnostik maßgeblich zur Therapieentscheidung beitragen. Diese beinhaltet die wiederholte klinisch-neurologische Untersuchung im Verlauf der mindestens 6-wöchigen intensiven konservativen Therapie, die der Nukleoplastie voranzustellen wäre.

Die konservative Therapie umfasst vorrangig die Behandlung mit nichtsteroidalen Antiphlogistika (NSAR), Analgetika und ggf. Muskelrelaxanzien in Kombination mit einer intensiven krankengymnastischen Übungsbehandlung (KG) mit Auftrainieren der HWS-stabilisierenden Muskulatur sowie Akupunktur. Gegebenenfalls kommen ergänzend physikalische Therapiemaßnahmen mit Massagen, Elektrotherapie und Thermalbädern zum Zug.

Sofern diese Therapiemaßnahmen keine Besserung des Beschwerdebildes zeigen sollten, stehen im nächsten Schritt gezielte Injektionen an der HWS an, die ggf. im Verlauf der laufenden KG gemacht werden können. Diese beinhalten im ersten Schritt Facetteninfiltrationen und nachfolgend Nervenwurzelinfiltrationen der Halswirbelsäule bzw. der betroffenen Bandscheibenetagen und der Nervenwurzeln. Die gezielten Injektionen sollten unter C-Bogen-Kontrolle oder unter computertomografischer Kontrolle erfolgen. Dies ermöglicht eine sichere Etagendiagnostik und gleichzeitig eine klare Dokumentation. Sollte die gezielte C-Bogen-gestützte Nervenwurzelinfiltration – passend zur betroffenen Bandscheibenetage bzw. passend zur Bandscheibenprotrusion oder zum Bandscheibenprolaps – zu einer passageren Schmerzreduktion beitragen, ist die Indikationsstellung zur Bandscheibendekompression (Nukleoplastie) eindeutig.

Sofern der Leidensdruck trotz der Ausschöpfung der konservativen Therapiemaßnahmen anhalten sollte, kann die Indikation zur Nukleoplastie gestellt werden.

17.2 Bandscheibendekompression (Nukleoplastie) – Was ist das?

Die Nukleoplastie ist eine Niedertemperaturplasmaexzision und damit ein kontrolliertes, nicht wärmegesteuertes Verfahren. Dies ermöglicht Temperaturen, die sich maximal bei 50 °C an der Sondenspitze des Nukleoplastiekatheters befinden und somit eine Schädigung des umgebenden Gewebes insbesondere nervaler Strukturen nahezu unmöglich machen.

Bipolare Radiofrequenzenergie wird an ein konduktives Medium – in diesem Falle Bandscheibengewebe bzw. Nucleus pulposus – geleitet. Hierdurch wird ein präzise fokussiertes Plasmafeld erzeugt, welches die molekularen Bindungen im Gewebe aufbricht und so eine volumetrische Abtragung des Bandscheibengewebes ermöglicht.

Es wird Hochspannung an die leitfähige Flüssigkeit – im vorliegenden Fall Bandscheibengewebe – angelegt. Das Bandscheibengewebe wird hierdurch in eine ionisierte Dampfschicht (Plasma) verwandelt. Das Plasmafeld enthält Ionen, die mit hoher Geschwindigkeit auf das Gewebe treffen und hierdurch molekulare Bindungen aufbrechen. Das Gewebe wird in vorwiegend gasförmige Moleküle umgewandelt, die über den Trokar der Nukleoplastiesonde entweichen kann (Chen 2003).

Zervikale Nukleoplastie

Diese Technik, die seit mehr als zwei Jahrzehnten in der minimalinvasiven Bandscheibentherapie Anwendung findet, ermöglicht eine kontrollierte und lokal begrenzte Abtragung (Ablation) von Bandscheibengewebe bei niedrigen Temperaturen. Sie beinhaltet eine effektive Druckentlastung der Bandscheibe und begünstigt den wissenschaftlich bewiesenen Selbstheilungsprozess durch Einleitung eines entzündungshemmenden, Interleukin-vermittelten biochemischen Prozesses (O'Neill et al. 2004).

17.3 Präoperative Diagnostik

Es sollte ein konventionelles Röntgenbild der HWS in 3 Ebenen durchgeführt werden einerseits zur Beurteilung der foraminalen Enge und Facettengelenkarthrose andererseits zum Ausschluss entzündlicher oder tumoröser Veränderungen. Zusätzlich sollte eine Kernspintomografie der HWS angefertigt werden, um die Bandscheiben beurteilen zu können und eine zervikale Myelopathie auszuschließen.

Bestehen evtl. Bandscheibenveränderungen über mehrere Bewegungssegmente, kann eine wenige Tage vor dem eigentlichen Eingriff geplante Diskografie der Bandscheibenetagen für den Operateur und den Patienten Klarheit über die zu behandelnde Etage geben.

17.4 Aufklärung

Das minimalinvasive operative Verfahren der Nukleoplastie der Bandscheiben der HWS hat ein sehr geringes Operationsrisiko.

Aufzuklären sind – wie bei jedem operativen Eingriff – über die Möglichkeit einer Infektion sowie einer Verletzung von Nerven, Gefäßen und angrenzenden Strukturen.

17.5 Operationstechnik

Die bestmögliche Vorbereitung garantiert ein sicheres Gelingen des Operationsverfahrens.

Am Anfang steht die gute und für den Patienten bequeme Lagerung. Der Patient liegt in Rückenlage auf einem röntgendurchlässigen Tisch. Anlage eines i.v.-Zuganges, Pulsoxymetrie und EKG zur Überwachung. Gegebenenfalls ergänzendes Stand-by durch die anästhesiologische Abteilung des Hauses sowie ggf. ergänzende Sedierung des Patienten. Eine Intubationsnarkose ist in keinem Fall indiziert.

Nachfolgend sollte der Röntgenbildwandler (BV) zielgenau auf das zu behandelnde HWS-Bewegungssegment eingestellt und die Kippung (Gentry) des BV markiert werden. Das Operationsrisiko sinkt umso deutlicher, umso mehr der Operateur eine sichere röntgenologische Einstellung der zu behandelnden Bandscheibenetage intraoperativ zwingend einhält. Diese beinhaltet die klare strichförmige Einstellung der Deck- bzw. Grundplatte der angrenzenden Wirbelkörper im Röntgenbild des am Fußende oder gegenüber befindlichen Monitors.

Nunmehr Zurückziehen des BV und steriles Abdecken des Operationsareales. Wichtig ist dabei der fortwährende Kontakt mit dem Patienten, da durch die sterile Abdeckung des Operationsareals das Sichtfeld des wachen Patienten während des minimalinvasiven Operationsverfahrens deutlich eingeschränkt bleibt.

Als nächster Schritt wird der Operationstisch gedeckt. Es werden ein steriler Stift, eine nochmalige Hautdesinfektion, ein Lokalanästhetikum für die Stichkanalanästhesie sowie der Nukleoplastiekatheter und die Nukleoplastienadel (Nadeltrokar) benötigt.

Nunmehr Anzeichnen der anatomischen Landmarken – insbesondere A. carotis communis lateral sowie Trachea und Ösophagus medial (◘ Abb. 17.1). Medial der Arterie spürt man eine Lücke zwischen Trachea und Gefäß. In diesem natürlichen widerstandsarmen Bereich ist der Nadeltrokar in Höhe der zu behandelnden Bandscheibenetage zu positionieren (◘ Abb. 17.2).

Die Handhaltung der Trokarnadel und des Nukleopastiekatheters gestalten sich bei der minimalinvasiven Intervention folgendermaßen: Die Trokarnadel wird zwischen den 2. und 3. Finger geklemmt und in das Bandscheibenfach unter fortwährender BV-Kontrolle eingeführt.

Folgende **Operationsschritte** werden durchgeführt:

Suchen der Einstichstelle unter C-Bogen-Kontrolle in p.a. und seitlicher Sicht: in a.p.-mittiger Position feinlinige Zeichnung der Grund- und Deckbodenplatten der zu therapierenden Bandscheibe sichtbar; in seitlicher Sicht Bandscheibe auch im Bereich des zervikothorakalen Übergangs gut sichtbar.

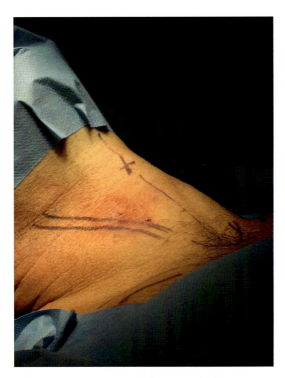

Abb. 17.1 Intraoperative Darstellung des Operationsareales der Halswirbelsäule von ventral mit steriler Abdeckung in Höhe des Unterkiefers und des Brustkorbes. Markierung der anatomischen Landmarken: Mittellinie mit darunter liegender Trachea und Ösophagus sowie Arteria carotis communis

Aufforderung an den Patienten, die Arme nach unten zu führen.

Subkutane Instillation von Lokalanästhetikum (◘ Abb. 17.3).

Einstichstelle zwischen Arterie und Trachea anterolateral: In Abhängigkeit von der Haltung der Trokarnadel kann der Operateur entweder ipsilateral, medial oder kontralateral in das Bandscheibenfach eintreten. Die Eintrittswinkel der Einstichkanüle in Relation zur Mittellinie der HWS-Bewegungssegmente (◘ Abb. 17.4) sind
— 10–15° für die ipsilaterale Seite der Bandscheibe,
— 15–20° für die mediodorsale Region der Bandscheibe,
— 20–25° für die kontralaterale Seite der Bandscheibe.

▪ Intradiskaler Abschnitt

Als erstes erfolgt die intradiskale Platzierung der Trokarnadel unter fortwährender röntgenologischer Kontrolle in a.p. (anteroposteriorer) und seitlicher Projektion. Für die zielgenaue Positionierung der Nadel ist die orthograde röntgenologische Darstellung des Bandscheibenfaches im ventralen und seitlichen Strahlengang wichtig. Die Grundplatte des oberen Wirbelkörpers und die Deckplatte des unteren Wirbelkörpers müssen im Röntgenbild als linienartige Begrenzung zu sehen sein (◘ Abb. 17.5a, b).

Nach korrekter Lage der Trokarnadelspitze im hinteren Drittel der Bandscheibe in seitlicher Röntgenprojektion sowie Projektion der Nadelspitze im mittleren Drittel der Bandscheibe im ventralen Röntgenbild wird die Nadel bis zur Mitte der Bandscheibe zurückgezogen. Dies muss erfolgen, da beim Einführen und Arretieren des Nukleoplastiekatheters über den Luer-Lock-Verschluss der Trokarnadel, die Spitze 7 mm über die Trokarnadel hinausragt (◘ Abb. 17.6).

Nach Einführen des Nukleoplastiekatheters erfolgt der Anschluss der Controllereinheit, der das Plasmafeld aktiviert. Nach dem Anschließen des Controllers erfolgt zunächst die kurze Stimulation mit dem Koagulationsmodus für maximal 1 s um eine evtl. Nervenirritation während des anschließenden Coblationsmodus (Erzeugung des Plasmafeldes) auszuschließen. Sofern der Patient über keinerlei Missempfindungen klagt, kann die Coblation durchgeführt werden.

Die Coblation (Erzeugung des Plasmafeldes) erfolgt mit dem Controller Level 2 für 2–3 s im hinteren und mittleren Drittel des Bandscheibenfaches bei gleichzeitiger Drehung des Nukleoplastiekatheters um 360° (◘ Abb. 17.6 und 17.7).

Bei der Aktivierung des Plasmafeldes (Coblation) sollte der Katheter nicht vorgeschoben werden, da hieraus ein Verbiegen und ggf. ein Abscheren der Spitze resultieren kann. In jedem Fall ist eine Berührung der Wirbelkörperabschlussplatten mit der Spitze des Nukleoplastiekatheters zu vermeiden, da ansonsten ein thermischer Einfluss auf die Grund- und Deckplatte der angrenzenden Wirbelkörper resultieren kann.

Alle Arbeitsschritte sollten unter C-Bogen-Kontrolle erfolgen und schrittweise dokumentiert werden. Nach erfolgter Coblation der Bandscheibe werden zunächst der Nukleoplastiekatheter und nachfolgend die Trokarnadel entfernt. Die abschließende Hautdesinfektion und der sterile Verband schließen die Operation ab.

▪ Postoperativ

Es erfolgt eine perioperative Antibiotikaprophylaxe. Der Krankenhausaufenthalt dauert in der

Zervikale Nukleoplastie

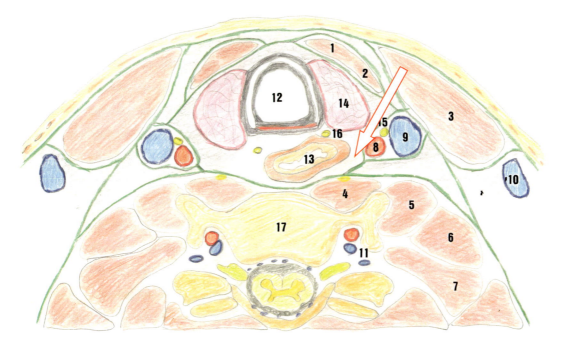

Abb. 17.2 Zeichnung der HWS im Querschnitt mit Darstellung der wichtigen anatomischen Strukturen und Darstellung des idealen perkutanen Zugangsweges (*Pfeil*) zwischen der Trachea medial und der Arteria carotis communis lateral. *1* M. sternohyoideus; *2* M. sternothyroideus; *3* M. sternocleidomastoideus; *4* M. longus colli; *5* M. scalenus anterior; *6* M. scalenus medius; *7* M. scalenus posterior; *8* A. carotis communis; *9* V. jugularis interna; *10* V. jugularis externa; *11* Vasa vertebralia; *12* Trachea; *13* Ösophagus; *14* Glandula thyroidea. *Pfeil* = optimaler Eintrittswinkel der Trokarnadel in die Bandscheibe

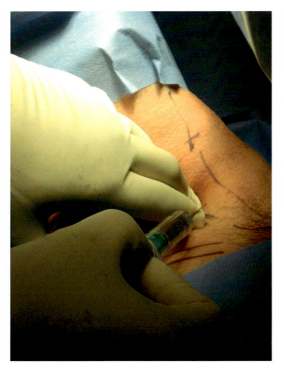

Abb. 17.3 Subkutane Instillation von Lokalanästhetikum zwischen Trachea medial und Arteria carotis communis lateral vor Einstechen des Trokars

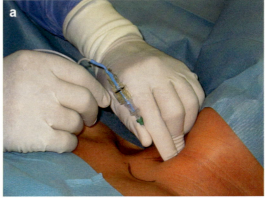

Abb. 17.4 a, b Intraoperative Handhaltung des Trokars mit dem Nukleoplastiekatheter. Der Nadeltrokar wird unter seitlicher Röntgenkontrolle in die Bandscheibe eingeführt. Im nächsten Schritt wird, bei korrekter intradiskaler Lage der Nadel im hinteren Drittel des Bandscheibenfaches in der seitlichen Röntgenprojektion des Bewegungssegmentes, die Nadel in das mittlere Drittel des Bandscheibenfaches zurückgezogen. Im folgenden Schritt erfolgt das Einführen des Nukleoplastiekatheters unter fortwährender seitlicher Röntgenkontrolle um ein Übertreten der Katheterspitze in den Rückenmarkkanal in jedem Fall zu vermeiden

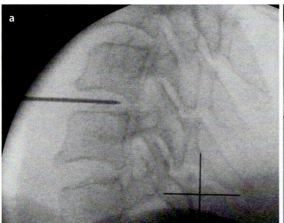
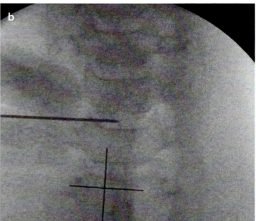

Abb. 17.5 **a** Seitliches Röntgenbild der Halswirbelsäule mit Darstellung des Nadeltrokars im hinteren Drittel des zu behandelnden Bandscheibenfaches. **b** Röntgenbild der Halswirbelsäule von ventral (a.p.-Projektion) mit Darstellung des Nadeltrokars in der Mitte des zu behandelnden Bandscheibenfaches. Für die korrekte Lage des Nadeltrokars ist es wichtig, dass die Nadelspitze in der seitlichen Röntgenprojektion im hinteren Drittel des Bandscheibenfaches ist. Gleichzeitig sollte in der ventralen Röntgenprojektion eine mittige Projektion der Nadelspitze zu sehen sein

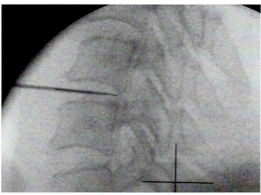

Abb. 17.6 Seitliches Röntgenbild mit intradiskal sichtbarem konnektiertem Nukleoplastiekatheter im hinteren Drittel der zu behandelnden Bandscheibe. In dieser Position erfolgt die **erste** Coblation bei Einstellung des Controllers auf Level 2 für 2–3 s bei gleichzeitiger Rotation des Nukleoplastiekatheters um 360°

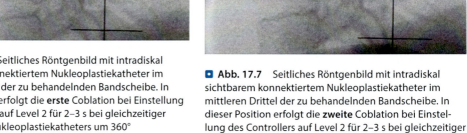

Abb. 17.7 Seitliches Röntgenbild mit intradiskal sichtbarem konnektiertem Nukleoplastiekatheter im mittleren Drittel der zu behandelnden Bandscheibe. In dieser Position erfolgt die **zweite** Coblation bei Einstellung des Controllers auf Level 2 für 2–3 s bei gleichzeitiger Rotation des Nukleoplastiekatheters um 360°

Regel 4–5 h. Eine anatomische Halskrause soll vom Patienten für eine Woche zur Nacht (Mahnbandage) getragen werden. Die Arbeitsunfähigkeit beträgt 4–5 Tage.

17.6 Ergebnisse

Die zervikale Nukleoplastie ist ein herausragendes Verfahren für die suffiziente Behandlung der Bandscheibenprotrusion und des nicht sequestrierten Bandscheibenprolapses nach Ausschöpfung der konservativen Therapiemaßnahmen. Sie stellt bei korrekter Indikationsstellung eine erfolgreiche Alternative zur monosegmentalen Spondylodese dar.

Eigene Ergebnisse bei 86 Patienten, die zu Beginn der Untersuchungsreihe einen durchschnittlichen Ausgangsschmerzscore von 8,6 auf der visuellen Analogskala (VAS) hatten, zeigten im Follow-up 2 Jahre nach der zervikalen Nukleoplastie eine Schmerzreduktion mit 1,8 auf der VAS im Vergleich zu Physiotherapie und Nervenwurzelinjektionen.

Insgesamt ist die Datenlage der Publikationen zum Thema der zervikalen Nukleoplastie sehr überschaubar und die Wertigkeit der Publikationen ist mäßig.

In einer Studie von Yan et al. (2010) wurde die Behandlung einer nicht sequestrierten zervikalen Diskushernie mit der Nukleoplastie (n=81) gegenüber der Nukleotomie (n=95) verglichen. Das Schmerzausmaß wurde mittels VAS 2 Wochen postoperativ sowie 1, 3, 6 und 12 Monate postoperativ evaluiert. Dabei zeigte sich 12 Monate postoperativ eine vergleichbare Schmerzreduktion in beiden operativen Verfahren: Bei den Nukleotomiepatienten betrug der Schmerzscore im Schnitt noch 2,74 (präoperativ 7,12), bei den Nukleoplastiepatienten 2,71 (präoperativ 7,18).

Literatur

Chen YC (2003) Histologic findings of disc, end plate and neural elements after coblation of nucleus pulposus: an experimental nucleoplasty study. Spine J 3: 466–470

O'Neill CW et al (2004) Percutaneous plasma decompression alters cytokine expression in injured porcine intervertebral discs. Spine J 4:88–98

Yan et al (2010) Percutaneous cervical nucleoplasty and percutaneous discectomy treatment of the contained cervical disc herniation. Arch Orthop Trauma Surg 130(11):1371–1376

Endoskopische Dekompressionen der Lenden- und Halswirbelsäule

S. Ruetten und M. Komp

18.1 Indikation – 202
18.1.1 Lendenwirbelsäule – 202
18.1.2 Halswirbelsäule – 203
18.1.3 Kontraindikationen – 204

18.2 Präinterventionelle Diagnostik – 204

18.3 Notwendiges Instrumentarium – 204

18.4 Präinterventionelle Aufklärung – 205

18.5 Durchführung der Intervention – 205
18.5.1 Lendenwirbelsäule – 205
18.5.2 Halswirbelsäule – 207

18.6 Mögliche Komplikationen – 209

18.7 Ergebnisse in der Literatur – 210
18.7.1 Lendenwirbelsäule – 210
18.7.2 Halswirbelsäule – 212

18.8 Fazit und klinische Relevanz – 213
18.8.1 Weitere Einsatzgebiete – 214

Literatur – 215

© Springer-Verlag GmbH Deutschland, ein Teil von Springer Nature 2019
J. Jerosch (Hrsg.), *Minimalinvasive Wirbelsäulenintervention*,
https://doi.org/10.1007/978-3-662-58094-3_18

Konventionelle Dekompressionen an der Wirbelsäule zeigen gute Resultate (Annertz et al. 1995; Ebeling et al. 1986; Epstein und Adler 2000; Ferrer et al. 1988; Gore und Sepic 1998; Grieve et al. 2000; Harrop et al. 2003; Hermantin et al. 1999; Jodicke et al. 2003; Johnson et al. 2000; Kotilainen und Valtonen 1993; Laing et al. 2001; Papadopoulos et al. 2006; Villavicencio et al. 2007). Dennoch können operationsbedingte Vernarbungen des Epiduralraumes auftreten (Annertz et al. 1995; Fritsch et al. 1996; Lewis et al. 1987; Schoeggl et al. 2002), die auch klinisch symptomatisch werden können (Fritsch et al. 1996; Ruetten et al. 2002). Zudem erschweren sie erneute Operationen, die an der Wirbelsäule aufgrund des fortschreitenden degenerativen Prozesses nie ausgeschlossen werden können. Vorliegende Studienergebnisse weisen auf die Möglichkeit operationsinduzierter Instabilitäten aufgrund der notwendigen Resektion von Strukturen des Spinalkanals hin (Abumi et al. 1990; Haher et al. 1994; Hopp und Tsou 1988; Kaigle et al. 1995; Kato et al. 1998; Kotilainen und Valtonen 1993; Kotilainen 2001; Sharma et al. 1995). Der Zugangsweg im Innervationsgebiet des dorsalen Astes des Spinalnerven kann das stabilisierende und koordinative System negativ beeinflussen (Cooper et al. 1991; Lewis et al. 1987; Waddell et al. 1988). Zugangsbedingte und operationsspezifische Komplikationen und Probleme können auftreten. Die Kombination dieser Parameter kann unbefriedigende Ergebnisse von Revisionsoperationen erklären (Aydin et al. 2002; Epstein 2002; Kawaguchi et al. 1996; Pedram et al. 2003; Sihvonen et al. 1993; Wang et al. 2007). Aufgrund dieser Probleme wurde schon von Beginn der Wirbelsäulenchirurgie an versucht, bestehende Operationsverfahren zu modifizieren. Im Vordergrund stehen hierbei die Verminderung der Invasivität und Verbesserung der intraoperativen Sicht mit entsprechender Ausleuchtung und Visualisierung der Strukturen.

Der offene interlaminäre Zugang zur Wirbelsäule wurde seit Anfang des 20. Jahrhunderts beschrieben (Abumi et al. 1990; Brayda-Bruno und Cinnella 2000; Mixter und Barr 1934; Putti 1927; Stookey 1928). 30 Jahre nach seiner Einführung entwickelten sich alternative Methoden zur Operation von Pathologien der Bandscheibe (Hult 1951). Der posterolaterale Zugang für Biopsien aus Wirbelkörpern wurde Ende der 1940er-Jahre beschrieben (Valls et al. 1948). Perkutane Operationen wurden seit Beginn der 1970er-Jahre angewandt (Gottlob et al. 1992; Hijikata 1975; Maroon et al. 1989; Smith et al. 1963). Ende der 1970er-Jahre wurde das mikrochirurgische Vorgehen über den interlaminären Zugang mittels Mikroskop entwickelt (Caspar et al. 1991; Goald 1978, 1980; Wilson und Kenning 1979). Endoskope werden seit Beginn der 1980er-Jahre eingesetzt, zunächst um den Intervertebralraum nach beendeter offener Operation zu inspizieren (Forst und Hausmann 1983). Hieraus entwickelte sich die vollendoskopische transforaminale Operation mit posterolateralem Zugang (Kambin und Sampson 1986; Kambin et al. 1996, 1998; Knight et al. 1998; Mathews 1996; Mayer und Brock 1993; Savitz 1994; Stücker 2005). Endoskopisch-assistierte interlaminäre Techniken wurden Ende der 1990er-Jahre in der Literatur beschrieben (Brayda-Bruno und Cinnella 2000; Destandau 1999; Nakagawa et al. 2003; Perez-Cruet et al. 2002; Schick et al. 2002). Der laterale Zugang für die vollendoskopische transforaminale Operation verbesserte das Erreichen des Spinalkanals unter kontinuierlicher Visualisierung seit Ende der 1990er-Jahre (◘ Abb. 18.1) (Ruetten et al.

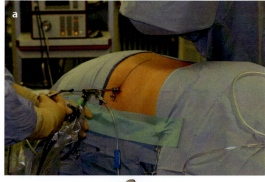

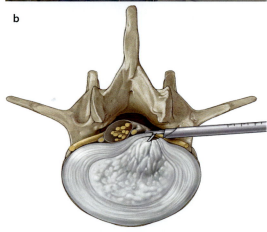

◘ Abb. 18.1 a, b Lumbaler lateraler transforaminaler Zugang

2005, 2007b, 2008b). Die Entwicklung des vollendoskopischen interlaminären Zuganges erfolgte zur gleichen Zeit (◘ Abb. 18.2) (Ruetten 2005; Ruetten et al. 2006, 2007b, 2008b).

An der Halswirbelsäule wurden in den 1940er-Jahren der dorsale Zugang und in den 1950er-Jahren Operationsverfahren mit ventralem Zugang beschrieben (Cloward 1958; Frykholm 1951; Semmes und Murphey 1943). Die sich hieraus entwickelnde ventrale Dekompression und Fusion ist heutzutage als Goldstandard bei Dekompressionsoperationen anzusehen. Verschiedene Modifikationen wurden beschrieben, wie z. B. die ventrale Dekompression ohne Fusion (Aydin et al. 2005; Dowd und Wirth 1999; Savolainen et al. 1998; Sonntag und Klara 1996; Thorell et al. 1998), die ventrale Foraminotomie in verschiedenen Techniken (Choi et al. 2007; Hakuba 1976; Jho 1996; Johnson et al. 2000; Lee et al. 2006; Pechlivanis et al. 2006; Saringer et al. 2003) oder die ventrale endoskopische transdiskale Dekompression (◘ Abb. 18.3) (Ahn et al. 2005; Chiu et al. 2000; Kotilainen 1999, Lee et al. 2006; Wang et al. 2001; Zhou et al. 1994). Die Bandscheibenprothese versucht die Rekonstruktion des Zwischenwirbelraumes unter Erhalt der Segmentbeweglichkeit zu ermöglichen (Mummaneni et al. 2007; Nabhan et al. 2007; Pickett et al. 2006). Alle alternativen ventralen Techniken, mit Ausnahme der Band-

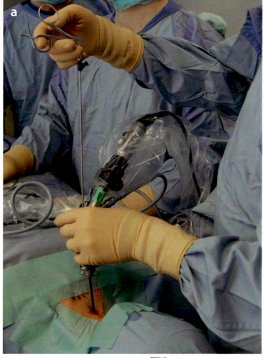

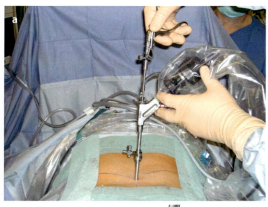

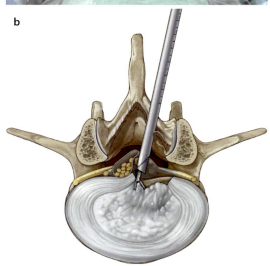

◘ Abb. 18.2 a, b Lumbaler interlaminärer Zugang

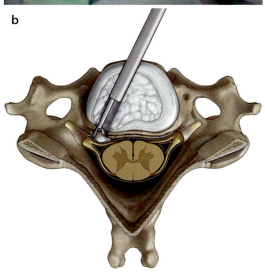

◘ Abb. 18.3 a, b Zervikaler kontralatraler ventraler Zugang

scheibenprothese, beinhalten eine Dekompression ohne Fusion, d. h. ohne Rekonstruktion des Zwischenwirbelraumes. Die dorsale Technik ist das gebräuchlichste Alternativverfahren für Dekompressionsoperationen (Adamson 2001; Aldrich 1990; Clarke et al. 2007; Epstein und Adler 2000; Grieve et al. 2000; Harrop et al. 2003; Jodicke et al. 2003; Riew et al. 2007; Woertgen et al. 1997). Zur Verminderung der Invasivität sind mikroskopisch-assistierte und endoskopisch-assistierte Techniken beschrieben, die heutzutage als sog. Keyhole-Foraminotomie bezeichnet werden (Adamson 2001; Burke und Caputy 2000; Fessler und Khoo 2002; Hilton Jr. 2007; Roh et al. 2000). Seit Ende der 1980er-Jahre wird auch über endoskopische ventrale Techniken berichtet (Ahn et al. 2005; Chiu et al. 2000; Kotilainen 1999; Ruetten et al. 2009b; Wang et al. 2001; Zhou et al. 1994). Der vollendoskopische dorsale Zugang wurde 2008 entwickelt (◘ Abb. 18.4) (Ruetten et al. 2007b, 2008b).

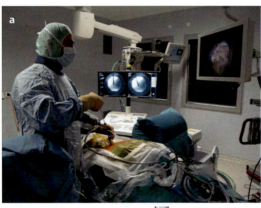

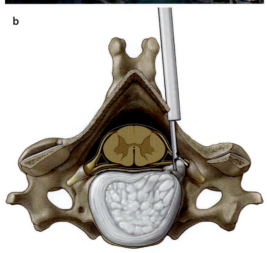

◘ Abb. 18.4 a, b Zervikaler dorsaler Zugang

Minimalinvasive Techniken können Gewebeschädigungen und deren Konsequenzen reduzieren (Parke 1991; Schick et al. 2002; Weber et al. 1997). Endoskopische Operationen gelten in vielen Bereichen als Standard. Am Bewegungsapparat zeigen arthroskopische Operationen mit Stablinsenoptiken unter kontinuierlichem Flüssigkeitsstrom die Vorteile der geringeren Invasivität und verbesserten intraoperativen Sicht und übertreffen bei vielen Indikationen die Nachteile. Für vollendoskopische Operationen an der Lendenwirbelsäule stehen heutzutage der trans-/extraforaminale und der interlaminäre Zugang zur Verfügung, an der Halswirbelsäule der ventrale und dorsale Zugang.

18.1 Indikation

Die Hauptindikationen zur Operation entsprechen den heute gültigen Standards (Andersson et al. 1996; McCulloch 1996). Sie beziehen sich auf radikuläre Symptome und/oder neurogene Claudicatio sowie im Bereich der Halswirbelsäule auch auf zentrale Symptome. Isolierte Rücken- oder Nackenschmerzen werden in der Regel nicht durch Dekompressionsoperationen verbessert. Begleitende Pathologien, wie z. B. Instabilitäten oder Deformitäten, müssen ggf. zusätzlich mit anderen Verfahren therapiert werden.

18.1.1 Lendenwirbelsäule

Folgende Pathologien gelten als Indikationen für vollendoskopische trans-/extraforaminale oder interlaminäre Operationen an der Lendenwirbelsäule:
— sequestrierte oder nichtsequestrierte intra- und extraforaminale Bandscheibenvorfälle,
— sequestrierte oder nichtsequestrierte Rezidivbandscheibenvorfälle jeglicher Lokalisation,
— laterale Spinalkanalstenose (Foramen- und Rezessusstenose),
— zentrale Spinalkanalstenose,
— laterale Spinalkanalstenose durch Zysten der Zygoapophysealgelenke (Foramenstenose).

Endoskopische Dekompressionen der Lenden- und Halswirbelsäule

■ **Indikation trans-/extraforaminaler Zugang**

Bei Bandscheibenvorfällen innerhalb des Spinalkanals müssen aufgrund des Beckens und/oder der eingeschränkten Mobilität des Endoskops folgende Indikationskriterien berücksichtigt werden:

— Lokalisation des Bandscheibenvorfalls in kraniokaudaler Richtung zwischen Mitte des kaudalen und Beginn des kranialen Pedikels,

— im orthograden, lateralen Strahlengang radiologische Überdeckung der entsprechenden Bandscheibe maximal bis zur Mitte des kranialen Pedikels.

Alle Pathologien, die intra-/extraforaminal lokalisiert sind, werden vorrangig mit dem trans-/extraforaminalen Zugang operiert, da sie mittels interlaminärem Zugang nicht direkt erreicht werden können. Für Bandscheibenvorfälle und Foramenstenosen, auch durch intra-/extraforaminale Zysten verursacht, bestehen keine Einschränkungen. Bei Rezessustenosen darf die kraniokaudale Ausdehnung maximal vom Oberrand des darunterliegenden Pedikels bis zum Unterrand des darüberliegenden Pedikels der jeweiligen Etage reichen.

Bei Anwendung der meist notwendigen lateralen Zugangstechnik ist eine Verlegung des Zugangswegs durch abdominale Strukturen auszuschließen. Dies ist insbesondere in den Etagen kranial von L4/5 zu berücksichtigen. Ist mit der vorliegenden Bildgebung keine eindeutige Beurteilung möglich, kann zur präoperativen Planung ein einzelner CT-Scan mit abdominellem Fenster durch die entsprechende Bandscheibe in normaler Rückenlage durchgeführt werden.

■ **Indikation interlaminärer Zugang**

Als Indikationen für den interlaminären Zugang gelten alle innerhalb des Spinalkanals lokalisierten Pathologien, die aufgrund der genannten Kriterien transforaminal technisch nicht zu operieren sind.

— Alle primären Bandscheibenvorfälle oder Rezidivbandscheibenvorfälle mit Lokalisation im Spinalkanal, die sich außerhalb der Einschlusskriterien für den transforaminalen Zugang befinden (Ausmaß der Sequestrierung, Höhe des Beckenkamms, abdominelle Organe), müssen in interlaminärer Technik operiert werden.

— Alle primären Bandscheibenvorfälle oder Rezidivbandscheibenvorfälle mit Lokalisa-

tion im Spinalkanal, die sich innerhalb der Einschlusskriterien für den transforaminalen Zugang befinden, können alternativ auch in interlaminärer Technik operiert werden.

— Rezessusstenose und zentrale Spinalkanalstenose.

— Rezessusstenose und zentrale Spinalkanalstenose durch Zysten der Zygoapophysealgelenke.

Zusammenfassend können Pathologien innerhalb des Spinalkanals teilweise unter Berücksichtigung der entsprechenden Kriterien transforaminal oder müssen ansonsten interlaminär operiert werden. Als Alternative ist der interlaminäre Zugang für alle Pathologien innerhalb des Spinalkanals einsetzbar. Alle intra-/extraforaminal lokalisierten Pathologien müssen mittels trans-/extraforaminalem Zugang operiert werden.

18.1.2 Halswirbelsäule

Folgende Pathologien gelten als Indikationen für vollendoskopische dorsale oder ventrale Operationen an der Halswirbelsäule:

— nichtsequestrierte mediale Bandscheibenvorfälle,

— sequestrierte oder nichtsequestrierte laterale und foraminale Bandscheibenvorfälle,

— Stenose des Foramens und des Rezessus,

— Spinalkanalstenose durch dorsale Pathologie,

— Spinalkanalstenose durch Zysten der Zygoapophysealgelenke.

Eine Kompression des Myelons von ventral durch hartes Gewebe, wie z. B. Knochen-, Anulus- oder Bandgewebe, und mediale sequestrierte Bandscheibenvorfälle stellen keine Indikation dar.

■ **Indikation dorsaler Zugang**

Der dorsale Zugang wird von den Autoren bevorzugt. Voraussetzung ist die Vermeidung einer Manipulation des Myelons nach medial, so dass keine medial ventralen Pathologien von dorsal operiert werden können. Somit gelten folgende Indikationskriterien:

— sequestrierte oder nichtsequestrierte laterale Bandscheibenvorfälle, die mit ihrer Hauptmasse lateral des Myelons lokalisiert sind,

- sequestrierte oder nichtsequestrierte foraminale Bandscheibenvorfälle,
- Foramenstenose,
- Spinalnervenkompression von ventral im Rezessus,
- Spinalkanalstenose mit Spinalnerven- oder Myelonkompression durch dorsale Pathologie.

■ **Indikation ventraler Zugang**

Voraussetzung für einen sicheren Zugang ist die eindeutige Palpation der ventralen Wirbelsäule zwischen Ösophagus/Trachea und dem Gefäß-Nerven-Strang. Zusätzlich kann durch Voroperationen im Zugangs- oder Operationsgebiet aufgrund von Vernarbungen das Risiko der Verletzung benachbarter Strukturen (Ösophagus, Arterien, Venen, etc.) erhöht oder nicht mehr kontrollierbar sein. Folgende Indikationen gelten für den ventralen Zugang:
- nichtsequestrierte mediale und laterale Bandscheibenvorfälle,
- in besonderen Fällen Spinalnervenkompression von ventral im Rezessus und Foramen,
- ventrale Mindesthöhe des Zwischenwirbelraumes von 4 mm, um eine zugangsbedingte Schädigung der Endplatten zu vermeiden.

18.1.3 Kontraindikationen

Neben Berücksichtigung der jeweiligen genannten Indikationen und Einschränkungen entsprechen die Kontraindikationen den Kriterien, die allgemein auf dekomprimierende Operationen unter Berücksichtigung der spezifisch technischen Möglichkeiten und der Einschlusskriterien des jeweiligen Operationsverfahren anzuwenden sind.

18.2 Präinterventionelle Diagnostik

Wie bei konventionellen Verfahren muss diagnostisch das gesamte Spektrum klinischer und technischer Untersuchungen berücksichtigt werden. Die technische Operationsplanung erfolgt wie bei allen mikrochirurgischen Techniken anhand der präoperativen Bildgebung. Ziel ist eine möglichst sparsame Traumatisierung oder Resektion von Strukturen des Spinalkanals in Abhängigkeit von der jeweiligen Pathologie.

Röntgenbilder der Lendenwirbelsäule in 2 Ebenen und wenn möglich eine MRT mit sagittaler und transversaler Rekonstruktion sind erforderlich. Bei Anwendung des lateralen, transforaminalen Zuganges, ist eine Verlegung des Zugangswegs durch abdominale Strukturen auszuschließen. Dies ist insbesondere in den Etagen kranial von L4/5 zu berücksichtigen. Ist mit der vorliegenden Bildgebung keine eindeutige Beurteilung möglich, kann zur präoperativen Planung mindestens ein einzelner CT-Scan mit abdominellem Fenster durch die entsprechende Bandscheibe in normaler Rückenlage durchgeführt werden.

Weitere für endoskopische Operationen spezifische Untersuchungen sind nicht notwendig.

18.3 Notwendiges Instrumentarium

Benötigt werden ein röntgendurchlässiger, elektrisch verstellbarer Operationstisch, ein C-Bogen sowie ggf. spezifische Lagerungshilfen (z. B. Mayfield-Klemme für Operationen an der Halswirbelsäule, etc.). Neben dem Operationsinstrumentarium und der Optik sind allgemeine Gerätschaften für endoskopische Operationen unter Flüssigkeitsstrom erforderlich, wie z. B. Monitor, Kameraeinheit, Lichtquelle, Dokumentationssystem, Flüssigkeitspumpe, Shaversystem oder Radiofrequenzgenerator. Vorhandene Geräte aus der Arthroskopie oder Endoskopie können genutzt werden.

Für die hier vorgestellten Techniken sind Optiken und Instrumentarien der Firma RIWOspine GmbH, Knittlingen, Deutschland, notwendig, da diese die Durchführung der Operation inkl. suffizienter Knochenresektion unter Sicht ermöglichen. Die Stablinsenoptiken beinhalten einen exzentrischen Arbeitskanal. Die Blickrichtung beträgt 25°. Die Operationshülsen haben eine abgeschrägte Öffnung, die ein Sicht- und Arbeitsfeld in einem Bereich ohne klar anatomisch-präformierte Höhlung schafft. Es stehen verschiedene Instrumente mit Außendurchmessern von 2–4 mm zur Verfügung. Mit allen Instrumenten kann durch den intraendoskopischen Arbeitskanal, d. h. unter kontinuierlicher Sicht, gearbeitet werden.

Kosten:
- Monitor: ca. 3800 €,
- Kameraeinheit: ca. 19.000 €,
- Lichtquelle: ca. 2700 €,
- Shaversystem: ca. 9500 €,
- Dokumentationssystem: ca. 11.500 €,

Endoskopische Dekompressionen der Lenden- und Halswirbelsäule

- Pumpe: ca. 4500 €,
- Radiofrequenzgerät: ca. 12.000 €,
- Optik: ca. 4800 €,
- Instrumentenset: ca. 7000 €,
- zusätzliche Kosten für Verbrauchsartikel: ca. 350 € pro Eingriff.

Bestelladresse: RIWOspine GmbH, Pforzheimer Straße 32, D-75438 Knittlingen (Email: info@ riwospine.com; ▶ www.riwospine.com).

18.4 Präinterventionelle Aufklärung

Patienten sind über ihre Erkrankung, deren möglichen langfristigen Verlauf und Folgen sowie trotz der Minimalinvasivität und der damit verbundenen Vorteile des operativen Verfahrens wie bei konventionellen Vorgehensweisen über alle bekannten Nebenwirkungen, Komplikationen, therapeutischen Möglichkeiten und Behandlungsalternativen zu informieren und aufzuklären (Hopp und Tsou 1988).

Mit Bezug auf das vollendoskopische Vorgehen ist darauf hinzuweisen, dass auch bei minimalinvasiven Eingriffen in Abhängigkeit von der notwendigen Ausdehnung des operativen Vorgehens z. B. eine Narbenbildung, operationsinduzierte Instabilität, etc. nicht komplett vermieden werden können. Bei langen Operationszeiten und unbemerkter Behinderung des Abflusses der Spülflüssigkeit sind theoretisch die Folgen eine Druckerhöhung innerhalb des Spinalkanals und der verbundenen und angrenzenden Strukturen nicht vollständig auszuschließen. Zusätzlich ist hervorzuheben, dass für die Therapie einer Komplikation ggf. der ein- oder zweizeitige Umstieg auf ein offenes Verfahren erforderlich sein kann.

18.5 Durchführung der Intervention

Wie bei allen mikrochirurgischen Techniken ist das intraoperative Vorgehen präoperativ anhand der bildgebenden Befunde zu planen. Das Ziel ist, in Abhängigkeit von der Pathologie die Resektion von Strukturen des Wirbelkanals so sparsam wie möglich zu gestalten. Vollendoskopische Operationen können in Vollnarkose durchgeführt werden. Dies ist für den Patienten und Operateur komfortabler, erlaubt bedarfsgerechte Lagerung und ermöglicht auch ausgedehntes Arbeiten innerhalb des Spinalkanals. Die Operationsabde-ckung beinhaltet die Möglichkeit des Auffangens von Spülflüssigkeit. Die Positionierung von Monitor, Basisgeräten und Instrumentarium erfolgt entsprechend dem Vorgehen bei arthroskopischen oder endoskopischen Operationen und muss ggf. je nach Operationsseite angepasst werden.

An der Lendenwirbelsäule erfolgen die Operationen in Bauchlage auf einem röntgendurchlässigen Tisch unter Bildwandlerkontrolle in 2 Ebenen. Der Patient sollte z. B. auf einer Hüft- und Thoraxrolle gelagert sein, um die abdominellen und thorakalen Organe zu entlasten. Die Möglichkeit der variablen Einstellung des Operationstisches ist hilfreich.

An der Halswirbelsäule wird der dorsale Zugang in Bauchlage, der ventrale Zugang in Rückenlage ebenfalls unter Bildwandlerkontrolle durchgeführt. Der Kopf wird fixiert, die Schulter ggf. nach unten gezogen, um auch in den unteren Etagen unter radiografischer Kontrolle arbeiten zu können. Die Halterung des Kopfes z. B. in der Mayfield-Klammer bietet eine gute Fixation und erlaubt auch bei unerwarteten Komplikationen den sofortigen Umstieg auf ein offenes Verfahren. Die Halswirbelsäule wird neutral, d. h. entlordosiert, positioniert.

18.5.1 Lendenwirbelsäule

- **(Lateraler) transforaminaler Zugang (Ruetten et al. 2005, 2007b, 2008b)**

Zu Beginn wird die Hautinzision lokalisiert. Ziel ist ein möglichst tangentiales Erreichen des Spinalkanals. In den kaudalen Etagen dient normalerweise im seitlichen Strahlengang in Abhängigkeit von der präoperativen Diagnostik die dorsale Linie des inferioren Gelenkfortsatzes als Grenze, die nicht nach ventral überschritten wird. Durch die Hautinzision wird eine Spinalkanüle orthograd zum Bandscheibenraum in den Zielbereich eingebracht. Nach Einführen eines Zieldrahtes und Entfernung der Kanüle erfolgt das Einbringen des kanülierten Dilatators (◘ Abb. 18.5). Der Zieldraht wird entfernt und über den Dilatator die Operationshülse vorgeschoben, in der Endposition mit der abgeschrägten Öffnung nach dorsal in Richtung neuraler Struktur (◘ Abb. 18.6). Ab hier wird die Dekompression unter Visualisierung und kontinuierlicher Spülung mit isotoner Kochsalzlösung durchgeführt. Weiteres erforderliches Eingehen in den Epiduralraum erfolgt unter Sicht. Die genaue Durchführung der Dekompression ist abhängig vom jeweiligen Befund (◘ Abb. 18.7).

Erlaubt der knöcherne Durchmesser des Foramens keine Passage, wird das Foramen knöchern erweitert. Ist die Position des austretenden Nerven nicht eindeutig, wie z. B. bei intra- oder extraforaminalen Bandscheibenvorfällen oder bei Foramenstenose, erfolgt ein extraforaminaler Zugang auf den kaudalen Pedikel.

- **Extraforaminaler Zugang (Ruetten et al. 2007b; Ruetten 2011)**

Die Spinalkanüle wird unter orthograder, p.a.-Röntgenkontrolle auf Niveau des Zwischenwirbelraumes in Richtung Foramen vorgeschoben. Kurz vor Erreichen des Foramens wird die Richtung nach kaudal zum Pedikel des darunterliegenden Wirbelkörpers verändert. Der Endpunkt sollte in der Mitte der lateralen Wand des kaudalen Pedikels liegen. Hier handelt es sich um eine sichere Zone, in der der austretende Spinalnerv nicht verletzt wird. Der Dilatator und die Operationshülse werden über den Zieldraht eingebracht und unter kontinuierlichem Druck am Knochen des Pedikels fixiert. Der weitere Eingriff erfolgt nach Einbringen des Endoskopes unter kontinuierlicher Sicht und druckgesteuerter Spülung mit isotoner Kochsalzlösung. Die knöcherne, laterale Wand des Pedikels wird präpariert und nachfolgend das Foramen. Hierfür wird vom Pedikel aus nach kranial die aszendierende Facette dargestellt und ventral die Bandscheibe. Mit der Elektrode kann der Eingang in das Foramen überprüft werden. Es ist darauf zu achten, dass der austretende Nerv nicht vor die Hülsenöffnung rutscht. Die Hülse selbst wird als Nervenhaken verwendet, die den Nerven nach kranial und ventral hält. Von dieser Position aus erfolgt die weitere intra-/extraforaminale Präparation bei hier lokalisierter Pathologie oder das Eingehen in den Spinalkanal durch das Foramen ggf. nach vorheriger Knochenresektion (◘ Abb. 18.8 und 18.9).

- **Interlaminärer Zugang (Ruetten 2005; Ruetten et al. 2006, 2007b, 2008b)**

Die Hautinzision erfolgt möglichst medial über dem interlaminären Fenster. Die kraniokaudale Lokalisation richtet sich nach dem Befund der jeweiligen Pathologie. Unter p.a.-Bildwandlerkontrolle wird der Dilatator stumpf auf den lateralen Rand des Ligamentum flavum oder auf die des-

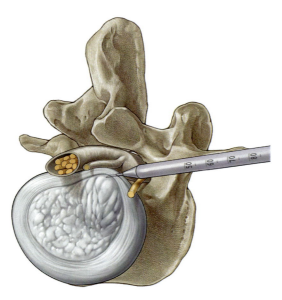

◘ Abb. 18.5 Zieldraht und Dilatator für den transforaminalen Zugang

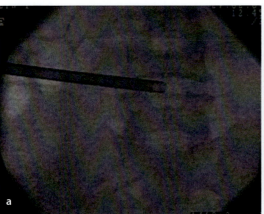
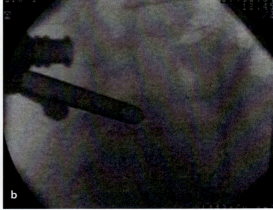

◘ Abb. 18.6 a, b Beispielhafte Endposition der Operationshülse im Spinalkanal beim lateralen transforaminalen Zugang, die Öffnung der Hülse befindet sich im Epiduralraum

Endoskopische Dekompressionen der Lenden- und Halswirbelsäule

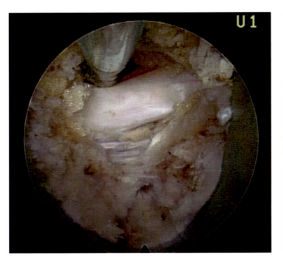

Abb. 18.7 Intraoperative Sicht auf den dekomprimierten Duralsack

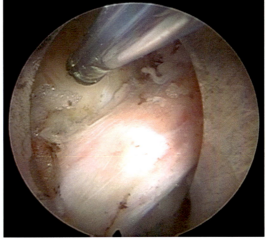

Abb. 18.9 Intraoperative Sicht auf den dekomprimierten austretenden Spinalnerven

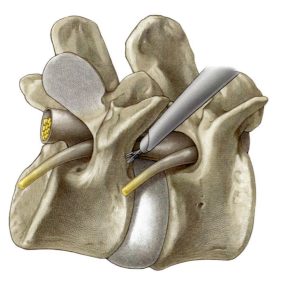

Abb. 18.8 Lumbaler extraforaminaler Zugang auf kaudalen Pedikel

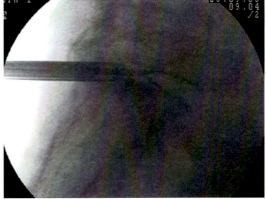

Abb. 18.10 Eingebrachte Operationshülse und Endoskop für interlaminäre Operation

zendierende Facette der Zygoapophysealgelenke eingebracht. Der weitere Ablauf erfolgt im seitlichen Strahlengang. Über den Dilatator wird die Operationshülse mit abgeschrägter Öffnung nach medial in Richtung Ligamentum flavum vorgeschoben (Abb. 18.10). Ab hier erfolgt der weitere Eingriff unter Visualisierung und kontinuierlicher Spülung mit isotoner Kochsalzlösung. Zum Erreichen des Spinalkanals wird das Ligamentum flavum lateral auf ca. 3–5 mm inzidiert. Das weitere Eingehen wird durch die Elastizität des Ligamentes ermöglicht. Die Operationshülse mit abgeschrägter Öffnung kann durch Rotation als zweites Instrument eingesetzt werden und dient z. B. durch Verlagerung der neuralen Strukturen nach medial als Nervenhaken.

Erlaubt der knöcherne Durchmesser des interlaminären Fensters keine Passage bei Operation einer Spinalkanalstenose oder bei deutlich dislozierten Sequestern, wird das Fenster knöchern erweitert. Die genaue Durchführung der Dekompression ist abhängig vom jeweiligen Befund (Abb. 18.11).

18.5.2 Halswirbelsäule

- **Dorsaler Zugang (Ruetten et al. 2007b, 2008b)**

Unter p.a.-Bildwandlerkontrolle wird die Linie der Massa laterales auf der Haut markiert. Der

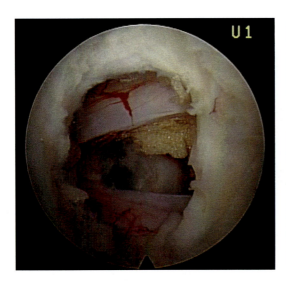

Abb. 18.11 Intraoperative Sicht auf dekomprimierte Axilla und Anulusdefekt

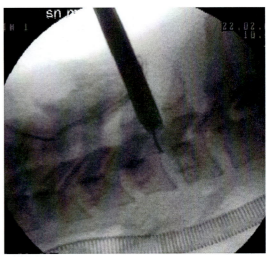

Abb. 18.12 Eingebrachte Operationshülse und Endoskop für zervikale dorsale Operation

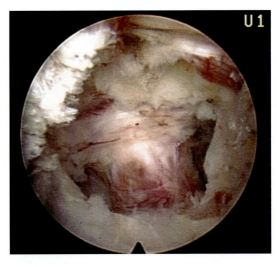

Abb. 18.13 Intraoperative Sicht auf den dekomprimierten Spinalnerven

weitere Ablauf erfolgt im seitlichen Strahlengang. Bestimmung des Bandscheibensegmentes mit einer Kanüle auf der Linie der Massa laterales und Durchführung der Hautinzision. Der Dilatator wird stumpf auf die Massa lateralis bzw. das Zygoapophysealgelenk eingebracht. Über den Dilatator wird die Operationshülse mit abgeschrägter Öffnung nach medial in Richtung Ligamentum flavum vorgeschoben und der Dilatator entfernt. Ab hier erfolgt der weitere Eingriff unter Visualisierung und kontinuierlicher Spülung mit isotoner Kochsalzlösung. Nach Präparation der anatomischen Strukturen Beginn der Foraminotomie an den medialen Gelenkanteilen sowie der kranialen und kaudalen Lamina. Nach Darstellung des Ligamentum flavum wird das Ligamentum lateral auf 3–5 mm inzidiert und der laterale Epiduralraum präpariert. Die laterale Begrenzung des zervikalen Myelons sowie der Abgang des Spinalnerven müssen eindeutig dargestellt werden. Die genaue Durchführung der Dekompression ist abhängig vom jeweiligen Befund (Abb. 18.12 und 18.13).

Ventraler Zugang (Ruetten et al. 2009b)

Der Zugang erfolgt von kontralateral. Dies erfordert weniger Manipulation der Weichteile und erlaubt einem rechtshändigen Operateur mit den Instrumenten vorwärts und nicht rückwärts arbeiten zu können. Die ventrale Wirbelsäule wird palpiert, wobei Trachea und Oesophagus nach medial sowie der Gefäß-Nerven-Strang mit Arteria carotis und Vena jugularis interna nach lateral manipuliert werden (Abb. 18.14). Ist dies nicht eindeutig möglich, besteht ein erhöhtes Risiko einer Verletzung der umgebenden Strukturen.

Unter seitlicher Bildwandlerkontrolle wird der entsprechende Zwischenwirbelraum markiert und die Hautinzision am medialen Rand des Musculus sternocleidomastoideus durchgeführt. Unter kontinuierlicher Palpation der Wirbelsäule wird der Anfangsdilatator in den Zwischenwirbelraum eingebracht. Alternativ kann hier auch zunächst

Endoskopische Dekompressionen der Lenden- und Halswirbelsäule

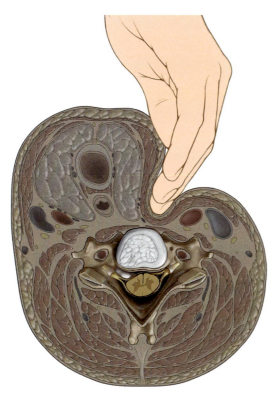

◨ Abb. 18.14 Palpieren der ventralen Halswirbelsäule für den kontralateralen ventralen Zugang

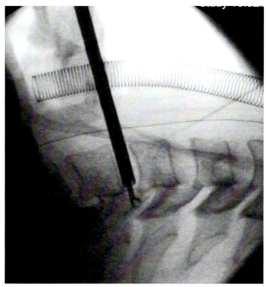

◨ Abb. 18.15 Eingebrachte Operationshülse und Endoskop für zervikale ventrale Operation

mit einer Spinalkanüle und nachfolgend mit dem Dilatator punktiert werden. Im p.a.-Strahlengang wird die intradiskale Lage überprüft. Der weitere Ablauf erfolgt unter seitlicher Bildwandlerkontrolle. Über den Anfangsdilatator wird das kombinierte Operationshülsen-Dilatator-System in den Zwischenwirbelraum geschoben. Die Dilatatoren werden entfernt, die Operationshülse verbleibt mit der Öffnung dorsal im Zwischenwirbelraum. Ab hier erfolgt der weitere Eingriff unter Visualisierung und kontinuierlicher Spülung mit isotoner Kochsalzlösung (◨ Abb. 18.15). Auf der Seite der Pathologie werden der dorsale Anulus, dorsale Bereiche der Wirbelkörper oder Endplatten sowie der Processus uncinatus präpariert. Nachfolgend wird in Abhängigkeit von Pathologie und Anatomie das sequestrierte Bandscheibenmaterial dargestellt. Hierfür kann die Eröffnung des dorsalen Anulus und des hinteren Längsbandes notwendig sein. Ebenso kann die Resektion von Knochen im dorsalen Bereich des kaudalen Wirbelkörpers oder des Processus uncinatus erforderlich werden. Die genaue Durchführung der Dekompression ist abhängig vom jeweiligen Befund.

18.6 Mögliche Komplikationen

Mögliche Komplikationen im Rahmen mikrochirurgischer Verfahren sind bekannt und zahlreich publiziert (Mayer 2005; Ramirez und Thisted 1989; Rompe et al. 1999; Stolke et al. 1989). Ein minimalinvasives Vorgehen kann die Komplikationsrate reduzieren (Parke 1991; Schick et al. 2002; Weber et al. 1997), wird diese aber nicht vollständig vermeiden. Grundsätzlich können alle Komplikationen wie beim bekannten konventionellen Operieren, auch unter Berücksichtigung der jeweiligen Operationstechnik, auftreten.

Auf das vollendoskopische Vorgehen bezogen ist hervorzuheben, dass für die Therapie einer Komplikation gegebenenfalls der ein- oder zweizeitige Umstieg auf ein offenes Verfahren erforderlich sein kann. Insbesondere ist die endoskopische Naht einer Duraverletzung technisch eingeschränkt. Bei langen Operationszeiten und unbemerkter Behinderung des Abflusses der Spülflüssigkeit sind theoretisch die Folgen eine Druckerhöhung innerhalb des Spinalkanals und der verbundenen und angrenzenden Strukturen nicht vollständig auszuschließen.

An der Lendenwirbelsäule muss beim interlaminären Zugang eine lang andauernde und ununterbrochene übermäßige Retraktion der neuralen Strukturen mit der Arbeitshülse nach medial vermieden oder intermittierend durchgeführt werden, um das Risiko neurologischer Schädigungen zu vermeiden. Bei der transforaminalen Operation kann insbesondere bei Durchführung des Zuganges das Risiko einer Verletzung des austretenden Nervens bestehen. Zur Vermeidung ist es notwendig, exakt im kaudalen Bereich des Foramens zu bleiben. Alternativ oder bei verengtem Foramen kann der extraforaminale Zugang angewendet werden. Bei Anwendung des lateralen Zuganges muss ausgeschlossen werden, dass abdominelle Organe den Zugangsweg verlegen.

An der Halswirbelsäule besteht bei der Durchführung des ventralen Zuganges ein erhöhtes Risiko der Verletzung umgebender Strukturen, wenn die ventrale Halswirbelsäule nicht eindeutig zwischen Ösophagus/Trachea und Gefäß-Nerven-Strang getastet werden kann oder aufgrund narbiger Veränderungen durch Voroperationen.

Insbesondere während der Lernkurve besteht erfahrungsgemäß wie bei allen neuen Techniken ein erhöhtes Risiko des Auftretens von Komplikationen.

18.7 Ergebnisse in der Literatur

18.7.1 Lendenwirbelsäule

Die Entwicklung neuer Stablinsenoptiken mit großem intraendoskopischem Arbeitskanal und entsprechenden Instrumentarien hat die vollendoskopische Operation aller lumbalen primären Bandscheibenvorfälle und Rezidivbandscheibenvorfälle inner- und außerhalb des Spinalkanals sowie von Spinalkanalstenosen technisch ermöglicht. In Kombination mit den neu entwickelten operativen Zugängen sind Parameter wie z. B. knöcherner Durchmesser des interlaminären Fensters und des Foramen intervertebrale oder Ausmaß der Sequestrierung des Bandscheibenmaterials nicht länger Kontraindikationen (Komp et al. 2011, 2014; Ruetten et al. 2005, 2006, 2008b, 2009a, c).

Um eine vollständige Dekompression sicher zu erreichen, müssen Bandscheibenvorfälle und Spinalkanalstenosen auch bei Verwendung einer vollendoskopischen Technik unter kontinuierlicher Visualisierung operiert werden. Mit Bezug auf den posterolateralen transforaminalen Zugang haben verschiedene Autoren die Entfer-

nung von Sequestern aus dem Epiduralraum im Sinne einer retrograden Resektion von intradiskal durch den bestehenden Anulusdefekt beschrieben (Kambin und Sampson 1986; Kambin et al. 1996, 1998; Stücker 2005; Yeung und Tsou 2002). Einige Publikationen stellen die Resektion aller Arten von Bandscheibenvorfällen dar (Hoogland et al. 2006; Yeung und Tsou 2002). Dennoch ist die Operation besonders von innerhalb des Spinalkanals lokalisierten Pathologien limitiert (Kambin et al. 1998; Lee et al. 2006; Ruetten et al. 2005, 2006, 2007a, 2008b, 2009c). Die Entwicklung des lateralen transforaminalen Zuganges optimiert und ermöglicht den Zugang zum Spinalkanal und das Arbeiten unter kontinuierlicher Visualisierung (Ruetten et al. 2005, 2007a, 2008b, 2009c). Probleme des posterolateralen Vorgehens werden hiermit beseitigt. Dennoch bestehen auch mit dem lateralen Zugang klare Ein- und Ausschlusskriterien und damit auch Einschränkungen (Ruetten et al. 2005, 2007a, 2008b, 2009c). In Fällen, die technisch transforaminal nicht operabel sind, kann heutzutage der interlaminäre Zugang eingesetzt werden (Komp et al. 2011, 2014; Ruetten et al. 2006, 2007a, 2008b, 2009a, c).

Mikroskopisch-assistierte Dekompressionen erreichen gute klinische Ergebnisse zwischen 75 % und 100 % (Andrews und Lavyne 1990; Ebeling et al. 1986; Nystrom 1987; Williams 1986). Mit den entwickelten vollendoskopischen Techniken können heutzutage klinisch übereinstimmende Ergebnisse wie mit dem konventionellen mikrochirurgischen Vorgehen erreicht werden. Die klinischen Verbesserungen sind für alle genannten Indikationen signifikant und konstant über die Nachuntersuchungszeiträume (Komp et al. 2011, 2014; Ruetten et al. 2008b, 2009a, c).

- **Indikation primärer Bandscheibenvorfall**
Mögliche negative Folgen konventioneller Operationen an der Lendenwirbelsäule sind bekannt und zahlreich beschrieben (Abumi et al. 1990; Annertz et al. 1995; Cooper et al. 1991; Fritsch et al. 1996; Haher et al. 1994; Kato et al. 1998; Kotilainen und Valtonen 1993; Schoeggl et al. 2002). Mittels des vollendoskopischen Vorgehens können im Literaturvergleich und in den zugrunde liegenden Studien Operationszeiten, Gewebetraumatisierung und Komplikationen reduziert werden (Rantanen et al. 1993; Rompe et al. 1999; Ruetten et al. 2008b). Die entspricht den publizierten Vorteilen eines minimalinvasi-

Endoskopische Dekompressionen der Lenden- und Halswirbelsäule

ven intervertebralen und epiduralen Vorgehens. Die Möglichkeit der Reduktion oder des Verzichts ossärer und ligamentärer Resektion sowie die atraumatischere Ausräumung des Zwischenwirbelraumes können nach heutigem Wissensstand operationsinduzierte Instabilitäten vermeiden. Die Minimierung des Anulusdefektes, die mittels vollendoskopischer Technik möglich ist, scheint einen protektiven Einfluss zu haben (Abumi et al. 1990; Aydin et al. 2002; de Divitiis und Cappabianca 2002; Ebara et al. 1992; Faulhauer und Manicke 1995; Goel et al. 1986; Iida et al. 1990; Kotilainen 1999; Natarajan et al. 1999; Schoeggl et al. 2002; Zander et al. 2003; Zollner et al. 1999).

Operationsbedingte rehabilitative Maßnahmen sind nicht erforderlich. Es zeigt sich eine vergleichsweise hohe Rückkehr in das berufliche und sportliche Aktivitätsniveau (Donceel und Du Bois 1998). Bekanntermaßen erhöhte Morbidität bei Begleitfaktoren konnte nicht festgestellt werden (Ramirez und Thisted 1989; Rompe et al. 1999; Stolke et al. 1989). Die Rezidivrate zeigt im Vergleich zur Literatur und innerhalb der Studien keine signifikanten Unterschiede zum konventionellen Vorgehen (Boyer et al. 1994; Carragee et al. 2003; Hirabayashi et al. 1993; Wenger et al. 2001). Revisionen können in gleicher Technik erfolgen. Die Art des Bandscheibenvorfalles und des Anulusdefektes scheinen größeren Einfluss auf die Rezidivrate zu haben als das Ausmaß der Ausräumung des Zwischenwirbelraumes (Carragee et al. 2003; Yorimitsu et al. 2001).

Insgesamt konnten keine relevanten Nachteile für die Anwendung der vollendoskopischen Technik zur Operation von Bandscheibenvorfällen festgestellt werden (Ruetten et al. 2005, 2006, 2007a, 2008b). Gleichzeitig zeigten sich Vorteile in Operationstechnik und reduzierter Traumatisierung im Bereich des Zugangsweges und der Strukturen des Spinalkanals. Das transforaminale Vorgehen ist aufgrund verminderter ossärer und ligamentärer Resektion als weniger traumatisierend und damit als Zugang der ersten Wahl zu bewerten. Aufgrund der anatomischen und pathologischen Voraussetzungen bestehen aber eindeutige Einschränkungen, so dass das interlaminäre Vorgehen das größere Spektrum aufweist.

■ Indikation Rezidivbandscheibenvorfall

Rezidivbandscheibenvorfälle nach Diskektomien können niemals vollständig ausgeschlossen wer-

den. Die Rezidivrate wird in der Literatur in Abhängigkeit von Fragmenttyp und Anulusdefekt zwischen 5 % bis über 20 % beschrieben (Boyer et al. 1994; Carragee et al. 2006; Hirabayashi et al. 1993; Stambough 1997; Wenger et al. 2001). Bei der Operation von Rezidivbandscheibenvorfällen nach konventioneller Voroperation ist aufgrund der bestehenden epiduralen Vernarbung das Risiko von Dura- und Nervenverletzungen erhöht (Kim und Michelsen 1992; Stolke et al. 1989). Um dieses zu reduzieren, muss im Operationsfeld meist ausgedehnter präpariert und damit vermehrte Traumatisierung akzeptiert werden (Abumi et al. 1990; Hopp und Tsou 1988; Kato et al. 1998; Sharma et al. 1995). Hierdurch können z. B. operationsinduzierte segmentale Instabilität, progrediente Degeneration, zunehmende epidurale Vernarbung oder auch Arachnoiditis entstehen (Connolly 1992; Ebeling et al. 1989; Fandino et al. 1993; Jonsson und Stromqvist 1993). Diese Folgeprobleme können klinisch symptomatisch werden und erneute Revisionen weiter erschweren. Durch die narbige Verbindung zwischen Dura und paravertebraler Muskulatur kann das sog. Tethering der Cauda equina entstehen (Katz et al. 1991; LaRocca und Macnab 1974). Die zunehmende Resektion stabilisierender Strukturen begünstigt eine operationsinduzierte Instabilität (Abumi et al. 1990; Haher et al. 1994; Hopp und Tsou 1988; Kaigle et al. 1995; Kato et al. 1998; Kotilainen und Valtonen 1993; Sharma et al. 1995). Die Traumatisierung durch den Zugangsweg im Innervationsgebiet des dorsalen Astes des Spinalnerven kann sich negativ auf das stabilisierende und koordinative System auswirken (Cooper et al. 1991; Lewis et al. 1987). Daher sind insbesondere bei Revisionen wie auch bei Primäroperationen gewebeschonende Techniken anzustreben (Isaacs et al. 2003; Ruetten et al. 2009c). Bei Anwendung des vollendoskopischen Vorgehens zeigten sich die Ergebnisparameter und Vorteile vergleichbar zu denen bei der Indikation primärer Bandscheibenvorfall in Bezug auf reduzierte Operationszeiten, Gewebetraumatisierung und Komplikationen (Mayer 2005; Ramirez und Thisted 1989; Rompe et al. 1999; Ruetten et al. 2009c; Stolke et al. 1989). Auch hier konnten keine relevanten Nachteile im Vergleich zur konventionellen, mikroskopisch-assistierten Technik festgestellt werden (Ruetten et al. 2009c). Es gelten die gleichen Ein- und Ausschlusskriterien. Einen besonderen

Stellenwert hat der transforaminale Zugang, da er die durch die Voroperation bestehende epidurale Vernarbung vollständig umgeht.

■ **Indikation Spinalkanalstenose**

Bei der Operation der Spinalkanalstenose werden die gleichen Probleme diskutiert, wie bei der Diskektomie (Abumi et al. 1990; Cooper et al. 1991; Fritsch et al. 1996; Haher et al. 1994; Kotilainen und Valtonen 1993; Waddell et al. 1988). Die Resektion von Gelenkanteilen und Weichteilstrukturen im lateralen und ventralen Bereich ist pathologiebedingt meist ausgeprägter, somit ist eine mögliche operationsinduzierte Instabilität immer zu berücksichtigen (Abumi et al. 1990; Haher et al. 1994; Kaigle et al. 1995; Kato et al. 1998; Kotilainen und Valtonen 1993; Sharma et al. 1995). Ausgedehnte Dekompressionen oder zusätzliche Instabilitäten und Deformitäten können eine additive Fusion erfordern. Durch verschiedene gewebeschonendere Techniken wird versucht, die Traumatisierung zu reduzieren (Frank und Hsu 2002; Getty et al. 1981; Guiot et al. 2002; Khoo und Fessler 2002; Mayer 2005; Sanderson und Getty 1996; Young et al. 1988). Wesentliche Voraussetzung für den Einsatz vollendoskopischer Techniken war die Entwicklung entsprechender Fräser, die eine Knochenresektion unter Sicht gewährleisten. Hiermit ist die suffiziente Dekompression der lateralen Spinalkanalstenose technisch möglich (Komp et al. 2011, 12014; Ruetten et al. 2009a).

Bei Anwendung des vollendoskopischen Vorgehens zeigten sich die Ergebnisparameter und Vorteile vergleichbar zu denen bei der Indikation primärer Bandscheibenvorfall oder Rezidivbandscheibenvorfall in Bezug auf Komplikationen, Gewebetraumatisierung und reduzierte Operationszeiten (Komp et al. 2011, 2014; Mayer 2005; Ramirez und Thisted 1989; Rompe et al. 1999; Ruetten et al. 2009a). Auch hier konnten keine relevanten Nachteile im Vergleich zur konventionellen mikroskopisch-assistierten Technik festgestellt werden (Komp et al. 2011, 2014; Ruetten et al. 2009a). Aufgrund der anatomischen und pathologischen Voraussetzungen erfüllen nur wenige dieser Stenosen die Einschlusskriterien für ein transforaminales Vorgehen, was in diesen Fällen aber technisch durchführbar ist. Beschrieben wurde eine transforaminale Dekompression mit posterolateralem Zugang (Kambin et al. 1996). Allerdings enthielt das Patientenkollektiv Fälle mit zusätzlichem Bandscheibenvorfall und die Dekompression wurde nicht unter Sicht durchgeführt im Sinne einer notwendigen Resektion der medialen Kante der aszendierenden Gelenkfacette und des Ligamentum flavum. Eine weitere Indikation besteht bei der reinen foraminalen Stenose, wenn keine Rekonstruktion des Bewegungssegments erforderlich ist.

18.7.2 Halswirbelsäule

Auch an der Halswirbelsäule hat die Entwicklung neuer und verschiedener Stablinsenoptiken und Instrumentarien die vollendoskopische Resektion von Bandscheibenvorfällen technisch ermöglicht. Insbesondere für den dorsalen Zugang ist eine suffiziente Knochenresektion die Voraussetzung gewesen. Bei Anwendung des ventralen Zuganges schützt das modifizierte System mit ovaler Operationshülse Grund- und Deckplatten der Wirbelkörper. Wie im Bereich der Lendenwirbelsäule kann jeder Arbeitsschritt unter der erforderlichen, kontinuierlichen Visualisierung erfolgen.

■ **Indikation primärer Bandscheibenvorfall**

Mögliche Probleme des Standardverfahrens zur Operation zervikaler Bandscheibenvorfälle, der ventralen Dekompression und Fusion, sind bekannt und zahlreich beschrieben (Epstein 2002; Kulkarni et al. 2004; Pedram et al. 2003; Tureyen 2003; Wang et al. 2007). Gleiches gilt für die gebräuchlichste Alternative, die dorsale Keyhole-Foraminotomie (Adamson 2001; Sihvonen et al. 1993; Woertgen et al. 1997). Die guten klinischen Resultate der mikrochirurgischen ventralen Dekompression und Fusion, die als Goldstandard gilt, sowie der dorsalen Foraminotomie können mit den vollendoskopischen Techniken heutzutage erreicht werden (Adamson 2001; Aldrich 1990; Clarke et al. 2007; Epstein 2002; Jodicke et al. 2003; Riew et al. 2007; Woertgen et al. 2000). Sie sind signifikant und konstant über die gesamten Nachuntersuchungszeiträume (Ruetten et al. 2007b, 2008a, 2009b). Gleichzeitig sind Operationszeiten, Gewebetraumatisierung und Komplikationen reduziert (Adamson 2001; Clarke et al. 2007; Epstein 2002; Grieve et al. 2000; Harrop et al. 2003; Jodicke et al. 2003; Riew et al. 2007; Ruetten et al. 2007b, 2008a, 2009b). Dies entspricht den Erfahrungen mit minimalinvasivem

Endoskopische Dekompressionen der Lenden- und Halswirbelsäule

intravertebralem und epiduralem Vorgehen im Bereich der Lendenwirbelsäule (Aydin et al. 2002; de Divitiis und Cappabianca 2002; Faulhauer und Manicke 1995; Natarajan et al. 1999; Wenger et al. 2001; Zander et al. 2003; Zollner et al. 1999). Operationsinduzierte Nackenschmerzen oder Instabilitäten wurden nicht festgestellt. Beim dorsalen endoskopischen Vorgehen bleiben die Gelenkanteile nahezu vollständig erhalten. Auch beim ventralen endoskopischen Vorgehen trat keine Zunahme einer segmentalen Kyphose auf. Die mittlere Abnahme der Höhe des Zwischenwirbelraumes war hier signifikant. Dies traf allerdings auch für die Kontrollgruppe mit Fusion zu. In der Literatur werden für diese Parameter höhere Werte beschrieben bei ventralen Dekompressionsverfahren ohne Fusion (Brigham und Tsahakis 1995; Hauerberg et al. 2008; Oktenoglu et al. 2007). Allerdings werden hier im Gegensatz zum endoskopischen Vorgehen Kürretierungen der Endplatten vorgenommen (Hauerberg et al. 2008). Dies kann auch die höheren spontanen Fusionsraten erklären, die bei endoskopischer Technik nicht auftraten. Insgesamt konnte zwischen den genannten Parametern und dem klinischen Ergebnis kein Zusammenhang gefunden werden. Auch in der Literatur können die Fragen hinsichtlich progredienter Kyphosierung oder Instabilität nicht einheitlich nach EBM-Kriterien beantwortet werden (Abd-Alrahman et al. 1999; Dowd und Wirth 1999; Hauerberg et al. 2008; Martins 1976; Nandoe Tewarie et al. 2007; Oktenoglu et al. 2007; Savolainen et al. 1998; Sonntag und Klara 1996; van den Bent et al. 1996). Die Rezidivrate liegt innerhalb der Ergebnisse publizierter konventioneller Verfahren ohne Fusion (Adamson 2001; Henderson et al. 1983; Jodicke et al. 2003). Revisionen können in gleicher Technik erfolgen. Im Gegensatz zu Verfahren mit Rekonstruktion des Zwischenwirbelraums sind Rezidivbandscheibenvorfälle technisch nicht auszuschließen. Bisher wurde in der Literatur eine Arbeit vorgestellt, in der in Kombination mit ventralem Zugang auch über dorsale endoskopische Techniken berichtet wurde (Fontanella 1999). Nähere präzise Spezifizierungen oder Angaben über Knochenresektion werden nicht erwähnt. Bei beschriebenen ventralen Techniken erfolgten teilweise Arbeitsschritte nur unter radiologischer Kontrolle, die Sichtbedingungen waren aufgrund der kleinen Optiken häufig reduziert. Durch die neuen Stablinsenoptiken bestehen exzellente Sichtverhältnisse. Die Knochenresektion ist unter kontinuierlicher Visualisierung möglich, was für den dorsalen Zugang immer erforderlich ist und für den ventralen Zugang erforderlich sein kann. Das vom konventionellen Operieren bekannte Problem epiduraler Blutungen wird durch kontinuierliche Spülung vermieden (Ruetten et al. 2007b, 2008a, 2009b). Die 25°-Blickrichtung bietet ein erweitertes Sichtfeld, was insbesondere für den dorsalen Zugang den Blick unter das Myelon ermöglicht, welches nicht manipuliert werden darf. Der dorsale endoskopische Zugang bietet keine speziellen Probleme. Er ist somit Zugang der ersten Wahl, aber nur für laterale Pathologien indiziert. Allerdings sind die meisten Bandscheibenvorfälle mit radikulärer Symptomatik in diesem Bereich lokalisiert. Der ventrale Zugang erfolgt dicht neben verletzungsanfälligen Strukturen. Während des Zuganges ist eine direkte Palpation der ventralen Wirbelsäule erforderlich. Diese kann bei musklären Patienten in den kaudalen Etagen erschwert sein.

18.8 Fazit und klinische Relevanz

Das Ziel in der Entwicklung der operativen Therapie von radikulären Kompressionssyndromen durch Bandscheibenvorfälle oder Spinalkanalstenosen ist die suffiziente Dekompression unter optimierten Sichtbedingungen mit minimierter operationsinduzierter Traumatisierung und deren negativer Folgen. Die Entwicklung operativer Zugänge sowie neuer Stablinsenoptiken und entsprechender Instrumentarien hat im Bereich der Lendenwirbelsäule die vollendoskopische Operation aller primären und Rezidivbandscheibenvorfälle inner- und außerhalb des Spinalkanals sowie von Spinalkanalstenosen technisch ermöglicht, im Bereich der Halswirbelsäule liegt der Schwerpunkt auf der Resektion weicher Bandscheibenvorfälle. Parameter wie knöcherner Durchmesser des Zugangsweges oder Ausmaß von Sequestrierungen sind keine Kontraindikationen. Die Anwendung der jeweiligen Zugänge ist abhängig von anatomischen und pathologischen Ein- und Ausschlusskriterien. Die klinischen Ergebnisse der Standardverfahren werden erreicht, was als Mindestkriterium bei der Einführung neuer Techniken gelten muss (Maroon 2002). Gleichzeitig bestehen Vorteile in operativer Technik und klinischen Variablen.

Basierend auf operativen Erfahrungen und klinischen Studien können folgende Vorteile der vollendoskopischen Techniken im Bereich der Lenden- und Halswirbelsäule angeführt werden:
- Erleichterung für den Operateur durch guter Visualisierung, Ausleuchtung und erweitertes Sichtfeld durch 25°-Optiken,
- kosteneffektives Verfahren durch kurze Operationszeiten, schnelle Rehabilitation und geringe postoperative Folgekosten,
- reduzierte Traumatisierung des umliegenden Gewebes, der stabilisierenden Strukturen und des Epiduralraums,
- erleichterte Revisionsoperationen (lumbal transforaminal Umgehung epiduraler Vernarbung),
- Monitorbild als Ausbildungsgrundlage für ärztliches Personal,
- hohe Patientenakzeptanz,
- bei den zervikalen Zugängen Erhalt der Mobilität.

Folgendes ist als nachteilig zu bewerten:
- Einschlusskriterien für die unterschiedlichen Zugänge müssen eingehalten werden,
- eingeschränkte Möglichkeiten der Zugangserweiterung bei Problemen,
- anspruchsvolle Lernkurve,
- lumbal transforaminal theoretisches Risiko der Verletzung des austretenden Nervens,
- bei den zervikalen Zugängen nur direkte Dekompression und keine indirekte Dekompression durch Rekonstruktion des Zwischenwirbelraumes.

Gestützt auf prospektiv randomisierte und kontrollierte Studien ist auch unter Berücksichtigung von EBM-Kriterien zusammenfassend festzustellen, dass mittels vollendoskopischer Techniken bei den genannten Indikationen die zu den Standardverfahren gleichwertige suffiziente Dekompression erreicht wird mit reduzierter Traumatisierung, verbesserten Sichtbedingungen und positiver Kostenrelation. Somit können vollendoskopische Operationen heute als Erweiterung und Alternative innerhalb des Gesamtkonzeptes der Wirbelsäulenchirurgie eingeordnet werden. Besondere Aufmerksamkeit ist auf die jeweilige Indikation sowie die schwierige Lernkurve zu richten, die wie bei vielen neuen Verfahren zu Beginn ein erhöhtes Problem- und Risikopotenzial beinhalten kann.

18.8.1 Weitere Einsatzgebiete

Die Inzidenz thorakaler Bandscheibenvorfälle und Spinalkanalstenosen ist niedrig. Nur bis zu 4 % aller Dekompressionen werden an der Brustwirbelsäule durchgeführt. Es handelt sich um operationstechnisch anspruchsvolle Pathologien, die häufig kalzifiziert sind. Als Indikation gelten Symptome der thorakalen Myelopathie, seltener therapieresistente radikuläre Syndrome. Jeder Fall verlangt die individuelle präoperative Planung der Operationstechnik und eine Nutzen-Risiko-Abwägung. Bei entsprechender Indikation werden auch hier vollendoskopische Operationen zur Dekompression eingesetzt. Eine besondere Situation in der Indikationsstellung betrifft die Kompression des Spinalnerven Th1 durch einen Bandscheibenvorfall der Etage Th1/2, der aufgrund der Verschaltung im Plexus brachialis zu neurologischen Defiziten in der oberen Extremität führen kann.

Um eine Manipulation des Myelons zu vermeiden, muss unter Berücksichtigung der Lokalisation der Pathologie wie beim konventionellen Vorgehen ein Bereich von Operationszugängen zur Verfügung stehen, aus dem nach präoperativer Planung das entsprechende Verfahren bestimmt wird. Vollendoskopisch erfolgt die Abdeckung des Bereiches vom interlaminären (dorsal bis dorsolateral) über den transforaminalen (dorsolateraler Bereich) bis zum transthorakalen (retropleural, transpleural) Zugang (◘ Abb. 18.16, 18.17 und 18.18). Typ und Lokalisation der Pathologie bestimmen das jeweilige Vorgehen. Aufgrund der geringen Inzidenz sind klinische und technische Erfahrungen eingeschränkt. Bei ausgedehnten Befunden und Grenzfällen hinsichtlich Anatomie, Pathologie oder Symptomatik kann die Operation mittels konventionellen Vorgehens die einzig geeignete Option darstellen.

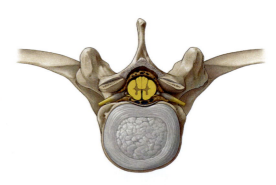

◘ Abb. 18.16 Zur Vermeidung einer Manipulation des Myelons können verschiedene Zugänge erforderlich sein

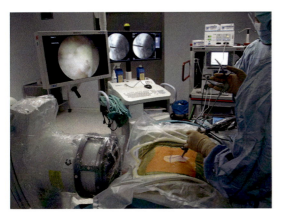

Abb. 18.17 Transthorakaler retropleuraler Zugang in Seitenlage

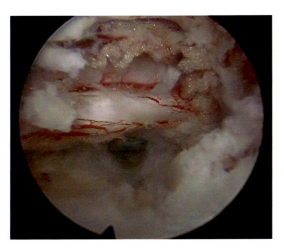

Abb. 18.18 Intraoperative Sicht auf dekomprimiertes Myelon mit thorakalem transforaminalem Zugang

Literatur

Abd-Alrahman N, Dokmak AS, Abou-Madawi A (1999) Anterior cervical discectomy (ACD) versus anterior cervical fusion (ACF), clinical and radiological outcome study. Acta Neurochir 141:1089–1092

Abumi K et al (1990) Biomechanical evaluation of lumbar spinal stability after graded facetectomies. Spine (Phila Pa 1976) 15:1142–1147

Adamson TE (2001) Microendoscopic posterior cervical laminoforaminotomy for unilateral radiculopathy: results of a new technique in 100 cases. J Neurosurg 95:51–57

Ahn Y, Lee SH, Shin SW (2005) Percutaneous endoscopic cervical discectomy: clinical outcome and radiographic changes. Photomed Laser Surg 23:362–368

Aldrich F (1990) Posterolateral microdisectomy for cervical monoradiculopathy caused by posterolateral soft cervical disc sequestration. J Neurosurg 72:370–377

Andersson GB et al (1996) Consensus summary of the diagnosis and treatment of lumbar disc herniation. Spine (Phila Pa 1976) 21:75S–78S

Andrews DW, Lavyne MH (1990) Retrospective analysis of microsurgical and standard lumbar discectomy. Spine (Phila Pa 1976) 15:329–335

Annertz M et al (1995) No relationship between epidural fibrosis and sciatica in the lumbar postdiscectomy syndrome. A study with contrast-enhanced magnetic resonance imaging in symptomatic and asymptomatic patients. Spine (Phila Pa 1976) 20:449–453

Aydin Y et al (2002) Clinical and radiological results of lumbar microdiskectomy technique with preserving of ligamentum flavum comparing to the standard microdiskectomy technique. Surg Neurol 57:5–13; discussion 13–14

Aydin Y et al (2005) Minimally invasive anterior contralateral approach for the treatment of cervical disc herniation. Surg Neurol 63:210–218; discussion 218–219

Boyer P et al (1994) Lumbar disk hernia. Excision of hernia with or without complementary diskectomy? Neurochirurgie 40:259–262

Brayda-Bruno M, Cinnella P (2000) Posterior endoscopic discectomy (and other procedures). Eur Spine J 9(Suppl 1): S24–S29

Brigham CD, Tsahakis PJ (1995) Anterior cervical foraminotomy and fusion. Surgical technique and results. Spine (Phila Pa 1976) 20:766–770

Burke TG, Caputy A (2000) Microendoscopic posterior cervical foraminotomy: a cadaveric model and clinical application for cervical radiculopathy. J Neurosurg 93:126–129

Carragee EJ et al (2003) Clinical outcomes after lumbar discectomy for sciatica: the effects of fragment type and anular competence. J Bone Joint Surg Am 85-A:102–108

Carragee EJ et al (2006) A prospective controlled study of limited versus subtotal posterior discectomy: short-term outcomes in patients with herniated lumbar intervertebral discs and large posterior anular defect. Spine (Phila Pa 1976) 31:653–637

Caspar W et al (1991) The Caspar microsurgical discectomy and comparison with a conventional standard lumbar disc procedure. Neurosurgery 28:78–86; discussion 86–87

Chiu JC et al (2000) Percutaneous microdecompressive endoscopic cervical discectomy with laser thermodiskoplasty. Mt Sinai J Med 67:278–282

Choi G et al (2007) Modified transcorporeal anterior cervical microforaminotomy for cervical radiculopathy: a technical note and early results. Eur Spine J 16:1387–1393

Clarke MJ et al (2007) Same-segment and adjacent-segment disease following posterior cervical foraminotomy. J Neurosurg Spine 6:5–9

Cloward RB (1958) The anterior approach for removal of ruptured cervical disks. J Neurosurg 15:602–617

Connolly ES (1992) Surgery for recurrent lumbar disc herniation. Clin Neurosurg 39:211–216

Cooper RG et al (1991) The role of epidural fibrosis and defective fibrinolysis in the persistence of postlaminectomy back pain. Spine (Phila Pa 1976) 16:1044–1048

van den Bent MJ et al (1996) Anterior cervical discectomy with or without fusion with acrylate. A randomized trial. Spine (Phila Pa 1976) 21:834–839; discussion 840

Destandau J (1999) A special device for endoscopic surgery of lumbar disc herniation. Neurol Res 21:39–42

de Divitiis E, Cappabianca P (2002) Lumbar diskectomy with preservation of the ligamentum flavum. Surg Neurol 58:68; discussion 68–69

Donceel P, Du Bois M (1998) Fitness for work after surgery for lumbar disc herniation: a retrospective study. Eur Spine J 7:29–35

Dowd GC, Wirth FP (1999) Anterior cervical discectomy: is fusion necessary? J Neurosurg 90:8–12

Ebara S et al (1992) Intraoperative measurement of lumbar spinal instability. Spine (Phila Pa 1976) 17:S44–S50

Ebeling U, Reichenberg W, Reulen HJ (1986) Results of microsurgical lumbar discectomy. Review on 485 patients. Acta Neurochir 81:45–52

Ebeling U, Kalbarcyk H, Reulen HJ (1989) Microsurgical reoperation following lumbar disc surgery. Timing, surgical findings, and outcome in 92 patients. J Neurosurg 70:397–404

Epstein NE (2002) A review of laminoforaminotomy for the management of lateral and foraminal cervical disc herniations or spurs. Surg Neurol 57:226–233; discussion 233–234

Epstein JM, Adler R (2000) Laser-assisted percutaneous endoscopic neurolysis. Pain Physician 3:43–45

Fandino J et al (1993) Reoperation after lumbar disc surgery: results in 130 cases. Acta Neurochir 122:102–104

Faulhauer K, Manicke C (1995) Fragment excision versus conventional disc removal in the microsurgical treatment of herniated lumbar disc. Acta Neurochir 133:107–111

Ferrer E et al (1988) Lumbar microdiscectomy: analysis of 100 consecutive cases. Its pitfalls and final results. Acta Neurochir Suppl (Wien) 43:39–43

Fessler RG, Khoo LT (2002) Minimally invasive cervical microendoscopic foraminotomy: an initial clinical experience. Neurosurgery 51:S37–S45

Fontanella A (1999) Endoscopic microsurgery in herniated cervical discs. Neurol Res 21:31–38

Forst R, Hausmann B (1983) Nucleoscopy – a new examination technique. Arch Orthop Trauma Surg 101:219–221

Frank EH, Hsu FP (2002) An endoscopic dural retractor for spinal stenosis surgery. Minim Invasive Neurosurg 45:136–138

Fritsch EW, Heisel J, Rupp S (1996) The failed back surgery syndrome: reasons, intraoperative findings, and long-term results: a report of 182 operative treatments. Spine (Phila Pa 1976) 21:626–633

Frykholm R (1951) Lower cervical vertebrae and intervertebral discs; surgical anatomy and pathology. Acta Chir Scand 101:345–359

Getty CJ et al (1981) Partial undercutting facetectomy for bony entrapment of the lumbar nerve root. J Bone Joint Surg Br 63-B:330–335

Goald HJ (1978) Microlumbar discectomy: followup of 147 patients. Spine (Phila Pa 1976) 3:183–185

Goald HJ (1980) Microlumbar discectomy: follow-up of 477 patients. J Microsurg 2:95–100

Goel VK et al (1986) Mechanical properties of lumbar spinal motion segments as affected by partial disc removal. Spine (Phila Pa 1976) 11:1008–10012

Gore DR, Sepic SB (1998) Anterior discectomy and fusion for painful cervical disc disease. A report of 50 patients with an average follow-up of 21 years. Spine (Phila Pa 1976) 23:2047–2051

Gottlob C et al (1992) Holmium:YAG laser ablation of human intervertebral disc: preliminary evaluation. Lasers Surg Med 12:86–91

Grieve JP et al (2000) Results of posterior cervical foraminotomy for treatment of cervical spondylitic radiculopathy. Br J Neurosurg 14:40–43

Guiot BH, Khoo LT, Fessler RG (2002) A minimally invasive technique for decompression of the lumbar spine. Spine (Phila Pa 1976) 27:432–438

Haher TR et al (1994) The role of the lumbar facet joints in spinal stability. Identification of alternative paths of loading. Spine (Phila Pa 1976) 19:2667–2670. discussion 2671

Hakuba A (1976) Trans-unco-discal approach. A combined anterior and lateral approach to cervical discs. J Neurosurg 45:284–291

Harrop JS et al (2003) Cervicothoracic radiculopathy treated using posterior cervical foraminotomy/discectomy. J Neurosurg 98:131–136

Hauerberg J et al (2008) Anterior cervical discectomy with or without fusion with ray titanium cage: a prospective randomized clinical study. Spine (Phila Pa 1976) 33:458–464

Henderson CM et al (1983) Posterior-lateral foraminotomy as an exclusive operative technique for cervical radiculopathy: a review of 846 consecutively operated cases. Neurosurgery 13:504–512

Hermantin FU et al (1999) A prospective, randomized study comparing the results of open discectomy with those of video-assisted arthroscopic microdiscectomy. J Bone Joint Surg Am 81:958–965

Hijikata S (1975) Precutaneous discectomy: a new treatment method for lumbar disc herniation. J Toden Hosp 5:5–13

Hilton DL Jr (2007) Minimally invasive tubular access for posterior cervical foraminotomy with three-dimensional microscopic visualization and localization with anterior/posterior imaging. Spine J 7:154–158

Hirabayashi S et al (1993) Microdiscectomy and second operation for lumbar disc herniation. Spine (Phila Pa 1976) 18:2206–2211

Hoogland T et al (2006) Transforaminal posterolateral endoscopic discectomy with or without the combination of a low-dose chymopapain: a prospective randomized study in 280 consecutive cases. Spine (Phila Pa 1976) 31:E890–E897

Hopp E, Tsou PM (1988) Postdecompression lumbar instability. Clin Orthop Relat Res 227:143–151

Hult L (1951) Retroperitoneal disc fenestration in low-back pain and sciatica; a preliminary report. Acta Orthop Scand 20:342–348

Iida Y et al (1990) Postoperative lumbar spinal instability occurring or progressing secondary to laminectomy. Spine (Phila Pa 1976) 15:1186–1189

Isaacs RE, Podichetty V, Fessler RG (2003) Microendoscopic discectomy for recurrent disc herniations. Neurosurg Focus 15:E11

Endoskopische Dekompressionen der Lenden- und Halswirbelsäule

Jho HD (1996) Microsurgical anterior cervical foraminotomy for radiculopathy: a new approach to cervical disc herniation. J Neurosurg 84:155–160

Jodicke A et al (2003) Risk factors for outcome and complications of dorsal foraminotomy in cervical disc herniation. Surg Neurol 60:124–129; discussion 129–130

Johnson JP et al (2000) Anterior cervical foraminotomy for unilateral radicular disease. Spine (Phila Pa 1976) 25:905–909

Jonsson B, Stromqvist B (1993) Repeat decompression of lumbar nerve roots. A prospective two-year evaluation. J Bone Joint Surg Br 75:894–897

Kaigle AM, Holm SH, Hansson TH (1995) Experimental instability in the lumbar spine. Spine (Phila Pa 1976) 20:421–430

Kambin P, Sampson S (1986) Posterolateral percutaneous suction-excision of herniated lumbar intervertebral discs. Report of interim results. Clin Orthop Relat Res 37–43

Kambin P et al (1996) Transforaminal arthroscopic decompression of lateral recess stenosis. J Neurosurg 84:462–467

Kambin P et al (1998) Arthroscopic microdiscectomy and selective fragmentectomy. Clin Orthop Relat Res 150–167

Kato Y, Panjabi MM, Nibu K (1998) Biomechanical study of lumbar spinal stability after osteoplastic laminectomy. J Spinal Disord 11:146–150

Katz JN et al (1991) The outcome of decompressive laminectomy for degenerative lumbar stenosis. J Bone Joint Surg Am 73:809–816

Kawaguchi Y, Matsui H, Tsuji H (1996) Back muscle injury after posterior lumbar spine surgery. A histologic and enzymatic analysis. Spine (Phila Pa 1976) 21:941–944

Khoo LT, Fessler RG (2002) Microendoscopic decompressive laminotomy for the treatment of lumbar stenosis. Neurosurgery 51:S146–S154

Kim SS, Michelsen CB (1992) Revision surgery for failed back surgery syndrome. Spine (Phila Pa 1976) 17:957–960

Knight MT et al (1998) Endoscopic laser foraminoplasty on the lumbar spine – early experience. Minim Invasive Neurosurg 41:5–9

Komp M et al (2011) Bilateral operation of lumbar degenerative central spinal stenosis in full-endoscopic interlaminar technique with unilateral approach: prospective 2-year results of 74 patients. J Spinal Disord Tech 24:281–287

Komp M et al (2014) Operation of lumbar zygoapophyseal joint cysts using a full-endoscopic interlaminar and transforaminal approach: prospective 2-year results of 74 patients. Surg Innov 21:605–614

Kotilainen E (1999) Percutaneous nucleotomy in the treatment of cervical disc herniation: report of three cases and review. Minim Invasive Neurosurg 42:152–155

Kotilainen E (2001) Clinical instability of the lumbar spine after microdiscectomy. In: Gerber BE, Knight MT, Siebert WE (Hrsg) Lasers in the musculoskeletal system. Springer, Berlin/Heidelberg/New York

Kotilainen E, Valtonen S (1993) Clinical instability of the lumbar spine after microdiscectomy. Acta Neurochir 125:120–126

Kulkarni V, Rajshekhar V, Raghuram L (2004) Accelerated spondylotic changes adjacent to the fused segment following central cervical corpectomy: magnetic resonance imaging study evidence. J Neurosurg 100:2–6

Laing RJ et al (2001) Prospective study of clinical and radiological outcome after anterior cervical discectomy. Br J Neurosurg 15:319–323

LaRocca H, Macnab I (1974) The laminectomy membrane. Studies in its evolution, characteristics, effects and prophylaxis in dogs. J Bone Joint Surg Br 56B:545–550

Lee SH et al (2006) Operative failure of percutaneous endoscopic lumbar discectomy: a radiologic analysis of 55 cases. Spine (Phila Pa 1976) 31:E285–E290

Lewis PJ et al (1987) Long-term prospective study of lumbosacral discectomy. J Neurosurg 67:49–53

Maroon JC (2002) Current concepts in minimally invasive discectomy. Neurosurgery 51:S137–S145

Maroon JC, Onik G, Sternau L (1989) Percutaneous automated discectomy. A new approach to lumbar surgery. Clin Orthop Relat Res 64–70

Martins AN (1976) Anterior cervical discectomy with and without interbody bone graft. J Neurosurg 44:290–295

Mathews HH (1996) Transforaminal endoscopic microdiscectomy. Neurosurg Clin N Am 7:59–63

Mayer HM (2005) The microsurgical interlaminar, paramedian approach. In: Mayer HM (Hrsg) Minimally invasive spine surgery. Springer, Berlin/Heidelberg/New York

Mayer HM, Brock M (1993) Percutaneous endoscopic discectomy: surgical technique and preliminary results compared to microsurgical discectomy. J Neurosurg 78:216–225

McCulloch JA (1996) Focus issue on lumbar disc herniation: macro- and microdiscectomy. Spine (Phila Pa 1976) 21:45S–56S

Mixter WJ, Barr JS (1934) Rupture of the intervertebral disc with involvement of the spinal canal. N Engl J Med 211:210–215

Mummaneni PV et al (2007) Clinical and radiographic analysis of cervical disc arthroplasty compared with allograft fusion: a randomized controlled clinical trial. J Neurosurg Spine 6:198–209

Nabhan A et al (2007) Disc replacement using Pro-Disc C versus fusion: a prospective randomised and controlled radiographic and clinical study. Eur Spine J 16:423–430

Nakagawa H et al (2003) Microendoscopic discectomy (MED) for lumbar disc prolapse. J Clin Neurosci 10:231–235

Nandoe Tewarie RD, Bartels RH, Peul WC (2007) Long-term outcome after anterior cervical discectomy without fusion. Eur Spine J 16:1411–1416

Natarajan RN et al (1999) Study on effect of graded facetectomy on change in lumbar motion segment torsional flexibility using three-dimensional continuum contact representation for facet joints. J Biomech Eng 121:215–221

Nystrom B (1987) Experience of microsurgical compared with conventional technique in lumbar disc operations. Acta Neurol Scand 76:129–141

Oktenoglu T et al (2007) Anterior cervical microdiscectomy with or without fusion. J Spinal Disord Tech 20:361–368

Papadopoulos EC et al (2006) Three-level anterior cervical discectomy and fusion with plate fixation: radiographic and clinical results. Spine (Phila Pa 1976) 31:897–902

Parke WW (1991) The significance of venous return impairment in ischemic radiculopathy and myelopathy. Orthop Clin North Am 22:213–221

Pechlivanis I et al (2006) Anterior uncoforaminotomy in the treatment of recurrent radiculopathy after anterior cervical discectomy with fusion. Minim Invasive Neurosurg 49:323–327

Pedram M et al (2003) Pharyngolaryngeal lesions in patients undergoing cervical spine surgery through the anterior approach: contribution of methylprednisolone. Eur Spine J 12:84–90

Perez-Cruet MJ et al (2002) Microendoscopic lumbar discectomy: technical note. Neurosurgery 51:S129–S136

Pickett GE et al (2006) Complications with cervical arthroplasty. J Neurosurg Spine 4:98–105

Putti V (1927) New conceptions in the pathogenesis of sciatic pain. Lancet 2:53

Ramirez LF, Thisted R (1989) Complications and demographic characteristics of patients undergoing lumbar discectomy in community hospitals. Neurosurgery 25:226–230; discussion 230–231

Rantanen J et al (1993) The lumbar multifidus muscle five years after surgery for a lumbar intervertebral disc herniation. Spine (Phila Pa 1976) 18:568–574

Riew KD et al (2007) Posterior cervical spine surgery for radiculopathy. Neurosurgery 60:S57–S63

Roh SW et al (2000) Endoscopic foraminotomy using MED system in cadaveric specimens. Spine (Phila Pa 1976) 25:260–264

Rompe JD et al (1999) Intra- and postoperative risk analysis after lumbar intervertebral disk operation. Z Orthop Ihre Grenzgeb 137:201–205

Ruetten S (2005) The full-endoscopic interlaminar approach for lumbar disc herniations. In: Mayer HM (Hrsg) Minimally invasive spine surgery. Springer, Berlin/Heidelberg/New York

Ruetten S (2011) Full-endoscopic operations of the spine in disk herniations and spinal stenosis. Surg Technol Int 21:284–298

Ruetten S, Meyer O, Godolias G (2002) Epiduroscopic diagnosis and treatment of epidural adhesions in chronic back pain syndrome of patients with previous surgical treatment: first results of 31 interventions. Z Orthop Ihre Grenzgeb 140:171–175

Ruetten S, Komp M, Godolias G (2005) An extreme lateral access for the surgery of lumbar disc herniations inside the spinal canal using the full-endoscopic uniportal transforaminal approach-technique and prospective results of 463 patients. Spine (Phila Pa 1976) 30:2570–2578

Ruetten S, Komp M, Godolias G (2006) A New full-endoscopic technique for the interlaminar operation of lumbar disc herniations using 6-mm endoscopes: prospective 2-year results of 331 patients. Minim Invasive Neurosurg 49:80–87

Ruetten S et al (2007a) Use of newly developed instruments and endoscopes: full-endoscopic resection of lumbar disc herniations via the interlaminar and lateral transforaminal approach. J Neurosurg Spine 6:521–530

Ruetten S et al (2007b) A new full-endoscopic technique for cervical posterior foraminotomy in the treatment of lateral disc herniations using 6.9-mm endoscopes: prospective 2-year results of 87 patients. Minim Invasive Neurosurg 50:219–226

Ruetten S et al (2008a) Full-endoscopic cervical posterior foraminotomy for the operation of lateral disc herniations using 5.9-mm endoscopes: a prospective, randomized, controlled study. Spine (Phila Pa 1976) 33:940–948

Ruetten S et al (2008b) Full-endoscopic interlaminar and transforaminal lumbar discectomy versus conventional microsurgical technique: a prospective, randomized, controlled study. Spine (Phila Pa 1976) 33:931–939

Ruetten S et al (2009a) Surgical treatment for lumbar lateral recess stenosis with the full-endoscopic interlaminar approach versus conventional microsurgical technique: a prospective, randomized, controlled study. J Neurosurg Spine 10:476–485

Ruetten S et al (2009b) Full-endoscopic anterior decompression versus conventional anterior decompression and fusion in cervical disc herniations. Int Orthop 33:1677–1682

Ruetten S et al (2009c) Recurrent lumbar disc herniation after conventional discectomy: a prospective, randomized study comparing full-endoscopic interlaminar and transforaminal versus microsurgical revision. J Spinal Disord Tech 22:122–129

Sanderson PL, Getty CJ (1996) Long-term results of partial undercutting facetectomy for lumbar lateral recess stenosis. Spine (Phila Pa 1976) 21:1352–1356

Saringer WF et al (2003) Endoscopic anterior cervical foraminotomy for unilateral radiculopathy: anatomical morphometric analysis and preliminary clinical experience. J Neurosurg 98:171–180

Savitz MH (1994) Same-day microsurgical arthroscopic lateral-approach laser-assisted (SMALL) fluoroscopic discectomy. J Neurosurg 80:1039–1045

Savolainen S, Rinne J, Hernesniemi J (1998) A prospective randomized study of anterior single-level cervical disc operations with long-term follow-up: surgical fusion is unnecessary. Neurosurgery 43:51–55

Schick U et al (2002) Microendoscopic lumbar discectomy versus open surgery: an intraoperative EMG study. Eur Spine J 11:20–26

Schoeggl A et al (2002) Outcome after chronic sciatica as the only reason for lumbar microdiscectomy. J Spinal Disord Tech 15:415–419

Semmes RE, Murphey F (1943) The syndrome of unilateral rupture of the sixth cervical intervertebral disc with compression of the seventh cervical nerve root – a report of four cases with symptoms simulating coronary disease. JAMA 121:1209–1214

Sharma M, Langrana NA, Rodriguez J (1995) Role of ligaments and facets in lumbar spinal stability. Spine (Phila Pa 1976) 20:887–900

Sihvonen T et al (1993) Local denervation atrophy of paraspinal muscles in postoperative failed back syndrome. Spine (Phila Pa 1976) 18:575–581

Smith L et al (1963) Enzyme dissolution of the nucleus pulposus. Nature 198:1311–1312

Sonntag VK, Klara P (1996) Controversy in spine care. Is fusion necessary after anterior cervical discectomy? Spine (Phila Pa 1976) 21:1111–1113

Stambough JL (1997) Lumbar disk herniation: an analysis of 175 surgically treated cases. J Spinal Disord 10:488–492

Stolke D, Sollmann WP, Seifert V (1989) Intra- and post-operative complications in lumbar disc surgery. Spine (Phila Pa 1976) 14:56–59

Stookey B (1928) Compression of the spinal cord due to ventral extradural cervical chondromas: diagnosis and surgical treatment. Arch Neurol Psychiatry 20:275–291

Stücker R (2005) The transforaminal endoscopic approach. In: Mayer HM (Hrsg) Minimally invasive spine surgery. Springer, Berlin/Heidelberg/New York

Thorell W et al (1998) The long-term clinical outcome of patients undergoing anterior cervical discectomy with and without intervertebral bone graft placement. Neurosurgery 43:268–273; discussion 273–274

Tureyen K (2003) Disc height loss after anterior cervical microdiscectomy with titanium intervertebral cage fusion. Acta Neurochir 145:565–569; discussion 569–570

Valls J, Ottolenghi CE, Schajowicz F (1948) Aspiration biopsy in diagnosis of lesions of vertebral bodies. JAMA 136:376–382

Villavicencio AT et al (2007) The safety of instrumented outpatient anterior cervical discectomy and fusion. Spine J 7:148–153

Waddell G et al (1988) Assessment of the outcome of low back surgery. J Bone Joint Surg Br 70:723–727

Wang WJ, Zhou JN, Yu JM (2001) Treatment of cervical disc herniation with percutaneous arthroscopic microdisectomy. Hunan Yi Ke Da Xue Xue Bao 26:366–368

Wang MC et al (2007) Complications and mortality associated with cervical spine surgery for degenerative disease in the United States. Spine (Phila Pa 1976) 32:342–347

Weber BR et al (1997) Posterior surgical approach to the lumbar spine and its effect on the multifidus muscle. Spine (Phila Pa 1976) 22:1765–1772

Wenger M et al (2001) Long-term outcome of 104 patients after lumbar sequestrectomy according to Williams. Neurosurgery 49:329–334; discussion 334–335

Williams RW (1986) Microlumbar discectomy. A 12-year statistical review. Spine (Phila Pa 1976) 11:851–852

Wilson DH, Kenning J (1979) Microsurgical lumbar discectomy: preliminary report of 83 consecutive cases. Neurosurgery 4:137–140

Woertgen C et al (1997) Prognostic factors of posterior cervical disc surgery: a prospective, consecutive study of 54 patients. Neurosurgery 40:724–728; discussion 728–729

Woertgen C et al (2000) Long term outcome after cervical foraminotomy. J Clin Neurosci 7:312–315

Yeung AT, Tsou PM (2002) Posterolateral endoscopic excision for lumbar disc herniation: surgical technique, outcome, and complications in 307 consecutive cases. Spine (Phila Pa 1976) 27:722–731

Yorimitsu E et al (2001) Long-term outcomes of standard discectomy for lumbar disc herniation: a follow-up study of more than 10 years. Spine (Phila Pa 1976) 26:652–657

Young S, Veerapen R, O'Laoire SA (1988) Relief of lumbar canal stenosis using multilevel subarticular fenestrations as an alternative to wide laminectomy: preliminary report. Neurosurgery 23:628–633

Zander T et al (2003) Influence of graded facetectomy and laminectomy on spinal biomechanics. Eur Spine J 12:427–434

Zhou YC, Zhou YQ, Wang CY (1994) Percutaneous cervical discectomy for treating cervical disc herniation – a report of 12 cases. J Tongji Med Univ 14:110–113

Zollner J et al (1999) The effect of various nucleotomy techniques on biomechanical properties of the intervertebral disk. Z Orthop Ihre Grenzgeb 137:206–210

Mikrochirurgische Bandscheibenoperation

J. Schunck

19.1 Indikation – 222

19.2 Präinterventionelle Diagnostik – 222

19.3 Notwendiges Instrumentarium – 222
19.3.1 Kosten – 222

19.4 Präinterventionelle Aufklärung – 222

19.5 Durchführung der Intervention – 222

19.6 Mögliche Komplikationen – 223

19.7 Ergebnisse in der Literatur – 223

19.8 Fazit und klinische Relevanz – 225

Literatur – 225

© Springer-Verlag GmbH Deutschland, ein Teil von Springer Nature 2019
J. Jerosch (Hrsg.), *Minimalinvasive Wirbelsäulenintervention*,
https://doi.org/10.1007/978-3-662-58094-3_19

19.1 Indikation

Das primäre Ziel in der Bandscheibenchirurgie ist die Behandlung der Nervenwurzelirritation oder -kompression aufgrund von verlagertem Bandscheibengewebe. Im Fall einer Spinalkanalstenose ist eine knöcherne Dekompression indiziert. Beide Methoden der Behandlung sind in mikrochirurgischer Technik unter Einsatz eines Operationsmikroskops möglich. Die mikrochirurgische Vorgehensweise hat sich im klinischen Alltag fest etabliert.

19.2 Präinterventionelle Diagnostik

Zur präinterventionellen Diagnostik bei Bandscheibenoperationen gehören neben der Anamnese die sorgfältig erhobenen klinischen und neurologischen Befunde, aus welchen die Störung der Nervenwurzel hervorgeht, und ein Schnittbildverfahren (MRT- oder CT-Untersuchung). In den meisten Fällen liegen zeitnahe Röntgenaufnahmen in 2 Ebenen vor. In Zweifelsfällen sind ergänzende elektrophysiologische Zusatzuntersuchungen notwendig. Sind durch den Bandscheibenvorfall mehrere Nervenwurzeln betroffen, kann eine gezielte Nervenwurzelblockade unter CT-Kontrolle hilfreich sein, die Nervenwurzel mit der entsprechenden klinischen Beschwerdesymptomatik darzustellen. Bei Verdacht eines Wirbelgleitens können Funktionsaufnahmen über eine mögliche Erweiterung der Operation Aufschluss geben. Bei Verdacht auf entzündliche und/oder tumoröse Begleiterkrankungen sind weitere differenzialdiagnostische Untersuchungen erforderlich.

19.3 Notwendiges Instrumentarium

Erforderlich ist ein Operationsmikroskop, welches nach Möglichkeit mit der zusätzlichen Option zur intraoperativen Befunddokumentation ausgestattet ist. Zur Verfügbarkeit stehen müssen weiterhin eine sterile Abdeckung des Operationsmikroskops und Lagerungshilfen für den Operationstisch. Das Instrumentarium setzt sich aus Wundspreizern und mikrochirurgischen Instrumenten zur Präparation und Entfernung von Bandscheibenmaterial resp. knöchernen Anteilen bei einer ergänzenden Dekompression (Stanzen, Rongeure, Nervenwurzelhaken, Drillbohrer) zu-

sammen. Ein Röntgenbildverstärker zu Etagenlokalisation muss zu Anfang und während des Eingriffes obligat vorhanden sein.

19.3.1 Kosten

Kosten für eine Bandscheibenoperation ergeben sich aus den eingesetzten Materialien sowie deren Anschaffung. Die Operationszeit ist bezogen auf eine Bandscheibenetage mit durchschnittlich 60 min anzusetzen. Der Erlös des Bandscheibeneingriffs setzt sich aus einzelnen OPS-Codes zusammen. Diese beinhalten den Zugangsweg und die Anzahl der operierten Etagen an Hals-, Brust- und Lendenwirbelsäule (OPS-Code: 5-030 ff., 5-031 ff., 5-032 ff.). Die alleinige Sequestrotomie wird mit dem OPS Code 5-830.1 erfasst. Die Entfernung von Bandscheibengewebe gff. unter Einschluss eines Sequesters wird durch den OPS-Code 5-831 „Exzision von erkranktem Bandscheibengewebe" und näher durch die entsprechenden Unterkodierungen erfasst. Bei knöcherner Dekompression aufgrund einer Spinalkanalstenose sind neben der Hauptdiagnose die entfernten knöchernen Anteile, welche unter dem OPS-Code 5-832 „Exzision von erkranktem Knochen- und Gelenkgewebe der Wirbelsäule" dargestellt sind, zu erfassen. Die mikrochirurgische Technik ist bei Bandscheibeneingriffen und knöcherner Dekompression durch den OPS-Code 5-984 ergänzend zu kodieren, ohne dass sich dieses erlössteigernd auswirkt.

19.4 Präinterventionelle Aufklärung

Die präinterventionelle Aufklärung über einen Eingriff an der Wirbelsäule erfolgt gemäß den allgemeinen gesetzlichen Anforderungen anhand spezieller Aufklärungsbögen. Nicht speziell unterschieden wird in den Aufklärungsbögen hinsichtlich der Operationstechnik, ob das offene bzw. mikrochirurgische Vorgehen durchgeführt wird.

19.5 Durchführung der Intervention

Der Eingriff in Allgemeinnarkose erfolgt in Abhängigkeit von der Lokalisation an der Wirbelsäule entweder in halbsitzender Lagerung bzw. in Bauchlage. Präoperative Lokalisation der zu operierenden Bandscheibenetage durch Röntgen-

Mikrochirurgische Bandscheibenoperation

bildverstärker und Markierung. Nach Lagerung und steriler Abdeckung Hautinzision von ca. 2,5 cm Länge, abhängig von der Anzahl der Etagen Erweiterung des Zugangsweges. Einsetzen von Wundspreizern und Präparation des Operationssitus. Resektion des Bandscheibensequesters ggfs. mit Ausräumung des Bandscheibenfachs. Zur knöchernen Dekompression abhängig vom Stenosegrad Durchführung einer Laminotomie, wobei im Gegensatz zur Laminektomie Dornfortsatz, interspinöse Bänder und das mediale Ligamentum flavum erhalten bleiben und sofern keine Hemilaminektomie erfolgt, auch Teile der Lamina erhalten bleiben. Einlage einer Wunddrainage gemäß Maßgabe des Operateurs.

19.6 Mögliche Komplikationen

Komplikationen in Zusammenhang mit Bandscheibenoperationen in offener und/oder mikrochirurgischer Technik sind zu benennen. Diese beziehen sich auf Verletzungen der Nerven und der Rückenmarkhäute, Blutungen, Instabilität und Rezidiv. Ferner kann eine Verschlechterung der präoperativen neurologischen Störungen eintreten. Weitere seltene Kompilationen sind eine Blasen- und/oder Mastdarmschwäche und eine Querschnittslähmung. Allgemeine Komplikationen umfassen das Auftreten möglicher lokaler Infekte sowie die Gefahren einer Thrombose und Embolie.

19.7 Ergebnisse in der Literatur

Die Einführung mikrochirurgischer Techniken unter Anwendung eines Operationsmikroskops ist erstmals 1977 durch Yasargil (1977) und durch Caspar (Caspar et al. 1991) beschrieben. Die mikrochirurgische Intervention gilt als bedeutender Schritt in der Bandscheibenchirurgie zur operativen Versorgung von Stenosen im Bereich der gesamten Wirbelsäule. Hinsichtlich der Ergebnisse im Vergleich zu offenen Verfahren liegen mehrere Studien vor.

In einer prospektiven randomisierten Studie wurde bei 80 operierten Patienten mit lumbalen Bandscheibenvorfällen die mikrochirurgische Technik unter Einsatz eines Operationsmikroskops mit der offenen Technik über einen intralaminären Zugang verglichen (Lagarrigue und Chaynes 1994). Nach 12–18 Monaten zeigten 90 % der Patienten in beiden Gruppen ein exzellentes oder ein gutes Ergebnis gemäß den Kriterien nach MacNab.

In einer weiteren randomisierten prospektiven Studie wurde über 60 Patienten mit einem computertomografisch nachgewiesenen Bandscheibenvorfall in einer einzigen Etage berichtet (Tullberg et al. 1993). Gegenübergestellt wurden die Ergebnisse nach allgemein offener und mikroskopischer Entfernung des Bandscheibenvorfalls. Anlässlich der Nachuntersuchungen nach 3 Wochen, 2 Monaten, 6 Monaten und einem Jahr durch unabhängige Untersucher ergaben sich in beiden Gruppen keine Unterschiede bezüglich des operativen Blutverlustes, der Komplikationen, des stationären Aufenthaltes, der Arbeitsunfähigkeit und dem Endergebnis. Gefolgert wurde, dass die Verwendung eines Operationsmikroskops die Entscheidung des Operateurs sei, da keine abweichenden kurzzeitigen Ergebnisse bzw. nach einem Jahr gefunden wurden.

Aufschluss über die Evidenz von Bandscheibenoperationen bei lumbalen Bandscheibenvorfällen ergab eine Auswertung von Datenbanken (Gibson und Waddell 2007). Hierbei wurden insgesamt 40 randomisierte kontrollierte Studien (RCT) und 2 quasi-randomisierte kontrollierte Studien (QRCT) identifiziert. Es zeigte sich, dass die mikrochirurgische Bandscheibenoperation bei sorgfältig ausgewählten Patienten vergleichbare Resultate zur allgemein offenen Operationstechnik aufwies.

Die Evidenz der Ergebnisse nach mikroskopischen und offenen Bandscheibeneingriffen wurden im April 2011 überprüft (Wilco et al. 2012). In die Auswertung einbezogen wurden die Ergebnisse der Datenbankenanalysen CENTRAL, MEDLINE, EMBASE, CINAHL, PEDRO, ICL sowie Referenzlisten und eingereichte Artikel. Ausgewertet wurden lediglich randomisierte kontrollierte Studien, welche sich nach Bestimmung des Evidenzgrades auf Ischialgien in Verbindung mit Bandscheibenvorfällen bezogen. Insgesamt wurden 16 Studien ausgewertet, von denen 4 ein niedriges Bias aufwiesen. Die mikroskopische Technik zeigte eine signifikante, jedoch nicht klinisch relevante längere Operationszeit von 12 min (25 % CI 2–22) und kürzere Inzisionen von durchschnittlich 24 mm (95 % CI 7–40) im Vergleich zur offenen Technik. Die klinischen Ergebnisse ergaben keine Überlegenheit der einen oder anderen Technik hinsichtlich der postoperativen klinischen Ergebnisse. Die Schlussfolgerungen waren durch die begrenzte Qualität der Evidenz beeinflusst, so dass eine vergleichende Aussage zu den derzeitigen Techniken der offenen, mikroskopischen und regulären Bandscheibenoperation nicht mit Sicherheit möglich ist. Die Ergebnisse des Schmerzscores bezogen auf den Bein- und Rückenschmerz, der Länge der Inzision und der Operationszeit waren klinisch nicht signifikant. Durch die Autoren wurden weitere höher qualifizierte Studien zur Untersuchung sowohl der Effektivität als auch der Kosten gefordert.

Bezüglich der Operationssicherheit und Komplikationsrate zeigte sich unter Verwendung des Operationsmikroskops ein geringere Zahl postoperativer klinisch symptomatischer Liquorverlustsyndrome (Wong et al. 2015). Bei insgesamt 863 an der Lendenwirbelsäule auf 1–2 Etagen operierten Patienten wurde nach mikrochirurgischem Vorgehen in 15 Fällen (4,7 %) und nach allgemein offenem Eingriff in 49 Fällen (9 %) ein Liquorverlustsyndrom beobachtet. Patienten mit allgemein offener Operationstechnik wiesen eine 2fach höhere Wahrscheinlichkeit eines Liquorlecks auf (Odds Ratio 2,3; 95 % CI 1,2–3,7; P 0,01). Nach Verschluss des Liquorlecks trat bei keinem der Patienten, welche in mikrochirurgischer Technik operiert wurden, ein Rezidiv auf. Im Fall der offenen Versorgung wurde eine Rezidivquote von 25 % beobachtet.

Bei Gegenüberstellung der mikrochirurgischen und offenen Technik zu neuen minimalinvasiven endoskopischen, tubulären und automatisierten perkutanen lumbalen (APLD) Operationsverfahren bei lumbalen Nervenwurzelreizungen aufgrund eines Bandscheibenvorfalls wurden die möglichen Vorteile der neuen minimalinvasiven Verfahren untersucht (Rasouli et al. 2014). Beantwortet wurden die Fragen nach Besserung der ischialgieformen Schmerzen oder der Rückenschmerzen mittels visuellem Analogscore und der neurologischen Störungen sowie des funktionellen Ergebnisses (ADL, Dauer der Arbeitsunfähigkeit). Ferner wurden Komplikationen, Dauer des Krankenhausaufenthaltes, postoperative Analgesie, Lebensqualität und Patientenzufriedenheit ermittelt. Ausgewertet wurden kontrollierte Studien und quasi-kontrollierte Studien des Cochrane-Registers kontrollierter Studien CENTRAL (November 2013), MEDLINE (1946–11/2013) und EMBASE 1974–11/2013. Ausgewertet wurden 11 Studien mit 1172 Patienten. Hierbei zeigte sich zwischen der mikrochirurgischen Technik und offenen Technik im Vergleich zu den neueren minimalinvasiven Techniken nach 6 Monaten kein Unterschied der Funktionsbeeinträchtigung anhand des Oswestry-Scores. Die neueren minimalinvasiven Techniken waren mit einem geringeren chirurgischen Risiko und Infektionsrisiko verbunden, jedoch mit einer höheren Rate an stationärer Wiederaufnahme aufgrund eines erneuten Bandscheibenvorfalls. Eine leicht verringerte Lebensqualität (weniger als 5 Punkte auf einer 100-Punkte-Skala) zeigten die Patienten mit neuerer minimalinvasiver Operationstechnik. Einige Studien ergaben eine geringere Krankenhausaufenthaltsdauer nach neuerer minimalinvasiver Operationstechnik, die Ergebnisse waren jedoch nicht konstant. In der Zusammenschau waren die besseren Ergebnisse hinsichtlich des Rückgangs der Beinschmerzen, der Rückenschmerzen und der stationären Wiederaufnahme in der Gruppe unter Anwendung neuer Operationsverfahren zu klein und klinisch nicht relevant. Gefordert wurden weitere Studien zur angemessenen Indikationen bei Verwendung neuerer minimalinvasiver Operationsverfahren im Vergleich zu den standardisierten mikrochirurgischen/offenen Verfahren.

Nach knöcherner Dekompression wird in einer ersten Metaanalyse ein gutes bis exzellentes Resultat in 60–85 % der Fälle nachgewiesen (Turner et al. 1992). Je nach Studie wird eine Rezidivquote von 10–30 % angegeben. Die Rezidivquote nimmt mit Abstand zur Indexoperation zu, ungünstig wirken sich kardiopulmonale Erkrankungen und eine begleitende rheumatische Erkrankung aus. Als Gründe für eine Reoperation werden u. a. eine unzureichende Dekompression, das Auftreten einer erneuten Stenose in der operierten bzw. weiteren Etagen(n) oder eine Symptomatik im Sinne einer segmentalen Instabilität genannt (Katz et al. 1997).

Die Rezidivquote nach mikrochirurgische Dekompression bei lumbaler Spinalkanalstenose werden in Abhängigkeit von der Degeneration der unteren Bandscheibensegmente (Grad IV nach Pfirrmann) zu 29,1 % angegeben (Hwang et al. 2016). Die untersuchten Patienten mit einem geringeren Degenerationsgrad zeigten kein Rezidiv. In einer weiteren Metanalyse wurden vergleichbare Rezidivquoten von 3–28 % nach unterschiedlichen Operationsmethoden aufgezeigt, wobei sich nach Implantation eines intraspinösen Spreizers die höchste Rezidivquote zeigte (Machado et al. 2015).

Ein signifikanter Unterschied der sonstigen chirurgischen Techniken bei alleiniger Dekompression konnte anhand der publizierten Ergebnisse nicht festgestellt werden.

Die Frage nach den Ergebnissen nach alleiniger Dekompression oder mit zusätzlicher Fusion bei lumbaler Stenose wurde anhand einer Metaanalyse ausgewertet (Chang et al. 2017). Hiernach zeigte sich, dass die ergänzende Fusion in der Behandlung der Spinalkanalstenose nicht zu einer Verbesserung der Ergebnisse innerhalb eines Nachuntersuchungszeitraums von 2 Jahren führte. Bei Fusion wurden längere Operationszeiten, ein höherer Blutverlust und eine höhere Komplikationsrate beobachtet. Nach Empfehlung der Autoren sollten die Optionen zur operativen Behandlung der Spinalkanalstenose weiter protokolliert und diskutiert werden.

Eine sehr niedrige und niedrige qualitative Evidenz zeigte die Auswertung der in den Datenbanken MEDLINE, EMBASE, AMED, CINAHL, Web of Science, LILACS and Cochrane Library bis 11/2014 hinterlegten Studien (Machado et al. 2015) zum Vergleich der Häufigkeit von Komplikationen bzw. Rezidiveingriffen nach Dekompression mit Fusion und alleiniger Dekompression bei lumbaler Spinalkanalstenose (Machado et al. 2015). Patienten nach Dekompression mit Fusion wiesen eine höhere Rate an Komplikationen im Vergleich zur alleinigen Dekompression auf (20/64, 31 % vs. 3/24, 13 %; P 0,07) und eine höhere Reoperationsrate (9/92, 10 % vs. 1/37, 3 %; P 0,47) als nach alleiniger Dekompression.

19.8 Fazit und klinische Relevanz

Generell sind mikrochirurgische Techniken abhängig vom der Lernkurve und dem Ausbildungsstand des Operateurs. Mikrochirurgische Techniken haben sich bei Bandscheiben- und Dekompressionseingriffen an der Wirbelsäule durchgesetzt. Der Vorteil besteht in einer geringeren Schädigung des Weichteilgewebes und der knöchernen Strukturen. Vorteile eines mikrochirurgischen Vorgehens bei Bandscheibeneingriffen, welches zuerst in den 1970er-Jahren beschrieben wurde, sind eine kürzere Hautinzision und im Fall einer Revision das geringere Aufkommen von Narbengewebe. Das Auftreten von Liquorverlustsyndromen wurde in einer Studie beobachtet.

Ohne Einfluss auf das klinische Ergebnis sind die geringfügig verlängerten Operationszeiten als beim offenen Verfahren. Bei knöcherner Dekompression zur Therapie der Spinalkanalstenose sind mikrochirurgische Techniken standardisiert. Studien zeigen jedoch keine signifikante Überlegenheit der einzelnen Operationsmethoden bei alleiniger Dekompression ohne Fusion. Der Mehraufwand durch den Einsatz eines Mikroskops und der operative Bedarf an zusätzlichem Operationsmaterial führen im DRG-System nicht zu einem Mehrerlös. Aufgrund der aktuellen Literatur weisen die offene und mikrochirurgische Verfahrensweise keine Unterschiede hinsichtlich der Evidenz der klinischen Ergebnisse in der Bandscheibenchirurgie auf.

Literatur

Caspar W, Campbell B, Barbier DD et al (1991) The Caspar microsurgical discectomy and comparison with a conventional standard lumbar disc procedure. Neurosurgery 28:78–87

Chang W, Yuwen P, Zhu Y, Wei N, Feng C, Zhang Y, Chen W (2017) Effectiveness of decompression alone versus decompression plus fusion for lumbar spinal stenosis: a systematic review and meta-analysis. Arch Orthop Trauma Surg 137(5):637–650

Gibson JN, Waddell G (2007) Surgical interventions for lumbar disc prolapse: updated Cochrane Review. Spine (Phila Pa 1976) 32(16):1735–1747

Hwang HJ, Park HK, Lee GS, Heo JY, Chang JC (2016) Predictors of reoperation after microdecompression in lumbar spinal stenosis. Korean J Spine 13(4):183–189

Katz JN, Lipson SJ, Lew RA et al (1997) Lumbar laminectomy alone or with instrumented or noninstrumented arthrodesis in degenerative lumbar spinal stenosis: Patient selection, costs, and aurgical outcomes. Spine 22:1123–1131

Lagarrigue J, Chaynes P (1994) Comparative study of disk surgery with or without microscopy. A prospective study of 80 cases. Neurochirurgie 40:116–120

Machado GC, Ferreira PH, Harris IA, Pinheiro MB, Koes BW, van Tulder M et al (2015) Effectiveness of surgery for lumbar spinal stenosis: a systematic review and meta-analysis. PLoS One 10(3):e0122800. https://doi.org/10.1371/journal.pone.0122800.eCollection2015

Rasouli MR, Rahimi-Movaghar V, Shokraneh F, Moradi-Lakeh M, Chou R (2014) Minimally invasive discectomy versus microdiscectomy/open discectomy forsymptomatic lumbar disc herniation. Cochrane Database Syst Rev 9:CD010328. https://doi.org/10.1002/14651858.CD010328.pub2

Tullberg T, Isacson J, Weidenhielm L (1993) Does microscopic removal of lumbar disc herniation lead to better results than the standard procedure? Results of a one-year randomized study. Spine 18:24–27

Turner JA, Ersek M, Herron L et al (1992) Surgery for lumbar spinal stenosis: Attempted meta-analysis of the literature. Spine 17:1–8

Wilco C, Jacobs H, Arts MP, van Tulder MW, Rubinstein SM, van Middelkoop M, Ostelo RW, Verhagen AP, Koes BW, Wilco CP (2012) Surgical techniques for sciatica due to herniated disc, a systematic review. Eur Spine J 21(11):2232

Wong AP, Shih P, Smith TR, Slimack NP, Dahdaleh NS, Aoun SG, El Ahmadieh TY, Smith ZA, Scheer JK, Koski TR, Liu JC, Fessler RG (2015) Comparison of symptomatic cerebral spinal fluid leak between patients undergoing minimally invasive versus open lumbar foraminotomy, discectomy, or laminectomy. Neurosurgery 81:3–4

Yasargil MG (1977) Microsurgical operation of herniated lumbar disc. Adv Neurosurg 4:81

Minimalinvasive Spondylodese über perkutanen Zugang mit tubulären Retraktoren

U. Hubbe

20.1 Indikation – 230

20.2 Präinterventionelle Diagnostik – 231

20.3 Notwendiges Instrumentarium – 232

20.4 Präinterventionelle Aufklärung – 232

20.5 Durchführung der Intervention – 233

20.6 Mögliche Komplikationen – 234

20.7 Ergebnisse in der Literatur – 234

20.8 Fazit und klinische Relevanz – 235

Literatur – 235

© Springer-Verlag GmbH Deutschland, ein Teil von Springer Nature 2019
J. Jerosch (Hrsg.), *Minimalinvasive Wirbelsäulenintervention*,
https://doi.org/10.1007/978-3-662-58094-3_20

Eine offene Spondylodese gehört zu den größten Wirbelsäulenoperationen und geht mit einem ausgeprägten Zugangstrauma einher. Es kommt zu teils erheblichem Blutverlust und nicht selten zu Wundheilungsstörungen. Bei dieser Operation kann daher durch den Einsatz minimalinvasiver Verfahren das Zugangstrauma besonders deutlich reduziert werden.

Die Spondylodese zielt auf eine lebenslang stabile Verbindung von Wirbeln ab. Dieses Ziel wird typischerweise mit einem dorsalen transpedikulären Schrauben-Stab-System und der Anlagerung von Knochen im Bandscheibenfach oder an den Facettengelenken erreicht. Nur durch knöchernes Verwachsen der beteiligten Wirbel ist eine dauerhafte Stabilität zu gewährleisten, da die Schrauben-Stab-Systeme allein der hohen Belastung in der Regel nicht dauerhaft standhalten. Nach ca. 4–5 Jahren treten Ermüdungsbrüche der Systeme oder Materiallockerungen auf (Galbusera et al. 2015).

Bis Ende der 1990er-Jahre war die offene dorsoventrale, meist zweizeitige Operation mit Einbringen eines Beckenkammspans zur ventralen Abstützung die Methode der Wahl zur Spondylodese (McAfee et al. 1998). Eine Reduktion des Operations- und Zugangstraumas wurde durch Einführung von Cages für die ventrale Abstützung erreicht: Diese werden für die Fusion mit lokalem Knochen aus dem Zugangsgebiet der dorsalen Wirbelsäule gefüllt, sodass die Beckenkammentnahme und das zusätzliche Trauma des ventralen Zugangs unterbleiben können. Dennoch muss für die offene Spondylodese eine großflächige Freilegung der Wirbelsäule erfolgen, um die erforderlichen anatomischen Landmarken zu identifizieren, nach Ausräumen des Bandscheibenmaterials die Platzierung des Cages im Bandscheibenfach vorzunehmen und entsprechend der korrekten Trajektorie konvergierende Schrauben durch die Pedikel in die Wirbelkörper einzubringen. In der Regel ist hierzu eine Freilegung mindestens ein Segment oberhalb und unterhalb der zu fusionierenden Höhen erforderlich, um die von den Dornfortsätzen abgelöste paravertebrale Muskulatur ausreichend weit nach lateral mobilisieren zu können, damit eine konvergente transpedikuläre Schraubentrajektorie erreicht werden kann (◘ Abb. 20.1). Gerade bei monosegmentalen Operationen ist daher ein überproportional großer Zugang nötig. Die optimale Konvergenz der Schraube steht hierbei in Konkurrenz zu einer Beschränkung der Ausdehnung des Zugangs.

Die Implantation von Cages erfolgte zunächst beidseits von dorsal interlaminär (posteriore lumbale interkorporelle Fusion, **PLIF**; ◘ Abb. 20.2a). Im Verlauf wurde der bereits 1982 von Harms beschriebene transforaminale Zugang (transforaminale lumbale interkorporelle Fusion, **TLIF**; ◘ Abb. 20.2b) zur Platzierung eines (größeren) Cages auch für die minimalinvasive OP-Technik übernommen (Harms und Rolinger 1982; Schwender et al. 2005). Bei der PLIF-Technik ist auf beiden Seiten eine umfangreiche Entfernung von Anteilen der Wirbelbögen- und Facettengelenke nötig, bevor die meist 1 cm breiten und je nach anatomischen Verhältnissen unterschiedlich hohen Cages direkt an der hierzu stark retrahierten Dura vorbei in das Bandscheibenfach eingesetzt werden. Die räumliche Enge zu Dura und nervalen Strukturen birgt die Gefahr neurologischer Defizite und begründet eine hohe Inzidenz von Duraverletzungen.

Infolge von Duraverletzungen beim offenen Zugang können Komplikationen wie Nervenschädigungen oder Durafisteln und Pseudomeningozelen auftreten. Wesentlicher Vorteil der TLIF-Technik ist, dass der Zugang zum Bandscheibenfach nur noch auf einer Seite erfolgt. Die schräge transforaminale Trajektorie nutzt den deutlich breiteren Raum in der Nervenwurzelachsel und kommt daher mit deutlich weniger Traktion auf die Dura und die darin befindliche Nervenwurzel aus.

Ein großer Schritt zur weiteren Verringerung der Invasivität von Spondylodeseoperationen war die Entwicklung perkutaner Schraubensysteme. Diese eröffnen die Möglichkeit, die Schrauben durch sehr kleine Zugänge (ca. 1,5 cm/Schraube) auf einer direkten transmuskulären Trajektorie, also im Sinne eines modifizierten minimalisierten Wiltse-Zugangs, mit optimaler Konvergenz in die Pedikel einzubringen (◘ Abb. 20.3). Das wurde zunächst durch die Montage von Extendern an den Köpfen der polyaxialen Pedikelschrauben erreicht, die eine perkutane Einbringung der für die Fixierung des Segments erforderlichen Längsstäbe erlauben. Über die Extender erfolgt – je nach System mehr oder weniger geführt – das Einfädeln und letztlich das Einpressen und die Fixierung der Längsstäbe in die Schraubenköpfe (◘ Abb. 20.3c, d).

Minimalinvasive Spondylodese über perkutanen Zugang mit tubulären Retraktoren

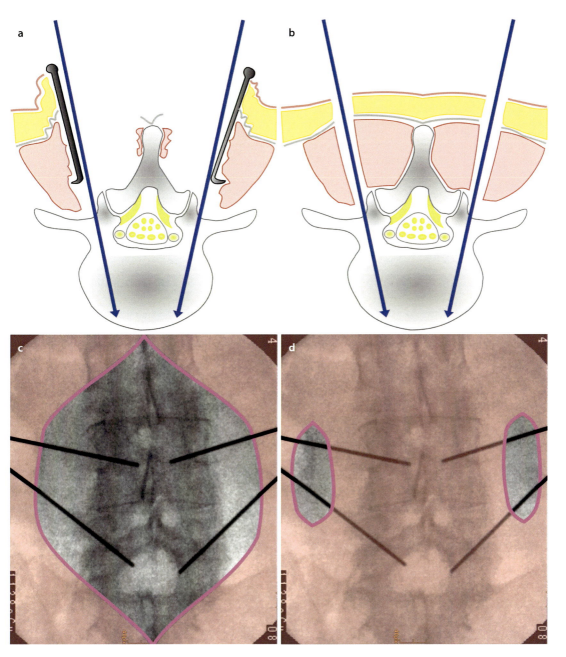

Abb. 20.1 Zugangswege der Spondylodese. **a** Ausmaß der Retraktion des Zugangsgewebes zur Freilegung der konvergenten transpedikulären Schraubentrajektorie (*blaue Pfeile*) für die offene Spondylodese. **b** Umschriebene lokale Geweberetraktion für die minimalinvasive perkutane Freilegung der Schraubentrajektorie (*blaue Pfeile*). **c** a.p.-Röntgenbild: Die *rosane Linie* markiert die erforderliche Freilegung zur Anlage von 4 Schraubentrajektorien bei offener Spondylodese. **d** a.p.-Röntgenbild: Die *rosane Linie* markiert die erforderliche Freilegung zur Anlage von 4 Schraubentrajektorien minimalinvasiv perkutan. (Mit freundlicher Genehmigung, © U. Hubbe. All Rights Reserved)

Die neueste Entwicklung sind Langkopfschrauben mit langen Verlängerungen der Tulpenköpfe. Diese ermöglichen eine weitere Minimierung des Zugangs zu den Schraubeneintrittspunkten und benötigen noch kleinere Inzisionen der Haut und eine geringere Dilatation der darunter liegenden Muskulatur. Auch die Reduktion einer Olisthese sowie die Kompression und

◘ Abb. 20.2 **a** Offener Zugang: Trajektorie zur Implantation eines PLIF-Cages; gegenseitiger Cage bereits implantiert. **b** Perkutaner minimalinvasiver Zugang: Trajektorie zur Implantation eines TLIF-Cages; es ist nur eine Cage erforderlich. (Mit freundlicher Genehmigung, © U. Hubbe. All Rights Reserved)

Distraktion der Wirbelkörper sind damit perkutan möglich. Nach Fixierung der Stangen werden die überlangen Valven der Schraubenköpfe abgebrochen und entsorgt. Durch das Einbringen der Schrauben und Stäbe über minimierte paraspinale Trajektorien konnte der Mittellinienhautschnitt für die Einbringung von PLIF-Cages erheblich verkleinert werden (Wiesner et al. 1999; Foley und Gupta 2002).

Der nächste große Schritt zur Minimierung der Invasivität von Spondylodesen war die Übernahme des tubulären Zugangs für die interkorporelle Fusion im Sinne der TLIF-Technik. Nun konnte erstmals die komplette Stabilisierungsoperation in minimalinvasiver Technik über einen minimalinvasiven modifizierten Wiltse-Zugang erfolgen (Foley et al. 2003) (◘ Abb. 20.3).

20.1 Indikation

Eine Spondylodese ist bei Wirbelsäulenerkrankungen typischerweise indiziert, wenn

- eine symptomatische Makroinstabilität vorliegt,
- Hinweise auf eine symptomatische Mikroinstabilität bestehen oder
- eine degenerative Deformität zu einer foraminalen Wurzelkompression führt, die allein durch Dekompression des Foramens nicht sinnvoll behandelt werden kann.

Daneben besteht auch bei symptomatischen isthmischen Spondylolisthesen die Indikation zur Spondylodese.

Bei Indikation zur Spondylodese kann in der Regel die minimalinvasive Technik über einen perkutanen Zugang mit tubulären Retraktoren eingesetzt werden. Hiervon ausgenommen sind Reoperationen, bei denen eine Verlängerung einer Spondylodese zu erfolgen hat, oder Revisionen mit beispielsweise gelockertem Fixateur. In diesen Fällen muss zumindest ein Mini-open-Zugang verwendet werden, um die bestehende Instrumentation freizulegen. Auch bei der Behandlung von juvenilen Skoliosen sind die minimalinvasiven Techniken nicht

Minimalinvasive Spondylodese über perkutanen Zugang mit tubulären Retraktoren

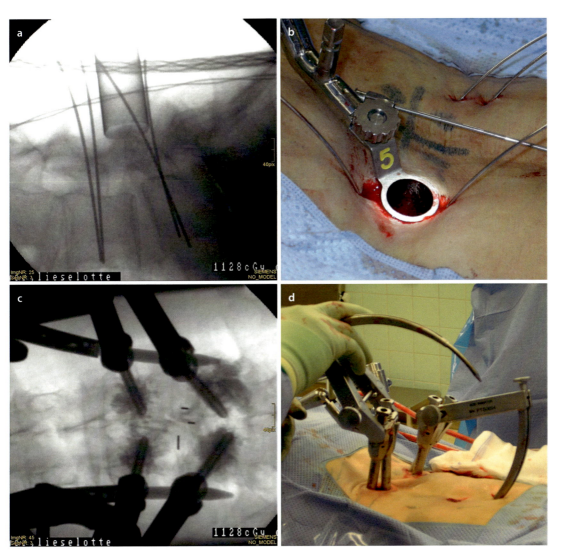

◻ **Abb. 20.3** Minimalinvasive Spondylodese perkutan. **a** Seitliches intraoperatives Durchleuchtungsbild: 4 K-Drähte bereits eingebracht und tubulärer Retraktor (20 mm) in Projektion auf das Bandscheibenfach. **b** Sicht auf das OP-Gebiet. **c** Intraoperatives a.p.-Durchleuchtungsbild: 4 Pedikelschrauben in situ, über die Extender wurden die Stangen durch die Schraubenköpfe geschwenkt. **d** Geführtes Einschwenken der Stangen über die Extender; Sicht von außen

vorteilhaft. Zur Behandlung der Spondylodiszitis hingegen eignen sich die minimalinvasiven Verfahren ausgezeichnet (Deininger et al. 2009).

20.2 Präinterventionelle Diagnostik

Für die Indikationsstellung zu Spondylodesen der LWS und BWS werden meist MRT-Aufnahmen eingesetzt. Diese geben Aufschluss über die Weite des Wirbelkanals im Sinne von begleitenden Wirbelkanalstenosen oder Foraminalstenosen, im Liegen vorhandene Olisthesen oder indirekte Instabilitätszeichen nach Modic.

Zur Beurteilung der knöchernen Verhältnisse sollte zusätzlich eine CT erfolgen, die auch Hinweise auf eine u. U. vorhandene reduzierte Knochenqualität gibt.

Röntgenfunktionsaufnahmen können eine Makroinstabilität darstellen. Außerdem sollte mittlerweile vor Stabilisierungsoperationen die Anfertigung von Wirbelsäulenganzaufnahmen zur Beurteilung der sagittalen und koronaren Balance Standard sein.

Mit dieser Diagnostik ist eine detaillierte Planung der Spondylodese einschließlich der Bestimmung der Länge der benötigten Schrauben und des zu verwendenden Cagesystems entsprechend des erforderlichen Winkels zur Relordosierung der Wirbelsäule möglich. Hier kann bereits der Abstand der beiden parasagittalen Hautschnitte zur Mittellinie bestimmt werden. Für evtl. sinnvolle anatomische Zusatzinformationen sollten die relevanten Bilder intraoperativ zur Verfügung stehen. Jeweils 4 axiale pedikelparallele CT-Schnitte der mit Schrauben zu besetzenden Pedikel wie auch des Niveaus des TLIF-Zugangs auf dem PACS-System („picture archiving and communication system") und zumindest eine laterale Röntgennativaufnahme, im Falle einer Skoliose auch die a.p.-Röntgenaufnahme, haben sich bewährt.

20.3 Notwendiges Instrumentarium

Für die Schrauben-Stab-Osteosynthese wird ein perkutanes Schraubensystem benötigt. Auf dem Markt ist eine große Zahl an Systemen verfügbar, die allesamt das perkutane Einbringen von Schrauben und Stäben ermöglichen. Besonderes Augenmerk sollte auf die dabei zur Verfügung gestellten Instrumentarien zur Distraktion und Kompression gelegt werden, da dies für ein endplattenschonendes Einbringen des Cages und eine optimale Korrektur der sagittalen Balance und dem Ausgleich einer Skoliose essenziell ist (► Abschn. 20.5).

Zur ventralen Abstützung und Erlangung einer Fusion ist ein Cagesystem erforderlich, dessen Implantationsinstrumentarium erlaubt, den Cage über den 20-mm-Tubus einzubringen. Typischerweise werden hierfür gerade Cages in der Oblique-Technik eingesetzt. Die Verwendung von klassischen TLIF-Cages, die quer entlang der Wirbelsäulenvorderkante eingebracht werden, ist bei geeignetem Implantationsinstrument ebenso möglich.

Außerdem ist das tubuläre Retraktorsystem erforderlich. Dieses besteht aus einem Haltearm, der steril an den Standardbefestigungsleisten des OP-Tisches fixiert wird und einem Satz Dilatatoren aufsteigenden Durchmessers zur atraumatischen Dilatation des Subkutangewebes, der Muskelfaszie und der Muskulatur. Die Dilatatoren haben eine Skalierung, an der sich die Länge

der für die OP geeigneten Operationstube ablesen lässt. Außerdem wird eine Anzahl von Operationstuben unterschiedlicher Länge mit dem Durchmesser von 20 mm benötigt. Die tubulären Retraktoren sind in Längen zwischen 3 cm und 9 cm in Stufen von 1 cm verfügbar. Manchen Instrumentensets für den tubulären Zugang liegt für eine erste Perforation der Zugangsgewebe ein spitzer K-Draht bei. In unserer Praxis hat sich dieser für den Zugang als unnötig, ja sogar gefährlich erwiesen (mögliche ungewollte Duraperforation) und wurde daher aus unseren Sets entfernt.

Für die Dekompression sollten ausreichend lange Instrumente vorhanden sein. Bei adipösen Patienten kann die Verwendung von 9 cm langen Tuben erforderlich sein. Die Instrumente sollten dann zumindest 11–12 cm Arbeitslänge haben.

■ Kosten

Die Kosten für den perkutanen Fixateur sind sehr unterschiedlich, liegen aber in der Regel etwas über denen eines offenen Fixateurs (als grober Anhalt ca. 1000 €). Je nach Hersteller sind geeignete Cages für ca. 500–1600 € erhältlich. Das tubuläre Zugangssystem mit einem Haltearm und einem Satz Dilatatoren beläuft sich auf etwa 4300 €, jeder Operationstubus kostet etwa 700 €. Es gibt auch Leihinstrumentarien mit Einmaltuben aus Kunststoff.

■ Bestelladressen

- Perkutaner Fixateur: Nahezu alle Hersteller von Schrauben-Stab-Systemen haben auch einen perkutanen Fixateur interne im Programm.
- Cages: Geeignete Cagesysteme werden z. B. von den Firmen Aesculap (TSPACE, PEEK oder titanbeschichtet), Maxxspine (Sharx, hochporöses 3D-gedrucktes Titan), Medtronic (Capstone, PEEK oder Massivtitan), Stryker (UniLIF, PEEK), Ulrich-Medical (PEZO-T, Pezo-P, PEEK oder Massivtitan) angeboten.
- Tubulärer Retraktor: Medtronic, System Metrx.

20.4 Präinterventionelle Aufklärung

Bei der minimalinvasiven Spondylodese über den perkutanen Zugang mit tubulären Retraktoren kann es zu den gleichen Komplikationen kommen

Minimalinvasive Spondylodese über perkutanen Zugang mit tubulären Retraktoren

wie bei der offenen Spondylodese. Somit entstehen durch den veränderten Zugang keine neuen aufklärungspflichtigen Operationsrisiken. Vielmehr ist das Risiko für eine Infektion und Wundheilungsstörungen wegen des kleinen Zugangs geringer und der Blutverlust erheblich niedriger. Zu Beginn der Lernkurve sollte jedoch vorsorglich über die Möglichkeit des Umstiegs auf einen Mini-open- oder offenen Wiltse-Zugangs aufgeklärt werden.

20.5 Durchführung der Intervention

Bereits die Lagerung ist essenziell für das Erreichen einer guten Restitution der sagittalen Balance. Eine breitflächige Unterstützung von Thorax, Becken und Beinen sollte zur Verhinderung von Lagerungsschäden erfolgen. Das Abdomen sollte vom Rippenbogen bis zur Spina iliaca anterior superior frei hängen, um eine gute Lordosierung des zu stabilisierenden Bereichs zu ermöglichen. Vor dem sterilen Abdecken ist es hilfreich, eine Röntgendurchleuchtung in a.p.- und lateralem Strahlengang durchzuführen. So kann der zu exponierende Bereich genau lokalisiert werden und die Durchleuchtbarkeit in beiden Ebenen sicherstellen. Soll Navigation verwendet werden, müssen die Lagerungsmittel wie auch der OP-Tisch im zu durchleuchtenden Bereich strahlendurchlässig sein, damit ein 3D-Scan möglichst artefaktfrei erfolgen kann.

Für eine minimalinvasive Spondylodese über perkutanen Zugang mit tubulären Retraktoren sind zwei parasagittale Hautschnitte von ca. 2,5–3 cm ausreichend. Für monosegmentale Spondylodesen wird der Hautschnitt meist längs angelegt, bei multisegmentalen Operationen haben sich auch multiple Querschnitte von ca. 2 cm bewährt (◘ Abb. 20.1b und 20.3b).

Nach dem Hautschnitt erfolgen das Vorbereiten der Schraubenkanäle transpedikulär mit einer Yamshidi-Nadel sowie die Einlage von K-Drähten. Wir empfehlen die Anlage der K-Drähte vor der Dekompression und Cageeinlage, da zu diesem Zeitpunkt alle anatomischen Landmarken wie Facettengelenk und Querfortsatz zur Orientierung noch vorhanden sind; zusätzlich erfolgt die Röntgendurchleuchtung oder der Einsatz der Wirbelsäulennavigation. Um Bewegungen des Patienten auf dem OP-Tisch ausgleichen zu können, sollte bei Verwendung der Navigation

ein Patiententracker angebracht werden. Meist wird hierzu eine Halterung an den Dornfortsatz der zu operierenden Wirbel fixiert, alternativ gibt es ein System zum großflächigen Aufkleben auf die Haut, um einen zusätzlichen Schnitt für den Navigationstracker (Stryker) zu vermeiden. Nach Anfertigung des intraoperativen 3D-Datensatzes erfolgt ein automatisches Registrieren des Datensatzes zum Patiententracker, so dass die Navigation direkt eingesetzt werden kann. Im Anschluss an die Platzierung der K-Drähte wird die Lagekontrolle mittels Röntgendurchleuchtung a.p. und lateral durchgeführt.

Im nächsten Schritt wird mit dem Dilatator-/Hülsensystem über den vorhandenen Hautschnitt der tubuläre transforaminale Zugang präpariert: Mit dem ersten Dilatator (ca. 5 mm Dicke) wird die Spitze des Facettengelenks der zu stabilisierenden Höhe durch Tasten und fluoroskopische Kontrolle im lateralen Strahlengang lokalisiert. Anschließend wird das subkutane Fettgewebe, die Fascia lumbodorsalis und die paravertebrale Muskulatur schrittweise mit den Dilatatoren ansteigender Größe bis 20 mm dilatiert. An den Markierungen der Dilatatoren wird die benötigte Länge des Tubus abgelesen. Über den letzten Dilatator wird der Tubus in der ausgewählten Länge eingeführt. Vom Sterilbereich aus wird der Haltearm am OP-Tisch angebracht, der Tubus daran befestigt und vorläufig fixiert. Die endgültige Fixierung erfolgt nach optimaler Ausrichtung auf das Foramen intervertebrale zwischen den Pedikeln durch erneute fluoroskopische Kontrolle.

Das dorsal über dem Foramen liegende Facettengelenk wird nun möglichst mit dem Meißel reseziert, um den Knochen als Fusionsmasse zu asservieren. Die weit nach kaudal reichende deszendierende Gelenkfacette wird dabei mit entfernt und dadurch der Recessus lateralis freigelegt. Darüber hinaus muss in der Regel der Wirbelkanal bis zur Gegenseite dekomprimiert werden, was nach Schwenken des OP-Tubus zur Gegenseite möglich ist.

Anschließend wird das Bandscheibenfach eröffnet und weitmöglichst ausgeräumt. Dabei ist auf die Resektion auch der knorpeligen Endplatten zu achten, damit im weiteren Verlauf eine solide knöcherne Fusion zwischen den Wirbelkörpern stattfinden kann. Für einen freien Zugang zum Bandscheibenfach und eine schonende Implantation des Cages ist es hilfreich, die Schrauben auf der Gegenseite bereits einzubringen. Die kanülierten Schrauben werden dazu über die liegenden K-Drähte eingeführt und können im Prinzip ohne weitere Röntgenkontrolle eingedreht werden. Die richtige Tiefe ist erreicht, wenn sich der Schraubenkopf bzw. dessen Verlängerung an die Oberfläche nicht mehr kraftfrei drehen lässt. Durch Ansetzen eines Distraktors an die verlängerten Schraubenköpfe kann die Distraktion, die nun auf der Seite des TLIF-Zugangs z. B. mit stumpfen Paddelshavern auf die Wirbelkörper ausgeübt wird, gehalten werden. Wenn die Endplatten komplett frei sind, wird der asservierte Knochen am einfachsten mit Hilfe eines Trichters ins Bandscheibenfach eingebracht und mit dem Paddelshaver zu beiden Seiten verlagert, um den Platz für den Cage (meist 10 mm breit) freizumachen. Je nach Modell wird Knochen in den Cage eingebracht. Hiernach kann der gerade Cage diagonal ins Bandscheibenfach implantiert und dort weit vorne, am besten im vorderen Längsband, positioniert werden (Abb. 20.2b). Auf diese Weise erreicht man eine gute Distraktion im ventralen Bereich der Wirbelsäule. Durch anschließende Kompression auf Schraubenkopfebene, also im dorsalen Bereich der Wirbelsäule, kann schließlich die Lordose wiederhergestellt werden. Mit dem hier beschriebenen diagonal platzierten geraden Cage wird eine Lordosierung in etwa entsprechend der Lordose des verwendeten Cages erreicht. Wir verwenden meist Cages mit 12°-Lordose. Wenn deutlich mehr Lordose erreicht werden soll, sind direkt an der Vorderkante des Wirbels platzierte TLIF-Cages (auch Bananencages genannt) sehr nützlich, um das Ausmaß der Kompression auf dem Niveau der Wirbelsäulenhinterkante noch deutlich zu erhöhen. So sind mehr als 20° segmentale Lordose erreichbar. Bei Verwendung von TLIF-Cages muss die Fusionsmasse dorsal des Cages eingebracht werden. Hierbei ist auf ausreichend Abstand des Fusionsmaterials zur Wirbelkörperhinterkante zu achten, damit es im Zuge der dorsalen Kompression nicht in den Wirbelkanal verlagert wird und dort zur Nervenkompression führt.

Es erfolgt nun die Blutstillung und die langsame Retraktion des Tubus. Mikroblutungen aus den dilatierten Muskelfasern werden punktuell koaguliert. Die Muskelfasern legen sich wieder an ohne die Tendenz, aus dem dilatierten Abschnitt der Faszie zu prolabieren, sodass keine Fasziennaht erforderlich ist. Der bis zur Oberfläche hin gleichmäßig schmale Dilatationskanal macht eine Naht im Bereich des subkutanen Fetts verzichtbar.

Im nächsten Schritt erfolgen das Lösen der kontralateralen temporären Distraktion und das Einbringen der Schrauben auf der Seite des tubulären Zugangs über die liegenden K-Drähte. Gegebenenfalls kann jetzt bei geringer Knochenqualität eine Zementaugmentation des Schraubenlagers erfolgen. Anschließend erfolgt das perkutane Einbringen der Stäbe in die Schraubenköpfe und die Fixierung unter Kompression zur Erhöhung der Lordose.

Nun sollte eine abschließende Röntgenkontrolle in 2 Ebenen vorgenommen werden. Korrekturen des Stabes oder der Eindrehtiefe der Schrauben sind jetzt bei Bedarf noch problemlos durchführbar. Wenn die Verlängerungen der Schraubenköpfe erst einmal entfernt sind, werden derartige Manipulationen am Fixateur mühsam und sehr zeitraubend. Bei zufriedenstellenden Kontrollröntgenbildern (Abb. 20.3c) können die Schraubenkopfverlängerungen wie auch die Instrumente zur Stabeinbringung entfernt werden und der Verschluss der kleinen Hautschnitte erfolgen.

20.6 Mögliche Komplikationen

Durch die Verwendung des tubulären Retraktors kommt es im Vergleich zum konventionellen offenen Zugang zu keinen weiteren Komplikationen, da nur der Zugang von der Haut bis zum Wirbel verändert, resp. minimiert wird. Es ist darauf zu achten, am Ende der Operation den Tubus nicht in einem Zug zu entfernen, sondern diesen schrittweise unter Koagulation von kleinsten Blutungen aus der durch die Dilatation auseinandergedrängten Muskulatur zu retrahieren. In unserer Praxis kann durch dieses Vorgehen auch bei der Spondylodese auf die Einlage von Wunddrainagen komplett verzichtet werden.

An den allgemeinen und speziellen Risiken einer Spondylodese ändert sich durch die Modifikation des Zugangs nichts, zusätzliche Risiken bestehen keine.

20.7 Ergebnisse in der Literatur

In den ersten publizierten Arbeiten wurde die minimalinvasive Technik hinsichtlich OP-Zeit, Blutverlust, Infektionen und Wundheilungsstörungen, aber auch hinsichtlich Komplikationen und

Möglichkeiten des Komplikationsmanagements mit der offenen Operationstechnik verglichen. Die offensichtlichen Vorteile bzgl. Blutverlust, Infektionen und Wundheilungsstörungen konnten so bereits kurz nach Einführung der minimalinvasiven Technik belegt werden (Schwender et al. 2005; Holly et al. 2006; Park und Foley 2008; Karikari und Isaacs 2010).

Gerade bei den stabilisierenden Eingriffen wurde jedoch von vielen Seiten lange bezweifelt, dass es möglich ist, mit den minimalinvasiven Methoden intraoperative Komplikationen zu beherrschen und langfristig ein mit den offenen OP-Techniken vergleichbares Ergebnis zu erreichen. Daher liegt der Schwerpunkt in den meisten aktuelleren Arbeiten darin, in Teilaspekten die Vergleichbarkeit der minimalinvasiven Verfahren bezüglich Dekompression, Schraubenlage, Knochenanlagerung, Korrektur der Wirbelsäulengeometrie sowie insbesondere die Beherrschbarkeit intraoperativer Komplikationen zu belegen. Der Vergleich der langfristigen klinischen Ergebnisse ist jedoch wegen der erforderlichen hohen Patientenzahlen und der langen Beobachtungszeit noch nicht möglich (Karikari und Isaacs 2010; Kim et al. 2011; Desai et al. 2013; Tian et al. 2013; Li et al. 2014; Tian und Mao 2014; Khan et al. 2015; Pereira et al. 2015).

20.8 Fazit und klinische Relevanz

Durch Einsatz der tubulären Retraktoren und eines perkutanen Schraubensystems für die minimalinvasive Spondylodese wird eine maximale Reduktion des Zugangstraumas erreicht. Der wesentliche Vorteil liegt in der Verringerung der Traumatisierung von Kutis, Subkutis und paravertebraler Muskulatur sowie der Präparationsschritte bei Zugang und Wundverschluss. Hieraus resultieren die in der Literatur beschriebenen erheblichen Vorteile bzgl. Blutverlust, Wundheilung, direkt postoperativer Schmerzsymptomatik, verkürzter Verweildauer in der Klinik und Zeitspanne bis zur Wiederaufnahme der Arbeit (Cole und Jackson 2007; Franke et al. 2009; Kim et al. 2011). Wie bei allen neu zu erlernenden Verfahren muss zunächst eine Lernkurve absolviert werden. Danach ist jedoch die Operationszeit im Vergleich mit der offenen Technik reduziert. Die üblichen Komplikationen lassen sich vergleichbar gut beherrschen. Postoperative Liquorfisteln nach

inzidentellen Durotomien treten im Vergleich zum offenen Zugang seltener auf (Klingler et al. 2015).

Literatur

Cole JS 4th, Jackson TR (2007) Minimally invasive lumbar discectomy in obese patients. Neurosurgery 61(3):539–544; discussion 544

Deininger MH, Unfried MI, Vougioukas VI, Hubbe U (2009) Minimally invasive dorsal percutaneous spondylodesis for the treatment of adult pyogenic spondylodiscitis. Acta Neurochir 151(11):1451–1457

Desai A, Bekelis K, Ball PA, Lurie J, Mirza SK, Tosteson TD et al (2013) Variation in outcomes across centers after surgery for lumbar stenosis and degenerative spondylolisthesis in the spine patient outcomes research trial. Spine (Phila Pa 1976) 38(8):678–691

Foley KT, Gupta SK (2002) Percutaneous pedicle screw fixation of the lumbar spine: preliminary clinical results. J Neurosurg 97(1 Suppl):7–12

Foley KT, Holly LT, Schwender JD (2003) Minimally invasive lumbar fusion. Spine (Phila Pa 1976) 28(15 Suppl):S26–S35

Franke J, Greiner-Perth R, Boehm H, Mahlfeld K, Grasshoff H, Allam Y et al (2009) Comparison of a minimally invasive procedure versus standard microscopic discotomy: a prospective randomised controlled clinical trial. Eur Spine J 18(7):992–1000

Galbusera F, Volkheimer D, Reitmaier S, Berger-Roscher N, Kienle A, Wilke H-J (2015) Pedicle screw loosening: a clinically relevant complication? Eur Spine J 24(5):1005–1016

Harms J, Rolinger H (1982) A one-stager procedure in operative treatment of spondylolistheses: dorsal traction-reposition and anterior fusion (author's transl). Z Orthop Ihre Grenzgeb 120(3):343–347

Holly LT, Schwender JD, Rouben DP, Foley KT (2006) Minimally invasive transforaminal lumbar interbody fusion: indications, technique, and complications. Neurosurg Focus 20(3):E6

Karikari IO, Isaacs RE (2010) Minimally invasive transforaminal lumbar interbody fusion a review of techniques and outcomes. Spine (Phila Pa 1976) 35(26S):294–301

Khan NR, Clark AJ, Lee SL, Venable GT, Rossi NB, Foley KT (2015) Surgical outcomes for minimally invasive vs open transforaminal lumbar interbody fusion: an updated systematic review and meta-analysis. Neurosurgery 77(6):847–874

Kim CW, Siemionow K, Anderson DG, Phillips FM (2011) The current state of minimally invasive spine surgery. J Bone Joint Surg Am 93(6):582–596

Klingler JH, Volz F, Krüger MT, Kogias E, Rölz R, Scholz C, Sircar R, Hubbe U (2015) Accidental durotomy in minimally invasive transforaminal lumbar interbody fusion: frequency, risk factors, and management. ScientificWorldJournal 2015:532628

Li F, Huo H, Yang X, Xiao Y, Xing W, Xia H (2014) Comment on Tian et al.: minimally invasive versus open transforaminal lumbar interbody fusion: a meta-analysis based on the current evidence. Eur Spine J 23(4):927–928

McAfee PC, Regan JJ, Geis WP, Fedder IL (1998) Minimally invasive anterior retroperitoneal approach to the lumbar spine. Emphasis on the lateral BAK. Spine (Phila Pa 1976) 23(13):1476–1484

Park P, Foley KT (2008) Minimally invasive transforaminal lumbar interbody fusion with reduction of spondylolisthesis: technique and outcomes after a minimum of 2 years' follow-up. Neurosurg Focus 25(2):E16

Pereira P, Buzek D, Franke J, Senker W, Kosmala A, Hubbe U et al (2015) Surgical data and early postoperative outcomes after minimally invasive lumbar interbody fusion: results of a prospective, multicenter, observational data-monitored study. PLoS One 10(3):e0122312

Schwender JD, Holly LT, Rouben DP, Foley KT (2005) Minimally invasive transforaminal lumbar interbody fusion (TLIF): technical feasibility and initial results. J Spinal Disord Tech 18(Suppl):S1–S6

Tian N-F, Mao F-M (2014) Answer to the Letter to the Editor of Feng Li et al. entitled „Minimally invasive versus open transforaminal lumbar interbody fusion: a meta-analysis based on the current evidence" by Tian N-F et al. Eur Spine J 23(4):929–930

Tian N-F, Wu Y-S, Zhang X-L, Xu H-Z, Chi Y-L, Mao F-M (2013) Minimally invasive versus open transforaminal lumbar interbody fusion: a meta-analysis based on the current evidence. Eur Spine J 22(8):1741–1749

Wiesner L, Kothe R, Ruther W (1999) Anatomic evaluation of two different techniques for the percutaneous insertion of pedicle screws in the lumbar spine. Spine (Phila Pa 1976) 24(15):1599–1603

Minimalinvasive mikrochirurgische Bandscheibenoperation lumbal mit tubulären Retraktoren

U. Hubbe

21.1 Indikation – 239

21.2 Präinterventionelle Diagnostik – 239

21.3 Notwendiges Instrumentarium – 239

21.4 Präinterventionelle Aufklärung – 240

21.5 Durchführung der Intervention – 240

21.6 Mögliche Komplikationen – 241

21.7 Ergebnisse in der Literatur – 242

21.8 Fazit und klinische Relevanz – 243

Literatur – 243

© Springer-Verlag GmbH Deutschland, ein Teil von Springer Nature 2019
J. Jerosch (Hrsg.), *Minimalinvasive Wirbelsäulenintervention*,
https://doi.org/10.1007/978-3-662-58094-3_21

Zur Operation von lumbalen Bandscheibenvorfällen stellte die Laminektomie viele Jahre den Standardzugang dar. Da dabei für die Statik der Wirbelsäule wichtige Strukturen wie Wirbelbogen, Dornfortsatz und interspinöse Ligamente und somit die hintere Zuggurtung der Wirbelsäule entfernt wurden, kam es bei 2–10 % der Fälle zu iatrogenen Instabilitäten (Shenkin und Hash 1979; Lee 1983). Die Einführung der Teilhemilaminektomie an Stelle der Laminektomie führte zu einer deutlichen Reduktion des Zugangstraumas (Yasargil und Pait 1996; Benifla et al. 2008). Durch diese Zugangstechnik und den systematischen Erhalt der wesentlichen Anteile der Facettengelenke wurden keine iatrogenen Instabilitäten nach lumbalen Diskektomien mehr beobachtet (Hassler et al. 1996). Die Einführung der Mikrochirurgie in die Wirbelsäulenchirurgie ging mit einer Verkleinerung des paraspinösen OP-Zugangs einher und führte neben kleineren Hautschnitten zu einer Reduktion des Muskeltraumas der paravertebralen Muskulatur und damit des Zugangstraumas (Bell und Lavyne 1984).

In den letzten Jahren sind zunehmend minimalinvasive Zugangsverfahren für Wirbelsäulenoperationen eingeführt worden, die zu einer weiteren Reduktion des Zugangstraumas führten (Foley et al. 1999, 2003; Foley und Gupta 2002; Perez-Cruet et al. 2002; Holly et al. 2006; Park und Foley 2008; Karikari und Isaacs 2010; Kim et al. 2011).

Bei dem heute am weitesten verbreiteten Standardzugang einer Mikrodiskektomie mit Teilhemilaminektomie wird nach dem Hautschnitt zunächst die subkutane Fettschicht präpariert, danach wird die Fascia lumbodorsalis dargestellt und inzidiert. Anschließend wird die paravertebrale Muskulatur scharf von den oben und unten angrenzenden Dornfortsätzen und Wirbelbögen bis auf die Gelenkfacetten abgesetzt und komplett nach lateral abgeschoben. Nach der erforderlichen Blutstillung werden Selbsthalteretraktoren eingesetzt, um die Muskulatur aus dem OP-Feld zu halten (◘ Abb. 21.1a). Nachdem die Wirbelbögen der zu operierenden Höhe erreicht sind, können die weiteren Operationsschritte in der Zielregion durchgeführt werden.

Für die minimalinvasive tubuläre Mikrodiskektomie werden tubuläre Retraktoren, deren Durchmesser typischerweise bei 14–18 mm liegt und die in Längen zwischen 3 und 9 cm in Stufen von 1 cm verfügbar sind, verwendet. Zunächst erfolgt die anatomische und fluoroskopische Planung des OP-Zugangs, dann der Hautschnitt, der nur wenige Millimeter länger sein muss als der zur Operation ausgewählte Tubus. Die Besonderheit

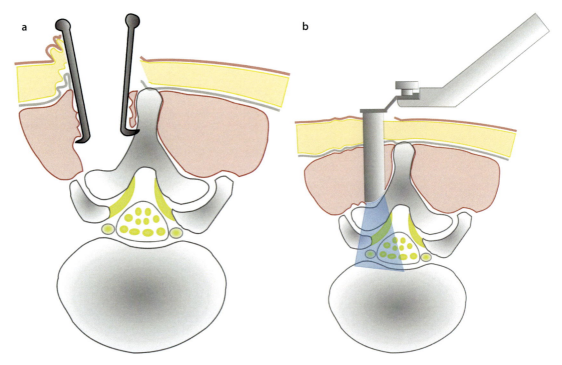

◘ Abb. 21.1 a Offener Zugang zur Mikrodiskektomie. b Minimalinvasiver tubulärer Zugang zur Mikrodiskektomie. Die *blaue Fläche* markiert das Sichtfeld. (Mit freundlicher Genehmigung von © U. Hubbe. All Rights Reserved)

des minimalinvasiven tubulären Zugangs besteht in der Präparationstechnik: Die Präparation des subkutanen Fettgewebes, der Fascia lumbodorsalis und der paravertebralen Muskulatur erfolgt allein durch schrittweise Dilatation des Gewebes mit Dilatatoren ansteigender Größe, wie es in der Gynäkologie mit den Hegar-Stiften zur Eröffnung der Zervix seit Jahrzehnten üblich ist. Der ausgewählte Tubus wird über den letzten Dilatator eingeführt und mit einem am OP-Tisch angebrachten Haltearm befestigt sowie nach optimaler Ausrichtung auf die Zielregion durch erneute fluoroskopische Kontrolle fest fixiert (◻ Abb. 21.1b). Die Präparation der falschen Höhe wird hierdurch weitgehend verhindert. Anschließend werden die Dilatatoren entfernt. Die weiteren Operationsschritte erfolgen unter mikroskopischer Sicht. Nach Erreichen der Wirbelbögen der zu operierenden Höhe können die weiteren Operationsschritte in der Zielregion wie bei der Standardmikrodiskektomie durchgeführt werden.

21.1 Indikation

Die Indikation zur Operation eines Bandscheibenvorfalls besteht, wenn eine Notfallindikation vorliegt (Reithosensymptomatik mit Blasenstörung oder/und hochgradige Parese) oder die 4- bis 6-wöchige konservative Therapie nicht erfolgreich war. Entsprechend ist es in der Leitlinie der Wissenschaftlichen Medizinischen Fachgesellschaften zur lumbalen Radikulopathie festgehalten (Glocker et al. 2018).

Der Einsatz der minimalinvasiven mikrochirurgischen Technik mit tubulären Retraktoren kann prinzipiell bei gestellter Indikation zur Operation eines nachgewiesenen Bandscheibenvorfalls immer erfolgen. Die Technik kann beim interlaminären Zugang, beim translaminären Zugang und insbesondere beim extraspinalen Zugang zu foraminal gelegenen Bandscheibenvorfällen genutzt werden.

21.2 Präinterventionelle Diagnostik

Zum Nachweis eines lumbalen Bandscheibenvorfalls ist die Erhebung der genauen Anamnese und insbesondere Krankheitsverlaufs von großer Bedeutung. Typisch ist hierbei der plötzliche Beginn der Beschwerden, wenngleich mehr oder weniger ausgeprägte Rückenbeschwerden vorangehen können. Es kommt meist neben lumbaler Rückenschmerzen zu Beinschmerzen unterschiedlicher Ausprägung, die in der Regel radikulär zuzuordnen sind. Daneben sind Hypästhesien des entsprechenden Dermatoms häufig. Paresen der von der entsprechenden Wurzel abhängigen Muskulatur zeigen häufig eine höhergradige Wurzelkompression an. Bereits bei Kraftgrad 3 von 5 kann eine Operation erfolgen, ab einem Kraftgrad von 2 von 5 ist eine operative Behandlung zweifelsfrei indiziert. Spätestens bei Vorliegen der Voraussetzungen zu einer Operationsindikation sollte eine bildgebende Diagnostik der in Frage kommenden Segmente der Lendenwirbelsäule erfolgen. Hierzu wird an erster Stelle die MRT empfohlen, weil sie die beste Weichteilauflösung bietet und ohne Röntgenstrahlung erfolgt. Bei Kontraindikationen zur MRT oder fehlender Verfügbarkeit in dringenden Fällen ist auch eine Computertomografie möglich, mit der in den meisten Fällen auch die Diagnose gestellt werden kann. Entscheidend bei der Interpretation der Bildgebung ist, dass der Befund die Beschwerden des Patienten erklären können muss. In der Bildgebung sind Bandscheibenvorfälle bei asymptomatischen Patienten mit einer Häufigkeit von bis zu 30 % nachweisbar. Somit können bei symptomatischen Patienten neben symptomatischen Bandscheibenvorfällen auch zeitgleich noch asymptomatische Pathologien wie Bandscheibenvorfälle, Stenosen oder Olisthesen vorliegen. Anhand der Bildgebung muss präoperativ die zu operierende Höhe und Seite sowie der erforderliche Zugang (interlaminär, translaminär oder extraspinal) festgelegt werden.

21.3 Notwendiges Instrumentarium

Die minimalinvasive mikrochirurgische Operation des Bandscheibenvorfalls mit tubulären Retraktoren erfolgt mit den für die mikrochirurgische Operation üblichen Instrumenten und dem Operationsmikroskop. Außer diesen Routineinstrumentarien ist das tubuläre Zugangsinstrumentarium erforderlich. Dieses besteht aus einem Haltearm, der steril an den Standardbefestigungsleisten des OP-Tisches fixiert wird, einem Satz Dilatatoren aufsteigenden Durchmessers zur atraumatischen Dilatation des Subkutangewebes, der Muskelfaszie und der Muskulatur. Die Dilatatoren haben eine Skalierung, an der sich die Länge der für die OP geeigneten Operationstuben ablesen lässt. Eine Anzahl von Operationstuben unterschiedlicher Länge und Durchmesser wird benötigt, um jeweils die am besten geeignete einsetzen zu können (► Abschn. 21.5). Die tubulären Retraktoren haben typischerweise Durchmesser von 14–20 mm und sind in Längen zwischen 3 cm und 9 cm in Stufen von 1 cm verfügbar. Manchen Instrumentensets für den tubulären Zugang liegt für eine erste Perforation der Zugangsgewebe ein spitzer K-Draht bei. In unserer Praxis hat sich dieser als für den Zugang unnötig, ja sogar gefährlich erwiesen (mögliche ungewollte Duraperforation) und wurde daher von unseren Sets entfernt.

- ■ **Kosten**

Die Kosten für den Haltearm und den Satz Dilatatoren belaufen sich auf etwa 4300 €, jeder Operationstubus kostet etwa 700 €. Es gibt auch Leihinstrumentarien mit Einmaltuben aus Kunststoff.

Bestelladresse: Medtronic GmbH, Earl-Bakken-Platz 1, D-40639 Meerbusch.

21.4 Präinterventionelle Aufklärung

Es ist die standardmäßige Aufklärung über eine Operation an der Bandscheibe über einen interlaminären, translaminären oder extraspinalen Zugang erforderlich. Die Information über den geplanten minimalinvasiven Zugang ist sinnvoll, von diesem gehen aber keine besonderen Risiken aus. In der Lernphase sollte über einen möglichen Umstieg zum offenen Zugang aufgeklärt werden. Auch dieser birgt keine zusätzlichen Risiken.

21.5 Durchführung der Intervention

Für die minimalinvasive tubuläre Mikrodiskektomie werden tubuläre Retraktoren verwendet, die mit einem Durchmesser von typischerweise 14 mm, 16 mm, 18 mm oder 20 mm und einer Länge zwischen 3 cm und 9 cm in Stufen von 1 cm verfügbar sind. Die Auswahl des Durchmessers der Tube hängt dabei von der Erfahrung und Vorliebe des Operateurs ab, die erforderliche Länge wird nach der Dilatation bedarfsgemäß an den Markierungen der Dilatatoren abgelesen.

Die Operation erfolgt in Allgemeinanästhesie. Die Patienten werden in Bauchlage auf dem OP-Tisch unter Entlastung des Abdomens gelagert. Dann erfolgt die fluoroskopische Bestimmung des OP-Zugangs im lateralen Strahlengang und anschließend der Hautschnitt in der Mittellinie, der nur wenige Millimeter länger sein muss als der Durchmesser des zur Operation ausgewählten Tubus. Das subkutane Fettgewebe, die Fascia lumbodorsalis und die paravertebrale Muskulatur werden durch schrittweise Dilatation des Gewebes mit den Dilatatoren ansteigender Größe präpariert (■ Abb. 21.2a). Bereits mit dem ersten Dilatator kann der Wirbelbogen, das Facettengelenk und das Interlaminarfenster getastet werden, sodass die Dilatatoren über dem Übergang vom kranialen Wirbelbogen auf das Interlaminarfenster mittelliniennah positioniert werden. An den Markierungen der Dilatatoren wird die benötigte Länge des Tubus abgelesen. Über den letzten Dilatator wird der Tubus in der ausgewählten Länge eingeführt. Vom Sterilbereich aus wird der Haltearm am OP-Tisch angebracht, der Tubus daran befestigt und vorläufig fixiert. Die endgültige Fixierung des Tubus erfolgt nach optimaler Ausrichtung auf die Zielregion durch erneute fluoroskopische Kontrolle (■ Abb. 21.2a-d).

Der Haltearm sorgt für die exakte Beibehaltung der fluoroskopisch kontrollierten Zugangsrichtung auf das gewünschte Segment. Eine Präparation der falschen Höhe aufgrund einer Verschiebung des Zugangsretraktors wird so weitgehend verhindert. Im Anschluss daran werden die Dilatatoren entfernt. Die weiteren Operationsschritte erfolgen unter mikroskopischer Sicht. Nun kann das Interlaminarfenster und die Wirbelbögen der zu operierenden Höhe freigelegt werden. Die weiteren Operationsschritte in der Zielregion können wie bei der Standardmikrodiskektomie durchgeführt werden. Ein geringer Unterschied zur offenen Standardmikrodiskektomie besteht darin, dass beim tubulären Vorgehen für eine Veränderung des Betrachtungswinkels des Operationsmikroskops besonders bei der Verwendung von kleinen Tubendurchmessern (14 mm oder 16 mm) auch der Winkel des Tubus (nach Lösen der Arretierung des Haltearms) verändert werden muss, um einen anderen Teil der Zielregion zu visualisieren.

Am Ende der Operation werden bei der Standardmikrodiskektomie die Retraktoren entfernt, es erfolgen ein schichtweiser Wundverschluss mit Nähten der Fascia lumbodorsalis, je nach Dicke

Minimalinvasive mikrochirurgische Bandscheibenoperation lumbal mit...

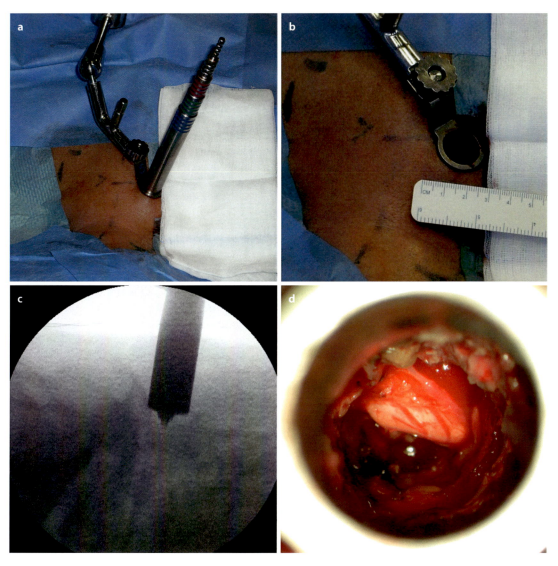

Abb. 21.2 Minimalinvasive tubuläre Mikrodiskektomie. **a** Dilatatoren und tubulärer Retraktor in situ. **b** Tubulärer Retraktor nach Entfernung der Dilatatoren. **c** Tubulärer Retraktor und Dilatatoren im Durchleuchtungsgebiet. **d** Mikroskopische Sicht durch den tubulären Retraktor auf die Nervenwurzel

auch des subkutanen Fetts, und schließlich der Hautverschluss. Bei der minimalinvasiven tubulären Mikrodiskektomie wird der Tubus langsam retrahiert, Mikroblutungen aus den dilatierten Muskelfasern werden punktuell koaguliert. Die Muskelfasern legen sich, ohne Tendenz aus dem dilatierten Abschnitt der Faszie zu prolabieren, wieder an, sodass keine Fasziennaht erforderlich ist. Da der Dilatationskanal bis zur Oberfläche hin gleichmäßig schmal ist, ist im Bereich des subkutanen Fetts ebenso keine Naht notwendig. Es erfolgt lediglich der Verschluss des kleinen Hautschnitts.

21.6 Mögliche Komplikationen

Durch die Verwendung des tubulären Retraktors kommt es im Vergleich mit der konventionellen Mikrodiskektomie zu keinen weiteren Komplikationen, da nur der Zugang von der Haut bis zum Wirbelbogen verändert, resp. minimiert wird. Es ist darauf zu achten, am Ende der Operation den Tubus nicht in einem Zug zu entfernen, sondern diesen schrittweise unter Koagulation von kleinsten Blutungen aus der durch die Dilatation auseinandergedrängten Muskulatur zu retrahieren. In unserer Praxis kann durch dieses Vorgehen auch auf die Einlage von Wunddrainagen komplett verzichtet werden.

An den allgemeinen und speziellen Risiken einer Mikrodiskektomie ändert sich durch die Modifikation des Zugangs nichts, zusätzliche Risiken bestehen keine.

21.7 Ergebnisse in der Literatur

Die minimalinvasive tubuläre Mikrodiskektomie ist mittlerweile ein akzeptiertes Verfahren zur Behandlung von Bandscheibenvorfällen (Cole und Jackson 2007; Franke et al. 2009; Kim et al. 2011). Für in der Mikrodiskektomie erfahrene Chirurgen stellt die Kombination des tubulären minimalinvasiven Zugangs mit der Verwendung des Operationsmikroskops eine geringe Modifikation der gewohnten OP-Technik dar. Daher ist die Lernkurve steil. Dies ist ein wesentlicher Vorteil, verglichen mit anderen minimalinvasiven Verfahren zur Operation der Bandscheibe wie endoskopisch assistierten (Microendoscopic discectomy, MED) oder vollendoskopischen (endoscopic transforaminal discectomy, ETD) minimalinvasiven Zugängen. Hier ist die Lernkurve flach, da sich diese Techniken deutlich von der Standardmikrodiskektomie unterscheiden. Zusätzlich zur ungewohnten Handhabung stellt bei diesen Verfahren die Visualisierung über einen Monitor und das meist zweidimensionale Bild eine Hürde dar (Foley et al. 1999; Perez-Cruet et al. 2002; Ruetten et al. 2006; Nellensteijn et al. 2010). Auch zur Operation von Rezidivbandscheibenvorfällen ist die Technik der minimalinvasiven tubulären Mikrodiskektomie einfach zu erlernen und erfolgreich einsetzbar (Hubbe et al. 2016). Dies zeigt sich auch in der mittleren OP-Zeit von 90±35 min, die mit den anderen minimalinvasiven Verfahren (MED, ETD) vergleichbar ist (98–102 min) (Isaacs et al. 2003; Le et al. 2003).

Mit der minimalinvasiven tubulären Mikrodiskektomie lassen sich auch gleichzeitig zum Rezidivvorfall existierende knöcherne Rezessusstenosen behandeln, was sich bei der ETD als prognostisch ungünstiger Faktor herausstellte (Ahn et al. 2004).

Die Rate an inzidentellen Durotomien lag bei der von uns untersuchten minimalinvasiven tubulären Mikrodiskektomie bei 16,7 % (Kogias et al. 2017) und damit im Mittelfeld dessen, was für die offene Revisionsmikrodiskektomie berichtet wird (13–27 %) (Tafazal und Sell 2005; Khan et al. 2006; El Shazly et al. 2013; Kogias et al. 2017). Damit liegt sie etwas höher als die für MED berichtete Rate von (7–12,5 %) (Isaacs et al. 2003; Le et al. 2003; Smith et al. 2010) und deutlich höher als die für ETD publizierte Rate von „Null" (Ahn et al. 2004; Hoogland et al. 2008; Ruetten et al. 2009). Gerade die häufig kleinen Duraverletzungen könnten allerdings bei der unter kontinuierlicher Spülung mit Kochsalzlösung durchgeführten ETD unterdiagnostiziert sein, da der Liquoraustritt in die Spülflüssigkeit kaum erkennbar ist.

Der Verschluss von inzidentellen Durotomien war bei der minimalinvasiven tubulären Mikrodiskektomie in allen Fällen durch Auflage eines absorbierbaren Fibrinkleberpatches, zudem in wenigen Fällen zusätzlich noch mit Naht und Fibrinkleber, komplikationslos. Weitere Maßnahmen, insbesondere Reoperationen, erfolgten nicht (Kogias et al. 2017). Und das, obwohl das postoperative Management eine Frühmobilisation wenn möglich am 1. postoperativen Tag vorsah. Bemerkenswert ist die Erfolgsrate der hier angewandten Strategie zur Durareparatur, denn in der Literatur wird die Reoperationsrate nach inzidenteller Durotomie mit 2–9 % angegeben (Wang et al. 1998; Cammisa et al. 2000; Tafazal und Sell 2005). In der offen operierten Vergleichsgruppe lag sie bei 6,25 % (Kogias et al. 2017). Auch Ruban u. O'Toole mobilisierten ihre Patienten nach inzidentellen Durotomien bei minimalinvasiven Operationen der lumbalen Wirbelsäule innerhalb der ersten 24 h ohne Komplikationen, während Than et al. dieselben Erfahrungen mit Mobilisation innerhalb 48 h machten und Senker et al. mit 2,5–5 Tagen Bettruhe (Than et al. 2008; Ruban und O'Toole 2011; Senker et al. 2013). Im Gegensatz dazu wird bei inzidentellen Durotomien während offener Wirbelsäulenoperationen Bettruhe für bis zu 7 Tage empfohlen (Wang et al. 1998; Than et al. 2008; Ruban und O'Toole 2011). Ebenso wie Ruban u. O'Toole und Than et al. sehen wir den Grund für die geringe Komplikationsrate nach inzidentellen Durotomien trotz früher Mobilisation bei minimalinvasiven Zugängen in den kleinen Hautschnitten und den wegen der Dilatation der Zugangsgewebe nur minimalen Toträumen im Zugangsbereich, die zu einem adäquaten Gegendruck im Bereich der Durotomie führen. Dadurch werden Liquorfisteln und Pseudomeningozelen verhindert. Eine frühe Mobilisation verringert postoperative kardiovaskuläre Komplikationen (Agnelli 2004).

21.8 Fazit und klinische Relevanz

Die minimalinvasive mikrochirurgische Operation des Bandscheibenvorfalls mit tubulären Retraktoren erlaubt eine deutliche Reduktion des Zugangstraumas, lässt sich rasch erlernen und neben dem klassischen interlaminären Zugang auf viele weitere Zugänge übertragen, ohne relevante neue Risiken mitzubringen. Der wesentliche Vorteil des minimalinvasiven tubulären Zugangs liegt in der Verringerung der Traumatisierung von Kutis, Subkutis und der paravertebralen Muskulatur sowie in den Präparationsschritten bei Zugang und Wundverschluss. Hieraus resultieren die in der Literatur beschriebenen Vorteile bzgl. Blutverlust, OP-Zeit, direkt postoperativer Schmerzsymptomatik, Verweildauer in der Klinik und Zeitspanne bis zur Wiederaufnahme der Arbeit (Cole und Jackson 2007; Franke et al. 2009; Kim et al. 2011). Die üblichen Komplikationen lassen sich vergleichbar gut beherrschen. Postoperative Liquorfisteln nach inzidentellen Durotomien treten im Gegensatz zur offenen Mikrodiskektomie nicht auf.

Literatur

Agnelli G (2004) Prevention of venous thromboembolism in surgical patients. Circulation 110(24):4–13

Ahn Y, Lee S-H, Park W-M, Lee H-Y, Shin S-W, Kang H-Y (2004) Percutaneous endoscopic lumbar discectomy for recurrent disc herniation: surgical technique, outcome, and prognostic factors of 43 consecutive cases. Spine (Phila Pa 1976) 29(16):E326–E332

Bell WO, Lavyne MH (1984) Retractor for lumbar microdiscectomy: technical note. Neurosurgery 14(1):69–70

Benifla M, Elamed IM, Arrelly RB (2008) Unilateral partial hemilaminectomy for disc removal in a 1-year-old child. J Neurosurg Pediatr 2(1):133–135

Cammisa FPJ, Girardi FP, Sangani PK, Parvataneni HK, Cadag S, Sandhu HS (2000) Incidental durotomy in spine surgery. Spine (Phila Pa 1976) 25(20):2663–1667

Cole JS 4th, Jackson TR (2007) Minimally invasive lumbar discectomy in obese patients. Neurosurgery 61(3):539–544; discussion 544

Foley KT, Gupta SK (2002) Percutaneous pedicle screw fixation of the lumbar spine: preliminary clinical results. J Neurosurg 97(1 Suppl):7–12

Foley KT, Smith MM, Rampersaud YR (1999) Microendoscopic approach to far-lateral lumbar disc herniation. Neurosurg Focus 7(5):e5

Foley KT, Holly LT, Schwender JD (2003) Minimally invasive lumbar fusion. Spine (Phila Pa 1976) 28(15):S26–S35

Franke J, Greiner-Perth R, Boehm H, Mahlfeld K, Grasshoff H, Allam Y et al (2009) Comparison of a minimally invasive procedure versus standard microscopic discotomy: a prospective randomised controlled clinical trial. Eur Spine J 18(7):992–1000

Glocker F et al (2018) Lumbale Radikulopathie. S2k-Leitlinie, AWMF online, Registernummer 030/058, S 1–38. https://www.awmf.org/uploads/tx_szleitlinien/030-058l_S2k_Lumbale_Radikulopathie_2018-04.pdf. Zugegriffen am 07.08.2018

Hassler W, Kalkweg K, Brandner S, Slansky I (1996) Microsurgical management of lateral lumbar disc herniations: combined lateral and interlaminar approach. Acta Neurochir 138(8):901–907

Holly LT, Schwender JD, Rouben DP, Foley KT (2006) Minimally invasive transforaminal lumbar interbody fusion: indications, technique, and complications. Neurosurg Focus 20(3):E6

Hoogland T, van den Brekel-Dijkstra K, Schubert M, Miklitz B (2008) Endoscopic transforaminal discectomy for recurrent lumbar disc herniation: a prospective, cohort evaluation of 262 consecutive cases. Spine (Phila Pa 1976) 33(9):973–978

Hubbe U, Franco-Jimenez P, Klingler J-H, Vasilikos I, Scholz C, Kogias E (2016) Minimally invasive tubular microdiscectomy for recurrent lumbar disc herniation. J Neurosurg Spine 24(1):48–53

Isaacs RE, Podichetty V, Fessler RG (2003) Microendoscopic discectomy for recurrent disc herniations. Neurosurg Focus 15(3):E11

Karikari IO, Isaacs RE (2010) Minimally invasive transforaminal lumbar interbody fusion : a review of techniques and outcomes. Spine (Phila Pa 1976) 35(26S):294–301

Khan MH, Rihn J, Steele G, Davis R, Donaldson WF 3rd, Kang JD et al (2006) Postoperative management protocol for incidental dural tears during degenerative lumbar spine surgery: a review of 3,183 consecutive degenerative lumbar cases. Spine (Phila Pa 1976) 31(22):2609–2613

Kim CW, Siemionow K, Anderson DG, Phillips FM (2011) The current state of minimally invasive spine surgery. J Bone Joint Surg Am 93(6):582–596

Kogias E, Klingler J-H, Franco Jimenez P, Vasilikos I, Sircar R, Scholz C et al (2017) Incidental durotomy in open versus tubular revision microdiscectomy: a retrospective controlled study on incidence, management, and outcome. Clin Spine Surg 30(10):E1333–E1337

Le H, Sandhu FA, Fessler RG (2003) Clinical outcomes after minimal-access surgery for recurrent lumbar disc herniation. Neurosurg Focus 15(3):E12

Lee CK (1983) Lumbar spinal instability (olisthesis) after extensive posterior spinal decompression. Spine (Phila Pa 1976) 8(4):429–433

Nellensteijn J, Ostelo R, Bartels R, Peul W, van Royen B, van Tulder M (2010) Transforaminal endoscopic surgery for symptomatic lumbar disc herniations: a systematic review of the literature. Eur Spine J 19(2):181–204

Park P, Foley KT (2008) Minimally invasive transforaminal lumbar interbody fusion with reduction of spondylolisthesis: technique and outcomes after a minimum of 2 years' follow-up. Neurosurg Focus 25(2):E16

Perez-Cruet MJ, Foley KT, Isaacs RE, Rice-Wyllie L, Wellington R, Smith MM et al (2002) Microendoscopic lumbar discectomy: technical note. Neurosurgery 51 (5 Suppl):S129–S236

Ruban D, O'Toole JE (2011) Management of incidental durotomy in minimally invasive spine surgery. Neurosurg Focus 31(4):E15

Ruetten S, Komp M, Godolias G (2006) A New full-endoscopic technique for the interlaminar operation of lumbar disc herniations using 6-mm endoscopes: prospective 2-year results of 331 patients. Minim Invasive Neurosurg 49(2):80–87

Ruetten S, Komp M, Merk H, Godolias G (2009) Recurrent lumbar disc herniation after conventional discectomy: a prospective, randomized study comparing full-endoscopic interlaminar and transforaminal versus microsurgical revision. J Spinal Disord Tech 22(2):122–129

Senker W, Meznik C, Avian A, Berghold A (2013) The frequency of accidental dural tears in minimally invasive spinal fusion techniques. J Neurol Surg A Cent Eur Neurosurg 74(6):373–377

El Shazly AA, El Wardany MA, Morsi AM (2013) Recurrent lumbar disc herniation: a prospective comparative study of three surgical management procedures. Asian J Neurosurg 8(3):139–146

Shenkin HA, Hash CJ (1979) Spondylolisthesis after multiple bilateral laminectomies and facetectomies for lumbar spondylosis. Follow-up review. J Neurosurg 50(1):45–47

Smith JS, Ogden AT, Shafizadeh S, Fessler RG (2010) Clinical outcomes after microendoscopic discectomy for recurrent lumbar disc herniation. J Spinal Disord Tech 23(1):30–34

Tafazal SI, Sell PJ (2005) Incidental durotomy in lumbar spine surgery: incidence and management. Eur Spine J 14(3):287–290

Than KD, Wang AC, Etame AB, La Marca F, Park P (2008) Postoperative management of incidental durotomy in minimally invasive lumbar spinal surgery. Minim Invasive Neurosurg 51(5):263–266

Wang JC, Bohlman HH, Riew KD (1998) Dural tears secondary to operations on the lumbar spine. Management and results after a two-year-minimum follow-up of eighty-eight patients. J Bone Joint Surg Am 80(12):1728–1732

Yasargil MG, Pait TG (1996) Exposure versus instability. J Neurosurg 84:891–892

OLIF-Technik (Oblique Lumbar Interbody Fusion)

K.-M. Scheufler

22.1   Indikation – 246

22.2   Präinterventionelle Diagnostik – 247

22.3   Notwendiges Instrumentarium – 247

22.4   Präinterventionelle Aufklärung – 247

22.5   Durchführung der Intervention – 247

22.6   Mögliche Komplikationen – 252

22.7   Ergebnisse in der Literatur – 252

22.8   Kostenerstattung – 253

22.9   Fazit und klinische Relevanz – 253

       Literatur – 253

© Springer-Verlag GmbH Deutschland, ein Teil von Springer Nature 2019
J. Jerosch (Hrsg.), *Minimalinvasive Wirbelsäulenintervention*,
https://doi.org/10.1007/978-3-662-58094-3_22

Die gegenwärtigen OLIF (Oblique Lumbar Interbody Fusion)-Techniken repräsentieren verschiedene Ausgestaltungen bzw. Interpretationen der in den 1990er-Jahren von Mayer inaugurierten Mini-ALIF-Technik (Anterior Lumbar Interbody Fusion; Mayer 1997). Gemeinsames Merkmal ist der mini-offene (d. h. nichtendoskopische) anterolaterale retroperitoneale Zugang zu den Bandscheiben zwischen L1 und S1 (Kim et al. 2016; Li et al. 2017; Mobbs et al. 2015; Molloy et al. 2016; Scheufler 2007; Woods et al. 2017) unter Einsatz dedizierter Retraktorsysteme. Die in der angloamerikanischen Literatur verbreitete Darstellung, dass sich die aktuellen OLIF-Techniken mit dem Ziel der Reduktion eingriffstypischer Komplikationen als Variante der lateralen lumbalen interkorporellen Fusion (LLIF/XLIF/DLIF, Lateral Lumbar Interbody Fusion/Extreme Lateral Interbody Fusion/Direct Lateral Interbody Fusion) entwickelt haben, ist insoweit unzutreffend. Vielmehr liegt der zunehmenden Verbreitung der OLIF-Technik eine Rückbesinnung auf (in Deutschland und Frankreich) bereits seit Jahrzehnten geübte operative Verfahren zugrunde.

Analog zu den alternativen anterioren interkorporellen Fusionstechniken beruhen die Vorteile der OLIF-Technik auf der Zugänglichkeit des gesamten Zwischenwirbelraums einzelner sowie – bei Bedarf – multipler lumbaler Segmente. Der variable und leicht erweiterbare Zugang ermöglicht neben der intersomatischen Fusion auch die Durchführung komplexerer Verfahren, wie z. B. den lumbalen Wirbelkörperersatz, den endoprothetischen Bandscheibenersatz sowie Revisionseingriffe (sowohl von links als auch von rechts). Der breite anteriore Zugang zum Bandscheibenfach erlaubt (analog zur ALIF-Technik) eine effektive Dekompression des Spinalkanals (z. B. bei medianen Bandscheibenvorfällen oder Wirbelfrakturen) sowie aufgrund der Möglichkeit des umfänglichen ventralen Release, einschließlich Resektion des vorderen Längsbandes, den Einsatz einer breiten Palette von Implantatsystemen mit großer Auflagefläche, hoher Primärstabilität und variabler Geometrie zur Korrektur von Deformitäten. In diesem Zusammenhang vereinfacht der Einsatz sog. hyperlordotischer Cages (intersomatische Implantate mit Lordosewinkeln zwischen 15° und 25°) insbesondere bei Einsatz in den kaudalen lumbalen Segmenten zwischen L4 und S1 die Wiederherstellung des physiologischen Sagittalprofils der Lendenwirbelsäule. In Abgrenzung zum klassischen ALIF (über anteriore oder anterolaterale pararektale Zugänge) wird bei der OLIF-Technik einerseits der retroperitoneale Zugang mittels Schwerkraftretraktion des Peritonealsacks erleichtert und beschleunigt, andererseits der Weg zur Wirbelsäule verkürzt und durch den Sicht- und Arbeitswinkel die Präparation der prävertebralen Gefäße vereinfacht. Der Zugangswinkel kann im Rahmen der Hardwareimplantation anhand sog. orthogonaler Manöver bedarfsweise zwischen 0° und 90° variiert werden.

22.1 Indikation

Das Indikationsspektrum der OLIF-Technik ist breit und umfasst:

- degenerative Bandscheibenerkrankungen:
  - Osteochondrose/Foramenstenose,
  - medianer Bandscheibenvorfall,
- Deformitäten:
  - Spondylolisthese,
  - Skoliose,
  - Kyphose,
- traumatische Läsionen:
  - Wirbelfraktur,
  - diskoligamentäre Instabilität,
- entzündliche Erkrankungen:
  - Spondylodiszitis,
  - Spondylitis,
- neoplastische Erkrankungen:
  - Metastasen,
  - primäre Wirbeltumoren,
- Revisionschirurgie:
  - Pseudarthrose,
  - Cagedislokation/Sinterung.

Als relative Kontraindikationen gelten neben ausgeprägter stammbetonter Adipositas vorangehende ipsilaterale retroperitoneale (insbesondere gefäßchirurgische) Eingriffe im Zugangsbereich sowie eine frühere lokale Radiatio. Bei retroperitonealen Revisionseingriffen wird eine präoperative Ureterschienung auf der Zugangsseite mittels Double-J-Katheter empfohlen. Zur bedarfsweisen Unterstützung beim Zugang bzw. potenziellen Gefäßkomplikationen wird – insbesondere bei Revisionseingriffen – ein gefäßchirurgisches Stand-by empfohlen (Mobbs et al. 2015).

OLIF-Technik (Oblique Lumbar Interbody Fusion)

22.2 Präinterventionelle Diagnostik

Die präinterventionelle Diagnostik umfasst neben der indikationsspezifischen bildgebenden Analyse lokaler und regionaler pathomorphologischer Veränderungen i. B. des behandlungsabhängigen Abschnitts der Lendenwirbelsäule mittels MRT, CT und nativen Röntgenaufnahmen (ggf. in Funktionsstellung) die Anfertigung von Stehend-Aufnahmen der gesamten Wirbelsäule (zur präoperativen Analyse der spinalen Balance) und die qualifizierte Darstellung der prävertebralen Gefäße. Während bei jüngeren Patienten die Darstellung der Angioanatomie im Rahmen der präoperativen MR-Schnittbildgebung in der Regel hinreichend ist, wird bei älteren Patienten sowie nach ventralen Voreingriffen aufgrund der häufiger anzutreffenden, eingriffsrelevanten Veränderungen von Lage (Dolichoektasie) und Wandstruktur (Kalzifizierung) der prävertebralen Gefäße die Durchführung einer CT-Angiografie empfohlen. Letztere ermöglicht neben der detaillierten Darstellung der lokalen Gefäßanatomie auch die Beurteilung der Lage(abweichungen) viszeraler Organe im Zugangsbereich (Nieren etc.). Bei Revisionseingriffen, insbesondere nach vorangehenden (auch endovaskulären) gefäßchirurgischen Eingriffen ist ggf. eine erweiterte bildgebende Diagnostik – im Rahmen einer interdisziplinären Eingriffsplanung unter Einbeziehung der Gefäßchirurgie – erforderlich.

22.3 Notwendiges Instrumentarium

Die für den OLIF-Zugang erforderlichen Instrumentarien umfassen neben chirurgischen Grundinstrumenten spezifische Zugangsinstrumente (insbesondere ein geeignetes Retraktorsystem) sowie Rasparatorien, Küretten, Fasszangen etc. mit verlängertem Schaft. Seitens verschiedener Hersteller werden entsprechende ALIF/LLIF/OLIF-Instrumentarien angeboten. Sowohl (vom Autor bevorzugte) rahmengebundene Retraktorsysteme als auch freie, Langenbeck-ähnliche Retraktoren mit der Möglichkeit zur Fixierung an der Wirbelsäule können zur Freihaltung des räumlich limitierten operativen Korridors eingesetzt werden. Zu beachten ist, dass sich Wundretraktoren mit einem fixen 90°-Winkel zwischen Valve und Schaft (wie bei klassischen Langenbeck-Haken) **nicht** für den Einsatz im schrägen Zugangskorridor der OLIF-Technik eignen. Darüber hinaus ist eine variable, arretierbare Gelenkverbindung zwischen Retraktorvalve und Schaft vorteilhaft. Aufgrund der limitierten Zugangsdimensionen ist die Rolle des chirurgischen Assistenten beim OLIF sehr begrenzt, so dass sich die Ergonomie des Arbeitsfeldes (insbesondere die Handhabung des Retraktionssystems) entscheidend auf Sicherheit und zeitökonomische Durchführung des Verfahrens auswirkt. Zur Zugangspräparation werden lange gerade und gebogene Klemmen (Stieltupfer) und feine lange (Metzenbaum-)Scheren benötigt. Die adäquate Ausleuchtung des OP-Feldes erfordert eine frei bewegliche und fokussierbare Deckenleuchte mit hoher Leuchtkraft. Alternativ kann das OP-Gebiet mit einem endoskopischen Lichtleiter ausgeleuchtet werden. Gefäßklemmen, Gefäßclips, Gefäßnähte und Hämostyptika (Gelfoam, Flowseal, etc.) müssen griffbereit im OP-Saal vorgehalten werden. Der Autor empfiehlt das Bereithalten von 2 separaten Stieltupfern während des gesamten Eingriffs zur Kompression im Falle einer Gefäßverletzung.

Für die OLIF-Technik stehen diverse Implantatsysteme zur Verfügung. Diese umfassen sowohl von lateral, als auch von schräg anterolateral oder von anterior implantierbare Cages, Wirbelkörperersatzsysteme und Verriegelungspatten.

22.4 Präinterventionelle Aufklärung

Die eingriffsspezische Aufklärung umfasst neben typischen Risiken des anterioren retroperitonealen Zugangs (Verletzung des Peritoneums und der Viszera, des Ureters und der prävertebralen Gefäße mit potenziell hohem Blutverlust) die Möglichkeit einer Läsion des N. ilioinguinalis sowie des Plexus hypogastricus superior mit den typischen Folgeerscheinungen, insbesondere bei männlichen Patienten. Auch das Risiko eines Kompartmentsyndroms sollte erörtert werden. Weitere obligate Aufklärungsinhalte umfassen die Risiken der Verletzung des Caudasackes und der austretenden Nervenwurzeln, die Möglichkeit einer Fehlplatzierung von Implantaten, die Entwicklung einer Pseudarthrose, einer lokalen Infektion und eines retroperitonealen Hämatoms, ferner einer Bauchwandhernie.

22.5 Durchführung der Intervention

Die Intervention erfolgt in Allgemeinanästhesie und bedarf – in den Händen des Autors – keiner spezifischen vorbereitenden Maßnahmen

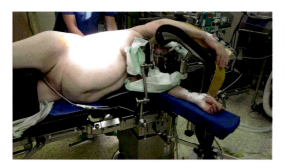

◻ **Abb. 22.1** Typische Lagerung des Patienten für einen OLIF-Zugang in 90°-Halbseitenlage. Im Gegensatz zu den lateralen Zugangsverfahren (XLIF/LLIF) muss der Tisch nicht seitlich aufgefaltet werden. Der Zugang kann wahlweise von links oder rechts durchgeführt werden unter Beachtung der spezifischen Gefäßanatomie. Der Thorax ist auf einem speziellen Polster gelagert, das die abhängige Schulter entlastet. Die Arme werden auf Auslegern, das obere Bein auf einem Tunnelkissen gelagert. Der Rumpf ist mit Lagerungspolstern gesichert. Der Korridor zum Zielsegment darf nicht durch Lagerungspolster (z. B. im Bereich der Symphyse) eingeschränkt sein

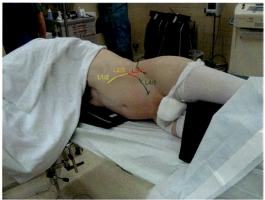

◻ **Abb. 22.2** Typische 90°-Seitlagerung und Lokalisationen der Hautinzisionen für den Zugang zu den jeweiligen Segmenten der Lendenwirbelsäule. Die der kaudalen Segmente (L3/4–L5/1) können üblicherweise über eine einzelne Inzision erreicht werden

(Darmentleerung, etc.). Wie bei allen wirbelsäulenchirurgischen Eingriffen empfiehlt sich eine konsequente medikamentöse Thromboseprophylaxe.

In der Regel erfolgt der Zugang von der linken Seite. In umfangreichen klinischen Untersuchungen konnte jedoch gezeigt werden, dass auch der Zugang von rechts möglich und sicher ist, insbesondere in Bezug auf potenzielle vaskuläre Komplikationen (Edgard-Rosa et al. 2012). Der Patient wird in eine stabile 90°-Seitlagerung verbracht, die Arme auf gepolsterten Schienen ausgelagert (◻ Abb. 22.1). Für eine zeitökonomische und möglichst stabile Positionierung des Patienten empfiehlt sich zudem die Verwendung eines Seitlagerungspolsters für den Rumpf, eines Tunnelpolsters für die Beine (zur Druckentlastung des unteren Beins) und tischfixierter (gegenseitig montierter) Lagerungspolster zur Unterstützung des Beckens und Thorax (◻ Abb. 22.1). Der Rumpf kann bei Bedarf zusätzlich mit Fixomull gesichert werden. Auf eine Gurtfixierung im Bereich des Beckens sollte verzichtet werden, da dies u. U. mit dem Zugang zum Segment L5/S1 interferieren kann. Ein Auffalten des Tisches ist im Gegensatz zu den lateralen Zugangsvarianten (XLIF/LLIF/DLIF) nicht erforderlich, kann jedoch bei schlanken Patienten die exakte Ausrichtung der Lendenwirbelsäule erleichtern.

Im Rahmen der röntgenologischen Bestätigung der exakten 90°-Seitlagerung werden Lage und Orientierung der Zielbandscheibenfächer unter seitlicher Durchleuchtung auf der Haut markiert. Anhand der Verlängerung dieser Markierung(en) nach ventral wird die Lage und erforderliche Länge des Hautschnitts festgelegt. Zur vereinfachten Orientierung werden der Verlauf des Beckenkamms bzw. unteren Rippenbogens markiert. Die unteren lumbalen Segmente (L3–S1) lassen sich über einen einzelnen Hautschnitt 5–6 cm ventral des Beckenkamms erreichen (◻ Abb. 22.2). Der Zugang zu den oberen lumbalen Segmente erfolgt über einen Hautschnitt unter dem Rippenbogen (◻ Abb. 22.2). Die Länge des Hautschnitts zur monosegmentalen Instrumentierung beträgt typischerweise (je nach Physiognomie) 4–5 cm, bei bi- und trisegmentaler Instrumentierung ca. 6–7 cm. Die Lage und Ausrichtung der potenziellen Hautinzisionen verläuft in einem Halbkreis ventral des Rippenbogens bzw. der vorderen Beckenschaufel.

Das OP-Feld wird anschließend unter Einbeziehung des Beckenkamms und unteren Rippenbogens steril abgedeckt (◻ Abb. 22.3). Die Sicherstellung einer ergonomischen Arbeitsposition während der Zugangspräparation erfordert eine deutlich erhöhte Tischposition. Zunächst wird die kräftige Faszie des M. obliqus abdominis externus in der Orientierung des Hautschnitts eröffnet. Anschließend wird die schräge Bauchmuskulatur schichtweise stumpf in Faserrichtung gespalten, bis die relativ dünne (oft nicht sicher abgrenzbare) Transversusfaszie erreicht ist. Nach Eröffnung die-

OLIF-Technik (Oblique Lumbar Interbody Fusion)

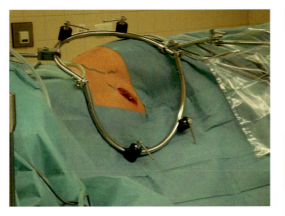

◘ **Abb. 22.3** Positionierung eines Rahmenretraktorsystems über dem OP-Feld. Es empfiehlt sich der Einsatz einer Gelenkverbindung, so dass der Rahmen mit niedrigem Profil um den Rumpf des Patienten herum angeordnet werden kann. Dies vereinfacht nicht nur den Zugang, sondern erlaubt eine ungestörte intraoperative Durchleuchtungskontrolle in 2 Ebenen

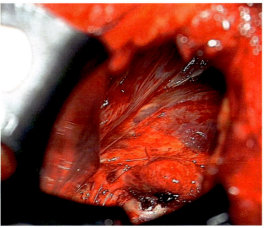

◘ **Abb. 22.4** Operativer Situs beim subphrenischen linksseitigen OLIF-Zugang zur oberen LWS bzw. thorakolumbalen Übergang. Nach Ablösen des Peritonealsacks von der Unterfläche des Diaphragmas sind der M. quadratus lumborum und der M. psoas gut sichtbar. Am unteren Bildrand ist das Bandscheibenfach L1/2 zu erkennen

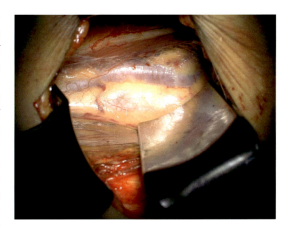

◘ **Abb. 22.5** Operativer Situs beim linksseitigen OLIF-Zugang zur unteren LWS. Im oberen Bildabschnitt ist der M. psoas, direkt medial (kaudal) davon die A. iliaca communis sinistra im retroperitonealen Fettgewebe sichtbar. Unter dem kaudalen Retraktorblatt ist der am Peritonealsack adhärente Ureter als helle, waagerecht orientiere Struktur zu erkennen

ser Faszie stößt man auf das präperitoneale Fettgewebe (cave: beim subkostalen Zugang zu den proximalen Segmenten der LWS unmittelbar auf das Peritoneum!). Der Peritonealsack wird nun stumpf von der lateralen Bauchwand abgelöst und sinkt durch Schwerkraftretraktion spontan nach kaudal ab. Nach Erreichen des Retroperitonealraums gelangt man zwischen L3 und S1 unmittelbar auf den M. psoas, rostral von L3 auf den weiter dorsal gelegenen M. quadratus lumborum (der Peritonealsack muss hier anschließend retrograd – d. h., in ventraler Richtung – über den M. psoas mobilisiert werden; ◘ Abb. 22.4). Der auf dem M. psoas verlaufende N. genitofemoralis lässt sich problemlos erkennen und schonen (◘ Abb. 22.5). Der operative Zugang wird durch Umsetzen der Valven des Retraktorsystems schrittweise erweitert unter Visualisierung der (beim Zugang von links) direkt medial des M. psoas verlaufenden A. iliaca communis sinistra und des medial der Arterie im paraperitonealen Fettgewebe verlaufenden (und i. d. R. am Peritonealsack adhärenten) Ureters (◘ Abb. 22.5). Beim Zugang von rechts stößt man medial des M. psoas zunächst auf die Vena iliaca communis dextra, und erst medial davon auf die A. iliaca communis dextra. Peritonealsack und Ureter werden gemeinsam weiter nach mediokaudal retrahiert und die Iliakalgefäße nach rostral bis zur Bifurkation verfolgt. Zur Schonung des im prävertebralen Fettgewebe verlaufenden (i. d. R. gut sichtbaren) Plexus hypogastricus superior erfolgt die Präparation stumpf mit einem Stieltupfer.

Die Bandscheibenfächer L4/5 und L5/S1 sowie das Promontorium lassen sich nun mittels Stieltupfer palpieren, so dass rasch eine Höhenorientierung möglich ist. Die sichere Identifizierung weiter rostral gelegener Zwischenwirbelräume erfordert an dieser Stelle eine seitliche Röntgenkontrolle.

Der **Zugang zum Bandscheibenfach L5/S1** erfolgt zwischen den Iliakalgefäßen unterhalb der Bifurkation. Die Iliakalgefäße werden dabei jeweils nach lateral (die Bifurkation bei Bedarf nach kra-

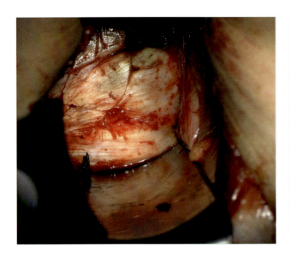

● Abb. 22.6 Intraoperativer Situs nach Freilegung des Bandscheibenfachs L4/5 (linksseitiger Zugang). Nach Retraktion der Gefäßgabeln (sichtbar unter dem kaudalen Retraktorblatt) kann der ventrale Anulus vollständig freigelegt werden (analog zu den Verhältnissen beim anterioren Zugang zur Halswirbelsäule)

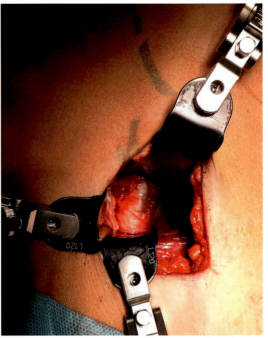

● Abb. 22.7 Intraoperativer Situs nach Freilegung des Bandscheibenfaches L4/5 (linksseitiger Zugang). Im oberen Bildabschnitt ist die Markierung des Beckenkamms zu erkennen. Der Hautschnitt liegt ca. 4–5 cm medial des Beckenkamms. Zur Freihaltung des operativen Korridors genügen i. d. R. 3 Retraktorvalven. Das Bandscheibenfach ist senkrecht orientiert. Eine exakte 90°-Lagerung erleichtert die Orientierung bei der interkorporellen Instrumentierung

nial) retrahiert, die medianen Sakralgefäße (A. und V. sacralis mediana) koaguliert und durchtrennt. Durch Einstellen der Retraktorvalven ist nun eine vollständige Visualisierung des anterioren Anulus möglich (● Abb. 22.6). Alternativ können freie Retraktoren mittels Fixierungsschrauben an den Wirbeln L5 und S1 fixiert werden (cave: Schutz der benachbarten Gefäße mittels Tabotamp/Gelfoam vor Ein- bzw. Ausdrehen der Fixierungsschrauben!). Beim isolierten Zugang zum Segment L5/S1 ist ein rechtsseitiger Zugang grundsätzlich zu bevorzugen, da das Risiko der Schädigung des Plexus hypogstricus superior bei Mobilisation des Plexus von rechts geringer ist (Edgard-Rosa et al. 2012).

Der **Zugang zum Bandscheibenfach L4/5** erfolgt lateral der Ilikalgefäße (zwischen M. psoas und der Gefäßgabel bzw. Iliakalgefäßen), die nach kaudal (medial) retrahiert werden. Sofern eine Darstellung des gesamten ventralen Anulus (analog zu L5/S1) angestrebt wird, muss vor Mobilisation der V. iliaca ein venöses Release (Ligatur/Koagulation und Durchtrennung der V. iliolumbalis) erfolgen. Die entsprechenden anatomischen Varianten der V. iliolumbalis sind dabei zu beachten. Ein adäquates Release der V. iliaca führt zur freien Retrahierbarkeit der Vene nach medial (ohne Widerstand). Widerstand im Rahmen der Retraktion deutet auf ein unzureichendes venöses Release (z. B. verursacht durch Adhärenz der V. iliaca mit dem Anulus fibrosus L4/5 oder der ventralen Oberfläche des Wirbels L5). Vor der medialen Retraktion ist dann eine weitere schrittweise stumpfe Mobilisierung mit einem Stieltupfer erforderlich. Anderenfalls kann die Vene mit einer Retraktorvalve vollständig nach kontralateral verlagert werden (● Abb. 22.7). Die sichere Mobilisation der V. iliaca communis erfordert adäquates Training und Erfahrung.

Der **Zugang zu den lumbalen Bandscheiben proximal von L4/5** erfolgt zwischen Aorta und M. psoas, alternativ von rechts zwischen V. cava und M. psoas. Zur vollständigen Mobilisation und Verlagerung der großen prävertebralen Gefäße (Aorta, V. cava) mit nachfolgender Freilegung der gesamten ventralen Zirkumferenz der Bandscheibenfächer ist jeweils die Ligatur/Koagulation und Durchtrennung der Segmentgefäße ober- und unterhalb der Zielbandscheibe erforderlich. Bei Eingriffen im Bereich des thorakolumbalen Übergangs über einen subphrenischen Zugang können im Rahmen der Darstellung der Bandscheiben bedarfsweise die Ansätze des Diaphragmas an BWK12 bzw. LWK1 und LWK2 abgelöst werden (● Abb. 22.8).

OLIF-Technik (Oblique Lumbar Interbody Fusion)

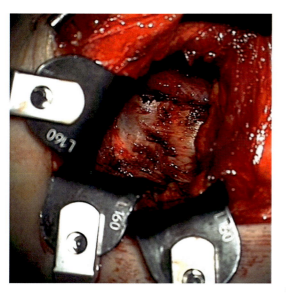

◘ **Abb. 22.8** Intraoperativer Situs nach Freilegung der Bandscheibenfächer Th12/L1 und L1/2 (linksseitiger Zugang). Nach Ausrichtung der Retraktorvalven ist der Zugang senkrecht (0°) zur Wirbelsäule orientiert

Im Weiteren entspricht der Eingriff praktisch vollständig der Vorgehensweise bei anteriorer zervikaler Diskektomie und Fusion. Diskektomie und Ausräumung des Zwischenwirbelraums (ggf. Entfernung eines (para)medianen Bandscheibenvorfalls mit Hilfe des OP-Mikroskops oder einer Lupenbrille) werden mit langen anterioren Instrumenten (Cobb-Rasparatorien, Fasszangen, etc.) durchgeführt. Ebenfalls analog zum Vorgehen an der HWS erfolgt eine Korporektomie unter Zuhilfenahme von Meißeln, Fasszangen, Stanzen etc. Die Resektion des ventralen (bei Bedarf auch des dorsalen) Anulus fibrosus und Längsbandes ermöglicht durch vollständige Segmentmobilisation eine durchgreifende Korrektur sowohl fortgeschrittener Spondylolisthesen als auch rotatorischer Olisthesen (im Rahmen adulter Skoliosen) und kyphoskoliotischer Deformitäten. Je nach Indikation erfolgt die Rekonstruktion und Stabilisierung rein ventral (mit Cage und Platte; ◘ Abb. 22.9a, b) oder ventrodorsal i. S. eines 360-Grad-Verfahrens (◘ Abb. 22.10). Die Zugänglichkeit des Beckenkamms über den

◘ **Abb. 22.9** a Intraoperativer Situs nach Cageimplantation und ventraler Plattenosteosynthese im Segment L4/5 (linksseitiger Zugang). b Postoperative Röntgenaufnahmen der LWS nach bisegmentalem OLIF L4/5 und L5/S1. Instrumentierung mit Titan-Cages und ventraler Plattenosteosynthese

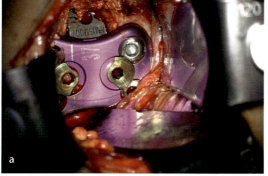

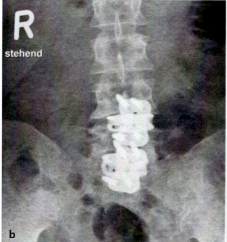
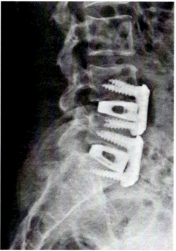

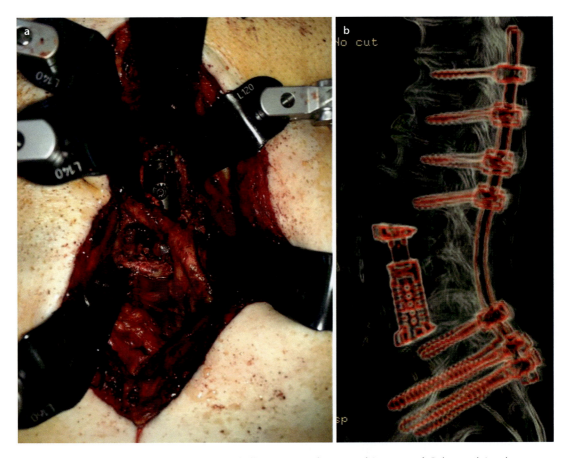

Abb. 22.10 Erweiterter OLIF-Zugang zum Wirbelkörperersatz L4 und L5. **a** Intraoperativer Situs nach Freilegung und Mobilisierung der arteriellen und venösen Gefäßgabeln und Implantation eines Distraktionscages zwischen L3 und Os sacrum. **b** Rekonstruktion des zugehörigen postoperativen CT mit Darstellung der Lage des Distraktionscages und des posterioren Fixateurs

Hautschnitt (zu den unteren lumbalen Segmenten) ermöglicht die Verwendung autologer Spongiosa im Rahmen der interkorporellen Fusion.

22.6 Mögliche Komplikationen

Die eingriffstypischen Komplikationen umfassen (nach Häufigkeit geordnet):
- Sympathikolyse (<10 %),
- Gefäßverletzungen (<10 %),
- Schädigung des Plexus hypogastricus superior (<5 %),
- Femoralgie, Hüftbeugerschwäche (<1 %),
- Plexus-/Wurzelverletzungen (<1 %),
- Verletzung des Ureters und viszeraler Organe (<1 %).

(Bateman et al. 2015; Li et al. 2017; Mehren et al. 2016; Mayer und Wiechert 2002; Mobbs et al. 2016; Rothenfluh et al. 2014; Scheufler 2007; Silvestre et al. 2012; Quraishi et al. 2013).

22.7 Ergebnisse in der Literatur

Berichte über klinische Ergebnisse und Komplikationen der OLIF-Technik umfassen Anwendungserfahrungen über mehr als 2 Jahrzente (Mayer 1997; Mayer und Wiechert 2002; Mehren et al. 2016) und belegen die Sicherheit des Verfahrens im Vergleich mit diversen alternativen Verfahren (Mehren et al. 2016; Mobbs et al. 2015; Than et al. 2011). Der OLIF-Zugang wird erfolgreich im Rahmen von Fusionseingriffen, zum arthroplastischen lumbalen Bandscheibenersatz, in der Deformitätenchirurgie, bei Revisions- und anderen komplexen Eingriffen eingesetzt. Im Vergleich mit den lateralen lumbalen Zugangsvarianten (XLIF/LLIF/DLIF) besteht ein günstigeres

OLIF-Technik (Oblique Lumbar Interbody Fusion)

Komplikationsprofil bei fehlender Notwendigkeit des Neuromonitoring (Abe et al. 2017; Jin et al. 2018; Kim et al. 2016). Im Vergleich mit den posterioren Fusionsverfahren steht dem fehlenden Erfordernis zur Eröffnung des Spinalkanals und den Möglichkeiten einer weitreichenden Segmentreposition die Notwendigkeit der zusätzlichen direkten spinalen Dekompression bei konzentrischen Stenosen sowie additiven posterioren Pedikelfixierung bei höhergradigen (insbesondere sagittalen) Instabilitäten gegenüber (Mobbs et al. 2015; Zairi et al. 2017).

22.8 Kostenerstattung

Die Vergütung erfolgt – entsprechend der Anzahl versorgter Segmente – analog zum ALIF bzw. XLIF/LLIF/DLIF. Kosten für intraoperatives Monitoring entfallen.

22.9 Fazit und klinische Relevanz

Die Vorteile der OLIF-Technik liegen neben der Indikationsbandbreite in den Möglichkeiten zur umfänglichen Korrektur bzw. Reposition sowie in hohen Fusions- und geringen Komplikationsraten. Voraussetzung zum sicheren Einsatz sind neben den erforderlichen infrastrukturellen Voraussetzungen und Instrumentarien v. a. die adäquaten Kenntnisse der anterioren Zugangsanatomie und das spezifische Training der Gefäßpräparation.

Literatur

Abe K, Orita S, Mannoji C et al (2017) Perioperative complications in 155 patients who underwent oblique lateral interbody fusion surgery: perspectives and indications from a retrospective, multicenter survey. Spine 42:55–62

Bateman DK, Millhouse PW, Shahi N, Kadam AB, Maltenfort MG, Koerner JD, Vaccaro AR (2015) Anterior lumbar spine surgery: a systematic review and meta-analysis of associated complications. Spine J 15:1118–1132

Jin J, Ryu KS, Hur JW, Seong JH, Kim JS, Cho HJ (2018) Comparative study of the difference of perioperative complication and radiologic results: MIS-DLIF (Minimally invasive direct lateral lumbar interbody fusion) versus MIS-OLIF (minimally invasive oblique lateral lumbar interbody fusion). Clin Spine Surg 31(1):31–36

Kim JS, Choi WS, Sung JH (2016) Minimally invasive oblique lateral interbody fusion for L4-5: clinical outcomes and perioperative complications. Neurosurgery 63:190–191

Li JX, Phan K, Mobbs R (2017) Oblique lumbar interbody fusion: technical aspects, operative outcomes, and complications. World Neurosurg 98:113–123

Mayer HM (1997) A new microsurgical technique for minimally invasive anterior lumbar interbody fusion. Spine 22:691–699

Mayer HM, Wiechert K (2002) Microsurgical anterior approaches to the lumbar spine for interbody fusion and total disc replacement. Neurosurgery 51:159–165

Mehren C, Mayer HM, Zandanell C, Siepe CJ, Korge A (2016) The oblique anterolateral approach to the lumbar spine provides access to the lumbar spine with few early complications. Clin Orthop Relat Res 474:2020–2027

Mobbs RJ, Phan K, Malham G, Seex K, Rao PJ (2015) Lumbar interbody fusion: techniques, indications and comparison of interbody fusion options including PLIF, TLIF, MI-TLIF, OLIF/ATP, LLIF and ALIF. J Spine Surg 1:2–18

Mobbs RJ, Phan K, Daly D, Rao PJ, Lennox A (2016) Approach-related complications of anterior lumbar interbody fusion: results of a combined spine and vascular surgical team. Global Spine J 6:147–154

Molloy S, Butler JS, Benton A, Malhotra K, Selvadurai S, Agu O (2016) A new extensile anterolateral retroperitoneal approach for lumbar interbody fusion from L1 to S1: a prospective series with clinical outcomes. Spine J 16:786–791

Quraishi NA, Konig M, Booker SJ, Shafafy M, Boszczyk BM, Grevitt MP, Mehdian H, Webb JK (2013) Access related complications in anterior lumbar surgery performed by spinal surgeons. Eur Spine J 22:16–20

Rothenfluh DA, Koenig M, Stokes OM, Behrbalk E, Boszczyk BM (2014) Access-related complications in anterior lumbar surgery in patients over 60 years of age. Eur Spine J 23:86–92

Scheufler KM (2007) Technique and clinical results of minimally invasive reconstruction and stabilization of the thoracic and thoracolumbar spine with expandable cages and ventrolateral plate fixation. Neurosurgery 61:798–808

Silvestre C, Mac-Thiong JM, Hilmi R, Roussouly P (2012) Complications and morbidities of mini-open anterior retroperitoneal lumbar interbody fusion: oblique lumbar interbody fusion in 179 patients. Asian Spine J 6:89–97

Than KD, Wang AC, Rahman SU, Wilson TJ, Valdivia JM, Park P, La Marca F (2011) Complication avoidance and management in anterior lumbar interbody fusion. Neurosurg Focus 31:E6

Woods KR, Billys JB, Hynes RA (2017) Technical description of oblique lateral interbody fusion at L1-L5 (OLIF25) and at L5-S1 (OLIF51) and evaluation of complication and fusion rates. Spine J 17:545–553

Zairi F, Sunna TP, Westwick HJ, Weil AG, Wang Z, Boubez G, Shedid D (2017) Mini-open oblique lumbar interbody fusion (OLIF) approach for multi-level discectomy and fusion involving L5-S1: preliminary experience. Orthop Traumatol Surg Res 103:295–299

Lumbale Epiduroskopie

B. C. Schultheis, G. Schütze und P. A. Weidle

23.1   Einleitung – 257
23.1.1   Definition – 257

23.2   Indikationen – 258
23.2.1   Diagnostische Indikationen – 258
23.2.2   Therapeutische Indikationen – 258
23.2.3   Indikationen gemäß WISE – 258
23.2.4   Kontraindikationen – 258

23.3   Historie der Epiduroskopie – 260

23.4   Anatomische Hinweise – 261
23.4.1   Rückenmarksnahe Räume – 261

23.5   Pathophysiologie, pathologische Befunde und algesiologische Relevanz – 262
23.5.1   Pathophysiologische Bemerkungen – 262
23.5.2   Pathologische Befunde – 264

23.6   Präinterventionelle Diagnostik – 265

23.7   Notwendiges Instrumentarium – 266

23.8   Präinterventionelle Aufklärung – 267

23.9   Durchführung der Intervention – 267
23.9.1   Allgemeine Vorbereitungen – 267
23.9.2   Lagerung des Patienten und Punktion des Hiatus sacralis – 267
23.9.3   Epidurografie – 268
23.9.4   Spülung – 268
23.9.5   Epiduroskopie – 268
23.9.6   Untersuchungsabschluss – 269

© Springer-Verlag GmbH Deutschland, ein Teil von Springer Nature 2019
J. Jerosch (Hrsg.), *Minimalinvasive Wirbelsäulenintervention*,
https://doi.org/10.1007/978-3-662-58094-3_23

23.10 Mögliche Komplikationen – 269

23.11 Ergebnisse in der Literatur – 269

23.12 Kostenerstattung – 271

23.13 Fazit und klinische Relevanz – 272

Literatur – 272

23.1 Einleitung

Eine moderne Schmerztherapie bei chronifizierten rückenmarksnahen Schmerzsyndromen kann nur effektiv sein, wenn die Schmerzursache eindeutig und zweifelsfrei geklärt ist. Doch die Diagnostik und Therapie chronischer spinaler Schmerzsyndrome ist komplex und ein dauerhafter Therapieerfolg schwierig zu erzielen.

Für eine Vielzahl von Patienten mit rückenmarksnahen Schmerzsyndromen gilt die endoskopische Untersuchung (Epiduroskopie) als eine schmerzmedizinische diagnostische Hoffnung, sie stellt auch eine aussichtsreiche therapeutische Perspektive dar. Der interventionellen Schmerztherapie wird bei der Diagnostik und Therapie eine immer größere Bedeutung beigemessen. Die in diesem Kapitel vorgestellten rückenmarksnahen interventionellen Diagnostik- und Therapieverfahren stellen bei exakter Patientenselektion und Indikationsstellung eine wertvolle Möglichkeit zur verbesserten Behandlung von Patienten mit chronischen Schmerzsyndromen dar.

In diesem Kapitel wird die perkutane, flexible endoskopische Untersuchungstechnik (spinale Endoskopie, Epiduroskopie, EDS) ausschließlich im Bereich der Lendenwirbelsäule des Schmerzpatienten dargestellt. Die spinale Endoskopie (Epiduroskopie, Spinaloskopie) ist keine Ultima Ratio für ausgewählte Schmerzpatienten, sondern ein wichtiger Bestandteil der Diagnostik und Therapie chronischer rückenmarksnaher Schmerzsyndrome. Wir sehen die EDS als festen Bestandteil in einem interdisziplinären, multimodalen, schmerztherapeutischen Behandlungskonzept.

23.1.1 Definition

Unter Epiduroskopie (EDS) ist eine perkutane minimalinvasive endoskopische Untersuchung des Epiduralraums zu verstehen, die räumliche und farbige Abbildungen rückenmarksnaher anatomischer Strukturen wie Dura mater spinalis, Blutgefäße, Bindegewebe, Nerven und Fettgewebe ermöglicht. Auch pathologische Strukturen und Veränderungen wie z. B. Adhäsionen, Sequester, entzündliche Prozesse, Fibrosen und stenosierende Prozesse lassen sich endoskopisch beschreiben (Schütze 2008, 2011; Kim et al. 2017).

Entsprechend einer internationalen Expertenempfehlung vom 17. September 1998 in Iserlohn (Deutschland), der Expertenkonferenz am 3. Oktober 1998 in Bad Dürkheim (Deutschland), einer Konsensuskonferenz in Innsbruck 2001 (Österreich) sowie im März 2006 in Graz (Österreich) konnte die nachfolgende Definition der Epiduroskopie im Jahre 2002 verabschiedet werden:

„Bei der Epiduroskopie handelt es sich um eine perkutane minimal-invasive endoskopische Untersuchung des Epiduralraums, mit deren Hilfe auch therapeutische Interventionen möglich sind."

Das Konsensuskomitee (D. Beltrutti [Italien], G. J. Groen [Niederlande], L. Sabersky [USA], A. Sander-Kiesling [Österreich], G. Schütze [Deutschland], G. Weber [Österreich]) der Konsensuskonferenz, das vom 3.–4. März 2006 in Graz tagte, organisiert durch die World Initiative on Spinal Endoscopy (WISE), verständigte sich auf nachfolgende Definitionen:

„Epiduroskopie (EDS) oder Spinal(kanal-) Endoskopie ist definiert als eine perkutane, minimalinvasive, endoskopische Untersuchung des Epiduralraums mit Hilfe eines flexiblen Endoskops, das durch den sakralen Hiatus eingeführt wird."

Dies ermöglicht Folgendes:

- Visualisierung von normalen anatomischen Strukturen, z. B. Dura mater, Blutgefäßen, Bindegewebe, Nerven und Fettgewebe.
- Visualisierung von pathologischen Strukturen, z. B. Adhäsionen, Sequestern, entzündlichen Prozessen, Fibrosen, stenotischen Veränderungen.
- Gezielte Behandlung mit z. B. epiduralen Steroiden, epidurale Katheterplatzierung, Elektrodenimplantation zur Rückenmarkstimulation (Spinal Cord Stimulation, SCS), Zytokinetherapie.
- Neben der Epiduroskopie sind weitere Analysen, z. B. Biopsie, Aspiration, lichtbrechender Index, möglich.

> Die Epiduroskopie (EDS) ist ein wichtiger Bestandteil der invasiv-interventionellen Schmerztherapie. Bei exakter Indikationsstellung und unter Berücksichtigung der Risiken und Nebenwirkungen stellt die EDS ein wichtiges diagnostisches Verfahren und eine unterstützende diagnostische und therapeutische Option in einem multimodalen, interdisziplinären schmerztherapeutischen Konzept dar.

23.2 Indikationen

Zum Alltag der algesiologischen Arbeit gehört auch der Umgang mit ungeklärten Schmerzsymptomen. Außerordentlich kompliziert kann die Einordnung und Behandlung chronifizierter rückenmarksnaher Schmerzsyndrome sein, bei denen die herkömmliche Diagnostik keine ausreichende Erklärung für die Ursache der Schmerzen bietet. Zur Diagnostik und Therapie rückenmarksnaher Schmerzsyndrome steht die Epiduroskopie zur Verfügung. Es ist sinnvoll, die Indikationen zur Epiduroskopie in diagnostische und therapeutische zu unterteilen.

23.2.1 Diagnostische Indikationen

Die Diagnostik rückenmarksnaher Schmerzsyndrome stellt die Hauptindikation für eine Epiduroskopie dar. Von der Differenzierung pathologisch-anatomischer Verhältnisse, z. B. Epiduralfibrose nach invasiven Prozeduren und Radikulopathien, Gewebeprobeentnahme (Biopsie), Anfertigen von Abstrichen, Entnahme von Spülflüssigkeiten bis zum epiduralen Schmerzprovokationstest (Epidural Pain Provocation Test, EPPT) wird das Spektrum der diagnostischen Indikationen ergänzt (Kim et al. 2017).

Bei unklaren, widersprüchlichen klinischen und/oder radiologischen Befunden stellt sich nicht die Frage, ob eine Epiduroskopie in Frage kommt. Bei Patienten mit rückenmarksnahen Schmerzsyndrome sollte vielmehr unbedingt eine umfassende, epidurografische und endoskopische Diagnostik erfolgen, um Schmerzchronifizierungen zu begegnen.

23.2.2 Therapeutische Indikationen

Zu den therapeutischen Indikationen der Epiduroskopie sind Prozeduren zu zählen wie z. B. gezielte topische Pharmakotherapie, Lösung von Narbenfeldern, Platzierung von Kathetern und Implantation von Stimulationselektroden (Radiofrequenztherapie, Rückenmarkstimulation) unter direkter Sicht, bei epidural problematischer Passage oder wenn bei radiologischen Verfahren eine Platzierung nicht möglich oder für den Patienten zu risikoreich ist.

Das Konsensuskomitee der World Initiative on Spinal Endoscopy (WISE) gibt 2006 nachfolgende Empfehlungen zu Diagnostik und Behandlungsstrategien:

23.2.3 Indikationen gemäß WISE

1. Verbesserung der Diagnostik:
   - Diagnostik der klinisch relevanten epiduralen Pathologie, wenn der Schmerz dem epiduralen Raum (Spinalkanal) zugeordnet wird: basierend auf der Anamnese, klinischen Untersuchung und unterstützenden Laboruntersuchungen.
   - Biopsie für histopathologische und/oder histochemische Untersuchungen.
   - Provokationstest (physikalisch oder chemisch z. B. Laser, elektrisch, mechanisch).
2. Behandlungsstrategien:
   - Spülung.
   - Direkte Applikation der Pharmakotherapeutika.
   - Direkte Lysis von Adhäsionen/Narben durch physikalische oder chemische Hilfsmittel (z. B. mechanisch, pharmakologisch, Laser, Radiofrequenz).
3. Als unterstützendes Hilfsmittel:
   - Platzierung von Kathetersystemen (epidural, spinal).
   - Implantation von Stimulationselektroden (Spinal Cord Stimulation, SCS).
   - Ergänzung bei minimalinvasiven Operationen.
   - Fremdkörperentfernung.
   - Potentiell für eine postoperative Beurteilung geeignet.

> **Die Epiduroskopie hat sich zu einem wesentlichen Bestandteil der Diagnostik und Therapie rückenmarksnaher Schmerzsyndrome entwickelt und ist nach unserer Überzeugung vorrangig im Sinne von „first line" einzusetzen (◘ Abb. 23.1).**

23.2.4 Kontraindikationen

Bei der Epiduroskopie entsprechen die Kontraindikationen denjenigen der rückenmarksnahen Regionalanästhesieverfahren selbstverständlich unter Beachtung der entsprechenden anatomischen Gegebenheiten des Patienten.

Lumbale Epiduroskopie

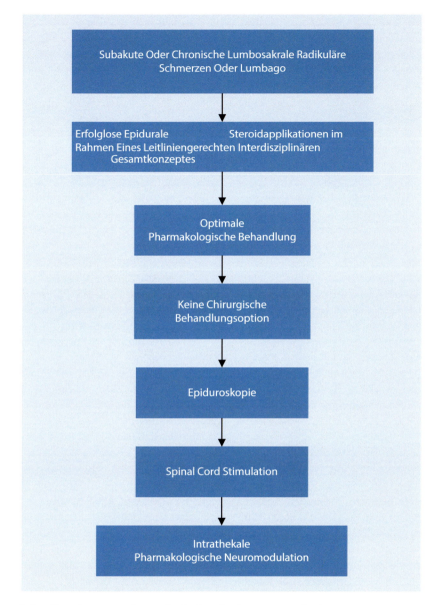

Abb. 23.1 Behandlungsbaum zum Einsatz der Epiduroskopie in unserer Abteilung

Kontraindikationen für die Epiduroskopie
- Hämorrhagische Diathese
- Antikoagulantientherapie
- Infektionen im Bereich des Punktionsortes
- Spezielle neurologische Erkrankungen
- Patienten mit hohem kardiovaskulärem Risiko
- Ablehnung der EDS durch den Patienten

Ergänzend ist hinzuweisen auf die Empfehlungen der Deutschen Gesellschaft für Anästhesiologie und Intensivmedizin zur „Rückenmarksnahen Regionalanästhesie und Thromboembolieprophylaxe/Antikoagulation" und „Über das erforderliche Zeitintervall zwischen Antikoagulantiengabe und periduraler/spinaler Punktion bzw. Entfernen eines Periduralkatheters".

Das Konsensuskomitee der World Initiative on Spinal Endoscopy (WISE) empfahl bereits 2006 nachfolgende Kontraindikationen.
— Absolute Kontraindikationen:
Psychiatrische Erkrankungen, die möglicherweise die medizinisch notwendige Einverständniserklärung des Patienten beeinträchtigen können und/

oder die Wahrnehmung des Schmerzes beeinflussen, Erkrankungen der Retina, erhöhtes Risiko für bzw. Präsenz von erhöhtem intrakraniellen Druck, Schwangerschaft, manifeste Darm- und Blasendysfunktion und Sensibilitätsstörungen im Bereich S2–S4, kongenitale oder erworbene Anomalien, die keine sichere Endoskopie erlauben, zerebrovaskuläre Erkrankungen, Nieren- oder Leberinsuffizienz, entzündliche bzw. dystrophe Hautläsionen im Bereich des Sakralkanals (Analfistel, fistule sakrale Osteomyelitis, etc.), meningeale Zyste, Meningozele, Meningomyelozele, schwere Ateminsuffizienzen (COPD), bekannte Allergien auf für die Durchführung benötigte Medikamente, instabile Angina pectoris, maligner Tumor.

- Relative Kontraindikationen:
Koagulopathien, psychiatrische Erkrankungen, die möglicherweise die notwendige Einverständniserklärung des Patienten beeinträchtigen können und/oder die Wahrnehmung des Schmerzes beeinflussen, Unfähigkeit in Bauchlage für mehr als 60 min zu liegen, schwere Ateminsuffizienzen (COPD), Medikamentenabusus bzw. Alkoholmissbrauch etc.

23.3 Historie der Epiduroskopie

Durch B. I. Hirschowitz erfolgte 1958 die Entwicklung des ersten flexiblen Endoskops (Hirschowitz et al. 1958). Es handelt sich um Sternstunden der Medizin, die die Diagnostik und Therapie bahnbrechend voranbrachten, und die sich aus Intuition und sorgfältiger Beobachtung engagierter Forscher, aber auch von Zufällen, aus fulminanten Irrtümern sowie aus Fehleinschätzungen und Fehlinformationen ergaben. Die endoskopische Untersuchung des Epiduralraums ist bezüglich ihrer klinischen Anwendung noch eine relativ junge Technik.

Zur Visualisierung des Spinalkanals wurden jedoch schon seit über 60 Jahren Experimente angestellt. Burman (1931) leistete Pionierarbeit, indem er präparierte Leichenwirbelsäulen mit arthroskopischem Instrumentarium inspizierte. Das erste Myeloskop zur Anwendung am Patienten wurde von Stern (1936) entwickelt. Pool berichtete über die erste klinische Anwendung der Myeloskopie im Jahre 1938 (Pool 1938). Der Autor untersuchte bis 1942 400 Patienten und konnte in zahlreichen Fällen Diagnosen wie Neu-

ritis, Nukleusprolaps, Neoplasmen, Adhäsionen und venöse Stauung stellen. Trotz dieser ermutigenden Resultate, der weitgehend konkurrenzlosen Stellung dieser diagnostischen Methode in der Prä-CT-Ära und der relativen technischen Einfachheit wurde die Myeloskopie bis Ende der 1960er-Jahre nicht weiter beschrieben. Sabersky führt dies auf die Einführung und breite Anwendung der Myelografie sowie die fehlende Möglichkeit, die Befunde fotografisch zu dokumentieren, zurück (Sabersky und Brull 1995).

Seit 1967 war es v. a. der Japaner Ooi, der die Myeloskopie wieder aufgriff. Zwischen 1967 und 1977 untersuchte er insgesamt 208 Patienten mit einem Instrumentarium, das eine flexible Lichtquelle mit einer starren Optik verband (Ooi 1981). In den folgenden Jahren untersuchten Blomberg (1985); Holström et al. (1995) sowie Möllmann et al. (1992) das Spatium epidurale von menschlichen Leichen und Patienten.

Voraussetzung für die Anwendung der rückenmarksnahen Endoskopie in der Klinik war die Entwicklung kleinkalibriger flexibler Optiken und Lichtquellen. 1991 berichten Heavner et al. über endoskopische Untersuchungen des Epidural- und Spinalraums von Kaninchen, Hunden und menschlichen Leichen mit Hilfe eines flexiblen Endoskops (Heavner et al. 1991).

Die Technik der Epiduroskopie mit flexibler Optik wurde seit Anfang der 1990er-Jahre auch bei Patienten klinisch eingesetzt. Schütze u. Kurtze publizieren Ergebnisse von videooptischen Untersuchungen des Epiduralraums erstmals bei Schmerzpatienten mit einer „flexiblen kathetergesicherten epiduroskopischen Einheit" (Schütze und Kurtze 1985).

Leu berichtet 1993 über peridurale und intraduktale Endoskopien bei Patienten mit sakralem Zugangsweg (Leu 1993). 1996 wird von der Food and Drug Administation (FDA) die Epiduroskopie für die Diagnostik des epiduralen Raumes genehmigt.

1997 konnte Schütze erstmals über epiduroskopisch gestützte SCS-Elektroden-Implantationen zur Neuromodulation berichten. Klinische Anwendungen mit einer epiduroskopisch unterstützten Lasertherapie bei Postnukleotomiesyndromen beschreibt die Arbeitsgruppe um Rütten.

Die Autoren Michel und Metzger stellen 1997 fest: Vorteile der Epiduroskopie bestehen darin, dass die EDS zur Beurteilung der epiduralen Pathologie herangezogen werden kann (Schütze 2008). In einem Aufsatz kommt Winston C. V.

Parris 1999 zu dem Schluss, dass die Epiduroskopie eine Technik ist, die im neuen Jahrtausend vorherrschen könne (Parris 1999). Die Rolle der Epiduroskopie für den chronischen Rückenschmerz ist definiert, schrieb Ovassapian 2000.

Im Jahre 2000 berichtet Schütze über die Methodik und eine retrospektive Untersuchung von 165 Epiduroskopien und 2001 über epiduroskopisch-sonografische Untersuchungen (Schütze 2000). Igarashi et al. beschreiben epiduroskopische Untersuchungen bei 52 schwangeren Frauen (Igarashi et al. 2000). Graziotti führte annähernd 300 epiduroskopische Interventionen durch (Graziotti 2007).

Durch die Einführung eines flexiblen Epiduroskops mit FLEX-X2-Technologie im Jahre 2005 wird es erstmalig möglich, im gesamten Spatium epidurale von sakral bis zervikal diagnostisch und therapeutisch wirksam zu werden.

2005 beschreiben Rafaeli u. Rhigetti den Einsatz einer speziellen Radiofrequenzsonde in Verbindung mit Einmalepiduroskopen zur Durchtrennung von narbigen Veränderungen und Adhäsionen im lumbalen Epiduralraum (Raffaelli und Righetti 2005).

Bereits 2006 erscheint im Pabst Verlag das erste Buch zur Epiduroskopie *Epiduroskopie – Ein praxisorientierter Leitfaden zur epiduroskopischen Diagnostik und Therapie rückenmarksnaher Schmerzsyndrome* zusammen mit einer DVD (Schütze 2006).

23.4 Anatomische Hinweise

Bei der Endoskopie rückenmarksnaher Räume steht hauptsächlich das Spatium epidurale im Interesse und bildet bei Schmerzpatienten den Mittelpunkt der endoskopischen Untersuchung (◘ Abb. 23.2).

Das Spatium epidurale erstreckt sich vom Foramen magnum der Schädelbasis bis zu den Segmenten S2–S3 im Hiatus sacralis. Der Hiatus sacralis stellt den primären Zugangsweg für die spinale Endoskopie dar und befindet sich etwa in Höhe des Neuroforamens S5, wobei er sich bis auf die Höhe von S4 erstrecken kann. Der Hiatus sacralis wird durch das Ligamentum sacrococcygeum verschlossen.

Der Spinalkanal weist in Abhängigkeit der Flexibilität der Wirbelsäule eine charakteristische Form auf. In Bereichen mit hoher Beweglichkeit stellt sich der Spinalkanal dreieckig dar. Ventral wird der Spinalkanal durch die Wirbelkörper, Bandscheiben und das Ligamentum longitudinale posterior begrenzt. Die dorsale Begrenzung erfolgt durch das Ligamentum flavum und die Wirbelbögen, lateral durch die Pedikel und Laminae.

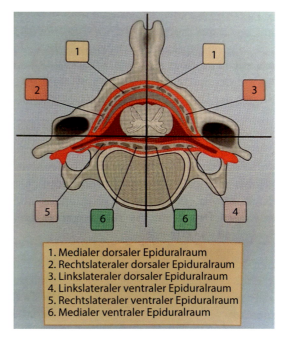

◘ **Abb. 23.2** Schematische Darstellung der Topographie des Spatium epidurale. (Aus Schütze 2011; mit freundlicher Genehmigung)

1. Medialer dorsaler Epiduralraum
2. Rechtslateraler dorsaler Epiduralraum
3. Linkslateraler dorsaler Epiduralraum
4. Linkslateraler ventraler Epiduralraum
5. Rechtslateraler ventraler Epiduralraum
6. Medialer ventraler Epiduralraum

Der Spinalkanal, Canalis spinalis, beinhaltet die Medulla spinalis, welche in dem Duraschlauch (Dura mater spinalis) vom Liquor cerebrospinalis umgeben ist. Epiduroskopische Normalbefunde des Epiduralraums gehen aus ◘ Abb. 23.3 hervor.

Im Spinalkanal werden drei Räume unterschieden:
- Spatium epidurale,
- Subarachnoidalraum und
- Subduralraum.

23.4.1 Rückenmarksnahe Räume

1. Spatium epidurale: Das Spatium epidurale kann in vier Kompartimente (ventrales sowie dorsales Kompartiment und zwei laterale Kompartimente) unterteilt werden. Im lateralen Kompartiment befinden sich die Nervenwurzeln.
2. Subarachnoidalraum: Die Arachnoidea liegt der Dura mater innen an und ist von ihr durch

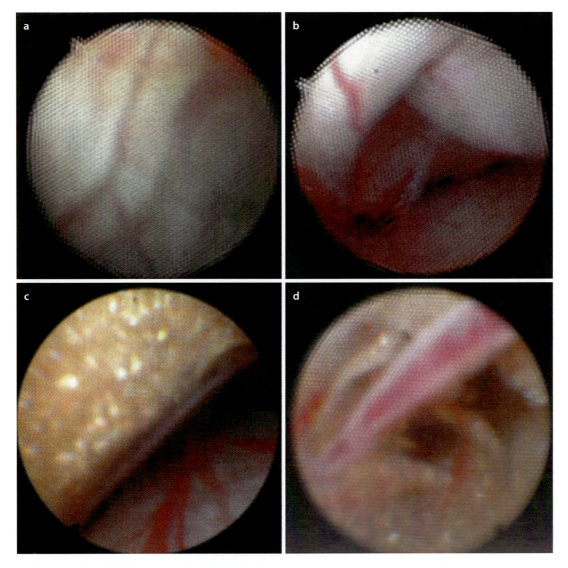

● Abb. 23.3 a–d Epiduroskopische Normalbefunde des Epiduralraums. a Dura mater spinalis; b Radix dorsalis; c epidurales Fettgewebe; d epidurale Blutgefäße. (Aus Schütze 2011; mit freundlicher Genehmigung)

einen in der Regel geschlossenen, teils kapillären Bereich, den Subarachnoidalraum, getrennt, welcher erst durch Flüssigkeit- oder Luftansammlung aufgeweitet und als Subduralraum erkennbar wird. Der Subarachnoidalraum beinhaltet das Rückenmark und die abgehenden Nervenwurzeln, welche von der Pia mater überzogen sind, und den Liquor cerebrospinalis.

3. Subduralraum: Der Subduralraum wird durch die spinale Dura mater und Arachnoidea gebildet, die der Dura direkt innen anliegt. Es handelt sich nicht um einen Raum im eigentlichen Sinne, sondern dieser entsteht erst durch die Einwirkung äußerer Kraft mit einer Zerreißung des Neuroendothels, das die beiden Hirnhäute miteinander verbindet (Shah und Heavner 2003).

23.5 Pathophysiologie, pathologische Befunde und algesiologische Relevanz

23.5.1 Pathophysiologische Bemerkungen

Spinale Schmerzsyndrome sind eine sehr heterogene Gruppe von Erkrankungen, die systemischen, rheumatischen und neuroinflammatorischen Ursachen zugeordnet werden können, welche ggf. epidurale Strukturen und Funktionen im Spatium epidurale beeinflussen. Somit können sie nicht immer einer einzelnen pathologischen Kategorie zugeordnet werden, wie u. a. durch die Arbeit gezeigt wurde.

Nach operativen Eingriffen oder chronischen entzündlichen Reizungen in der Nähe des Spinalkanals kommt es zur vermehrten Freisetzung von Tumornekrosefaktor α (TNF-α) und im Speziellen von Interleukin-1 und -6 (IL-1 und IL-6). Diese führen zu einer Erhöhung von Plasminogenaktivatorinhibitoren. Diese Enzyme führen letztendlich zu einer Hemmung des Fibrinabbaus, wodurch sich Fibrin vermehrt im Bindegewebe ablagert und somit die Entstehung von Adhäsionen und Fibrosierungen ermöglicht (Smith 2003; diZerga 1997; Thompson et al. 1995).

Zu diesem Zeitpunkt bestehen die meisten Adhäsionen und epiduralen Fibrosierungen aus Makrophagen, Fibroblasten, Mastzellen und Phagozyten. Mit der Zeit vermindert sich der Anteil der Fibrozyten und die Adhäsionen werden von Kollagenfasern in Gefäßstränge umgebaut (Leonhardt 1971; Liakakos et al. 2001). Die Aktivierung des immunologischen Systems erfolgt durch die Freisetzung von Interleukin 8, TNF-α, IL-6, Tumor Growth Factor β (TGF-β) und Platelet-Derived Growth Factor (PDGF). Im Weiteren kommt es zu einer Aktivierung des extrinsischen Gerinnungssystems, wodurch die Bildung von Fibrin ausgelöst wird. Wenn nun zwei beschädigte epidurale Oberflächen, die mit Fibrin benetzt sind, in Kontakt kommen, können diese miteinander verkleben und Adhäsionen bilden.

> **Ein Missverhältnis zwischen Fibrinentstehung und -abbau führt letztendlich zu Fibrosierungen des Epiduralraumes und einer Verhärtung des Fibrins (Kim et al. 2017).**

Die Möglichkeit durch eine Flüssigkeitsverabreichung in den Epiduralraum eine Schmerzreduktion zu erreichen, spricht eher für eine neurochemische Ursache, die durch mechanischen Stress auf unterschiedliche Strukturen ausgelöst werden kann (Sabersky und Kitahata 1995; Olmarker und Myers 1998; Kayama et al. 1996; Cornefjord et al. 1996).

Radikuläre Schmerzen sind nicht immer das Ergebnis einer Nervenkompression (Olmarker et al. 1993; Olmarker und Myers 1998; Rydevik et al. 1984; Devor 1991). Eine Nervenkompression führt zur Nervendysfunktion mit motorischen und sensorischen Störungen, wohingegen Schmerzen erst durch eine begleitende entzündliche Reaktion ausgelöst werden. Dies wurde insbesondere durch die Arbeit von Howe gezeigt (Howe et al. 1977). Eine Kompression eines peripheren Nerven führte nur zu einer kurzfristigen Ausbildung von Aktionspotenzialen. Wohingegen es durch die Kompression eines entzündeten Nerven zu einer dauerhaften Zunahme von Aktionspotenzialen kommt. Allerdings kann eine verlängerte Nervenkompression selbst eine Entzündung mit Einwanderung von Makrophagen und inflammatorischen Zytokinen (Kobayashi et al. 2005) hervorrufen. Diese Kompression oder Fixierung der Nervenwurzel im Neuroforamen führt zur Dehnung, verringerter intraneuraler Mikrozirkulation und zur Ischämie (Rydevik et al. 1984). Durch die Störung der axonalen Durchblutung wird der Metabolismus der Neurotransmitter negativ beeinflusst und löst eine Störung der Nervenfunktion aus (Kobayashi et al. 2005).

Verletzungen der endoneuralen Blutgefäße führen zu einem Zusammenbruch der Blut-Nerven-Schranke und zur Ausprägung eines intraneuralen Ödems, was Schmerzen auslöst bzw. weiter verstärkt. Das lang anhaltende intraneurale Ödem führt zu einem Teufelskreis mit Infiltration von Fibroblasten, vermehrter Narbenbildung, wodurch die Duchblutung des Nerven weiter kompromittiert wird.

Lokale Demyelinisierung führt zu ektopischer Erregungsbildung, wodurch Dysästhesien und Schmerzattacken ausgelöst werden (Devor 1991). Der Nucleus pulposus der Bandscheibe beinhaltet proinflammatorische Interleukine (Olmarker et al. 1995; Olmarker und Myers 1998; Rydevik et al. 1984, 1990).

Ein Einriss des Anulus fibrosus kann zur Freisetzung großer Mengen von Phospholipase A2 in den Epiduralraum führen. Dies löst ggf. eine Entzündungsreaktion aus mit Freisetzung von TNF-α aus mononukleären Entzündungszellen. Dadurch wird die Entzündungsreaktion weiter verstärkt (Olmarker et al. 1995, 1996).

> **Der Schmerzentstehung liegt kein einheitlicher Mechanismus zu Grunde. Unterschiedliche entzündliche und immunologische Vorgänge können zu einer Aktivierung von Nozizeptoren führen.**

23.5.2 Pathologische Befunde

Adhäsionen und Fibrosierung

Adhäsionen lassen sich bei einer Vielzahl von Patienten mit rückenmarksnahen Schmerzsyndromen endoskopisch nachweisen. Adhäsive rückenmarksnahe Strukturen sind zumeist weißlicher Färbung, endoskopisch gut sichtbar (◘ Abb. 23.4, 23.5, 23.6 und 23.7).

Entscheidend ist, ob diese pathologisch-anatomischen rückenmarksnahen Veränderungen für den Patienten schmerzrelevant sind. Das Austreten von Proteoglykanen aus dem Anulus fibrosus in das Spatium epidurale kann die Entstehung von Adhäsionen und Fibrosierungen induzieren.

Persistierende Schmerzen nach Wirbelsäulenoperationen sind häufig (Hayek et al. 2009; Schofferman et al. 2003; Slipman et al. 2002). Epidurale Fibrosierungen haben eine Vielzahl von Ursachen, wobei die häufigste Ursache operative Eingriffe an der Wirbelsäule sind (Yang et al. 2011; Robertson 1996; Gill et al. 1985; Bartynski und Petropoulou 2007; Farrokhi et al. 2011; Pospiech et al. 1995). Die Wahrscheinlichkeit für die Narbenbildung nach Laminektomien ohne Spondylodese liegt zwischen 5 % und 30 % (Otani et al. 1997). Bosscher und Heavner (2012a, b) konnten mit Hilfe der Epiduroskopie bei 83 % aller Patienten mit persistierenden postoperativen Schmerzen hoch-

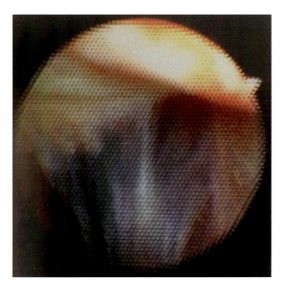

◘ Abb. 23.4 Adhäsionen. (Aus Schütze 2011; mit freundlicher Genehmigung)

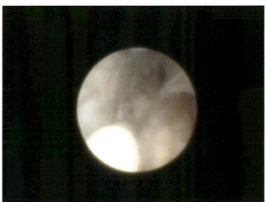

◘ Abb. 23.6 Ausgeprägte Vernarbungen auf Höhe einer Spondylodese

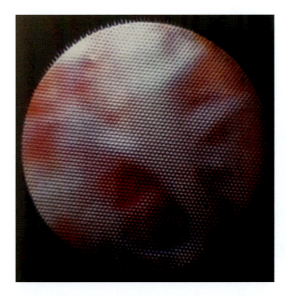

◘ Abb. 23.5 Fibrosierung. (Aus Schütze 2011; mit freundlicher Genehmigung)

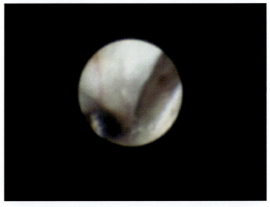

◘ Abb. 23.7 Algesiologisch relevante Adhäsion der Dura. Links unten im Bild die Resaflexsonde vor Lösung der Adhäsionen

Lumbale Epiduroskopie

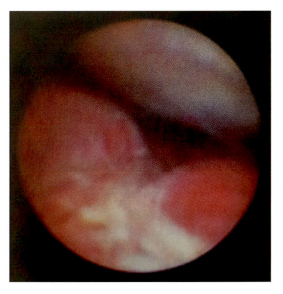

Abb. 23.8 Gestaute Blutgefäße. (Aus Schütze 2011; mit freundlicher Genehmigung)

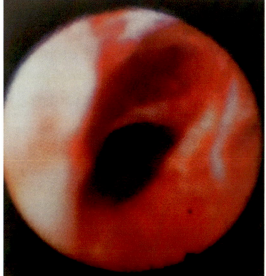

Abb. 23.9 Arachnoiditis. (Aus Schütze 2011; mit freundlicher Genehmigung)

gradige epidurale Vernarbungen nachweisen. Je ausgedehnter die Operation, umso ausgeprägter waren die Vernarbungen. Nur bei 16 % der untersuchten Patienten ließen sich in einer MRT-Untersuchung Vernarbungen nachweisen.

Fibrosierungen entstehen wahrscheinlich durch eine lokale Entzündungsreaktion und begleitende Ödembildungen in den nervalen Strukturen.

- **Gestaute Gefäße**

Bei der epiduralen Untersuchung von Patienten mit Failed Back Surgery Syndrome (FBSS) ließen sich gestaute und pseudovarikös veränderte Blutgefäße nachweisen. Bei der Untersuchung von 120 Patienten entdeckte Schütze (2011) nur bei 12 % der Patienten im ventralen Kompartiment diese Veränderungen (Abb. 23.8).

- **Radikulitis**

Chronische entzündliche Prozesse wie die Epiduritis und Radikulitis stellen sich im endoskopischen Bild als ödematös aufgetriebene Gewebestrukturen dar. Die epiduralen Strukturen erscheinen – bedingt durch eine Hyperämie – stark gerötet. Erst durch die neurale Entzündung werden Schmerz, Hyperalgesie und Allodynie ausgelöst (Kizelshteyn et al. 1991).

- **Arachnoiditis**

Hierbei handelt es sich um ein komplexes neuropathisches Schmerzgeschehen (Day 2001).

Burton (1978) teilt den Verlauf der Arachnoiditis in 3 Stufen ein.
1. Stufe: Entzündungszeichen der Pia mater mit Hyperämie und Schwellung der Kaudafasern und Nervenwurzeln.
2. Stufe: Fibroblastenproliferation mit Kollagenablagerungen im Gewebe.
3. Stufe: Ausgeprägte Proliferation der Pia mater mit dichter Kollagenstruktur, die zu einer konstringierenden Umwachsung der atrophischen und ischämischen Nervenwurzel führt. Die Dura mater spinalis erscheint verdickt und das Gewebe ist vermehrt durchblutet (Schütze 2011) (Abb. 23.9).

> Die Epiduroskopie stellt ein komplementäres diagnostisches und therapeutisches schmerzmedizinisches Verfahren dar.

23.6 Präinterventionelle Diagnostik

Vor der Entscheidung zur Epiduroskopie sind eine gründliche Anamnese und körperliche Untersuchung erforderlich. Diese werden ergänzt durch eine radiologische sowie neurologische Beurteilung. Die bildgebende Diagnostik umfasst neben Röntgennativaufnahmen eine Computertomografie bzw. MRT-Untersuchung des betreffenden Wirbelsäulenabschnittes.

23.7 Notwendiges Instrumentarium

Auf dem Medizinproduktemarkt werden unterschiedliche Instrumentarien zur Durchführung der spinalen Endoskopie angeboten.

Das zur Durchführung der Epiduroskopie nötige Instrumentarium umfasst folgende Elemente:
- Steriles Instrumentarium:
    - Epiduroskop (Optik der Firma Baholzer GmbH, ◘ Abb. 23.10),
    - Schleusenset,
    - Resaskop (Firma Baholzer GmbH), zugelassen für „single use" (◘ Abb. 23.11),
    - MRI-Resablator: Molekularresonanzgenerator (◘ Abb. 23.12),
    - 1 × 3F-Fogarty-Katheter (◘ Abb. 23.13),
    - Resalon,
    - Kamera- und Video-Monitoring-System (z. B. Wolf, Storz),
    - Druck-Infusions-System für Spüllösung NaCl 0,9 %,
    - Resaflex Sonde (◘ Abb. 23.14),
- Epiduroskope 7,5 Charr mit Arbeits- und Spülkanal 3,6 Charr und entsprechenden Lichtleitern und Sterilisationssieb (◘ Abb. 23.15),
- Laser-Equipment-System,
- epiduraler Katheter Vygon,
- Röntgen-C-Bogen und Strahlenschutzausrüstung.

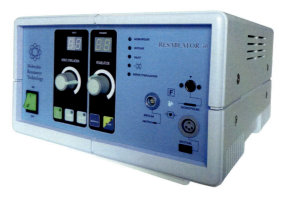

◘ Abb. 23.12 MRI-Resablator. (Mit freundlicher Genehmigung der Firma Baholzer Endoskopie Systeme GmbH & Co. KG)

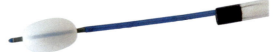

◘ Abb. 23.13 Resaloon-Fogarty-Katheter. (Mit freundlicher Genehmigung der Firma Baholzer Endoskopie Systeme GmbH & Co. KG)

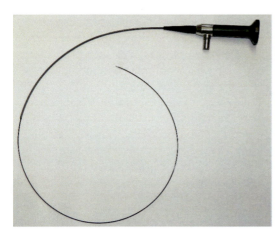

◘ Abb. 23.10 Baholzer-Optik zum Gebrauch mit dem Resaskop. (Mit freundlicher Genehmigung der Firma Baholzer Endoskopie Systeme GmbH & Co. KG)

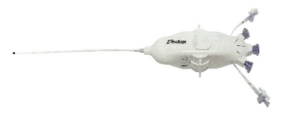

◘ Abb. 23.11 Resaskop mit zwei Ports für einen Arbeitskanal und einen separaten Kanal für die wiederverwertbare Fiberoptik. (Mit freundlicher Genehmigung der Firma Baholzer Endoskopie Systeme GmbH & Co. KG)

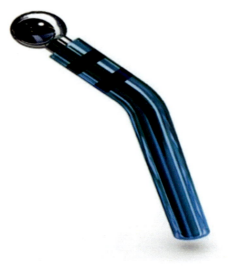

◘ Abb. 23.14 Resaflex Dissektionssonde zum Gebrauch mit dem MRI-Resablator. (Mit freundlicher Genehmigung der Firma Baholzer Endoskopie Systeme GmbH & Co. KG)

Abb. 23.15 Flexibles Fibroskop

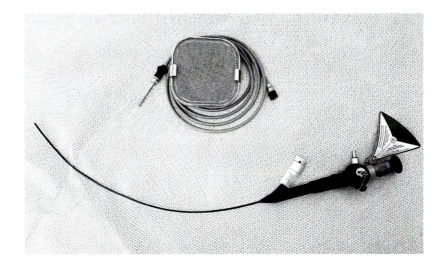

Kosten und Bestelladressen

Epiduroskope, Sonden und Optiken: Baholzer Endoskopie GmbH & Co. KG, Neckartal 100, D-78628 Rottweil (▶ www.baholzer.de).
- Komplettset Resaskop plus Ballon 900 €,
- Resaflexsonde 500 €,
- Radiofrequenzgenerator 10.000 €,
- Baholzer 1,5-mm-Fiberoptik 3500 €.

Epiduroskop inkl. Introducer/Schleuse der Firma Almikro GmbH & Co. KG, Löwenweg 1e, D-79189 Bad Krozingen/Hausen (E-Mail: info@almikro.de).
- Kosten pro Endoskop etwa 7000 €,
- Videoturm wie für endoskopische Eingriffe.

23.8 Präinterventionelle Aufklärung

Wie bei allen operativen oder interventionellen Eingriffen erfolgt eine Aufklärung über die allgemeinen und spezifischen Risiken der Intervention. Neben den allgemeinen Risiken wie Infektionen, Nerven- und Gefäßverletzungen sollte auch über die Nebenwirkungen der pharmakologischen Therapie hingewiesen werden, insbesondere auf allergische Reaktionen, Atem- und Kreislaufstörungen.

Zu den spezifischen Risiken gehören die Gefahr der Duraverletzung mit Postpunktionskopfschmerzen, Wiederholungseingriffe und Reoperationen an der Wirbelsäule bei Auftreten einer epiduralen Blutung.

23.9 Durchführung der Intervention

23.9.1 Allgemeine Vorbereitungen

Die Epiduroskopie sollte in einem Operationssaal unter sterilen Bedingungen durchgeführt werden. Vor dem Hautschnitt zur Platzierung der sakralen Einführhilfe erfolgen eine adäquate intravenöse Antibiose und das notwendige Basismonitoring der Vitalparameter.

Über einen intravenösen Zugang wird eine Analgosedierung eingeleitet. Hierbei ist darauf zu achten, dass der Patient noch adäquat auf gestellte Fragen antworten kann.

23.9.2 Lagerung des Patienten und Punktion des Hiatus sacralis

Bei der Lagerung des Patienten auf dem OP-Tisch ist auf eine Entlordosierung der Lendenwirbelsäule durch adäquate Lagerungskissen zu achten. Vor der chirurgischen Desinfektion wird eine Kompresse in die Analfalte eingebracht, um Irritationen der Mukosa durch das Desinfektionsmittel zu vermeiden.

Nach chirurgischer Hautdesinfektion und sterilem Abdecken erfolgt zunächst die radiologische Darstellung des Hiatus sacralis im a.p.- und anschließend im lateralen Röntgenstrahlengang.

Nach Lokalanästhesie und Punktion des Hiatus sacralis in Loss-of-Resistance-Technik, wird ein Seldinger-Draht in den Canalis sacralis eingeführt. Die Punktion sollte unter radiologischer

Kontrolle und ohne nennenswerten Widerstand erfolgen. Nach erfolgreicher Einführung des Seldinger-Drahtes wird ein Dilatator über den Führungsdraht in den Canalis sacralis platziert.

23.9.3 Epidurografie

Beim Erreichen der Einführhilfe in Höhe S1–S2 sollte eine Epidurografie mit Kontrastmittel durchgeführt werden. Die Verteilung des Kontrastmittels gibt Aufschluss über die sakrale anatomisch-pathologische Situation. Während des gesamten Eingriffs erfolgt die Lagekontrolle des Epiduroskops durch Röntgenkontrollen im seitlichen und a.p.-Strahlengang.

Von Park und Lee (2017) konnte nachgewiesen werden, dass es keine Korrelation zwischen dem Ausmaß der erzielten Adhäsiolyse und dem Grad der Schmerzreduktion bei lumbaler Spinalkanalstenose zu geben scheint. Hierbei stellt sich allerdings die Frage, ob diese Adhäsionen dann auch schmerzrelevant waren.

23.9.4 Spülung

Die epidurale Spülung mit physiologischer NaCl-Lösung dient der Verbesserung der optischen Sicht. Neben der Boligabe besteht auch die Möglichkeit einer volumen- und druckgesteuerten epiduralen Spülung über ein Infusionssystem mit Druckbeutel. Es ist besonders auf das Volumen und den Infusionsdruck zu achten, der 60 mmHg nicht übersteigen darf. Die Menge der verabreichten Spüllösung ist zu dokumentieren.

Eines der ersten klinischen Zeichen für eine „Überinfusion" ist das Auftreten von Kopfschmerzen beim Patienten. Bei den ersten Anzeichen für eine epidurale Überinfusion ist die Untersuchung sofort zu pausieren. Die maximale Infusionsmenge beträgt 350 ml, die mittlere Menge 220 ml.

23.9.5 Epiduroskopie

Das Einführen des Endoskops in den Sakralkanal via Hiatus sacralis sollte ohne Widerstand und Gewalt erfolgen. Nun beginnt ein Vorschieben des Endoskops in die epidurale Zielrichtung. Zur Verbesserung der optischen Sicht kann die Applikation von intermittierenden NaCl-Boli hilfreich sein.

Das Epiduroskop sollte im rückenmarksnahen Bereich nur unter Sicht vorgeschoben werden. Mit äußerster Vorsicht muss vorgegangen werden, wenn die anatomischen Strukturen nicht eindeutig identifiziert werden können. Dies gilt insbesondere für im Untersuchungsbereich voroperierte Patienten. Röntgenkontrollen im a.p.- und seitlichem Strahlengang sind zur exakten Lokalisation des Epiduroskops empfehlenswert.

Zur rückenmarksnahen Sichtverbesserung kann neben einer epiduralen Spülung zusätzlich ein Fogarty-Katheter vorsichtig vorgeschoben werden. Durch den expandierbaren Fogarty-Katheter kann die endoskopische Sicht bei Verwendung von Resaskopen im Cavum epidurale erleichtert werden.

Der Ballonkatheter genießt den Vorteil, dass dadurch der Epiduralraum dilatiert werden kann. Durch den Einsatz in sakralen-lumbalen, pathologischen epiduralen Situationen kann der Ballonkatheter eine verbesserte Visualisierung der rückenmarksnahen Strukturen herbeiführen (Abb. 23.16). Alternativ zur gezielten epiduralen Laseradhäsiolyse kann in speziellen Situationen ein Ballonkatheter zur Lösung von epiduralen Fibroisierungen und Adhäsionen beitragen.

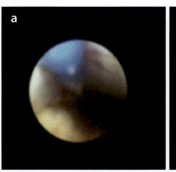 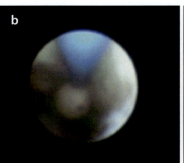 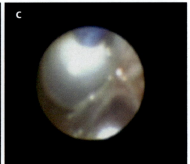

Abb. 23.16 a–c Resaloon-Katheter

Grundsätzlich muss während der Epiduroskopie ein blindes Vorschieben der Optik des Endoskops oder von Instrumenten (Laserfiber, Fasszange, Katheterelektroden etc.) im Arbeitskanal strikt vermieden werden.

Zum Nachweis von pathologischen Veränderungen im Spinalkanal sollte eine mikrobiologische Probe entnommen werden. Auch bei der mikrochirurgischen Lösung von Adhäsionen und Narbengewebe ist zu empfehlen, eine Biopsie anzufertigen (mit Hilfe einer Biopsiezange und anschließender histologischer Befundung).

Im Rahmen der endoskopischen Untersuchung sollten entsprechend der Klinik des Patienten Schmerzprovokationstest erfolgen, um herauszustellen, welche der pathologisch-anatomischen Strukturen den Schmerz beim Patienten auslösen können. Die algesiologische Auswertung ist im Operationsbericht zu dokumentieren.

Sollten sich Adhäsionen bzw. Fibrosierungen von schmerzrelevanten Narbensträngen nicht allein durch den Ballonkatheter oder das Epiduroskop selbst lösen lassen, kann unter Zuhilfenahme chirurgischer Instrumente, Radiofrequenzsonden oder Laserfasern eine kontrollierte Ablösung, Durchtrennung bzw. Entfernung algesiologisch relevanter pathologischer Veränderungen erfolgen (Raffaeli und Righetti 2005; Schütze 2008; Kim et al. 2017).

Ein Vorteil der Resaflexsonde (● Abb. 23.17) und des Bioresonanzgenerators ist die Möglichkeit der sensorischen und motorischen Austestung in dem Bereich, der durchtrennt werden soll. Beim therapeutischen Einsatz wird dank der quantischen Molekularresonanztechnik eine selektive präzise Läsion bei niedrigen Temperaturen bewirkt.

Auch ein gezielter endoskopischer Einsatz von Diodenlaser mit Lichtleiter von 320 μm Bare-Fiber zur epiduralen Adhäsiolyse, Narbenresektion oder Blutstillung ist ein wichtiger Bestandteil der invasiv-interventionellen Schmerztherapie (Schütze 2011; Ruetten et al. 2002; Kim et al. 2017).

23.9.6 Untersuchungsabschluss

Während und nach Abschluss der rückenmarksnahen endoskopischen Untersuchung sollte im Zielgebiet des Epiduralraums auf evtl. Blutungen geachtet werden. Vor der Entfernung des Epiduroskops kann eine pharmakologische analgetische und antiphlogistische Therapie, die Anlage eines epiduralen Katheters oder einer SCS-Elektrode unter Sicht erfolgen.

23.10 Mögliche Komplikationen

Wie bei allen invasiven rückenmarksnahen Verfahren kann es auch bei der epiduralen Endoskopie in seltenen Fällen zu Komplikationen kommen. Die Erfahrung des Operateurs, das Kliniksetting, strikte Asepsis und die sorgfältige Patientenselektion sind Kriterien für das Ergebnis der epiduroskopisch gestützten Technik.

In der Literatur sind vereinzelt Herzrhythmusstörungen, zerebrale Krampfanfälle, Sehstörungen oder Erblindung bei Retinaeinblutungen, Duraperforationen mit Postpunktionskopfschmerz, epidurale Hämatome oder Infektionen der Meningen beschrieben worden (Wagner et al. 2006). Sphinkter- oder Blasenstörungen und neurologische Dysfunktionen wie Verwirrungszustände können auftreten (Kim et al. 2017).

Es ist strikt auf eine Dokumentation und Limitierung der epiduralen Infusionsmenge zu achten. Entsprechend der Literatur gelten verabreichte Mengen von insgesamt 200 ml NaCl 0,9 % als sicher (Kim et al. 2017).

23.11 Ergebnisse in der Literatur

In mehreren Studien konnten die positiven Effekte der Epiduroskopie nachgewiesen werden. Dies gilt sowohl für quantitative Outcomeparameter, z. B. Schmerzscores und funktionelle Verbesserungen, als auch für qualitative Parameter

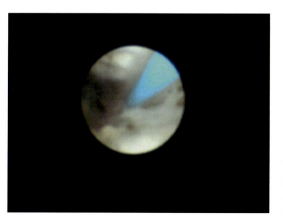

● Abb. 23.17 Resaflexsonde zum Durchtrennen von Narbensträngen nach sensorischer und motorischer Testung

wie die Erfassung der sensorischen Nervenfunktion oder der Kontrastmittelverteilung.

In einer klinischen Untersuchung bei Patienten mit chronischen Lendenwirbelsäulen- und radikulären Schmerzen war die Epiduroskopie in der Bestimmung des schmerzverursachenden Wirbelsäulensegmentes der alleinigen Bildgebung durch Magnetresonanztomographie überlegen. Der Grund hierfür liegt nach Ansicht der Autoren darin, dass dank der Schmerzprovokationstests eine funktionelle Untersuchung der gefundenen pathologischen Veränderungen möglich ist. Die Bildgebung ist jedoch rein observativ (Bosscher und Heavner 2012b).

2004 hat Schütze über 500 Epiduroskopien bei schmerzkranken Patienten berichtet. In dieser Arbeit wurde neben der endoskopisch gestützten epidural-analgetischen Therapie auch die Behandlung schmerzrelevanter epiduraler Fibrosierungen und Adhäsionen mittels Lasertechnik vorgestellt (Schütze 2004).

In einer ähnlichen Studie untersuchten Geurts et al. prospektiv, ob in MRT-Untersuchungen nachgewiesene pathologische Veränderungen durch eine Epiduroskopie bestätigt werden konnten, und ob gezielte Injektionen nach Adhäsiolysen zu einer Reduktion von radikulären Schmerzen führten. Während der Epiduroskopie konnten bei 19 von 20 Patienten Adhäsionen nachgewiesen werden. Bei 8 dieser Patienten, von denen 6 nie zuvor im Bereich der LWS operiert worden sind, lagen Adhäsionen vor, die in den MRT-Untersuchungen nicht nachweisbar waren. Sechs der Patienten zeigten Zeichen einer Nervenwurzelentzündung und 11 von 20 Patienten zeigten eine signifikante Verbesserung (Geurts et al. 2002).

Dank der Epiduroskopie können behandelbare pathologische Befunde nachgewiesen werden. Damit hat die Epiduroskopie einen bedeutenden diagnostischen und prognostischen Wert (Kim et al. 2017).

Bosscher u. Heavner untersuchten 2014 114 Patienten mittels Epiduroskopie. Auf diese Weise konnten bei 78 % der Patienten das Outcome richtig vorhergesagt werden – mit einer Sensitivität von 75 % für ein gutes oder sehr gutes Outcome und einer Spezifität für eine ausbleibende oder mäßige Besserung von 82 %. In dieser Studie konnte weiterhin eine Spezifität für epidurale pathologische Veränderungen von 91 % nachgewiesen werden (Bosscher und Heavner 2014).

In einer prospektiven, randomisierten doppelblinden Studie wurden von Manchikanti et al. 83 Patienten untersucht, bei denen seit 6 Monaten radikuläre Schmerzen bestanden, die sich nach einer konservativen Therapie mit röntgengesteuerten epiduralen Injektionen und perkutaner Adhäsiolyse mittels Racz-Katheter nicht besserten. Die Gruppe 1 der Studie fungierte als Kontrollgruppe, in der das Epiduroskop bis zur Höhe des Sakralkanals vorgeschoben und eine Mischung aus einem Lokalanästhetikum und Steroid verabreicht wurde. Man unternahm keine Versuche einer Adhäsiolyse. Die Gruppe 2 wurde epiduroskopiert und auf der Zielhöhe eine Adhäsiolyse durchgeführt. Anschließend wurde dieselbe Mischung Lokalanästhetika und Steroid injiziert. Die Outcomeparameter waren Schmerz, Funktionsparameter und der psychologische Zustand des Betroffenen. Bei 23 Patienten der Gruppe 2 (57 %) verbesserten sich die Schmerzscores nach 1, 3 und 6 Monaten signifikant. Alle anderen Outcomeparameter inkl. der psychometrischen Tests verbesserten sich ebenfalls signifikant nach 1, 3 und 6 Monaten. In der Kontrollgruppe trat die Verbesserung nur im ersten Monat auf, später nicht mehr. Die Autoren kommen zu dem Schluss, dass die Epiduroskopie eine effektive Behandlungsmaßnahme besonders bei Patienten ist, die nicht dauerhaft von epiduralen Infiltrationen oder perkutaner Adhäsiolyse profitiert haben (Manchikanti et al. 2005).

In einer prospektiven Studie mit einem Follow-up von 12 Monaten wurden 38 Patienten mit chronischen radikulären Schmerzen untersucht. Sie zeigten eine signifikante Verbesserung der Symptome, nachdem Adhäsionen von der Dura gelöst wurden (Richardson et al. 2001).

Zu vergleichbaren Ergebnissen kamen Manchikante et al. bei der Untersuchung von 85 Patienten, bei denen insgesamt 112 Epiduroskopien durchgeführt wurden. Die Patienten zeigten chronische persistierende radikuläre Schmerzen, die nach konventioneller Therapie u. a. mit epiduralen Kortikoidinjektionen keine Besserung erfuhren. Während der Epiduroskopie erfolgte eine Adhäsiolyse und eine Mischung von Lokalanästhetika und Kortison wurde verabreicht. Die Langzeitergebnisse verbesserten sich signifikant und die Kosteneffektivität des Verfahrens wurde belegt (Manchikanti et al. 1999, Manchikanti 2000).

Zwei Untersuchungen verfolgten bei 14 Patienten eine andere Adhäsiolysetechnik unter Zuhilfenahme des Resablators mit einer Ausgangsleistung von 4 MHz zur Lösung von Adhäsionen. Einen Monat nach der Adhäsiolyse beschrieben

Lumbale Epiduroskopie

75 % der Patienten eine Besserung der Schmerzen um 90 % (Rafaelli und Rhigetti 2005).

2011 veröffentlichten Kim et al. eine Studie, in der 98 Patienten mit chronischen Lendenwirbelsäulen- und radikulären Schmerzen entweder einer Behandlung mit epiduroskopisch geführter Laseradhäsiolyse und Steroidinjektion oder lediglich einer epidurokopisch gestützten Steroidapplikation unterzogen wurden. Hierbei zeigte sich, dass die mit Laseradhäsiolyse behandelten Patienten nach 4 Wochen und 6 Monaten eine bessere Schmerzreduktion aufwiesen und diese auch länger anhielt (Kim et al. 2011).

Allerdings scheint das Ausmaß der epidurografischen Veränderungen nach erfolgter Adhäsiolyse bei Patienten mit lumbaler Spinalkanalstenose nicht mit dem Ausmaß der späteren Schmerzreduktion zu korrelieren (Park und Lee 2017). Igarashi et al. (2004) untersuchten die Auswirkungen der Epiduroskopie bei degenerativer Lumbalkanalstenose. Aufgrund der Anzahl der betroffenen Nervenwurzeln wurden die Patienten (n = 58, Durchschnittsalter 71 Jahre) in zwei Gruppen eingeteilt. Eine monosegmentale Gruppe (n = 34) und eine multisegmentale Gruppe (n = 24). Bei allen Patienten wurde der Epiduralraum während der Untersuchung mit physiologischer Kochsalzlösung gespült, Adhäsionen wurden gelöst und zum Abschluss ein Lokalanästhetikum kombiniert mit einem Kortikoid verabreicht. Eine Verbesserung der Rückenschmerzen konnte bei allen Patienten 12 Monate post interventionem nachgewiesen werden. Bezüglich der radikulären Symtomatik kam es bei der monosegmentalen radikulären Gruppe für die Dauer von 12 Monaten zu einer Schmerzreduktion. Demgegenüber hatten die Patienten mit der Multilevel-Radikulopathie nur eine Erleichterung für 3 Monate. Unabhängig von der Normalisierung der biochemischen Effekte durch die Adhäsiolyse bei radikulären Schmerzen ist hervorzuheben, dass die Nervenwurzel wieder ausreichend Bewegungsraum erhielt (Igarashi et al. 2004).

23.12 Kostenerstattung

Die Codes zu den Verfahren anhand des Operationen- und Prozedurenschlüssels (OPS) Version 2018 finden sich in ◘ Tab. 23.1.

◘ **Tab. 23.1** OPS-Codes

DRG/ICD	Beschreibung
5-032.00	Dorsaler Zugang LWS-1-Segment
5-986ff	Die Anwendung von minimalinvasiver Technik ist, sofern nicht als eigener Code angegeben, zusätzlich zu kodieren 5-986ff
5-059 b	Die Anwendung eines Endoskopiesystems ist gesondert zu kodieren 5-059.b wenn der Kode für den Eingriff diese Information nicht enthält
5.036.6	Adhäsiolyse (Sekundäreingriff)
1-698.1	Diagnostische Endoskopie durch Punktion, Inzision und intraoperativ am Zentralennervensytem-intraspinale diagnostische Endoskopie
G96.1	Krankheit der Meningen, andernorts nicht klassifiziert; inkl. Meningeale Adhäsion (zerebral) (spinal)
G55.3	Kompression von Nervenwurzeln und Nervenplexus, bei sonstigen Krankheiten der Wirbelsäule und des Rückens (M45-M46+), (M53-M54+)
M48.09	Spinalkanalstenose, Claudicatio spinalis bei Spinalkanalstenose
1-404	Perkutane (Nadel-)biopsie an intraspinalen Gewebe
5-038.21	Implantation oder Wechseleines Katheters zur intrathekalen und epiduralen Infusion, permanenter Katheter zur Dauerinfusion
5-032.8	Zugang zum Os sacrum und Os coccygis, dorsal
5-934	Mikrochirurgische Technik
5-033.0	Dekompression
5-059.f	Gepulste Radiofrequenz an Ganglien
5-059.f1	Durch Multifunktionselektrode
5-056	Neurolyse und Dekompression eines Nerven
5-056.41	Endoskopisch
5-056.8	Nerven Bein

Deutsches Institut für Medizinische Dokumentation und Information (DIMDI): ▶ https://www.dimdi.de/static/de/klassi/ops/kodesuche/onlinefassungen/opshtml2017/#code5; ▶ http://www.icd-code.de

Im Rahmen der Gebührenordnung für Ärzte (GOÄ) können die Neurolyse mit der Ziffer 2582 und die Ziffer 471 (Einleitung und Überwachung einer epiduralen Anästhesie für bis zu 3 Tagen) als selbstständige Leistung abgerechnet werden.

23.13 Fazit und klinische Relevanz

In den letzten Jahren wurden bedeutende Fortschritte in der Entwicklung adäquater Instrumentarien zur sicheren Durchführung der Epiduroskopie erzielt. Diese Instrumentarien erlauben neben einer erweiterten Diagnostik auch eine Erweiterung der therapeutischen Optionen.

Die Epiduroskopie (EDS) stellt ein effizientes und zukunftsorientiertes minimalinvasives endoskopisches Verfahren zur Diagnostik und Therapie rückenmarksnaher Schmerzsyndrome dar.

Die epiduroskopische und histologische Identifizierung dorsaler bzw. ventraler pathologisch-anatomischer Strukturen, sowie die Realisierung eines epiduralen Schmerzprovokationstests zur Schmerzbeurteilung sind von therapeutischer Relevanz – was eine zielgerichtete Therapie betroffener schmerzrelevanter Regionen ermöglicht.

Neben der endoskopischen Unterstützung bei invasiv-interventionenellen Eingriffen z. B. laser- oder radiofrequenzgestützten Lösung schmerzrelevanter Narbenfelder oder der endoskopischen Platzierung von Kathetern und SCS-Elektroden, erweitern bei Schmerzpatienten wesentlich die vorhandenen therapeutischen Möglichkeiten.

Für einen Teil der Patienten mit chronischen Rückenschmerzen, die mit den vorhandenen diagnostischen Verfahren keine adäquate Erklärung für ihre beklagten Schmerzen oder therapeutische Effekte erfahren konnten, stellt die Spinale Endoskopie ein effektives und sicheres diagnostisches, aber auch therapeutisches Verfahren dar.

Literatur

Bartynski WS, Petropoulou KA (2007) The MR imaging features and clinical correlates in low back pain-related syndroms. Magn Reson Imaging Clin N Am 25:137–154

Blomberg RG (1985) A method for spinal canal endoscopy and spinaloscopy: presentation of preliminary results. Acta Anaesthesiol Scand 21:113–116

Bosscher HA, Heavner J (2012a) Incidence and severity of epidural fibrosis after back surgery: an endoscopic study. Pain Pract 10:18–24

Bosscher HA, Heavner JE (2012b) Diagnosis of the vertebral level from which low back or leg pain originates. A comparison of clinical evaluation, MRI and epiduroscopy. Pain Pract 12(7):506–512

Bosscher HA, Heavner JE (2014) Lumbosacral epiduroscopy findings predict treatment outcome. Pain Pract 14(6):506–514

Burman MS (1931) Myeloscopy or the direct visualisation of the spinal canal and ist contents. J Bone Joint Surg 13:695–696

Burton CV (1978) Lumbosacral arachnoiditis. Spine 3(1):24–30

Cornefjord M et al (1996) Mechanical and biochemical injury of spinal nerve roots: a morphological and neurophysiological study. Eur Spine J 5:187–192

Day PL (2001) The adhesive arachnoiditis syndrome. http://www.cofwa.org/aasyndrome-10-03.pdf. Zugegriffen am 14.08.2018

Devor M (1991) Neuropathic pain and and injured nerve: peripheral mechanisms. Br Med Bull 47:619–630

Farrokhi MR et al (2011) The effect of methylene blue on peridural fibrosis formation after laminectomy in rats: an experimental novel study. Spine J 11:147–152

Geurts JW et al (2002) Targeted methylprednisolone acetate/hyaluronidase/clonidine injection after diagnostic epiduroscopy for chronic sciatica: a prospective, 1-year follow-up study. Reg Anesth Pain Med 27: 343–352

Gill GG et al (1985) Pedicle fat grafts for the prevention of scar in low-back surgery: a preliminary report on the first 92 cases. Spine (Phila Pa 1976) 10:662–667

Graziotti P (2007) DVD epiduroscopy. Spine-aligna pty Ltd, 91 Circle, Dalkeith, West Australia. http://www.ipmnt.net

Hayek SM et al (2009) Effectiveness of spinal endoscopic adhesiolysis in post lumbar surgery syndrome. A systemic review. Pain Physician 12:419–435

Heavner JE et al (1991) Percutaneous evaluation of the epidural and subarachnoid space with a flexible fiberscope. Reg Anaesth 15(S):85

Hirschowitz BI et al (1958) Demonstration of a new gastroscope, the fiberscope. Gastroenterology 35(1):50; discussion 51–53

Holström B et al (1995) Risk of catheter migration during combined spinal epidural block: percutaneous epiduroscopy in autopsy cases. Anesth Analg 80: 747–753

Howe JF et al (1977) Mechanosensitivity of dorsal root ganglia and chronically injured axons: a physiological basis for the radicular pain and nerve root compression. Pain 3:24–41

Igarashi T et al (2000) The fiberoscopic findings of the epidural space in pregnant women. Clin Invest Anesthesiol 92:1631–1636

Igarashi T et al (2004) Lysis of adhesions end epidural injection of steroid/local anaesthetic during epiduroscopy potentially alleviate low back and leg pain in elderly patients with lumbar spinal stenosis. Br J Anaesth 93(2):181–187

Lumbale Epiduroskopie

Kayama S et al (1996) Incision of the anulus fibrosus induces nerve root morphologic, vascular, and functional changes. An experimental study. Spine 21:2539–2543

Kim JD et al (2011) Epiduroscopic laser disc and neural decompression. J Neurosurg Rev 1(S1):14–19

Kim DH et al (2017) Epiduroscopy: atlas of procedures, 1. Aufl. Thieme, Janeiro/New York/Stuttgart/Dehli/Rio de Janeiro

Kizelshteyn G et al (1991) Epidural baloon catheter system lysing epidural adhesions. Reg Anesth 15(1):87

Kobayashi Y et al (2005) Effect of mechanical compression on the lumbar nerve root: localization and changes intraradicular inflammatory cytokines, nitric oxide and cyclooxygenase. Spine (Phila Pa 1976) 30:1699–1705

Leonhardt H (1971) Histologie und Zytologie des Menschen. Georg Thieme Verlag, Stuttgart

Leu H (1993) Percutaneous techniques: decompression and intradiscal laser in discoscopy, external pedicular fixation, percutaneous interbody fusion, peridural endoscopy with discoscopy. In: 12th course of percutaneous endoscopic spinal surgery, Zürich

Liakakos T et al (2001) Peritoneal adhesions: etiology, pathophysiology, and clinical significance. Recent advances and management. Dig Surg 18(4):260–273

Manchikanti L (2000) The value and safety of epidural endoscopic adhesiolysis. Am J Anesthisol 2:275–278

Manchikanti L et al (1999) Non-endoscopic and endoscopic adhesiolysis in post lumbar mainectomy syndrome: a one year outcome study and cost effectiveness analysis. Pain Physician 2:52–58

Manchikanti L et al (2005) [ISRCTN 16558617] A randomized, controlled trial of spinal endoscopic adhesiolysis in chronic refractory low back and lower extrimity pain. BMC Anesthesiol 5:10

Möllmann M et al (1992) Spinaloskopie zur Darstellung von Problemen bei der Anwendung der kontinuierlichen Spinalanästhesie. Anästhesist 41:544–547

Olmarker K, Myers RR (1998) Pathogenesis of sciatic pain: role of herniated nucleus pulposus and deformation of spinal nerve root and dorsal root ganglion. Pain 78:99–105

Olmarker K et al (1993) Autologous nucleus pulposus induces neurophysiologic and histologic changes in porcine cauda equina nerve roots. Spine 18:1425–1432

Olmarker K et al (1995) Inflammatogenic properties of nucleus pulposus. Spine 20:665–669

Olmarker K et al (1996) Ultrastructural changes in spinal nerve roots included by autologous nucleus pulposus. Spine 21:411–414

Ooi Y (1981) Myeloscopy. Orthop Trauma Surg 24:659–669

Otani K et al (1997) Experimental disc herniation: evaluation of the natural course. Spine 22:2894–2899

Park CH, Lee SH (2017) Epidurographic findindings following percutaneous epidural adhesiolysis failed to correlate with level of pain reduction in patientes with lumbar spinal stenosis. Pain Med 18:842–845

Parris WCV (1999) What is new and on the horizon in pain management. Am Soc Anesthesiol 63:10

Pool JL (1938) Direct visualization of dorsal nerve roots cauda equina by means of a myeloscope. Arch Neurol Psychiatr 39:1308–1312

Pospiech J et al (1995) Epidural scar tissue formation after spinal surgery: an experimental study. Eur Spine J 4:213–219

Raffaelli W, Righetti D (2005) Surgical radio-frequency epiduroscopy technique (R-Res-Ablator) and FBSS treatment: preliminary evaluations. Acta Neurochir Suppl 92:121–125

Richardson J et al (2001) Spinal endoscopy in chronic low back pain with radiculopathy. A prospective case series. Anaesthesia 56:454–460

Robertson JT (1996) Role of epidural fibrosis in the failed back: a review. Eur Spine J 5:52–56

Ruetten S et al (2002) Application of Holium YAG laser in epiduroscopy: extended practicabillites in the treatment of chronic back pain syndrome. J Clin Laser Med Surg 20(4):203–206

Rydevik B et al (1984) Pathoanatomy and pathophysiology of nerve root compression. Spine 9:7–15

Rydevik B et al (1990) Diffusion from the cerebral spinal fluidas a nutritional pathway für spinal nerve roots. Acta Physiol Scand 138:247–248

Sabersky LR, Brull SJ (1995) Spinal and epidural endoscopy: a historical review. Yale J Med 68:7

Sabersky LR, Kitahata LM (1995) Direct visualization of the lumbosacral epidural space through the sacral hiatus. Anesth Analg 80:839–840

Schofferman J et al (2003) Failed back surgery: etiology and diagnostic evaluation. Spine J 3:400–403

Schütze G (2000) Techniken und Technologien zur Therapie chronischer Schmerzen. Grünenthal GmbH, Wissenschaftliche Verlagsabteilung, Aachen

Schütze G (2004) Epiduroskopie eröffnet neue Wege gegen Rückenschmerzen. Schmerztherapie 4:12–13

Schütze G (2006) Epiduroskopie. Ein praxisorientierter Leitfaden zur epiduroskopischen Diagnostik und Therapie rückenmarksnaher Schmerzsyndrome. Pabst Science Publishers, Lengrich/Berlin/Bremen/Miami/Riga/Viernheim/Wien/Zagreb

Schütze G (2008) Spinal endoscopy – epiduroscopy. Springer, Heidelberg

Schütze G (2011) Interventionelles Schmerzmanagement-Bildgestützte Verfahren zur Diagnostik und Therapie rückenmarksnaher Schmerzsyndrome – Spinale Endoskopie, pharmakologische und elektrische Neuromodulation. Uni-Med Verlag, Bremen

Schütze G, Kurtze H (1985) Direct observation of the epidural space with a flexible catheter-secured epiduroscopic unit. Reg Anesth 19:85–89

Shah RV, Heavner JE (2003) Recognition of the subarachnoid and subdural compartements during epiduroscopy: two cases. Pain Pract 3(4):321–325

Slipman CW et al (2002) Etiologies of failed back surgery syndrome. Pain Med 3:200–214

Smith S (2003) The adhesive arachnoiditis syndrome. Circle of Friends with Arachnoidits (COFWA). http://cofwa.og/AASYNDROME-10-03.pdf. Zugegriffen am 14.08.2018

Stern EL (1936) The spinascope: a new instrument for visualizing the spinal canal and its contents. Med Rec (NY) 143:31–32

Thompson JN et al (1995) Pathogenesis and prevention of adhesión formation. Br J Surg 82(1):3–5

Wagner K et al (2006) Risks and complications of epdural neurolysis – a review with casereprort. Anesthesiol Intensmed Notfallmed Schmerzther 41:213–222

Yang J et al (2011) Application of liposome-encapsulated hydroxycamptothecin in the prevention of epidural scar formation in New Zealand white rabbits. Spine J 11:218–223

diZerga GS (1997) Biochemical events in in peritoneal tissue repair. Eur J Surg Suppl 577:10–16

Dorsal-Root-Ganglion-Stimulation

B. C. Schultheis, S. Schu und P. A. Weidle

24.1 Einleitung – 276

24.2 Indikationen – 278

24.3 Präinterventionelle Diagnostik – 279

24.4 Notwendiges Instrumentarium – 289

24.5 Präinterventionelle Aufklärung – 280

24.6 Durchführung der Intervention – 280
24.6.1 Lagerung des Patienten – 280
24.6.2 C-Bogenpositionierung und Darstellung der anatomischen Landmarken – 281
24.6.3 Festlegen des Punktionsweges – 281
24.6.4 Steriles Abdecken des Patienten – 281
24.6.5 Nadeleintrittspunkt und epiduraler Zugang – 281
24.6.6 Einführen des Introducer Sheath – 281
24.6.7 Legen der Abstützungsschlingen im Epiduralraum – 283
24.6.8 Austestung der Sondenlage durch Stimulation – 284
24.6.9 Entfernung des Einführsystems, Tunnelung und Ausleitung – 285

24.7 Mögliche Komplikationen – 285

24.8 Ergebnisse in der Literatur – 286

24.9 Kostenerstattung – 286

24.10 Fazit und klinische Relevanz – 286

Literatur – 288

© Springer-Verlag GmbH Deutschland, ein Teil von Springer Nature 2019
J. Jerosch (Hrsg.), *Minimalinvasive Wirbelsäulenintervention*,
https://doi.org/10.1007/978-3-662-58094-3_24

24.1 Einleitung

Die Behandlung chronischer Schmerzen stellt große Herausforderungen an die moderne Medizin. Vor allem das Management von Patienten mit neuropathischen Schmerzen ist mit klassischen Therapieverfahren nur eingeschränkt möglich.

Generell beginnt der Behandlungsalgorithmus mit einer ausführlichen Anamnese und einer sorgfältigen körperlichen Untersuchung. Zu den therapeutischen Optionen zählen eine angepasste Pharmakotherapie, diagnostische und therapeutische Infiltrationen und eine psychologische/psychiatrische Vorstellung. Bei nicht ausreichendem Therapieerfolg kommt es zum Einsatz komplexerer Techniken. Hierbei stellt sich die Frage, ob es sich um lokal, regional begrenzte oder multilokuläre therapieresistente Schmerzen handelt.

Am Ende dieser Behandlungsmöglichkeiten stehen häufig neuromodulative Therapieverfahren, z. B. die Neurostimulation des Spinalganglions (Dorsal Root Ganglion, DRG), ferner die Rückenmarkstimulation (Spinal Cord Stimulation, SCS) oder die pharmakologische Neuromodulation mittels intrathekaler Pumpen. So können ansonsten austherapierte Schmerzsyndrome, z. B. FBSS (Failed Back Surgery Syndrome), periphere arterielle Verschlusskrankheit, chronische Angina pectoris und auch Patienten mit CRPS (Complex Regional Pain Syndrome) erfolgreich behandelt werden.

Allerdings gibt es Schmerzsyndrome, die sich häufig nur sehr schwer mittels konventioneller SCS behandeln lassen. So ist die Stimulation bestimmter Körperregionen wie Thoraxwand, Leistengegend und anderer komplex innervierter Körperstellen nur schwer möglich. Bei der Suche nach neuen Therapieansätzen bot sich das Spinalganglion (Dorsal Root Ganglion) an, weil es eine hoch organisierte anatomische Struktur ist, die eine kritische Rolle in der Entstehung und Unterhaltung chronischer Schmerzen darstellt.

Beim Menschen gibt es 31 paarige (jeweils rechts und links) gemischte Spinalnerven, die für die Weiterleitung autonomer, sensorischer und motorischer Informationen aus der Peripherie und aus dem Rückenmark verantwortlich sind. So finden sich zervikal 8 paarige Spinalnerven, thorakal 12, lumbal und sakral jeweils 5 Nervenpaare sowie ein kokzygeales Paar. Diese Spinalnerven bilden sich aus den sensorischen, dorsalen afferenten Axonen und den ventralen motorischen efferenten Axonen und treten jeweils aus den Neuroforamen zweier benachbarter Wirbel heraus (Hasegawa et al. 1993, 1996; Sheng et al. 2010).

Beim Austritt der sensorischen dorsalen Nervenwurzel aus dem Neurofarmen bildet sich das Dorsalganglion. Es handelt sich um eine Ansammlung von bipolaren Zellkörpern, welche von Gliazellen umgeben sind, und den Axonen der sensorischen Zellen des Dorsalganglions, die die primären afferenten sensorischen Nerven bilden. Die sensorischen Dorsalganglienneurone werden als pseudounipolare Neurone bezeichnet. Sie besitzen zwei Axonarme, die funktionell als ein Axon agieren und dem im Dorsalganglion liegenden Zellkern, der über einer Tight Junction mit diesen verbunden sind.

Aus klinisch-praktischer Sicht sind daher die anatomischen Verhältnisse im Neuroforamen besonders beachtenswert (◘ Abb. 24.1 und 24.2). Wichtig erscheint zudem, dass die Dorsalganglien den größten Anteil sensorischer Neurone im Körper beinhalten und in erster Linie für die Transduktion sensorischer Informationen aus der Peripherie und die Transmission an das zentrale Nervensystem verantwortlich sind. Die Zellkör-

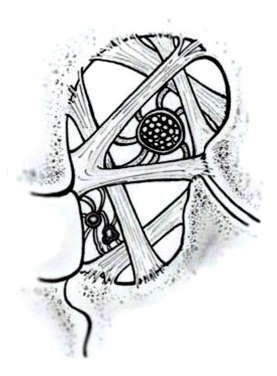

◘ **Abb. 24.1** Innerhalb des Neuroforamens wird das Spinalganglion durch zahlreiche Bänder fixiert. Parallel zum Spinalnerv verlaufen eine Arterie und eine Vene. (Mod. n. Juoj8derivative work)

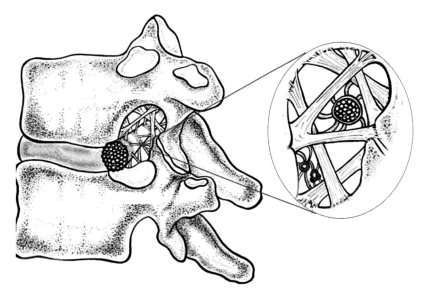

Abb. 24.2 Anatomische Verhältnisse im Neuroforamen. (Mod. n. Juoj8derivative work)

per nehmen eine entscheidende Rolle bei der Modulation von Schmerzsignalen und sensiblen Impulsen ein, indem sie eigene Botenstoffe synthetisieren und freisetzen (Devor 1999). Das Dorsalganglion spielt keine passive Rolle bei der Entstehung chronischer Schmerzen, vielmehr ist es aktiv daran beteiligt. Die DRG-Neurone agieren nicht untereinander: Sie sind voneinander durch Satellitengliazellen isoliert. Sie reagieren allerdings auf periphere und zentrale Stimuli wie Nozizeption, Verletzungen peripherer afferenter Nerven und Entzündungen. Im gesamten zentralen und peripheren Nervensystem sind die Nerven isoliert und durch die Blut-Hirn- sowie Blut-Nerven-Schranke geschützt (Ballabh et al. 2004; Shimizu et al. 2011). Bei den Spinalganglien verhält sich das anders: Es gibt keine Blut-Nerven-Schranke und sowohl große und kleine Moleküle als auch Makrophagen können die Satellitengliazellen überwinden (Hu und McLachlan 2002). Wird ein DRG-Neuron getriggert, kommt es zu einer verspäteten, lang andauernden Antwort durch einen Informationsweg zwischen den Gliazellen, der als „sandwich synapse" (SS) bezeichnet wird. Die Entdeckung der Transmission von Gliazellen zu DRG-Neuronen unterstützt die Theorie eines molekularen DRG/SS-Reizweiterleitungssystems (Segond von Blanchet et al. 2009).

Die Satellitengliazellen exprimieren Rezeptoren für verschiedene neuroaktive Botenstoffe, z. B. Chemokine, Zytokine, Adenosin-5′-Triphosphat (ATP) und Bradykinin. Einerseits erreichen Signale von anderen Zellen die Satellitengliazellen, andererseits beeinflussen die Satellitengliazellen die DRG-Neurone und reagieren auf Signale aus ihrer direkten Umgebung. Deshalb gilt es als wahrscheinlich, dass sie an dem Prozess der Transmission im DRG beteiligt sind. So weiß man heute, dass bei der Entstehung neuropathischer Schmerzen nach peripheren Nervenverletzungen die Satellitengliazellen eine wichtige Rolle spielen (Hogan 2010). Nachweislich sind sie bei den meisten Prozessen im peripheren und zentralen Nervensystem aktiv beteiligt (Aldskogius und Kozlova 1998; Rambourg et al. 1983; Kamiya et al. 2006; Regan et al. 1986; Hjerling-Leffleler et al. 2000). Belegt ist zudem, dass sie sich sowohl morphologisch als auch biochemisch nach einer peripheren Nervenverletzung verändern (Lee et al. 1986; Tandrup 1993; Khan et al. 2011).

Nozizeptive Schmerzen entstehen durch die Umwandlung noxischer Stimuli sowie durch Transmission von Aktionspotenzialen zum Rückenmark und Gehirn. Neuropathische Schmerzen nach peripheren Nervenverletzungen sind charakterisiert durch eine Hypersensibilität, die durch eine Verringerung der Erregungsschwelle für Aktionspotenziale aus Nozizeptoren entsteht. Bei neuropathischen Schmerzen liegt die erniedrigte Erregungsschwelle sowohl für eine Nozizeptorenaktivität (Hyperalgesie) als auch für nicht noxische Stimuli vor (Allodynie) (Krames 2014).

Neuropathische Schmerzen führen zu einer Aktivierung des Immunsystems (Scholz und Woolf 2007). So werden bei Verletzungen primär sensorischer Neurone und dem Auftreten neuropathischer

Schmerzen eine Vielzahl proinflammatorischer Mediatoren freigesetzt, z. B. Eikosanoide, Bradykinin, Serotonin, Neurotrophine, Zytokine wie Interleukin, Tumornekrosefaktor-α (TNF-α), Interferon, Growth Factor, Chemokine, Adenosintriphosphat (ATP) und Sauerstoffradikale aus den Schwannschen Zellen und den Satellitengliazellen innerhalb des DRG (Schweitzer et al. 2001; Zalenka et al. 2005; Wagner und Meyers 1996; Ignatowski et al. 1999; Geis et al. 2010; Choi et al. 2010; Segond von Blanchet et al. 2009; Nakamae et al. 2011; Renno et al. 1995; Reyes-Gibby et al. 2009; Brack et al. 2004; Woolf und Mannion 1999; White et al. 2007; Baggioline 1998; Zloznick und Yoshei 2000; Whie et al. 2005; Gao und Ji 2010; Watkins et al. 1995; Kiguchi et al. 2012; Chessel et al. 2005). Die Aktivierung dieser Zellen führt zur Produktion von Schmerzmediatoren. Sie sensibilisieren die Gliazellen durch eine Herabsetzung der Erregungsschwelle und unterstützen somit die periphere und zentrale Sensibilisierung (DeLeo et al. 2004; Colburn et al. 1999; Raghavendra et al. 2003; Sommer und Kress 2004; Okamoto et al. 2001). Interessanterweise führt eine Nervenläsion distal des DRG zu einem größeren Untergang von Nervenzellen und Freisetzung von TNF-α sowie einer erhöhten Inzidenz von neuropathischen Schmerzen als eine Verletzung proximal des DRG (Sekiguchi et al. 2009). Dies kann auch eine Erklärung für die Entstehung chronischer neuropathischer Schmerzen nach chirurgischen Eingriffen sein.

Genetische Veränderungen im DRG durch periphere afferente Nervenverletzungen sind ein weiterer Grund für die Entstehung neuropathischer Schmerzen. Hierbei kommt es ggf. zu Veränderungen der Gene für Neuropeptide, Rezeptoren, Ionenkanäle, Signaltransduktionsmoleküle und Proteine des synaptischen Vehikels (Xiao et al. 2002).

24.2 Indikationen

In Anbetracht der Schlüsselrolle des Spinalganglions bei der Generation und Unterhaltung von chronischen neuropathischen Schmerzen steigt die Einsatzmöglichkeit der DRG-Stimulation als neueres neuromodulatives Therapieverfahren stetig. So kann die DRG-Stimulation allein oder in Kombination mit anderen neuromodulativen Verfahren eingesetzt werden. Auch die Kombination mit der Spinal Cord Stimulation oder der subkutanen Stimulation ist möglich.

Indikationen für die Anwendung sind:
- chronische postchirurgische Schmerzsyndrome, wie sie zum Beispiel nach Thorakotomien, Mastektomien oder auch Herniotomien auftreten können,
- chronische Schmerzen nach Hüft- oder auch Knie-TEP-Implantationen,
- Phantomschmerzen,
- CRPS II der unteren und oberen Extremitäten,
- chronische Schulterschmerzen,
- Post-Zoster-Neuralgien,
- Schmerzen bei diabetischer Polyneuropathie an den Füßen (deutliche Linderung der Beschwerden).

Interessanterweise lassen sich aber periphere neuropathische Schmerzen, wie sie zum Beispiel bei peripheren iatrogenen Nervenverletzungen auftreten können, so gut behandeln, dass mittlerweile die Indikation zur Neurolyse peripherer Nerven seltener gestellt wird.

Die konventionelle SCS wird bereits seit 1967 erfolgreich zur Behandlung von neuropathischen Schmerzen am Körperstamm und an den Extremitäten eingesetzt. Allerdings sind die Ergebnisse bei bestimmten Patientengruppen suboptimal. So handelt es sich bei der SCS um eine recht unspezifische Behandlungsmethode, bei der eine große Anzahl unterschiedlicher Nervenfasern stimuliert wird. Bestimmte Körperpositionen und auch die Möglichkeit der Sondendislokation können zu einer instabilen Stimulation führen. Außerdem erfordert die Abnahme des Stimulationseffektes durch den isolierenden Liquor höhere Stromstärken und führt somit durch den erhöhten Stromverbrauch zu einer verkürzten Generatorhaltbarkeit. Im Vergleich zur SCS beträgt der Energieverbrauch bei der DRG-Stimulation etwa 10 % (Deer et al. 2017). Die DRG-Stimulation bietet hier einige Vorteile bei einem ausgewählten Patientengut, weil das DRG eine herausragende Bedeutung bei der Schmerzverarbeitung und -modulation im Körper hat. (Deer et al. 2013). So ermöglicht die Stimulation am DRG eine spezifische Stimulation von nozizeptiven Zellen unter Aussparung von Neuronen, die nicht an der Schmerzweiterleitung beteiligt sind.

Der Stimulationseffekt ist besser vorhersagbar durch die vorgeschriebene anatomische Lokalisation des Spinalganglions im Neuroforamen und durch das Fehlen des isolierenden Liquors sind

Dorsal-Root-Ganglion-Stimulation

effektive Stimulationen im Mikroampèrebereich möglich, was die Überlebensdauer der Generatorbatterie verlängert (Hasegawa et al. 1996).

24.3 Präinterventionelle Diagnostik

Voraussetzung für die Therapie chronischer neuropathischer Schmerzen mit Hilfe der Spinalganglienstimulation ist – wie auch bei der Therapie mittels SCS – neben der vollständigen körperlichen Anamneseerhebung und körperlichen Untersuchung des Patienten die Ausschöpfung und Dokumentation sämtlicher anderer konservativer Verfahren. Auch eine neurologische Abklärung und die Dokumentation des Status quo sind als obligat anzusehen.

Zur schmerztherapeutischen Dokumentation empfehlen wir z. B. den DSF (Deutscher Schmerzfragebogen) der Deutschen Schmerzgesellschaft (vormals DGSS: Deutsche Gesellschaft zum Studium des Schmerzes), in dem die wichtigsten Bereiche zur Schmerzqualität und -ausbreitung sowie den Auswirkungen auf die Lebensqualität des Betroffenen erfasst werden. Bewährt hat sich ein EDV-gestütztes System, bei dem die Patienten über ein Tablett die Fragebögen ausfüllen können (Pain detect, Pain-Depression-Index, Schmerz- und Befindlichkeitstagebuch). Vor der Anwendung eines implantierbaren neuromodulativen Verfahrens sollte eine multimodale Schmerztherapie erfolgen, sofern konservative Therapiemaßnahmen noch nicht ausgeschöpft sind.

Vor der Implantation ist eine aktuelle Bildgebung des Wirbelsäulenabschnittes notwendig, in dem die DRG-Sonde implantiert werden soll. Komplettiert wird die bildgebende Diagnostik mit einem aktuellen MRT des für die Prozedur relevanten Wirbelsäulenabschnittes.

Generell ist außerdem zu empfehlen, alle Patienten vor Indikationsstellung im Rahmen einer vollstationären multimodalen Schmerztherapie einem Neurologen und Psychiater vorzustellen. Patienten mit psychiatrischen Begleiterkrankungen müssen stabil eingestellt und psychische Ursachen der Schmerzsymptomatik ausgeschlossen sein.

Unerlässlich ist die Stufendiagnostik oder das sog. Pain-Mapping mit BV- oder CT-gesteuerter diagnostischer periradikulärer Therapie (PRT). Nach erfolgreicher Austestung mittels PRT kann anschließend eine neuromodulative Behandlung mit gepulster Radiofrequenz erfolgen. Dieses Vorgehen ist aus zweierlei Gründen sinnvoll:

- Sollte mittels gepulster Radiofrequenz ein positiver Effekt auf den Schmerz nachgewiesen werden, kann mit hoher Wahrscheinlichkeit auch davon ausgegangen werden, dass sich das chronische Schmerzsyndrom durch die Spinalganglienstimulation lindern lässt.
- Da nach heutigem Kenntnisstand die Verschaltung der Afferenzen nicht immer den klassischen Dermatomen zuzuordnen ist, kann durch die gepulste Radiofrequenz ein genaueres Schmerzmapping erfolgen – und damit ist ein Therapieerfolg mittels DRG-Stimulation wahrscheinlicher.

Am Ende der Vorbereitungen und der Planung des Eingriffs sollten folgende Fragen beantwortet sein:

1. Welches Ganglion ist das Zielganglion?
2. Ist der Patient im Bereich der DRG-Sondenplatzierung voroperiert? (Dies kann eine Platzierung erschweren oder unmöglich machen).
3. Liegen anatomische Variationen vor, die eine Implantation erschweren können?
4. Welche Sondenlänge wird benötigt? Müssen Verlängerungen eingebaut werden, die evtl. eine spätere MRT-Tauglichkeit verhindern oder sollte im Zweifel eine längere Sonde gelegt werden?

Treffen die Punkte 2 oder 3 zu, sollte die Implantation der DRG-Sonde jeweils ein Segment oberhalb oder unterhalb in Erwägung gezogen werden.

24.4 Notwendiges Instrumentarium

Für die Implantation einer DRG-Elektrode wird folgendes spezifisches Instrumentarium benötigt:

- DRG-Elektrode-Spinal-Modulation der Firma Spinal Modulation Abbott Jude,
- Verlängerung zur perkutanen Ausleitung,
- Punktionsset mit Tuohy-Nadel,
- Impulsgenerator mit Programmierer.

Das Material kann bezogen werden über die Firma Abbott, welche der alleinige Hersteller zugelassener Systeme ist.

Bestelladresse: Abbott, St. Jude Medical GmbH, Helfmann-Park 7, D-65760 Eschborn.

Zur Implantation benötigt man einen vollständig ausgerüsteten OP mit Bildwandler. Der Patient sollte auf adäquaten Lagerungskissen gelagert werden, um eine Entlordosierung der Wirbelsäule zu erreichen. Es gelten die allgemeinen sterilen Kautelen und Vorsichtsmaßnahmen.

24.5 Präinterventionelle Aufklärung

Die Implantation einer DRG-Sonde bedarf einer speziellen Aufklärung. Nachfolgend sind Aufklärungshinweise zu spezifischen Komplikationen bzw. klinischen Konstellationen aufgelistet:
- Blutung, Infektionen, Nerven-, Gefäß- und Rückenmarksverletzungen, Querschnittslähmung, Blasen- sowie Mastdarmstörung, Sondendislokation und -brüche.
- Liquorverlustsyndrom mit starken persistierenden Kopfschmerzen und der Notwendigkeit eines Bloodpatchs.
- Reoperationen und Generatorwechsel (u. a. bei Batterieerschöpfung).
- Persistierende Schmerzen im Bereich des Rückens, gluteal und in der Generatortasche, Verschlimmerung des ursprünglichen Schmerzes.
- Eingriffserweiterung mit Implantation zusätzlicher Sonden.
- Derzeit noch keine MRT-Tauglichkeit.

24.6 Durchführung der Intervention

Im Unterschied zu bisherigen Neuromodulationsverfahren gibt es zwei Möglichkeiten, die DRG-Intervention durchzuführen:
1. Nach dezidierter Prädiagnostik, vollständiger Austestung durch diagnostische periradikuläre Infiltrationen und gepulste Radiofrequenzen in Intubationsnarkose (unter Verzicht auf mittel- oder langwirksame Muskelrelaxantien), lässt sich die Wirksamkeit der Methode relativ gut vorhersagen. Dies erlaubt wiederum, die Prozedur in Vollnarkose durchzuführen.
2. Tiefe Analgosedierung mit Propofol und Remifentanil während der Anlage des DRG-Systems, nach der anschließenden Aufwachphase erfolgt die sensorische Austestung der Sondenlage.

Vor Beginn des Eingriffs sollte das Team-Time-Out erfolgen.

24.6.1 Lagerung des Patienten

Es erfolgt die Entlordosierung der Wirbelsäule zur Vergrößerung der intralaminären Fenster und Erleichterung der Punktion des Epiduralraumes. Dies lässt sich durch Lagerung des Patienten auf aufblasbaren Kissen, die unter das Abdomen (LWS) oder das Sternum (HWS) gelegt werden, erreichen (◘ Abb. 24.3). Insbesondere bei einer

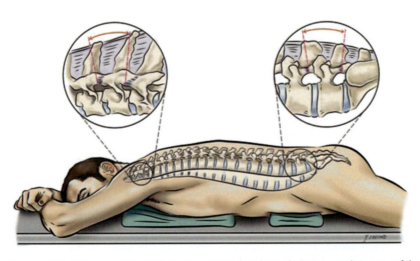

◘ Abb. 24.3 Um die Wirbelsäule vor der Prozedur in eine weitgehend gerade Position zu bringen, erfolgt eine Entlordosierung des Patienten bei der Lagerung. (Mit freundlicher Genehmigung der Firma Abbott)

Dorsal-Root-Ganglion-Stimulation

Punktion im Bereich der HWS ist eine flektierte Lagerung des Kopfes wichtig.

24.6.2 C-Bogenpositionierung und Darstellung der anatomischen Landmarken

Vor dem sterilen Abwaschen des Patienten sollte überprüft werden, dass der C-Bogen frei über dem Implantationsgebiet bewegt werden kann und Aufnahmen im seitlichen sowie im a.p.-Strahlengang möglich sind. So lässt sich später die korrekte Sondenlage überprüfen. Im Fall einer tieflumbalen oder tiefzervikalen DRG-Positionierung kann – wenn nötig – der interlaminäre Raum durch eine weitere Entlordosierung weiter vergrößert und die epidurale Punktion erleichtert werden.

24.6.3 Festlegen des Punktionsweges

Unter Durchleuchtung wird der künftige Nadelweg mit Hauteintrittspunkt, epiduralem Zugangspunkt und Zielpunkt festgelegt und auf der Haut aufgezeichnet. Hier ist darauf zu achten, dass der Zielwirbelkörper genau eingestellt ist (◘ Abb. 24.4). Die Punktion des intralaminären Fensters erfolgt fast immer in der Mittellinie, außer bei Anlagen auf Höhe L4 und L5.

24.6.4 Steriles Abdecken des Patienten

Beim Abdecken ist darauf zu achten, dass das Areal groß genug ist und sowohl die Hauteintrittspunkte, das angrenzende obere und untere Neuroforamen, Sondenverlängerungen sowie die künftige Generatortasche zugänglich sind.

24.6.5 Nadeleintrittspunkt und epiduraler Zugang

Die freie Beweglichkeit des C-Bogens mit lateralem und a.p.-Strahlengang wird erneut überprüft. Beim Durchstechen der Haut sollte darauf geachtet werden, dass die Haut im Punktionsgebiet gespannt ist. Mit der „Loss-of-Resistence-Technik" wird unter gleichbleibendem Stempeldruck die Tuohy-Punktionskanüle langsam in Richtung des zuvor markierten Punktionsweges – durch das Ligamentum flavum – in den Epiduralraum vorgeschoben (◘ Abb. 24.5a, b). Dies kann unter gleichzeitiger Durchleuchtung erfolgen, um ein evtl. Abweichen der Nadel vom geplanten Punktionsweg frühzeitig zu erfassen.

Nach Erreichen des Epiduralraumes wird dort vorsichtig ein Führungsdraht eingeführt, um die epidurale Lage zu überprüfen.

24.6.6 Einführen des Introducer Sheath

Bei den angebotenen Einführungsbestecken gibt es einen stärker vorgebogenen 90°-Introducer und einen weniger stark gebogenen Introducer. Die Sonde wird so in den Introducer eingeführt, dass die abgerundete Sondenspitze aus der Introducerspitze hervorsteht (◘ Abb. 24.6 und 24.7). Der mitgelieferte Führungsmandrin ist vollständig in die Sonde einzuführen. Anschließend wird der Sondenfixierer am Ende des Einführbesteckes zugedreht.

Der Spülport läuft parallel zur Introducerspitze und dient somit zur Orientierung und Steuerung der Introducerspitze. Der Zielwirbelkörper wird strahlenparallel zur Deck- und Grundplatte

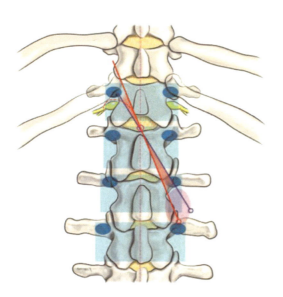

◘ Abb. 24.4 Punktion des Spinalkanals: kontralateraler Zugang schematisch dargestellt. (Mit freundlicher Genehmigung der Firma Abbott)

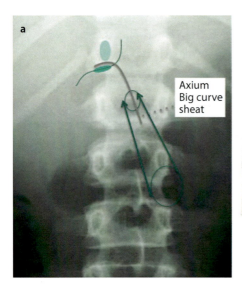
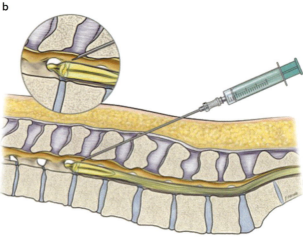

 Abb. 24.5 a Implantationsweg in der Röntgenaufnahme a.p.: Einführungsinstrument (Einführhilfe stark gebogen) und Zielstruktur des Spinalganglions. b Laterale Ansicht des Punktionswegs. (Mit freundlicher Genehmigung der Firma Abbott)

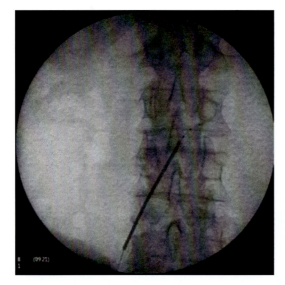

 Abb. 24.6 Tuohy-Nadel in Endposition und Elektrode während des Platzierungsvorgangs. (Mit freundlicher Genehmigung der Firma Abbott)

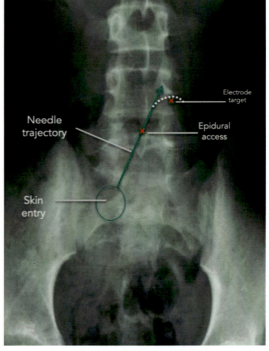

 Abb. 24.7 Planung der Sondenimplantation im Lendenwirbelbereich. (Mit freundlicher Genehmigung der Firma Abbott)

eingestellt. Das Einführen des Einführungsbesteckes erfolgt unter ständiger Durchleuchtung. Bei Austritt der Introducerspitze aus der Punktionsnadel wird der gebogene Teil streng dorsal geführt in Richtung des Zielpedikels (Abb. 24.8). Am Zielpedikel wird das Einführungsbesteck auf die 03:00-Uhr-Position gedreht, damit die Spitze des Einführungsbesteckes im dorsalen Anteil des Neuroforamens bleibt. Wichtig ist, dass der Introducer an der unteren Seite des Pedikels entlanggleitet. Hierbei durchdringt die Sonde die intraforaminalen Bänder und tritt durch das Neuroforamen hinaus. Die Endposition ist erreicht, wenn die Kontakte 2 und 3 von insgesamt 4 unter der Pedikelmitte liegen (◘ Abb. 24.9a, b).

In einem seitlichen Röntgenbild sollte kontrolliert werden, ob die Sonde dorsal liegt (◘ Abb. 24.10a, b). Zu berücksichtigen ist, dass die Nervenwurzeln in der Lendenwirbelsäule seitlich nach vorne den Spinalkanal verlassen, so dass die Einschätzung einer dorsalen Lage der Sonden nicht immer einfach ist.

24.6.7 Legen der Abstützungsschlingen im Epiduralraum

Wenn die Endposition erreicht ist, wird die Verschlussschraube am Ende des Einführungsbesteckes gelöst. Mit kleinen Bewegungen wird nun der Introducer etwa ein Zentimeter aus dem Neuroforamen herausgezogen, wobei die freie Hand die Sonde in Position fixiert (◘ Abb. 24.11). Dies sollte unter ständiger Fluoroskopie erfolgen, um eine Dislokation der Sonde zu vermeiden.

Es folgt das Herausziehen des Stylets aus der Sonde, etwa 5–10 cm, wodurch die Sondenspitze flexibler wird. Anschließend wird der Introducer von der 3:00-Uhr- auf die 1:00-Uhr-Position gebracht und vorsichtig wieder weiter in den Epiduralraum hineingeschoben. Hierbei legt sich die Sonde am medialen Anteil des Pedikels an. Man schiebt die Sonde soweit vor, bis sie ungefähr auf der Höhe des nächsten höheren Neuroforamens liegt. Jetzt wird der Introducer wieder zurück in die Nadel gezogen und von der 1:00-Uhr-Position auf die 3:00-Uhr-Position gedreht und zusammen mit der Sonde wieder in den Epiduralraum vorgeschoben. Dadurch entsteht die untere S-Schleife, durch die sich die Sonde im Epiduralraum abstützt. Als nächstes wird der Introducer von der 3.00-Uhr-Position auf die 12:00-Uhr-Position gedreht, die Sonde soweit nachgeschoben, bis sich eine weitere gegenläufige Abstützschlinge gebildet hat.

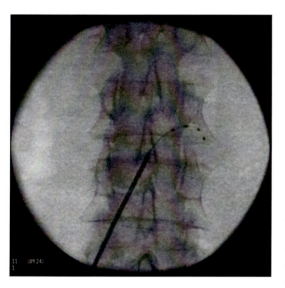

◘ **Abb. 24.8** Angestrebte Sondenlage im Foramen. (Mit freundlicher Genehmigung der Firma Abbott)

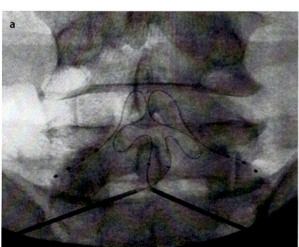
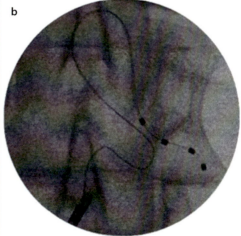

◘ **Abb. 24.9 ab** Finale bilaterale **a** und unilaterale **b** Sondenplatzierung. (Mit freundlicher Genehmigung der Firma Abbott)

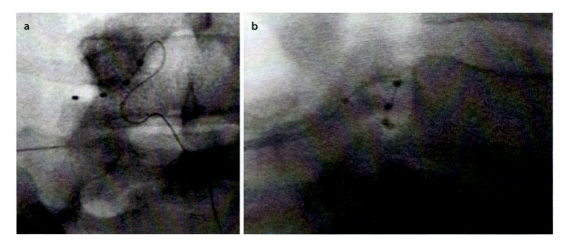

● **Abb. 24.10 ab** Radiologische Kontrolle der dorsalen Sondenlage: a.p.-Aufnahme **a** und seitlich **b**. (Mit freundlicher Genehmigung der Firma Abbott)

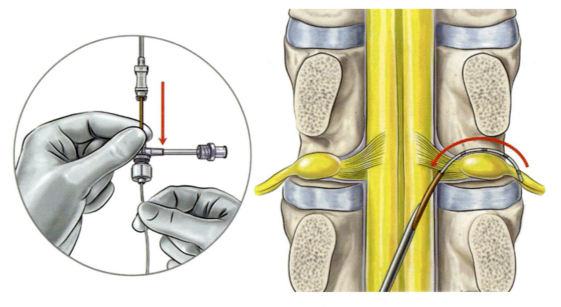

● **Abb. 24.11** Während der Introducer Sheath ein kleines Stück aus dem Neuroforamen herausgezogen wird, stabilisiert die freie Hand die Sondenposition. (Mit freundlicher Genehmigung der Firma Abbott)

Beim Anlegen der Abstützschlingen ist darauf zu achten, dass es nicht zum Überkreuzen der Schlingen kommt.

24.6.8 Austestung der Sondenlage durch Stimulation

Um die Sondenlage weiter zu testen, sollte eine Stimulationskontrolle durchgeführt werden. Beim wachen Patienten ist dies die zuverlässigste Möglichkeit die Sondenposition zu korrigieren, beim anästhesierten Patienten ist das allerdings nur eingeschränkt möglich.

Begonnen wird mit einer Simulationsstärke von 4 Hz. Diese erhöht man langsam bis eine Muskelkontraktion im zugehörigen Kennmuskel nachweisbar ist und notiert die Reizschwelle. Anschließend wird die untere Reizschwelle bestimmt, indem man die Stimulationsstärke langsam soweit reduziert, bis die Kontraktionen des Kennmuskels nicht mehr wahrnehmbar sind.

Dorsal-Root-Ganglion-Stimulation

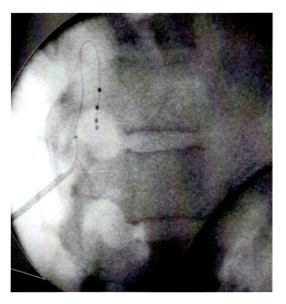

◘ **Abb. 24.12** Röntgenkontrolle im seitlichen Strahlengang: Sonde optimal platziert. (Mit freundlicher Genehmigung der Firma Abbott)

Anhand der Reizschwelle lässt sich ableiten, ob die Sonde mit an Sicherheit grenzender Wahrscheinlichkeit dorsal oder ventral des Ganglions liegt. Beträgt die untere Reizschwelle über etwa 1 mA, kann davon ausgegangen werden, dass die Sonde dorsal des Ganglions liegt. Um eine motorische Stimulation zu erreichen, muss der komplette dorsale Anteil durchstimuliert werden (◘ Abb. 24.12).

24.6.9 Entfernung des Einführsystems, Tunnelung und Ausleitung

Bei richtiger Sondenposition führt man im Bereich der Hautpunktionsstelle der Tuohy-Nadel eine etwa 2 cm lange Hautinzision nach kranial und kaudal durch. Anschließend erfolgt die stumpfe Präparation bis auf die Faszie. Oberhalb der Muskelfaszie wird eine subkutane Tasche präpariert (4 × 4 cm). Unter ständiger Röntgenkontrolle werden das Introducersystem und die Punktionsnadel vorsichtig entfernt. Daran schließt sich das Legen einer Entlastungsschlinge an, die bis in die äußersten Enden der präparierten Tasche reicht.

Im Bereich der zukünftigen Generatortasche erfolgt eine etwa 4 cm lange Hautinzision und man präpariert erneut bis auf die Faszie. Jetzt erfolgt die subkutane Tunnelung von der zukünftigen Generatortasche in Richtung des kranial liegenden Hautschnittes und die Sonde wird in die Generatortasche ausgeleitet. Nach Anlegen einer weiteren Entlastungsschlinge stellt man die Verbindung mit der Verlängerung her, die subkutan getunnelt zur Gegenseite perkutan ausgeleitet wird. Selbige sollte mit einer Annaht fixiert werden.

Bei Beendigung der Positiv-Trialphase (etwa 10 Tage unter Stimulation) kann die perkutan ausgeleitete Sonde etwa 2 cm herausgezogen werden und auf Hautniveau steril gekürzt werden. Der übrige Rest der Verlängerung schnellt wieder unter die Haut zurück und wird in toto bei der Generatorimplantation entfernt.

Antibiotisches Regime

Bis dato gibt es keine klare Empfehlung zur antibiotischen Prophylaxe während der Trialphase. Einige Kollegen befürworten die Fortführung der antibiotischen Abdeckung bis einen Tag nach Kappung der perkutan ausgeleiteten Verlängerung, andere beschränken sich auf die perioperative „Single-shot-Abdeckung".

Einigkeit herrscht generell über die jeweilige perioperative Single-shot-Antibiose bei Sonden und Generatorimplantationen.

Trialphase

Die vorgeschriebene Positiv-Trialphase sollte 3–12 Tage betragen. Während dieser Zeit muss der Patient ein Schmerztagebuch führen, um den Therapieeffekt zu dokumentieren. In bestimmten Fällen kann aber auch ein anschließender Auslassversuch oder eine Negativ-Trialphase sinnvoll sein: Der therapeutische Effekt lässt sich damit untermauern und eine Explantation des Systems bei Therapieversagern vermutlich verringern.

24.7 Mögliche Komplikationen

Neben den typischen Komplikationen rückenmarksnaher Therapieverfahren sind insbesondere die Sondendislokation und das Liquorverlustsyndrom zu erwähnen. Nach der Verabreichung eines Bloodpatchs zur Behandlung eines Liquorverlustsyndroms kann es nach dem Übertritt von Blut in den Liquor zu einer Arachnoiditis kommen, die sehr schmerzhaft sein kann. Die Wahrscheinlichkeit einer direkten Myelonschädigung ist bei Anwendung der richtigen Implantationstechnik als gering einzustufen, aber dennoch möglich.

24.8 Ergebnisse in der Literatur

Um die Möglichkeiten der Dorsalganglienstimulation besser zu verstehen, erscheinen pathophysiologische Grundkenntnisse über das Spinalganglion unerlässlich. So nimmt das Spinalganglion eine kritische Rolle bei der Weiterleitung des Schmerzreizes zum Gehirn ein. Während eines Schmerzreizes kommt es jeweils beim Spinalganglion des betroffenen Spinalnerven zu messbaren Veränderungen in der Membranfunktion des Ganglions. Diese können selektiv stimuliert werden, ohne die nicht betroffenen Neurone zu stimulieren. Die einzigartige Physiologie des Spinalganglions ermöglicht eine selektive und steuerbare Stimulation in verschiedenen Körperregionen, z. B. Leiste, Knie, Hüfte und Füße, die mit der konventionellen SCS nur schwer stimulierbar sind. Die anatomische Lage der Spinalganglien ist vorhersagbar innerhalb der intraforaminalen, epiduralen intraspinalen Position, umgeben von Dura.

Im Rahmen der ACCURATE-Studie, bei der die Effektivität der tonischen SCS im Vergleich zur DRG-Stimulation bei Patienten mit komplexem regionalem Schmerzsyndrom (CRPS) verglichen wurde, konnte eine deutliche Überlegenheit der DRG-Stimulation nachgewiesen werden (Levy und Deer 2015). So hatten 80 % der Patienten mit DRG-Stimulation eine Schmerzreduktion von 69,5 % nach 3 Monaten (Levy und Deer 2015).

Die DRG-Stimulation erweitert das neuromodulative Therapiespektrum und stellt einen neuen Behandlungsstandard bei örtlich begrenzten chronischen neuropathischen Schmerzen dar. Auch bei unterschiedlichen chronischen postchirurgischen Schmerzsyndromen hat sich die Spinalganglienstimulation bewährt. Die Prävalenz chronischer Knieschmerzen nach chirurgischen Eingriffen wird in der Literatur mit 20–50 % angegeben. In einer retrospektiven Multizenterstudie mit 13 Patienten konnte nach einem Follow-up von 6 Monaten eine Schmerzreduktion

von 71,2 % nachgewiesen werden und 2 Patienten zeigten keine Allodynie mehr (Verrils et al. 2015).

In einer Kohortenstudie mit 29 Patienten, die unter chronischem Leistenschmerz nach operativen Eingriffen litten, führte die DRG-Stimulation bei 82,6 % der Patienten zu einer Schmerzabnahme von über 50 % (Schu et al. 2015a). Das mittleren Follow up betrug 28 Wochen.

Daten gibt es auch zur Behandlung neuropathischer viszeraler Schmerzsyndrome, z. B. nach multiplen chirurgischen Abdominaleingriffen oder chronischen Pankreatitiden. Demnach führte die Spinalganglienstimulation in einer retrospektiven Einzenterstudie zu einer Verbesserung des EQ-5D-5L (Lebensqualitätsfragebogen mit 5 Dimensionen) von 0,004 auf 0,569 und zu einer Morphinreduktion von 62 % (Baranidharan und Das 2014).

Phantomschmerzen, die bei einer Vielzahl von Erwachsenen nach Gliedmaßenamputationen auftreten, lassen sich ebenfalls erfolgreich mit der DRG-Stimulation behandeln. Einer retrospektiven Multizenterstudie zufolge konnte bei 63 % der behandelten Patienten eine Schmerzreduktion von mehr als 50 % nach einem Follow-up von 14,4 Monaten erzielt werden (Eldabe et al. 2015).

Auch die Behandlung der diabetischen Polyneuropathie mittels DRG-Stimulation führte nach einem Follow-up von 12,4 Monaten zu einer Schmerzreduktion gemäß visueller Analogskala (VAS) von 94,4 mm auf 47,1 mm (Schu et al. 2015b).

24.9 Kostenerstattung

Während die konventionelle SCS seit 1967 erfolgreich eingesetzt wird, handelt es sich bei der Spinalganglienstimulation um ein recht junges Therapieverfahren. Die entstehenden Sachkosten des Verfahrens sind im DRG-System (Diagnosis-Related-Groups-System, dt. diagnosebezogene Fallgruppen) abgebildet. Die notwendigen Codes, Zusatzentgelte (ZEs) sowie Gruppierungsbeispiele sind den ◻ Tab. 24.1, 24.2 und 24.3 zu entnehmen.

24.10 Fazit und klinische Relevanz

Die herausragende Rolle des Spinalganglions in der Schmerzverarbeitung und die vorhersagbare anatomische Lokalisation macht es zu einem idealen Be-

Dorsal-Root-Ganglion-Stimulation

Tab. 24.1 OPS-Codes[a]

OPS	Erläuterung
5-039.j0 bzw. j1	Implantation oder Wechsel von Neurostimulationselektroden zur Stimulation von Spinalganglien: eine Elektrode zur Ganglienstimulation bzw. mehrere Elektroden zur Ganglienstimulation
5-039.k1	Implantation oder Wechsel eines Neurostimulators zur Stimulation von Spinalganglien mit Implantation oder Wechsel einer Neurostimulationselektrode: Mehrkanalstimulator, vollimplantierbar, nicht wiederaufladbar
5-039.m1	Wechsel eines Neurostimulators zur Stimulation von Spinalganglien ohne Wechsel einer Neurostimulationselektrode: Mehrkanalstimulator, vollimplantierbar, nicht wiederaufladbar
5-039.b	Revision von Neurostimulatoren zur epiduralen Rückenmarksstimulation und zur Vorderwurzelstimulation
5-039.c6 bzw. c7	Revision von Elektroden: Spinalganglion, eine Elektrode bzw. Spinalganglion, mehrere Elektroden

[a]Eigene Darstellung in Anlehnung an Daten vom Deutschen Institut für Medizinische Dokumentation und Information (DIMDI), Operationen- und Prozedurenschlüssel (OPS) Version 2017, verfügbar unter: ▶ https://www.dimdi.de/static/de/klassi/ops/kodesuche/onlinefassungen/opshtml2017/23.AUG2017)

Tab. 24.2 Zusatzentgelte[a]

ZE	Erläuterung	Betrag (in €)
ZE140	Neurostimulatoren zur Rückenmarkstimulation oder zur Stimulation des peripheren Nervensystems, Mehrkanalstimulator, nicht wiederaufladbar, mit Sondenimplantation	11.425,21
ZE141	Neurostimulatoren zur Rückenmarkstimulation oder zur Stimulation des peripheren Nervensystems, Mehrkanalstimulator, nicht wiederaufladbar, ohne Sondenimplantation	10.175,63

[a]Eigene Darstellung in Anlehnung an Daten vom Institut für das Entgeltsystem im Krankenhaus gGmbH (InEK) 2017. G-DRG-Version 2017: Fallpauschalenkatalog, verfügbar unter: ▶ http://www.g-drg.de/G-DRG-System_2017/Fallpauschalen-Katalog2/Fallpauschalen-Katalog_2017 (23.AUG2017)

handlungsziel für unterschiedliche lokal begrenzte chronische neuropathische Schmerzsyndrome.

Bei sorgfältiger Patientenselektion und Ausschöpfen der konservativen Therapie stellt die Target-SCS oder DRG-Stimulation ein mittlerweile unverzichtbares Behandlungsverfahren bei neuropathischen Schmerzsyndromen dar. Wie bei allen neuromodulativen Therapiemethoden handelt es sich um nichtablative Verfahren, die dem Patienten im Rahmen der Positiv-Trialphase ermöglichen, diese Therapieform auszuprobieren.

Unserer Auffassung nach stellt die Haustestung, also die Möglichkeit, das Therapieverfahren unter den eigenen realen Lebensbedingungen zu Hause zu testen, eine Besonderheit dar, die wenige andere Therapieverfahren so ermöglichen.

In der Hand des Erfahrenen stellt dieses Therapieverfahren eine sichere und komplikationsarme Behandlungsmethode dar. Den initial hohen Therapiekosten stehen die häufig höheren Dauerbehandlungskosten gegenüber. Primäres Ziel sollte eine Wiederherstellung der Arbeitsfähigkeit und Rückkehr in das Arbeitsleben der betroffenen Patienten sein und letztendlich ein Zugewinn an Lebensqualität.

Tab. 24.3 DRG-Gruppierungsbeispiele und Gesamtberechnung auf Basis des Bundesbasisfallwerts in Höhe von 3376,11 € bei der Indikation Knieschmerz[a, b]

Fall	ICD	OPS	DRG	DRG-Erlös (in €)	ZE-Erlös (ZE140) (in €)	Gesamterlös (in €)
Testung	M79.66 (Knieschmerz)	5-039.j1	I28A (Komplexe Eingriffe am Bindegewebe)	7265,39	Keine Angabe	7265,39
Implantation	M79.66	5-039.k1 ggf. 5-039.j1	I28A	7265,39	11.425,21	18.690,60
						25.955,99

[a]Der zweite Aufenthalt findet nach Ablauf der oberen Grenzverweildauer, z. B. nach 16 Tagen, statt
[b]Eigene Darstellung in Anlehnung an Daten vom Deutschen Institut für Medizinische Dokumentation und Information (DIMDI). ICD-10-GM-Version 2017: Internationale statistische Klassifikation der Krankheiten und verwandter Gesundheitsprobleme, 10. Revision, German Modification, Version 2017, verfügbar unter: ► http://www.dimdi.de/static/de/klassi/icd-10-gm/kodesuche/onlinefassungen/htmlgm2017/index.htm. Deutschen Institut für Medizinische Dokumentation und Information (DIMDI), OPS Version 2017, Operationen- und Prozedurenschlüssel, verfügbar unter: ► https://www.dimdi.de/static/de/klassi/ops/kodesuche/onlinefassungen/opshtml2017/. Institut für das Entgeltsystem im Krankenhaus gGmbH (InEK) 2017, G-DRG-Version 2017: Fallpauschalenkatalog verfügbar unter: ► http://www.g-drg.de/G-DRG-System_2017/Fallpauschalen-Katalog2/Fallpauschalen-Katalog_2017. 3M, 3M Suite, Version 3.5.11, Stand: 19.12.2016 (Grouper), 3M Medica Zweigniederlassung der 3M Deutschland GmbH in Neuss, 2017

Literatur

Aldskogius H, Kozlova EN (1998) Central neuron-glial and glial-glial interactions following axon injury. Pro Neurobiol 55:1–26

Baggioline M (1998) Chemokines and leukocyte traffic. Nature 392(6676):565–568

Ballabh P et al (2004) The blood-brain barrier – an overview: structure, regulation and clinical implications. Neurobiol Dis 16(1):1–3

Baranidharan G, Das S (2014) Dorsal root ganlion (DRG) and visceral pain: sustained quality of life (QoL) improvement and stable pain reliefdemonstrate that targeted spinal cord stimulation is a viable therapy. (Vortrag am Jahrestreffen der North American Neuromodulation Society 2014)

Brack A et al (2004) Mobilization of opioide-containing polymorphonuclear cells by hematopoietic growth factors and influence on inflammatory pain. Anesthesioloy 100(1):149–157

Chessel IP et al (2005) Disruption of the P2X7 purinoreceptor gene abolishes chronic inflammatory and neuropathic pain. Pain 114(3):386–396

Choi JL et al (2010) Peripheral inflammation induces tumor necrosis factor dependent AMPA receptor trafficking and AKT phosphorylation in spinal cord in addition to pain behavior. Pain 149(2):243–253

Colburn RW et al (1999) The effect of site and type of nerve injury on spinal glia activation and neuropathic pain behavior. Expl Neurol 157(2):289–304

Deer TR et al (2013) Interventional perspectives on the dorsal root ganglion as a target for the treatment of chronic pain: a review. J Minim Invasive Surg Pain 1:23–33

Deer TR et al (2017) Dorsal root ganglion stimulation yielded higher treatment success rate for complex regional pain syndrome and causalgia at 3 ans 12 months: a randomized comparative trial. Pain 158(4):669–681

DeLeo JA et al (2004) Neuroimmune activation and neuroinflammation in chronic pain and opioid tolerance/hyperalgesia. Neuroscientist 10(1):40–52

Devor M (1999) Unexplained peculiarities of the dorsal root ganglion. Pain Suppl 6:27–35

Eldabe S et al (2015) Neurophysiology of the dorsal root ganglion (DRG): a translational premise for the use of targeted spinal cord stimulation in the treatment of phantom limb pain (PLP). (Abstract) Neuromodulation Technol Neural Interface 18(7):610–616

Gao YJ, Ji RR (2010) Chemokines, neuronal-glia interactions, and central processing of neuropathic pain. Pharmacol Ther 126:56–68

Geis C et al (2010) Evoked pain behaviour and spinal glia activation is dependent on tumor necrosis factor receptor 1 and 2 in a mouse model of bone cancer pain. Pain 149(2):243–253

Hasegawa T, An HS, Haughton VM (1993) Imaging anatomy of the lateral lumbar spinal canal. Semi Ultrasound CT MR 14(6):404–413

Hasegawa T et al (1996) Morphometric analysis of the lumbosacral nerve roots and dorsal root ganglia by magnetic resonance imaging. Spine 21(9):1005–1009

Hjerling-Leffleler J et al (2000) Emergence of functional sensory subtypes as defined by transient receptor potential channel expression. J Neuroscience 27:2430–2435

Hogan QH (2010) Labat lecture: the primary sensory neuron: where it is, what it does, and why it matters. Reg Anaesthesia Pain Med 35:306–311

Hu PM, McLachlan EM (2002) Macrophage and lymphocyte invasion of dorsal root ganglia after peripheral nerve lesions in the rat. Neuroscience 112:23–38

Ignatowski TA et al (1999) Brain derived TNF „Nature Neuroscience". Brain Res 841(1–2):70–77

Kamiya H et al (2006) Degeneration of the Golgi and neuronal loss in dorsal root ganglia in diabetic Bio Breeding/Worcester rats. Diabetologia 49:2763–2774

Khan AA et al (2011) Morphological heterogeneity in the cervical dorsal root ganglion neurons of mice. Curr Neurobiol 2(2):125–128

Kiguchi N et al (2012) Chemokines and cytokines in neuroinflammation leading to neuropathic pain. Curr Opinion Pharmacol 12(1):55–61

Krames ES (2014) The role of the dorsal root ganglion in the development of neuropathic pain. Pain Med 15(10):1669–1685

Lee KH et al (1986) Correlation of cell body size, axon size, and signal conduction velocity for individually labeled dorsal root ganglion cells in the cat. J Comp Neurol 243:335–346

Levy R, Deer T (2015) A prospective, randomized, multicenter controlled clinical trial to asses the safety and efficacy of the Spinal Modulation Axium TM Neurostimulator System in the treatment of chronic pain. (Vortrag am Jahrestreffen der North American Neuromodulation Society 2015)

Nakamae T et al (2011) Pharmacological inhibition of tumor necrosis factor may reduce pain behavior changes induced by experimental disc puncture in the rat: an experimental study in rats. Spine 36(4): E232–236

Okamoto K et al (2001) Pro- and anti-inflammatory cytokine gene expresión in rat sciatic nerve chronic constrictive injury modelo f neuropathic pain. Exp Neurol 169:386–391

Raghavendra V et al (2003) Inhibition of microglial activation attenuates the development but not existing hypersensivity in a rat model of neuropathy. J Pharmacol Exp Ther 306:184–187

Rambourg A et al (1983) Ultrastructural features of 6 types of neurons in rat dorsal root ganglia. J Neurocytol 12:47–66

Regan LJ et al (1986) Selective expression of endogenous lactose-binding lectins and lactoseries glycoconjugates in subsets of rat sensory neurons. Proc Natl Acad Sci USA 83(7):2248–2252

Renno T et al (1995) TNF-alpha expresión by experimental allergic encephalomyelitis. Regulation by Th1cytokines. J Immunol 154(2):944–953

Reyes-Gibby CC et al (2009) Role of inflammation gene polymorphisms on pain severity in lung cancer patients. Cancer Epidemiol Biomarkers Prev 18(10):2636–2642

Scholz J, Woolf CJ (2007) The neuropathic pain triad: neurons immune cells and glia. Nat Neurosci 10(11):1361–1368

Schu S et al (2015a) Spinal cord stimulation of the dorsal root ganglion for groin pain – a retrospective review. Pain Pract 15(4):293–299

Schu S et al (2015b) Sustained pain relief in painful diabetic neuropathy (PDN) achieved through target spinal cord stimulation (SCS): a retrospective case series. (Abstract) Neuromodulation Technol Neural Interface 18: e91

Schweitzer S et al (2001) Intrathecal interleukin-1-recptor antagonist in combination with soluble tumor necrosis factor receptor exhibits an anti-allodynic action in a rat model of neuropathic pain. Neuroscience 103(2):529–539

Segond von Blanchet G et al (2009) Experimental artritis causes tumor necrosis factor-dependent infiltration of macrophages into dorsal root ganglia which correlates with pain related behavior. Pain 145(1-2):151–159

Sekiguchi M et al (2009) Comparison of neuropathic pain and neuronal apoptosis following nerve root or spinal nerve compression. Eur Spine J 18:1978–1985

Sheng SR et al (2010) Anatomy of large animal spines and its comparison to the human spine: a systemic review. Eur Spine J 19(1):46–55

Shimizu F et al (2011) Peripheral nerve pericytes modify the blood-nerve barrier function and tight junctional molecules through the secretion of various soluble factors. J Cell Physiol 226(1):255–266

Sommer C, Kress M (2004) Recent findings on how proinflammatory cytokines cause pain: peripheral mechanism in inflammatory and neuropathic hyperalgesia. Neurosci Lett 361:184–187

Tandrup TA (1993) Method for unbiased and efficient estimation of number and mean volume of specified neuron subtypes in rat dorsal root ganglion. J Comp Neurol 329:269–276

Verrils P et al (2015) A multicenter retrospective review of chronic postsurgical knee pain treated with targeted spinal cord stimulation (SCS). Neuromodulation Technol Neural Interface 18:e85

Wagner R, Meyers RR (1996) Endoneural injection of TMF-alpha produces neuropathic pain behaviors. Neuroreport 7(18):2897–2901

Watkins LR et al (1995) Immune activation: the role of pro-inflammatory cytokines in inflammation, illness responses and pathological pain states. Pain 63(3):289–302

Whie FA et al (2005) Chemokines: integrators of pain and inflammation. Nat Rev Drug Discov 4:834–844

White FA et al (2007) Chemokines and the pathophysiology of neuropathic pain. PNAS 104(51):20151–20158

Woolf CJ, Mannion RJ (1999) Neuropathic pain: aetiology, symptoms, mechanisms, and management. Lancet 353(9168):1959–1964

Xiao HS et al (2002) Identification of gene expresión profile of dorsal root ganglion in the rat peripherals axotomy model of neuropathic pain. Proc Natl Acad Sci USA 99(12):8360–8365

Zalenka M et al (2005) Interneural injection of Interleukin-1beta and tumor necrosis factor alpha into rat sciatic nerve at physiological doses induces signs of neuropathic pain. Pain 116(3):257–263

Zloznick A, Yoshei O (2000) Chemokines: a new classification review system and their role in immunity. Immunity 12(2):121–127

Zervikale Bandscheibenprothese

R. Firsching

25.1 Indikation – 292

25.2 Präinterventionelle Diagnostik – 292

25.3 Operative Voraussetzungen – 292

25.4 Durchführung der Intervention – 292

25.5 Mögliche Komplikationen – 293

25.6 Ergebnisse in der Literatur – 293
25.6.1 Anschlusssegmenterkrankung – 293

25.7 Kostenerstattung – 294

25.8 Fazit und klinische Relevanz – 294

Literatur – 295

© Springer-Verlag GmbH Deutschland, ein Teil von Springer Nature 2019
J. Jerosch (Hrsg.), *Minimalinvasive Wirbelsäulenintervention*,
https://doi.org/10.1007/978-3-662-58094-3_25

25.1 Indikation

Die häufigste seit dem 2. Weltkrieg verwendete Operationstechnik bei zervikalen Bandscheibenvorfällen ist die Ausräumung des Bandscheibenvorfalls über einen ventralen Zugang und die anschließende Fusionierung mit oder ohne einen Platzhalter im Zwischenwirbelraum. Bei dieser Technik geht die Bewegung des operierten Segmentes der Halswirbelsäule in der Regel verloren. Dieser Bewegungsverlust ist zweifelsfrei bei Bewegung der Halswirbelsäule mit einer vermehrten Belastung der angrenzenden Wirbelsäulensegmente verbunden. In der Folge einer solchen Versteifungsoperation wurden über den Verlauf von 60 Monaten in bis zu 92 % in den der Fusionierung benachbarten Segmenten radiologisch gesicherte Degenerationen beschrieben (Goffin et al. 2004). Bei gleichen Messungen konnten in experimentellen Studien nach einer zervikalen Fusionierung an der Halswirbelsäule bei Bewegung der Halswirbelsäule in den Zwischenwirbelräumen der Nachbarsegmente erhebliche Drucksteigerungen im Vergleich zu nichtfusionierten Halswirbelsäulen gemessen werden (Cunningham et al. 2003; Eck et al. 2002).

Seit ca. 2000 sind Bandscheibenprothesen kommerziell verfügbar geworden. Inzwischen gibt es eine kaum überschaubare Zahl von Modellen. Bereits 2005 wurde über klinisch akzeptable mehrjährige Ergebnisse nach Implantation von Bandscheibenprothesen berichtet (Firsching et al. 2005). Die Indikation zur Implantation wird wahrscheinlich individuell sehr unterschiedlich beurteilt und somit gestellt werden. Sicher ist eine Bandscheibenprothese nicht indiziert, wenn das zu operierende Segment präoperativ bereits als fusioniert anzusehen ist, bzw. der Bewegungsumfang weniger als 2 Grad beträgt. Bei solchen Patienten ist in der Regel nicht zu erwarten, dass nach Einsetzen einer Prothese der Bewegungsumfang zunimmt wegen des Bewegungsverlustes der kleinen Wirbelgelenke. Es gehört zu den Alterserscheinungen, dass der Bewegungsumfang der Gelenke allmählich abnimmt. Dies gilt auch für die Halswirbelsäule. Der Vorteil einer Bandscheibenprothese gegenüber einer Fusionierung liegt darin, dass langfristig eine vermehrte Belastung der Nachbarsegmente vermieden wird. Daraus ergibt sich, dass die Bandscheibenprothese eher von Nutzen ist für die Patienten, die im jungen Lebensalter an einem Bandscheibenvorfall erkranken. In einer eigenen prospektiven Studie wurden zervikale Prothesen daher nur bis zum 60. Lebensjahr eingesetzt (Firsching et al. 2005). Die Indikation zur Operation bei zervikalem Bandscheibenvorfall ist dringlich bei motorischen Lähmungen und relativ bei Schmerzen je nach Dauer und Intensität.

25.2 Präinterventionelle Diagnostik

Die Diagnose einer Bandscheibenerkrankung an der Halswirbelsäule setzt nach sorgfältiger Anamneseerhebung eine neurologische Untersuchung voraus. Das bildgebende diagnostische Mittel der Wahl ist die Kernspintomografie (MRT), ersatzweise zum Beispiel bei nicht MRT-kompatiblen Implantaten, z. B. Herzschrittmacher, Herzklappen etc., die Computertomografie (CT), ggf. nach konventioneller Myelografie. Die Diskografie scheint in den letzten Jahren weniger häufig angewendet zu werden. Konventionelle laterale Funktionsaufnahmen können Hinweise geben zu der präoperativen Beweglichkeit der befallenen Segmente.

25.3 Operative Voraussetzungen

Für die Ausräumung des zervikalen Zwischenwirbelraums ist die aus Gründen der Sicherheit v. a. wegen der Nähe zu dem in der Regel komprimierten Duralsack und des darin enthaltenen Nervengewebes mikrochirurgische Technik als Standard anzusehen. Neben einem hinreichenden Operationsmikroskop ist eine intraoperative C-Bogendurchleuchtung unerlässlich.

Von den kommerziellen Anbietern von zervikalen Bandscheibenprothesen wird häufig ein spezielles Instrumentarium mit Prothesenhaltern, Wirbelspreizern, Fräsen etc. angeboten.

25.4 Durchführung der Intervention

In der Regel wird nach ventraler Eröffnung über einen 4-cm-Hautschnitt und einen Zugang zwischen Karotis und Ösophagus die Halswirbelsäule über dem betroffenen Zwischenwirbelraum freigelegt und nach Inzision des vorderen Längsbandes die Bandscheibe von ventral entfernt. Nach mikrochirurgischer Resektion des hinteren Längsbandes und ggf. Abtragen von Osteophyten über die Breite des Spinalkanals kann der Zwischenwirbelraum über die in die anliegenden Wirbelkörper eingebrachten Haltestangen aufgespreizt werden und die passend große Prothese wird eingebracht. Bei vielen Modellen werden die Prothesen in den Zwischenwirbelraum eingeschlagen. Es gibt auch die Möglichkeit, die Kontur der Prothese in die anliegenden Deckplatten einzufräsen und die Prothese dann in dieses präzise vorgeschliffene Prothesenbett einzupassen. Da es zu Nachblutungen auch aus dem angeschliffenen Knochen kommen kann, empfiehlt sich eine Redondrainage. Es erfolgt eine ausgiebige Wundspülung und Entfernung sämtlichen Knochenmehls, um heterotope Ossifikationen zu verhindern. Postoperativ ist eine engmaschige Überwachung der neurologischen Funktionen und der Atmung über 24 h ratsam.

25.5 Mögliche Komplikationen

Die Blutung, Entzündung oder Dislokation der Prothese werden mit einer Häufigkeit <2 % angegeben (Firsching et al. 2005). Im Vergleich zur herkömmlichen Technik der Fusionierung scheint die Implantation einer Bandscheibenprothese kein zusätzliches Risiko darzustellen (Hahne 2006; Goffin et al. 2002; Zimmerman 2017).

25.6 Ergebnisse in der Literatur

Die Behandlungsergebnisse in Bezug auf postoperative Nachoperationen, neurologische Störungen, Schmerzen und andere Risiken sind keineswegs weniger günstig als nach herkömmlichen Verfahren (Hahne 2006; Goffin et al. 2003). Todesfälle oder Entzündungen wurden in der eigenen Erfahrung zwischen 2002 und 2015 nicht beobachtet. Unmittelbar postoperative neurologische Verschlechterungen oder Blutungen wurden in <1 % der operierten Patienten beobachtet (Hahne 2006). Nach Operation an der Halswirbelsäule mit Prothesen und Entlassung aus der stationären Behandlung wurde in der hiesigen Klinik kein Fall bekannt, bei dem eine Prothese wieder hätte explantiert werden müssen. In 3 Fäl-

len kam es nach ein- oder mehrjährigem Verlauf zu Verkalkungen im Bereich der Prothese mit dorsalen Osteophytenbildungen. In diesen Fällen konnte das Abschleifen der Osteophyten in einer Nachoperation unter Belassung der Bandscheibenprothese zu einer vollständigen Genesung beitragen.

Die Beweglichkeit der mit einer Prothese versorgten Wirbelsegmente konnte in einigen Studien über Jahre nach der Operation verglichen werden. Es zeigte sich, dass ca. 20 % der Prothesen innerhalb von 2 Jahren sich nicht oder nur noch <2 Grad bewegen. Dieser Verlust der Beweglichkeit scheint sich in der Regel bereits innerhalb des ersten postoperativen Jahres zu entwickeln. War die Beweglichkeit nach einem Jahr noch erhalten, so wurde auch in den Folgejahren in der Regel eine weiterhin erhaltene Beweglichkeit bestätigt (Zimmerman 2017).

Die postoperativen Schmerzen der Patienten im Vergleich zum präoperativen Zustand kann u. a. anhand der Analgetikamedikation abgeschätzt werden. In einer Langzeituntersuchung (Zimmerman 2017) fand sich eine Reduzierung der Analgetikamedikation von 81 % präoperativ auf 30 % postoperativ 10–13 Jahre später. Aghayev et al. (2013) berichteten über eine Reduktion der Analgetika von 82 % auf 2,8 % innerhalb von 5 Jahren nach der Operation, Zhang et al. (2014) über eine Reduktion von 83,2 % auf 15 % innerhalb von 4 Jahren postoperativ. Nach einer Studie von Quan et al. (2011) waren ca. 50 % der Patienten 8 Jahre nach der Operation schmerzfrei. Die Angaben in der Literatur sind nur bedingt vergleichbar, da nicht immer ersichtlich ist, wie stark die Schmerzen waren und ob sie die Halswirbelsäule betrafen oder die Arme. Ebenfalls wurde über eine signifikante Verbesserung der Lebensqualität 3–5 Jahre nach der Operation berichtet (Ding et al. 2012).

25.6.1 Anschlusssegmenterkrankung

Eine Anschlusssegmenterkrankung (ASE) nach Operation einer zervikalen Bandscheibe wird häufig beobachtet. Die exakte Ursache, warum ein Patient daran erkrankt, ein anderer jedoch nicht, ist ungeklärt. Nach Fusion wird vermutet, dass die Entwicklung einer ASE durch die mechanische Mehrbelastung der Anschlusssegmente gefördert wird. Da diese mechanische Mehrbelastung bei einer funktionierenden Bandscheibenprothese entfällt, müsste sich bei Prothesen im Vergleich zu Fusionsoperation nach einem hinlänglich langen Zeitraum die Häufigkeit der ASE erkennbar senken lassen. Der hierfür hinlängliche Zeitraum ist jedoch unklar. In der hierzu derzeit längsten Verlaufskontrolle in der Arbeit von Zimmerman (2017) beträgt die Beobachtungszeit 10–13 Jahre nach Implantation einer zervikalen Bandscheibenprothese. Im mittleren Zeitraum von 12,2 Jahren fand bei 6 von 73 Patienten (8,2 % der Fälle) eine Nachoperation in einem Nachbarsegment statt, was eine Rate von 6 % darstellt.

25.7 Kostenerstattung

Die DRG-Ziffer 5-839.10 „Implantation Bandscheibenendoprothese über ein Segment" gilt als Abrechnungsempfehlung der Bundesärztekammer (Stand August 2018) für Deutschland nach GOÄ für die Einbringung einer Bandscheibenprothese: Die Einbringung einer zumeist zervikalen oder lumbalen Bandscheibenprothese ist nach Nr. 2287 GOÄ analog neben einer zugrunde liegenden Hauptleistung (z. B. Nr. 2577 GOÄ) abzurechnen.

25.8 Fazit und klinische Relevanz

Die zervikalen Bandscheibenprothesen eignen sich besonders bei Bandscheibenvorfällen mit Sequestern und uneingeschränkter Beweglichkeit des betroffenen Segmentes im jüngeren Lebensalter. Im 7. Lebensjahrzent ist der Bewegungsumfang der Halswirbelsäule häufig bereits erheblich eingeschränkt, sodass der Nutzen des Erhalts der Beweglichkeit begrenzt ist, es gibt jedoch auch hiervon Ausnahmen (◘ Abb. 25.1 und 25.2). Wissenschaftlich liegen zwar keine Beweise dafür vor, dass es besser ist, die Beweglichkeit der Halswirbelsäule zu erhalten. Es erscheint jedoch plausibel, dass über Jahrzehnte damit eine Belastung der Nachbarsegmente gemindert wird. Operationstechnisch ist die Implantation einer zervikalen Bandscheibenprothese in keiner Weise risikoreicher als das herkömmliche Verfahren der Fusionierung.

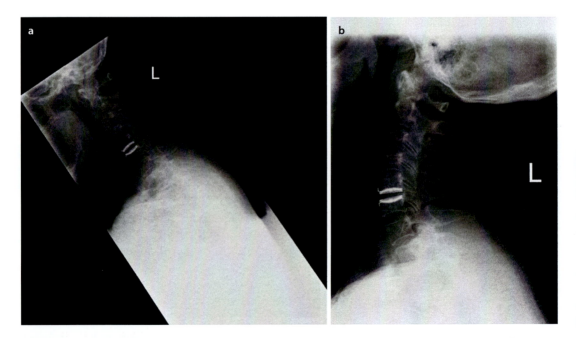

◘ **Abb. 25.1** **ab** 62 jährige Patientin, der vor 2 Jahren eine zervikale Bandscheibenprothese implantiert wurde. Röntgenaufnahmen in **a** Anteflexion und **b** Retroflexion

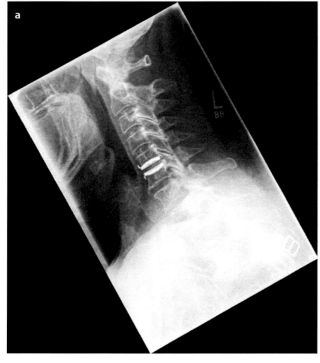 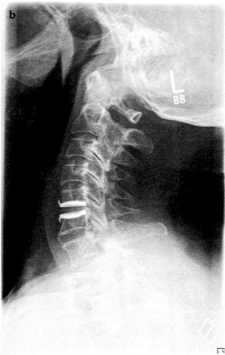

◘ Abb. 25.2 ab Gleiche Patientin wie in Abb. 25.1, auch 13 Jahre nach der Operation ist die Patientin beschwerdefrei. Im operierten Segment lässt sich eine Bewegung von 8° nachweisen. Röntgenaufnahmen in a Anteflexion, b Retroflexion

Literatur

Aghayev E, Bärlocher C, Sgier F, Hasdemir M, Steinsiepe KF, Wernli F, Porchert F, Hausmann O, Ramadan A, Maestretti G, Ebeling U (2013) Five-year results of cervical disc prostheses in the SWISSspine registry. Eur Spine J 22(8):1723–1730

Cunningham BW, Gordon JD, Dmitriev AE, Hu N, McAfee PC (2003) Biomechanical evaluation of total disc replacement arthroplasty: an in vitro human cadaveric model. Spine 28(20S):S110–S117

Ding C, Hong Y, Liu H, Shi R, Hu T, Li T (2012) Intermediate clinical outcome of Bryan Cervical Disc replacement for degenerative disk disease and its effect on adjacent segment disks. Orthopedics 35(6):e909–e916

Eck JC, Humphreys SC, Lim TH, Jeong ST, Kim JG, Hodges SD, An HS (2002) Biomechanical study on the effect of cervical spine fusion on adjacent-level intradiscal pressure and segmental motion. Spine 27(22):2431–2434

Firsching R, Jöllenbeck B, Hahne R (2005) Bandscheibenprothesen für die Halswirbelsäule. Ärzteblatt Sachsen-Anhalt 16:48–51

Goffin J, Casey A, Kehr P, Liebig K et al (2002) Preliminary clinical experience with the Bryan cervical disc prosthesis. Neurosurgery 51(3):840–847

Goffin J, Geusens E, Vantomme N, Quintens E, Waerzeggers Y, Depreitere B, van Calenbergh F, van Loon J (2004) Long-term follow-up after interbody fusion of the cervical spine. J Spinal Disord Tech 17(2):79–85

Goffin J, Van Calenbergh F, Loon v et al (2003) Intermediate follow-up after treatment of degenerative disc disease with the Bryan cervical disc prosthesis: single-level and bi-level. Spine 28(24):2673–2678

Hahne R (2006) Prospektive klinische Verlaufsbeobachtung von 100 Patienten nach Implantation einer zervikalen Bandscheibenprothese (BRYANTM cervical disc system). Dissertationsschrift Medizinische Fakultät der Universität Magdeburg

Quan GM, Vital J-M, Hansen S, Pointillart V (2011) Eight-year clinical and radiological follow-up of the Bryan cervical disc arthroplasty. Spine 36(8):639–646

Zhang Z, Zhu W, Zhu L, Du Y (2014) Midterm outcomes of total cervical total disc replacement with Bryan prosthesis. Eur J Orthop Surg Traumatol 24(1):275–281

Zimmerman L (2017) Langzeitergebnisse nach zervikaler Bandscheibenersatzoperation bei Verwendung der Bryan-Prothese. Inaugural-Dissertation Medizinische Fakultät der Universität Magdeburg

Vertebro- und Kyphoplastik

J. Jerosch

26.1 Indikation – 298

26.2 Präinterventionelle Diagnostik – 300

26.3 Präinterventionelle Aufklärung – 301

26.4 Perkutane Vertebroplastik (PVP) – 301
26.4.1 Operationstechnik – 301
26.4.2 Biomechanik und Biologie – 303
26.4.3 Klinische Resultate – 304

26.5 Perkutane Kyphoplastik (PKP) – 304
26.5.1 Notwendiges Instrumentarium – 304
26.5.2 Patientenlagerung – 305
26.5.3 Aufstellen, Einrichten und Einstellen der C-Bögen – 305
26.5.4 Durchführung der Intervention – 307
26.5.5 Postoperative Mobilisation – 310
26.5.6 Klinische Resultate – 310

26.6 Literaturlage anhand von randomisiert kontrollierten Studien – 311
26.6.1 Vertebroplastie vs. Kyphoplastie – 315

26.7 Mögliche Komplikationen – 315
26.7.1 Zementleckagen – 317
26.7.2 Anschlussfrakturen – 318
26.7.3 Kosteneffektivität der Zementaugmentation – 319

Literatur – 319

© Springer-Verlag GmbH Deutschland, ein Teil von Springer Nature 2019
J. Jerosch (Hrsg.), *Minimalinvasive Wirbelsäulenintervention*,
https://doi.org/10.1007/978-3-662-58094-3_26

26.1 Indikation

Die Osteoporose ist eine Stoffwechselkrankheit des Knochens, die durch Knochensubstanzverlust, Veränderungen der Mikroarchitektur der Knochen und in der Folge durch Verluste an Knochenfestigkeit charakterisiert ist (Consensus Development Conference 1993). Bei jedem Menschen über 40 Jahre verringert sich die Knochenmasse jährlich um 0,5–1,5 % (Minne 1991). Von einer Osteoporose spricht die WHO allerdings erst bei einem Abfall der messbaren Knochendichte unter -2,5 Standardabweichungen unter den Spitzenknochendichtewert für junge kaukasische Frauen („peak bone mass") (Kanis und WHO Study Group 1994). Von allen 50-jährigen Frauen werden etwa 15,6 % Wirbelkörperfrakturen, 17,5 % Hüftfrakturen und 39,7 % irgendeine Fraktur im Laufe des vor ihnen liegenden Lebens erleiden („life time risk"). Während der Schenkelhalsbruch fast immer zu einer Krankenhauseinweisung führt, werden Wirbelkörperfrakturen noch nach wie vor oft therapeutisch vernachlässigt.

Da kein Goldstandard zur Bestimmung einer Wirbelfraktur existiert (O'Neill und Silman 1997) und da die Angaben zum Teil auf der Grundlage unterschiedlicher Bestimmungsmethoden beruhen, wird die Inzidenz von Wirbelkörperfrakturen in der Literatur sehr unterschiedlich angegeben. Daher ist es sehr schwer, reliable Daten über die tatsächliche Prävalenz von Wirbelkörperfrakturen zu erhalten. Je nach verwendeter Definition schwanken die Angaben zwischen 10 % und 25 % für über 50-jährige Frauen (Arden und Cooper 1998).

Cooper et al. (1992) berichten, dass die alters- und geschlechtsadaptierte Inzidenz von vertebralen Frakturen 117 auf 100.000 Einwohner beträgt und dass insgesamt 25 % der Frauen über 50 Jahren eine oder mehrere vertebrale Frakturen haben. Unter Berücksichtigung dieser Daten wird bei der US-Population über 50 Jahren eine Zunahme von 60 % zwischen 2000 und 2025 stattfinden. Anders als bei Frakturen des proximalen Femurs oder des Radius sind die osteoporotisch bedingten Kompressionsfrakturen im Bereich der Wirbelsäule häufig nicht mit einem adäquaten Trauma assoziiert. Man geht davon aus, dass nur etwa 30 % der vertebralen Frakturen klinisch auffällig werden (Cooper et al. 1992; Svedbom et al. 2013). Es kommt häufig zu einer signifikanten Morbidität, die sich durch anhaltenden und chronischen Rückenschmerz äußert.

Es finden sich jedoch auch irreversible spinale Deformitäten mit einer klinisch relevanten Kyphose, die in einer Einschränkung der gesundheitsbezogenen Lebensqualität führt (Health Related Quality of Life, HRQOL) (Silverman et al. 2001). Hallberg et al. (2004) zeigten, dass die HRQOL-Ergebnisse bei einem 3- bis 24-monatigem Follow-up nach osteoporotischen Frakturen bei Patienten im Alter von 55–75 Jahren signifikant schlechter sowohl hinsichtlich der physischen als auch der mentalen Einschränkung waren als ohne relevante Kyphose. Es zeigt sich weiterhin, dass vertebrale Frakturen einen erheblich größeren und längeren Einfluss auf den HRQOL haben als Radius- oder Humerusfrakturen.

Körperliche Folgen von Wirbelfrakturen sind Größenverluste, Rundrücken („Witwenbuckel") und eine Verringerung des Abstandes zwischen Rippenbögen und Beckenkamm (Leidig-Bruckner et al. 1997; Leidig et al. 1990). Sind diese Veränderungen einmal eingetreten, so sind sie irreversibel. Nach frischen Wirbelfrakturen haben die Patientinnen und Patienten zum Teil akute Schmerzen und damit quälende Beschwerden (Huang et al. 1996a, b). Silverman (1992) gibt an, dass akute Frakturen 4–6 Wochen Schmerzen verursachen. Die Ursachen dieser Schmerzen sind in lokalen Mediatoren zu sehen, die über multiple Schmerzfasersysteme im Wirbelkörper weitergeleitet werden. Jedoch werden nur etwa 30 % der Frakturen klinisch erfasst (O'Neill und Silman 1997; Ross 1997). Dies erschwert die Generalisierbarkeit von Studienergebnissen, die mit Patientinnen und Patienten durchgeführt werden, die bereits klinisch manifeste Wirbelkörperfrakturen aufweisen. Mit zunehmender Wirbelsäulendestruktion gehen Einschränkungen der generellen Beweglichkeit und der Belastbarkeit im Allgemeinen einher. Im Zusammenhang mit den durch Knochenbruch entstehenden Verformungen der Wirbelkörper und der nachfolgenden Deformierung des gesamten Achsenskelettes kommt es zu chronischen Beschwerden, wie z. B. Schmerzen, Einschränkungen der allgemeinen Funktions- und Leistungsfähigkeit und – wie häufig bei chronischen Schmerzkarrieren – auch zu einer Verminderung der Lebensqualität (Scholz und Minne 1998).

Erhebliche die Lebensqualität deutlich reduzierende Schmerzen werden immer wieder als Leitsymptom bei Patientinnen und Patienten mit

Vertebro- und Kyphoplastik

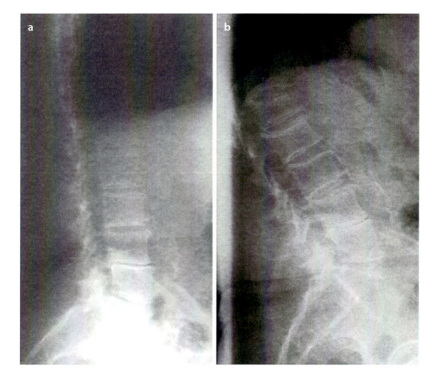

Abb. 26.1 ab Progredienz osteoporotischer Frakturen im thorakolumbalen Übergang innerhalb von 3 Monaten

Osteoporose benannt (Ross 1997) und gelten damit als hauptsächlicher Belastungsfaktor für die gesundheitsbezogene Lebensqualität.

Biomechanisch besonders ungünstig scheint der thorakolumbale Übergang zu sein. Hier sind nach einmal stattgehabter Fraktur auch mit nur geringer Deformierung immer wieder rasch progrediente Verläufe zu beobachten (◘ Abb. 26.1).

Eine osteoporotische Wirbelkörperfraktur ist assoziiert mit einer deutlich erhöhten Mortalitätsrate. Lau et al. (2008) fanden, dass die Gesamtmortalität nach einer Wirbelkörperfraktur zwei Mal so hoch ist wie das von altersgleichen nichtverletzten Kollektiven. Die Überlebensrate nach der Frakturdiagnose wurde anhand der Kaplan-Meier-Methode, wie folgt, geschätzt: nach 3 Jahren 53,9 %, nach 5 Jahren 30,9 % und nach 7 Jahren nur noch 10,5 %. Dieses war signifikant geringer als bei altersentsprechenden Vergleichskollektiven. Die Mortalität scheint bei Männern größer als bei Frauen zu sein, hier finden sich die größten Unterschiede bei jüngeren Patienten (Lau et al. 2008; Morin et al. 2011). Edidin et al. (2013) berichteten, dass die Lebenserwartung zwischen 2,2 und 7,3 Jahren größer ist bei Patienten, die eine Zementaugmentation erhielten, im Vergleich zu nichtoperativ behandelten Patienten.

Kado et al. (2003) zeigten, dass Frauen mit einer neuen Fraktur ein altersdaptiert 32 % erhöhtes Mortalitätsrisiko haben im Vergleich zu Frauen ohne Wirbelkörperfraktur. Die Autoren schlussfolgerten, dass das erhöhte Mortalitätsrisiko vor allen Dingen durch Gewichtsverlust und fehlende körperliche Aktivität bedingt ist. Das Mortalitätsrisiko ist insgesamt 25 % größer bei Wirbelkörperfrakturen als bei Hüftfrakturen (Cauley et al. 2000).

Im Jahr 2005 gab es in den Vereinigten Staaten von Amerika auf Grund von osteoporotisch bedingten Wirbelkörperfrakturen 2,5 Mio. ambulante Arztkontakte, 34.000 Krankenhausaufnahmen und 180.000 Heimbesuche durch Krankenschwestern mit einem insgesamt direkten Kostenvolumen von 17 Mrd. US-Dollar (Ekman 2010).

Die Behandlung der osteoporosebedingten Wirbelkörperfraktur erweist sich als außerordentlich schwierig. Die Schmerzen sind in der Regel Folge des akuten Knochenversagens und weniger des allgemeinen Krankheitsprozesses. Sehr häufig wird anfänglich die Fraktur nicht erkannt, so dass lediglich der starke Schmerz auf eine knöcherne Verletzung hinweist. Grundsätzlich werden zahlreiche und unterschiedliche Behandlungskonzepte angeboten. Im Vordergrund der Behandlung sollten die Beseitigung der Schmerzphasen und die Prophylaxe einer progressiven Kyphose sein, die in sich wiederum aufgrund ungünstiger statischer Veränderungen zu progredienten anhaltenden Rückenschmerzen führen kann.

Neben der medikamentösen Behandlung, die besonders in der Prophylaxe eingesetzt wird, reicht das therapeutische Spektrum bei manifesten Frakturen von konservativen Therapiemaßnahmen mit Analgesie/Bettruhe und Korsett- oder Miederbehandlung zur Mobilisation bis hin zu aufwändigen stabilisierenden Eingriffen. Für viele Patienten sind jedoch aufgrund wesentlicher zusätzlicher Erkrankungen größere chirurgische Eingriffe nicht mehr zumutbar. Zudem ist die Fixationsmöglichkeit von Implantaten in osteoporotischem Knochen deutlich vermindert.

In den letzten Jahren wurde deshalb intensiv nach Möglichkeiten gesucht, frakturierte Wirbelkörper bei Osteoporosepatienten durch minimalinvasive Verfahren wieder zu stabilisieren und evtl. sogar wieder aufzurichten. Hierzu gibt es prinzipiell zwei unterschiedliche Techniken:
- die perkutane Vertebroplastik (PVP) und
- die perkutane Kyphoplastik (PKP).

Die meisten Autoren empfehlen zunächst einen 3-wöchigen konservativen Therapieversuch. Die Beschwerden nach einer osteoporotischen Wirbelkörperfraktur dauern in der Regel 2–3 Monate an. Eine Metaanalyse von randomisierten kontrollierten Untersuchungen (RCT) zeigte exzellente Resultate sowohl in der Frühgruppe (2–3 Wochen) als auch in der Spätgruppe (2–3 Monate).

Eine weitere Indikationsgruppe stellt die Patienten dar, die aufgrund ihrer Schmerzen und funktionellen Einschränkungen durch die osteoporotische Fraktur hospitalisiert sind. Bei diesen Patienten kann die Zementaugmentation eine rasche Verbesserung erzielen und stellt eine kosteneffektive Maßnahme dar (Svedbom et al. 2013).

Andere seltenere Indikationen stellen primäre Knochentumoren wie beispielsweise Hämangiome oder Riesenzelltumoren dar, so wie auch sekundäre Knochenmetastasen mit pathologischen Frakturen.

Indikationen und Kontraindikationen für Vertebro- und Kyphoplastik

Indikationen:
- Schmerzhafte osteoporotische Wirbelkörperfrakturen, die nicht innerhalb von 2–3 Wochen verbessert werden
- Hospitalisierte Patienten aufgrund einer schmerzhaften osteoporotischen Wirbelkörperfraktur
- Schmerzhafte pathologische Frakturen
- Aggressive Hämangiome der Wirbelsäule

Absolute Kontraindikationen:
- Asymptomatische Frakturen
- Anamnestische Hinweise auf eine Wirbelkörperosteomyelitis
- Allergie gegen Knochenzement oder Kontrastmittel
- Irreversible Koagulopathien

Relative Kontraindikationen:
- Vorhandensein einer Radikulopathie
- Knochenvorwölbungen gegen neurologische Strukturen
- Mehr als 70 % Kollaps der Wirbelkörperhöhe
- Multiple pathologische Frakturen
- Ungenügende Krankenhausinfrastruktur, um mit potenziellen Komplikationen umzugehen

---

26.2 Präinterventionelle Diagnostik

Die klinische Untersuchung ist oftmals schon wegweisend für die Diagnose einer vertebralen Kompressionsfraktur. Der lokale Druckschmerz über einem isolierten Dornfortsatz ist typisch.

Die Diagnose einer Wirbelkörperfraktur wird üblicherweise mittels Kernspintomografie gestellt. Eine Knochenszintigrafie oder Röntgenserien im Verlauf können ebenfalls hilfreich sein. In der Kernspintomografie finden sich üblicherweise ein erhöhtes Signal im T2-Bild oder in der STIR-Sequenz und ein reduziertes Signal im T1-Bild. Diese Veränderungen entsprechen einem akuten Ödem.

26.3 Präinterventionelle Aufklärung

Obwohl nach den bisher vorliegenden Studien die Komplikationsrate von Kypho- und Vertebroplastik relativ gering ist, ist immer die Möglichkeit der Zementleckage in den Spinalkanal und durch den häufig gewählten transpedikulären Zugang eine Verletzungsgefahr der intraspinalen Strukturen gegeben. Die Aufklärung sollte deshalb wie bei einer Spinaloperation die entsprechenden Risiken aufführen, insbesondere das Risiko neuronaler Schädigungen und bleibender Paresen.

Aufzuklären ist auch über die ganz seltenen Fälle, in denen eine Dekompressionsoperation bei Zementaustritt notwendig wird.

Gegen die verwendeten Medikamente und den Knochenzement kann es zu allergischen Reaktionen kommen, insbesondere die Zementinjektion kann auch hypotone Kreislaufreaktionen auslösen. Lungenembolien wurden mehrfach beschrieben. Bei vorgeschädigter Lunge ist die Indikation besonders streng zu stellen. Der Patient muss auch über die Möglichkeit der Entwicklung einer Spondylitis/Spondylodiszitis aufgeklärt werden.

Die Alternativmöglichkeiten der konservativen Therapie sind auch zu erwähnen. Gleiches gilt über das Risiko von Frakturen bisher nicht zementaugementierter Wirbelkörper.

Die Strahlenbelastung bei der Durchführung von Kypho- oder Vertebroplastie ist gering. Dennoch besteht im Falle einer Schwangerschaft das Risiko der Schädigung des ungeborenen Kindes durch die Röntgenstrahlen.

Zur Frage, wann eine Kypoplastie durchzuführen ist, ist auf die Leitlinien des Dachverbandes Osteologie (DVO) zur Prophylaxe, Diagnostik und Therapie der Osteoporose hinzuweisen. Hier heißt es bezüglich der Kyphoplastie und der Vertebroplastie: „Da beide Methoden Komplikationen haben können und die Indikation und Effektstärke im Einzelfall unklar bleiben, sollten Zentren, die diese Verfahren anwenden, diese nur in Erwägung ziehen

- nach einem dokumentierten konservativen Therapieversuch über 3 Wochen,
- nach Berücksichtigung (Ausschluss) degenerativer Wirbelsäulenveränderungen als Beschwerdeursache,
- nach dokumentierter interdisziplinärer gutachterlicher Einzelfalldiskussion."

Von den Firmen, die Aufklärungsbögen herstellen, gibt es entsprechende Formulare, auf die man idealerweise zurückgreifen sollte.

26.4 Perkutane Vertebroplastik (PVP)

Die Technik der perkutanen Vertebroplastik (PVP) wurde erstmals 1987 zur Behandlung vertebraler Hämangiome beschrieben (Galibert et al. 1987). Als Füllmaterial wurde Polymethylmetacrylat (PMMA) verwendet, welches bis heute das Material der Wahl geblieben ist. Die Auffüllung von Wirbelkörpern mit Knochenzement ist auch im Rahmen der Tumorchirurgie bereits mehrfach beschrieben (Gangi et al. 1994; Weill et al. 1996; Jensen et al. 1997). Nachdem in diesen Fällen meist eine rasche und deutliche Schmerzreduktion zu verzeichnen war, wurde Mitte der 1990er-Jahre begonnen, auch osteoporotische Wirbelkörperkompressionen mit der Zementaugmentierung zu behandeln.

26.4.1 Operationstechnik

Bei der PVP wird der frakturierte Wirbelkörper mit flüssigen Knochenzement (PMMA) aufgefüllt und so in seiner Stabilität verstärkt. Die Operation erfolgt über eine perkutan eingebrachte Hohlkanüle, die transpedikulär in dem Wirbelkörper platziert wird. Benutzt wird entweder ein steriler Knochenzement, der relativ lange dünnflüssig bleibt oder injektionsfähiges biodegradibles Kalziumphosphat. In der Regel wird eine PVP in Lokalanästhesie durchgeführt, was somit auch für die oftmals multimorbiden Patienten wenig belastend ist. Ein venöser Zugang ist ebenso obligat wie ein Monitoring der Herz-Kreislauf-Funktionen.

In der klinischen Routine führen wir die Vertebroplastik im LWS-Bereich im Operationssaal unter Bildwandlerkontrolle durch. Der Patient wird auf dem Bauch gelagert (Abb. 26.2). Der Rücken wird chirurgisch mehrfach steril abgewaschen und steril abgedeckt. Das zu augmentierende Niveau unter dem Bildwandler identifiziert. Der Bildwandler kann intraoperativ steril umgeschwenkt werden, so dass während

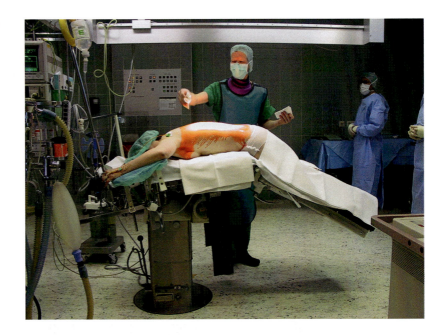

Abb. 26.2 Lagerung des Patienten

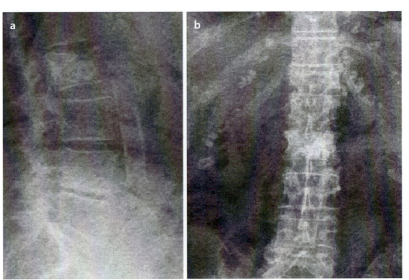

Abb. 26.3 ab Postoperatives Röntgenbild in 2 Ebenen nach PVP von L2

der Zementauffüllung eine Röntgenkontrolle in mehreren Ebenen möglich ist. Das schmerzhafte Segment wird präoperativ mit Hilfe einer Kernspintomografie identifiziert. Haut und Stichkanal werden bis auf das Periost des betroffenen Wirbelkörpers mit Lokalanästhetikum infiltriert.

Dann wird transpedikulär eine Punktionskanüle in den betroffenen Wirbelkörper eingebracht. Es erfolgt die Injektion des PMMA unter kontinuierlicher Röntgenkontrolle, wobei besonderes Augenmerk der Wirbelkörperhinterkante sowie potenziellen Zementextrusionen nach anterior gilt. Im Idealfall vergrößert sich die Zementwolke ausgehend von der Nadelspitze kontinuierlich unter Respektierung des Wirbelkörperrahmens. Die Zementauffüllung muss bei sichtbaren Zementextrusionen sofort abgebrochen werden und ist durch die zunehmende Viskosität des Materials limitiert. Nach Aushärten des Zements werden die Nadeln entfernt und die Stichinzisionen verschlossen. Der Patient kann sofort mobilisiert werden. Postoperativ erfolgt eine Röntgenkontrolle (Abb. 26.3).

Im thorakalen Bereich ist eine CT-kontrollierte Auffüllung indiziert, um Fehlpunktionen zu vermeiden (Abb. 26.4).

Vertebro- und Kyphoplastik

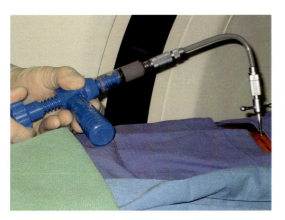

Abb. 26.4 PVP im thorakalen Bereich unter CT-Kontrolle

Es sind bereits verschiedene Systeme auf dem Markt erhältlich. Diese unterscheiden sich zum Teil erheblich im Preis, aber insbesondere auch in der Handhabbarkeit der einzelnen Systeme.

26.4.2 Biomechanik und Biologie

Eine signifikante Stabilisierung von Wirbelkörpern nach Zementauffüllung konnten Deramond et al. (1996) sowie Evans et al. (1995) nachweisen. Die meisten Studien in der Literatur vergleichen die biomechanischen Eigenschaften eines einzelnen Wirbelkörpers nach Zementfüllung mit denen eines nichtaugmentierten Nachbarwirbels. Hierbei wird erwartungsgemäß deutlich, dass sich mit einer Augmentierung sowohl die Festigkeit („failure strength") als auch die Steifigkeit eines Wirbelkörpers signifikant erhöhen lassen (Belkoff et al. 2001; Tohmeh et al. 1999).

Dies gilt insbesondere für PMMA und zu etwas geringerem Ausmaß für Alternativmaterialien, wie z. B. Kalziumphosphatzemente (Bai et al. 1999; 2000; Heini et al. 2001; Ikeuchi et al. 2001). Stechow und Alkalay (2001) untersuchten die Belastbarkeit frakturierter osteoporotischer Wirbelkörper vor und nach PVP mit PMMA. Die Knochenstruktur und -dichte von 20 Wirbelkörpern (T6–L2) wurde vor und nach PVP mit Röntgen und DEXA beurteilt. Die Bestimmung der Belastbarkeit bis zur Fraktur erfolgte durch quasi-statische, kombinierte axiale Kompression mit anteriorem Flexionsmoment vor und nach PVP. Die Ergebnisse zeigten, dass die Knochendichte der untersuchten Wirbelkörper vor PVP signifikant erniedrigt war (0,52 g/cm^2; Norm: 0,55 g/cm^2). Die Belastbarkeit und die axiale Steifigkeit waren nach PVP signifikant erhöht. Die Autoren folgerten, dass die perkutane Vertebroplastik mit PMMA in frakturierten Wirbelkörpern eine effektive Methode ist, um die Belastbarkeit der Wirbelkörper signifikant zu steigern.

Es wurde jedoch auch die Auswirkungen der Zementierung auf die Stabilität des nichtaugmentierten Nachbarwirbels untersucht, indem nicht einzelne Wirbelkörper im Vergleich getestet wurden, sondern ein Bewegungssegment als Ganzes (Berlemann et al. 2001a). Es bestätigt sich dabei die klinische Vermutung, dass durch eine PMMA-Zementierung eine Fraktur des benachbarten, nichtzementierten Wirbels induziert werden kann. Diese Vermutung wurde auch in einigen klinischen Studien geäußert (Grados et al. 2000). Es ist jedoch ebenfalls bekannt, dass bei einer bereits vorliegenden Fraktur die Inzidenz einer weiteren Fraktur in benachbarten Bewegungssegmenten statistisch erhöht ist (Wasnich 1996). In diesem Zusammenhang wirft sich die Frage auf, ob die Zementierung ein bestimmtes Wirbelkörpervolumen nicht überschreiten sollte (optimales Augmentierungsvolumen), oder ob sich zur Vermeidung dieses Effektes alternative, weniger rigide Materialien anbieten. Finite-Element-Studien weisen jedenfalls darauf hin, dass lediglich 3–4 ml Knochenzement erforderlich sind, um die Steifigkeit eines komprimierten Wirbelkörpers wieder auf normale Werte zu erhöhen (Liebschner et al. 2001).

Die experimentell erarbeiteten Grundlagen scheinen eine Anwendung am Patienten durchaus zu rechtfertigen. Hierbei ist zu unterstreichen, dass sowohl das verwendete Material (Knochenzement) als auch die Methodik (Wirbelkörperauffüllung) in der klinischen Verwendung die erforderliche Sicherheit gezeigt haben. Die Verwendung von Knochenzement ist in der Endoprothetik Stand der Technik. Auch langfristige Untersuchungen haben gezeigt, dass bei stabiler Implantatlage spongiöser Knochen auch in der Zementeinbettung durchaus vital bleiben kann.

Auch die Frage der potenziellen Gefahr von Hitzeschäden im Zuge der Auspolymerisation des Zementes wurde schon untersucht. So konnten Wang et al. (1984) im Tierversuch keine spinalen Schädigungen bei zervikalen Fusionen mit PMMA im Hundemodell nachweisen, auch wenn keine Isolationsschicht verwendet wurde. Die Autoren führen dies auf die Isolationsfunktion der erhaltenen Ligamente sowie v. a. auf die Wärmetransportfähigkeit der gefäßreichen duranahen Strukturen zurück.

26.4.3 Klinische Resultate

Die veröffentlichten Resultate der Vertebroplastik sind durchwegs positiv und haben zu großem Enthusiasmus gegenüber dieser Technik in der Osteoporosebehandlung geführt (Einhorn 2000). Die klinischen Erfahrungen in der Literatur zeigen auch, dass bei einer frühzeitigen Injektion in den Wirbelkörper eine sehr rasche Schmerzlinderung eintritt, die bei einem sehr großen Anteil der Patienten dauerhaft ist. Die außerordentlich hohe Responserate ist umso erstaunlicher, als diese Ergebnisse gerade bei den Patienten erreicht werden, bei denen weder Bettruhe noch Analgetika zu einer Schmerzlinderung führen.

Eine deutliche Schmerzreduktion ist bei 80–90 % der mit PVP behandelten Patienten zu erwarten (Barr et al. 2000; Grados et al. 2000; Heini et al. 2001; Jensen et al. 1997; Martin et al. 1999). Bemerkenswert erscheint, dass die Schmerzlinderung bereits direkt postoperativ eintritt und die Patienten teilweise ambulant behandelt werden können. Offen ist die Frage nach dem Mechanismus der Schmerzreduktion. Möglich erscheint einerseits die mechanische Stabilisierung von Frakturen durch den Zement (Belkoff et al. 1999). Gegen diesen Mechanismus als alleinige Erklärung spricht die Tatsache, dass das Ausmaß der Schmerzreduktion nicht notwendigerweise mit der Zementmenge korreliert. Außerdem ist es möglich, auch bei älteren Frakturen durch eine Zementierung noch eine Verbesserung zu erreichen, obwohl diese knöchern bereits konsolidiert sein müssten. Andererseits geht eine Theorie davon aus, dass es durch die Erhitzung während der Polymerisation des Zements zu einer Koagulation an Nozizeptoren kommt, was in einer Schmerzreduktion resultiert (Bostrom und Lane 1997). Dagegen spricht jedoch die nur geringe Temperaturerhöhung, die in vitro an der Wirbelkörperoberfläche gemessen werden kann (Heini et al. 2001).

Erstaunlicherweise berichteten Hiwatashi et al. (2003) bei der PVP sogar über eine Höhenzunahme der 85 behandelten Wirbelkörperfrakturen bei 37 Patienten (anteriorer Wirbelkörper: 2,5 mm; zentraler Wirbelkörper: 2,7 mm; posteriorer Wirbelkörper: 1,4 mm).

Die PVP bietet somit eine neue Therapiemöglichkeit in der Behandlung schmerzhafter osteoporotischer Wirbelkörperkompressionsfrakturen. Unter Berücksichtigung der vorliegenden Literatur, der experimentellen Grundlagen (Jerosch et al. 1999) und klinischen Erfahrungen wird die die PVP in den Therapiealgorithmus bei Osteoporosepatienten integriert. Daneben stellen schmerzhafte und/oder instabile primäre oder sekundäre Wirbelkörpertumoren sowie klinisch symptomatische Hämangiome eine Indikation dar.

26.5 Perkutane Kyphoplastik (PKP)

Die Kyphoplastik ist eine Weiterentwicklung der Vertebroplastik und stellt ein minimalinvasives chirurgisches Verfahren zur Aufrichtung frischer schmerzhafter Wirbelfrakturen dar, die zu einer starken Keil- oder Fischwirbelbildung geführt haben. Die Betonung liegt auf frischer (etwa bis 3 Wochen alter) Fraktur.

Firmen, die in Deutschland Kyphoplastiesets vertreiben, sind:

Joimax, Joline, Medtronic, MDT, Weick medical, Sika Med, Ulrich medical, Ackermann medical, Andre Surgical, Jotaspine, Maxx Spine, MPI Healthcare, Kroener medical, Libra Kyphoplastie K u. K medical, Depuy/Synthes, Guardian (wird verkauft durch Fa. ▶ Alibaba.com), Aesculap Osseon, Alpatec, Anwerina, Optimed, Panmed, Sikamed, SKY Bone, Soteira und Vexim.

26.5.1 Notwendiges Instrumentarium

Das für die Kyphoplastik nötige Instrumentarium setzt sich zusammen aus:
- Zementmixer (◘ Abb. 26.5),
- Kyphoplastieset (◘ Abb. 26.6),

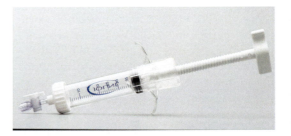

◘ Abb. 26.5 Zementmixer. (Mit freundlicher Genehmigung der Firma Joline GmbH & Co. KG)

Vertebro- und Kyphoplastik

- zusätzliches Material: Hammer, große Kocher-Klemme, Skalpell, Schale mit 40 ml Kontrastmittel, Markerstift, 2 × 2-ml-Spritze.

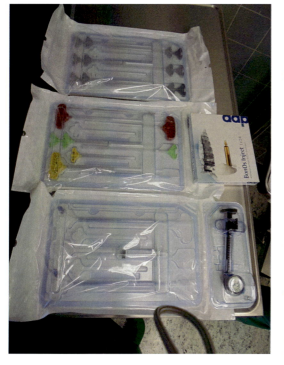

Abb. 26.6 Kyphoplastieset

26.5.2 Patientenlagerung

Der Patient wird auf Polster unter Thorax und Becken gelagert. Diese Position in Hyperlordose entlastet die frakturierten Wirbelkörper und erleichtert eine spätere Aufrichtung.

Die perkutane Kyphoplastik wird unter Vollnarkose oder lokaler Betäubung durchgeführt.

> Der Patient sollte unter Thorax und Becken so hoch gelagert werden, dass das Abdomen nicht auf der OP-Tischplatte gestützt wird.

Die Standardlagerung ist in Bauchlage mit ausgelagerten Armen (◘ Abb. 26.7a). Bei hochthorakalem Zugang erfolgt die Bauchlagerung mit angelagerten Armen, um eine bessere bildliche Darstellung von T4, T5 und T6 zu ermöglichen (◘ Abb. 26.7b,c).

26.5.3 Aufstellen, Einrichten und Einstellen der C-Bögen

Aufstellen der C-Bögen

Empfohlen wird die Nutzung von 2 C-Bögen. Das Verfahren wird dadurch verkürzt und die Durchleuchtungszeit ist geringer. Die bildliche Darstellung in den vorgewählten Ebenen ist von gleichbleibender Qualität.

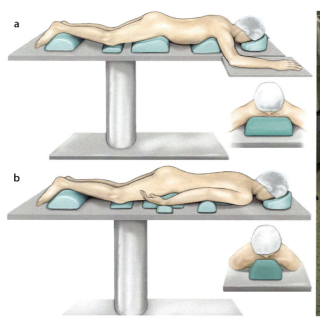
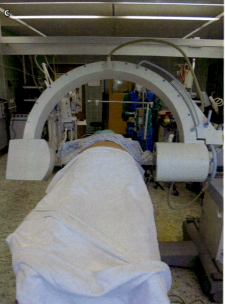

Abb. 26.7 a-c Bauchlagerung: Standard, Arme ausgelagert **a**; beim hochthorakalem Zugang mit angelagerten Armen im Schema **b** und im OP **c**

306   J. Jerosch

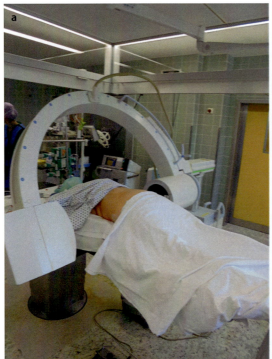
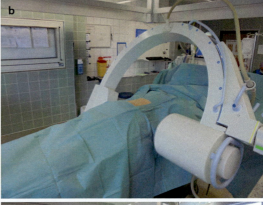
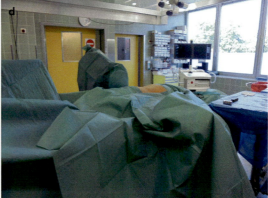
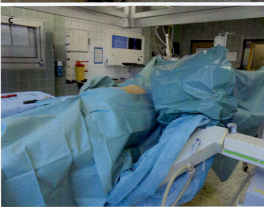

Abb. 26.8 a–d Patientenlagerung und Aufstellung des C-Bogens vor und nach der sterilen Abdeckung

Bei Nutzung beider C-Bögen wird vor dem Abdecken der Bogen lateraler Sicht über den Patienten gefahren und kranial gekippt (Abb. 26.8a). Der Patient wird erst im unteren Bereich abgedeckt (Abb. 26.8b). Über die Gondel des C-Bogens kann zuerst ein Beutel gezogen werden. Nun erfolgt die Abdeckung. Kranial wird das Tuch über den C-Bogen gelegt (Abb. 26.8c). Dieser Aufbau ermöglicht die Platzierung des a.p.-Bogens in einer Achse auf der gegenüberliegenden Seite des Patienten. Er muss nur noch seitlich eingeschoben werden.

So können beidseitig der/die Operateur/e mit hohem Freiheitsgrad agieren. Bei der Versorgung mehrerer Level können beide C-Bögen parallel verschoben werden. Die erneuten Einstellungen müssen nur noch über eine Raumachse erfolgen. Zeitersparnis und einfaches Handling sind so garantiert (Abb. 26.8d).

- **Einrichten der C-Bögen**

Die Pedikel des betroffenen Wirbelkörpers sollten möglichst parallel eingestellt werden. In Achse der lateralen Aufnahme wird der zweite C-Bogen zur a.p.-Aufnahme eingeschoben (Abb. 26.9a). In lateraler Aufnahme wird z. B. ein Draht im rechten Winkel zur hinteren Kante des betroffenen WK gehalten.

Vertebro- und Kyphoplastik

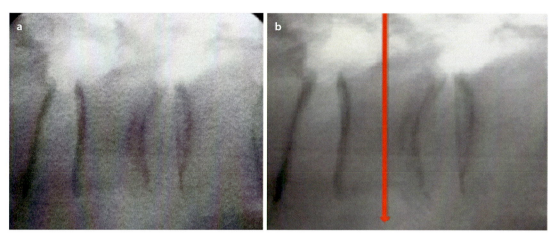

Abb. 26.9 **ab** Einrichten des C-Bogens in streng seitlicher Ausrichtung auf den betroffenen Wirbelkörper

Diese Achse (in **Abb. 26.9b**, rot dargestellt) gibt die Achse für die a.p.-Aufnahme vor. Jetzt wird der a.p.-C-Bogen soweit gedreht, bis der Dornfortsatz des betroffenen Wirbelkörpers in der Mitte des Wirbelkörpers erscheint.

Wenn nur ein C-Bogen genutzt wird, muss die Abdeckung großzügiger gewählt werden. Der C-Bogen wird während der gesamten OP-Dauer immer wieder von der a.p.-Position in die laterale Position und zurück geschwenkt.

- **Einstellung des C-Bogens**
- Unter a.p.-Sicht sollten die Dornfortsätze in die Wirbelkörpermitte gebracht werden. Dazu kann es erforderlich sein, den OP-Tisch mit dem Patienten seitlich um einige Grad zu kippen. Der C-Bogen sollte nach lateral um 90° versetzt aufnehmen oder geschwenkt werden können.
- In lateraler Sicht mit einem Instrument im Strahlengang sollte der Achsverlauf im rechten Winkel (90°) durch die Hinterwand des Wirbelkörpers visualisiert werden.

Die a.p.-Achse ist entsprechend diesem Verlauf nach einzustellen (**Abb. 26.10**).

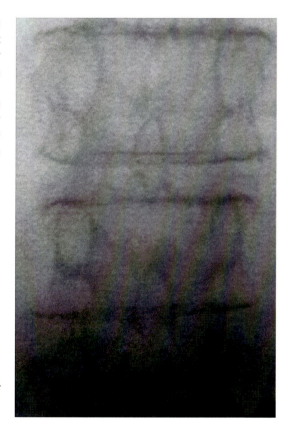

Abb. 26.10 Einstellung des C-Bogens: Unter a.p.-Sicht sind die Dornfortsätze in die Wirbelkörpermitte zu bringen

26.5.4 Durchführung der Intervention

- **Transpedikulärer Wirbelkörperzugang**

Die Startpunkte auf der Hautoberfläche des Patienten, bzw. der anzuzielenden Pedikelringe, befinden sich

- rechts (bei 13:00 Uhr) etwa 1,5 cm lateral und 1,5 cm kranial des Dornfortsatzes,
- links (bei 11:00 Uhr) etwa 1,5 cm lateral und 1,5 cm kranial des Dornfortsatzes.

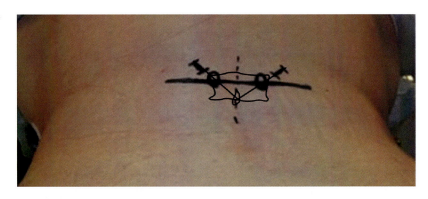

◘ Abb. 26.11 Anlage der Hautmarkierung der Startpunkte der Stichinzision und Stichrichtung sowie der Landmarken beim transpedikulären Zugang

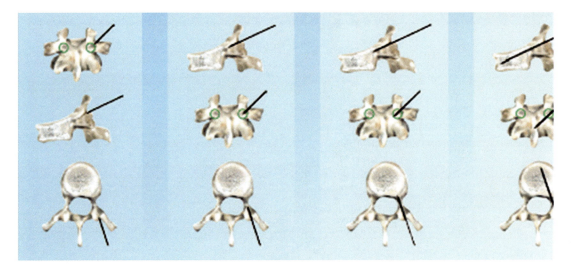

◘ Abb. 26.12 Zielrichtung der Nadelplatzierung in 3 Ebenen beim transpedikulären Zugang. (Mit freundlicher Genehmigung der Firma Joline GmbH & Co. KG)

Hier erfolgt die Stichinzision. Je nach Deformation des Wirbelkörpers kann der Eintrittspunkt am Pedikelauge bis auf links, 09:00 Uhr, und rechts, 15:00 Uhr, wandern (◘ Abb. 26.11, 26.12 und 26.13).

Die Knochenpunktionsnadel, in ◘ Abb. 26.14 rot dargestellt, wird in a.p.-Sicht am Pedikelaußenring an dem Wirbelkörper aufgesetzt (◘ Abb. 26.14). Optimaler Weise befindet sie sich zentral im Pedikelring (a.p.), wenn sie die Hälfte des Pedikelganges (laterale Sicht) durchdrungen hat (◘ Abb. 26.14b). Den Pedikelinnenring (a.p.) darf die Nadel erst erreichen, wenn sie in lateraler Sicht die Hinterkante bereits passiert hat. Die Punktionskanüle sollte nur wenige Millimeter tief in den WK eingeführt werden (◘ Abb. 26.14c).

Nun wird die Nadel entfernt, der Schaft verbleibt im Wirbelkörper (◘ Abb. 26.15a). Der stumpfe Draht wird eingeführt bis Mitte des Wirbelkörpers in lateraler Sicht. In a.p.-Sicht liegt er nun optimaler Weise auf halber Strecke zwischen Innenring und Wirbelkörpermittellinie. Wird der Draht bis fast zur Vorderkante des Wirbelkörpers geschoben, muss er idealer Weise in a.p.-Sicht mittig im Wirbelkörper liegen (◘ Abb. 26.15b). Der Schaft wird entfernt, der Draht verbleibt im Wirbelkörper. Auf der gegenüberliegenden Seite des Wirbelkörpers wird der Zugang in gleicher Art gelegt (◘ Abb. 26.15c).

Über den Draht wird die Arbeitskanüle, in ◘ Abb. 26.16 gelb dargestellt, im Wirbelkörper positioniert. Sie sollte die Hinterkante um etwa 3 mm passiert haben (◘ Abb. 26.16a). Nach Entnahme des Führungsdrahtes und dem Handgriff des Arbeitskanals kann nun:
- eine Biopsie entnommen werden mit der Vertebra Biopsie Device,
- bei harter Substanz mit dem Bone Drill vorgebohrt werden (◘ Abb. 26.16b).

Vertebro- und Kyphoplastik

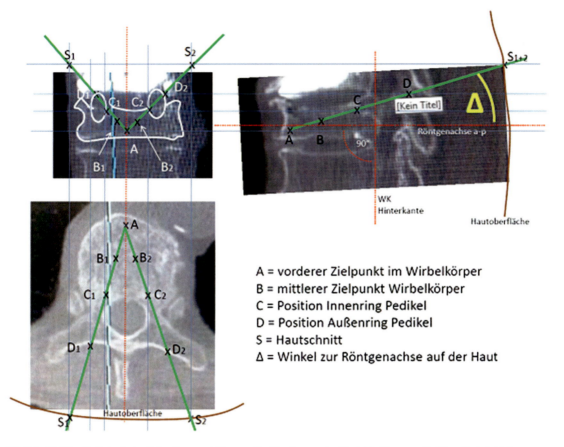

Abb. 26.13 Radiologische Orientierungshilfen zur Positionierung der Nadel bei transpedikulärer Nadelplatzierung. (Mit freundlicher Genehmigung der Firma Joline GmbH & Co. KG)

Durch Stößeln mit der Vertebra Biopsie Device wird ein Hohlraum für den Ballon geschaffen (Abb. 26.16c).

In das geschaffene Cavum werden die Ballons vorsichtig eingeführt. Die Hochdruckspritze wird auf 4–6 bar oder etwa um 1 ml Hub gedreht. Der Ballon wird unter Berücksichtigung von Druck, Volumen und bildlicher Darstellung in der Entfaltung kontrolliert (Abb. 26.17a).

Bis zur Applikation des Zementes sollten die Ballons im Wirbelkörper verbleiben. Sie verhindern die Bildung von Koageln im geschaffenen Hohlraum. Der Zement sollte nach Ausdrücken von etwa 3 cm aus einer Spritze nicht mehr abtropfen. Erst wenn der Zement gebrauchsfertig ist, werden die Ballons komplett evakuiert. Die Arbeitskanäle werden von Hand gesichert, während die Ballons herausgezogen werden (Abb. 26.17b).

Sofort wird der Zement in kleinen kontrollierten Schüben impliziert. Die Höhlung muss komplett aufgefüllt werden. Der Zement sollte sich in die umliegende Spongiosa verzahnen. Das Zeitfenster ist ausreichend groß, um den Zement ohne Stress implizieren zu können (Abb. 26.17c,d).

Extrapedikulärer Wirbelkörperzugang

Die Punkte der Stichinzision richten sich nach der Lage der oberen Wirbelkörperkanten (Abb. 26.18 und 26.19). Sie befinden sich
- rechts (bei 13:00 Uhr) etwa 2,5 cm lateral und 2,5 cm kranial des Dornfortsatzes,
- links (bei 11:00 Uhr) etwa 2,5 cm lateral und 2,5 cm kranial des Dornfortsatzes.

Bei korrekt eingestelltem C-Bogen zielt man vom Schnittpunkt des Processus spinosus durch die Grundplatte knapp unterhalb der Wirbelkörperkanten vorbei.

Nachdem der Arbeitskanal so platziert wurde, dass er extrapedikulär genügend Halt findet, wird mit der Prozedur fortgefahren, wie bereits beim transpedikulärem Zugang beschrieben (Abb. 26.20).

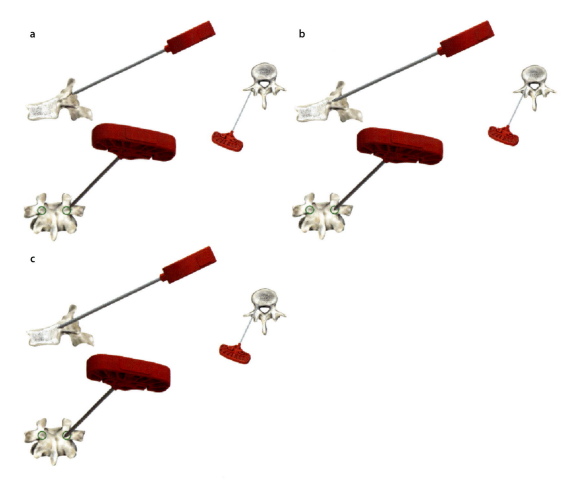

Abb. 26.14 **a–c** Weg der Knochenpunktionsnadel (*rot*) während der Wirbelkörperpunktion: **a** Aufsetzen am Pedikelaußenring in a.p.-Sicht; **b** Eindringen bis zur Hälfte des Pedikelgangs in lateraler Sicht; **c** Erreichen des Pedikelinnenrings nach Passieren der Hinterkante in lateraler Sicht. (Mit freundlicher Genehmigung der Firma Joline GmbH & Co. KG)

Der Patient wird nur ein bis wenige Tage stationär behandelt und kann nach der Operation sofort die Wirbelsäule belasten. Die durch die frische Fraktur hervorgerufenen Schmerzen verschwinden.

26.5.5 Postoperative Mobilisation

Das Ziel bei Patienten mit einer vertebralen Kompressionsfraktur bei vorliegender Osteoporose ist die rasche Mobilisation. Es gibt keine Level-1- oder -2-Studien hinsichtlich der Notwendigkeit der Verwendung von Braces vor oder nach einer Zementaugmentation. Dies bleibt letztendlich in das Ermessen des Therapeuten gestellt. Wichtig ist jedoch, dass auf jeden Fall eine adäquate medikamentöse Osteoporosetherapie begonnen wird.

26.5.6 Klinische Resultate

Im Labor lassen sich experimentelle Kompressionsfrakturen bis auf 97 % der ursprünglichen Höhe mit der PKP wieder aufrichten (Belkoff et al. 2001). Die durch die Zementierung erreichte Augmentierung ist vergleichbar mit dem Effekt der Vertebroplastik. Auch die ersten publizierten klinischen Ergebnisse sind vielversprechend. Lieberman et al. (2001) konnten in 70 % der mit PKP behandelten Patienten die Wirbelkörperhöhe um durchschnittlich 47 % erhöhen, verbunden mit einer signifikanten Schmerzerleichterung.

Berlemann et al. (2001b) konnten bei 20 Patienten eine Aufrichtung von Wirbelkörpersinterungen um bis zu 18° dokumentieren, was einer Erweiterung der anterioren Wirbelkörperhöhe um 90 % entsprach. Die Aufrichtung gelang umso

Vertebro- und Kyphoplastik

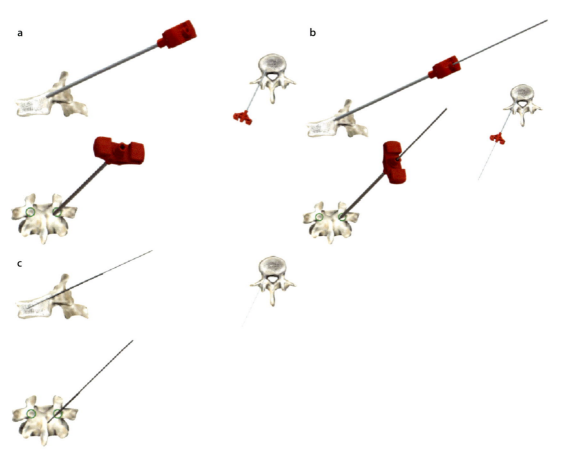

◘ **Abb. 26.15** a-c Wechsel der Punktionsnadel auf den Führungsdraht. (Mit freundlicher Genehmigung der Firma Joline GmbH & Co. KG)

besser, je jünger die Sinterung war. Frakturen, die jünger als 4 Wochen waren, konnten durchschnittlich um 43 % aufgerichtet werden. Bei Veränderungen älter als 8–10 Wochen gelang eine wesentliche Aufrichtung nur noch in Einzelfällen. Auch Garfin et al. (2001) beschrieben eine altersabhängige Reponierbarkeit der Frakturen, wobei in Fällen jünger als 3 Monaten die Kyphose um durchschnittlich 50 % gebessert werden konnte.

Coumans und Liebermann (2003) konnten bei einem Follow-up nach 12 Monaten bei 74 Patienten mit 179 Kyphoplastiken eine anhaltende Schmerzreduktion sowie eine Verbesserung der Lebensqualität (SF-36) aufzeigen.

Ananthakrishnan et al. (2003) untersuchten in einem experimentellen Aufbau den intradiskalen Druck vor und nach Vertebroplastik und Kyphoplastik. Sie konnten zeigen, dass beiden Verfahren den intradiskalen Druck im Vergleich zum Normalbefund unter Last erhöhen. Es zeigte sich gleichzeitig kein Unterschied im intradiskalen Druck zwischen den Präparaten, die mit einer Vertebroplastik behandelt, und denen, die mit einer Kyphoplastik versorgt wurden.

Katzman (2003) untersuchte die PVP und PKP im Vergleich. In beiden Gruppen sah er mit 88 % (PVP) bzw. 90 % (PKP) eine vergleichbare Schmerzreduktion. Eine Korrektur durch PKP konnte nur in 19 von 82 Patienten erreicht werden. Innerhalb der ersten beiden Wochen nach Fraktur konnte mit der PKP noch in 57,6 % eine Korrektur erzielt werden.

26.6 Literaturlage anhand von randomisiert kontrollierten Studien

Vor 2009 finden sich keine prospektiven randomisierten kontrollierten Studien (RCT), die die Effektivität der Zementaugmentation bei osteoporotischen vertebralen Kompressionsfrakturen

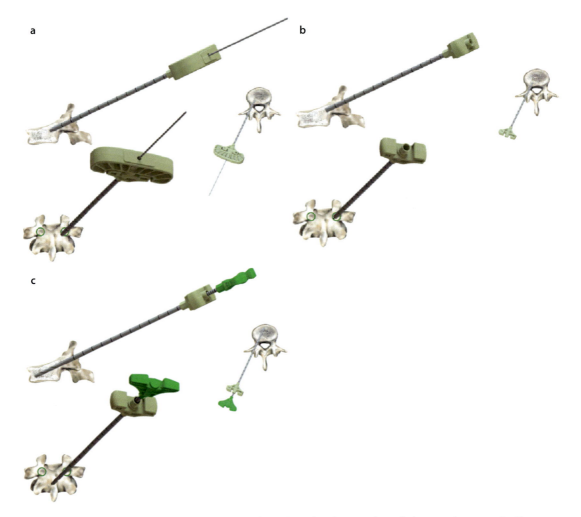

Abb. 26.16 a-c Wechsel des Führungsdrahtes auf Kanüle und Troikar. (Mit freundlicher Genehmigung der Firma Joline GmbH & Co. KG)

überprüfen. Seitdem wurden 8 prospektive RCTs in Peer-reviewed Fachzeitschriften veröffentlicht. Dazu zählen auch Studien, die im New England Journal of Medicine publiziert wurden.

Kallmes et al. (2009) und Buchbinder et al. (2009) verglichen die Vertebroplastie mit Scheineingriffen und konnten keinen Vorteil der Zementaugmentation darstellen. Beide Studien wiesen jedoch erhebliche methodologische Probleme auf. Es ist generell akzeptiert, dass die Zementaugmentation den meisten Gewinn bei akuten Frakturen ergibt, die nicht auf konservative Maßnahmen ansprechen. Die oben genannten Studien schlossen jedoch subakute Frakturen bis zum 12. Monat ein. Weiterhin war ein Knochenödem im Kernspintomogramm nicht notwendigerweise ein Einschlusskriterium. Des Weiteren wurde die Knochenaugmentation nur mit einer Scheinprozedur verglichen und nicht mit der konservativen Therapie.

Weitere prospektive randomisierte kontrollierte Studien zeigten einen positiven Effekt der Zementaugmentation im Vergleich zur nichtoperativen Therapie (Blasco et al. 2012) und nur eine Studie zeigte keinen Effekt zur Kontrollgruppe.

2013 untersuchten Anderson et al. in einer Metaanalyse die Vertebralaugmentation im Vergleich zur nichtchirurgischen Maßnahme bei osteoporotischen Wirbelkörperfrakturen (Anderson et al. 2013). Sie schlossen 6 Studien prospektiver RCTs ein, wobei auch die Studien von Kallmes et al. (2009) und Buchbinder et al. (2009)

Vertebro- und Kyphoplastik

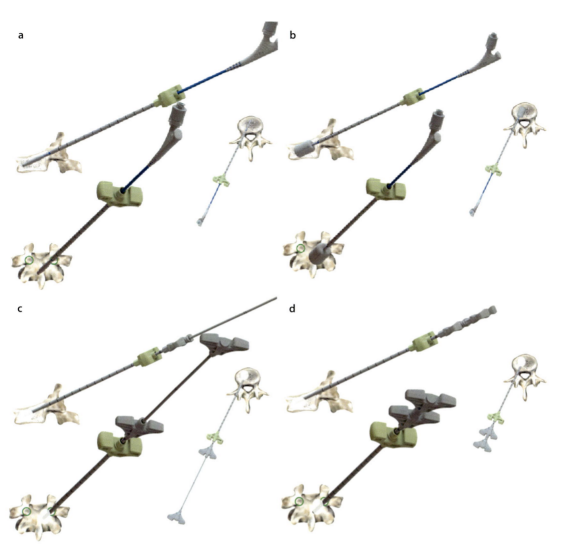

◘ Abb. 26.17 a–d Einbringen des Ballonkatheters. (Mit freundlicher Genehmigung der Firma Joline GmbH & Co. KG)

◘ Abb. 26.18 Hautmarkierung des Punktes der Stichinzision und der Stichrichtung bei extrapedikulärem Zugang

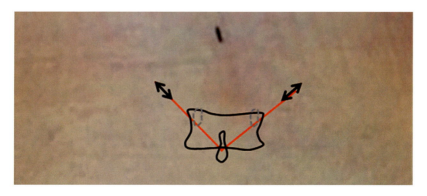

integriert waren. Als primäres Outcome wurde der Schmerz gemessen (VAS-Skala, spezifische Wirbelsäulenfunktion und HRQOL). Die Ergebnisse dieser Metaanalyse zeigten, dass die Zementaugmentation eine signifikant bessere Schmerzreduktion, ein besseres funktionelles Outcome und eine Verbesserung im HRQOL aufweist als nichtoperative Maßnahmen oder Scheinprozeduren.

314   J. Jerosch

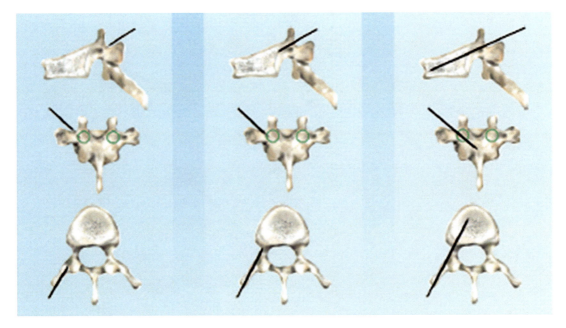

● Abb. 26.19 Zielrichtung der Nadelplatzierung in 3 Ebenen bei extrapedikulärer Nadelplatzierung. (Mit freundlicher Genehmigung der Firma Joline GmbH & Co. KG)

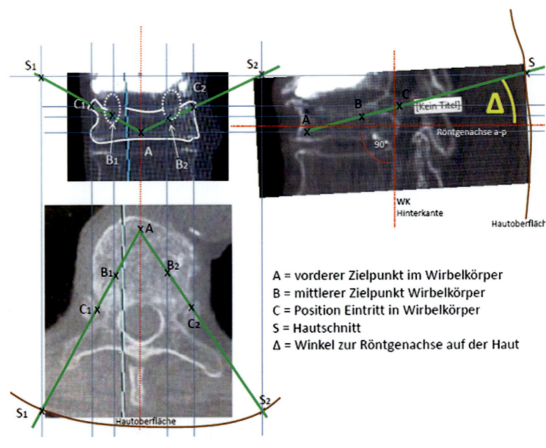

A = vorderer Zielpunkt im Wirbelkörper
B = mittlerer Zielpunkt Wirbelkörper
C = Position Eintritt in Wirbelkörper
S = Hautschnitt
Δ = Winkel zur Röntgenachse auf der Haut

● Abb. 26.20 Radiologische Orientierungshilfen zur Positionierung der Nadel bei extrapedikulärer Nadelplatzierung. (Mit freundlicher Genehmigung der Firma Joline GmbH & Co. KG)

Diese Ergebnisse waren signifikant hinsichtlich des frühen und späten Follow-up (6 und 12 Monaten; p <0,001).

Die prospektive randomisierte kontrollierte Studie von Blasco et al. (2012) war in diese Metaanalyse nicht eingeschlossen. Blasco et al. untersuchten 125 Patienten, die randomisiert einer Vertebroplastie oder einem nichtoperativen Management zugeteilt wurden. Die Einschlusskriterien waren osteoporotische Wirbelkörperfrakturen mit einer Anamnese von weniger als 12 Monaten und gleichzeitigem Ödem im MRT oder Aktivitäten in der Knochenszintigrafie sowie mit einem VAS von ≥4. Die Autoren fanden in beiden Gruppen eine signifikante Verbesserung im VAS, die zu allen Zeitpunkten auftrat, mit einer signifikant größeren Verbesserung in der Vertebroplastiegruppe im Zeitraum von 2 Monaten. Hinsichtlich des funktionellen Outcomes war die Vertebroplastiegruppe zu allen Zeitpunkten besser. Eine Verbesserung im funktionellen Outcome in der nichtoperativ behandelten Gruppe fand sich nicht vor 6 Monaten. Die Autoren schlussfolgerten, dass die Vertebroplastik zu einer schnelleren Schmerzreduktion führt mit einer signifikanten Verbesserung der Schmerzscores nach 2 Monaten, dass jedoch beide Gruppen nach einem Jahr vergleichbare Ergebnisse aufwiesen.

Die von Anderson et al. (2013) und Blasco et al. (2012) publizierte RCTs stellen die Zementaugmentation als valide Option für die entsprechenden Patientengruppe dar.

Das adäquate Timing der Zementaugmentation ist nach wie vor etwas kontrovers, da viele Patienten mit vertebralen Kompressionsfrakturen auch durch eine symptomatische konservative Behandlung eine Besserung erfahren. Basierend auf der vorliegenden Literatur sollte eine Zementaugmentation bei Patienten mit einer akuten vertebralen Kompressionsfraktur mit Ödem im MRT erwogen werden, die über erhebliche Schmerzen berichten und immobilisiert sind, oder bei Patienten, die nicht innerhalb von 3–6 Wochen auf eine konservative Therapie ansprechen.

26.6.1 Vertebroplastie vs. Kyphoplastie

Die Kyphoplastie bietet die Option, die Wirbelkörperdeformität und die Kyphose durch die Zementinjektion zu korrigieren. Radiologisch scheint sich damit ein Vorteil zu ergeben. Der klinische Nutzen wird jedoch kontrovers diskutiert. Han et al. publizierten einen systematischen Literaturreview und verglichen die Vertebro- mit der Kyphoplastik. Eingeschlossen wurden 8 Studien (1 prospektive RCT, 3 klinisch kontrollierte Studien, 3 prospektive Kohortenstudien und 1 retrospektive Studie) mit insgesamt 848 Patienten. Die Autoren schlussfolgerten, dass die Vertebroplastik in den ersten 7 Tagen hinsichtlich Schmerzreduktion effektiver ist. Die Kyphoplastik hat hingegen einen Vorteil, wenn man die 3-monatige funktionelle Verbesserung der Patienten beurteilt. Es gab keinen langfristigen Unterschied zwischen beiden Gruppen hinsichtlich Schmerzreduktion und funktioneller Verbesserung.

Omidi-Kashani verglichen die perkutane Kyphoplastik mit der Vertebroplastik bei isolierten osteoporotischen Kompressionsfrakturen. Sie fanden signifikante Verbesserungen bezüglich des Schmerzes im VAS und der gesundheitsbezogenen Lebensqualität im SF-36 in beiden Gruppen. Die Kyphoplastik zeigte radiologisch eine Verbesserung der kyphotischen Angulation des frakturierten Wirbelkörpers (3,1 mittlere Korrektur). Es fand sich jedoch kein Unterschied bezüglich des Schmerzes und der funktionellen Verbesserung zwischen Vertebroplastik und Kyphoplastik. Der klinische Vorteil von 3 Grad Verbesserung der fokalen Kyphose ist klinisch nicht signifikant.

26.7 Mögliche Komplikationen

Typische Komplikationen von Zementaugmentationen sind die Zementextravasation, die Embolie, sowie das Auftreten neuer Frakturen. Neurologische Komplikationen sind selten, werden jedoch beschrieben.

Zementextrusionen in den Spinalkanal können schwerwiegende neurologische Konsequenzen bis hin zur Paraplegie haben und eine sofortige Dekompression erforderlich machen. Weiterhin sind pulmonale Embolien nach Zementaustritt in Wirbelkörpergefäße beschrieben worden (Padovani et al. 1999). Prinzipiell ist durch die Ballonvordehnung bei der PKP die Gefahr geringer, da der flüssige Knochenzement nicht unter so starkem Druck eingebracht werden muss wie bei PVP.

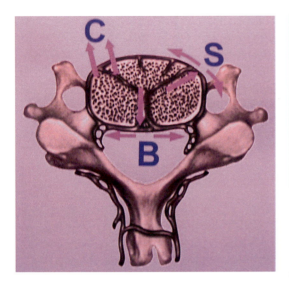

● Abb. 26.21 Klassifikation von Zementaustritt. Typ B via basivertebrale Vene, Typ S via Segmentvene und Typ C via kortikaler Defekt. (Mit freundlicher Genehmigung der Firma Joline GmbH & Co. KG)

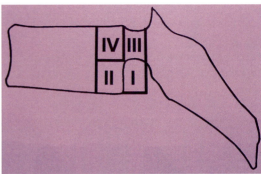

● Abb. 26.22 Zoneneinteilung für potenziellen Zementaustritt im seitlichen Röntgenbild. Zone I: Neuroforamen; Zone II: Wirbelkörper anterior des Neuroforamens; Zone III: Pedikelwurzel; Zone IV: Wirbelkörper vor der Pedikelwurzel. (Mit freundlicher Genehmigung der Firma Joline GmbH & Co. KG)

Eine klinisch relevante Einteilung (Yeom et al. 2003) unterscheidet 3 Typen des Zementaustrittes (● Abb. 26.21):
— Typ B: via basivertebrale Vene (etwa 40 %),
— Typ S: via Segmentvene (etwa 40 %),
— Typ C: via kortikaler Defekt (etwa 20 %).

Hierbei kann noch weiter differenziert werden:
— Typ BV: bis zum Foramen vasculare,
— Typ BC: in den Spinalkanal,
— Typ SH: horizontal,
— Typ SV: vertikal oder oblique,
— Typ SF: in das Foramen,
— Typ CD: in den Diskus,
— Typ CK: in den Spinalkanal,
— Typ CF: in das Foramen,
— Typ CWK: lateral oder anterior zum Wirbelkörper.

Potenziell gefährliche Austrittsstellen sind in gewissem Umfang bereits auf dem seitlichen Röntgenbild zu erkennen (● Abb. 26.22). Hierbei ist unbedingt zu berücksichtigen, dass Zementaustritte auf konventionellen Röntgenbildern häufig übersehen werden. Besonders Typ-B- und Typ-S-Austritte werden auf a.p.- und seitlichen Röntgenbildern, die intraoperativ nur zur Verfügung stehen, übersehen. Im lateralen Röntgenbild ist Zement in Zone I besonders prädiktiv für einen Zementaustritt.

Unseres Erachtens kann man viele Zementaustritte nicht oder nur unzureichend in Röntgenaufnahmen in 2 Ebenen erkennen. Postoperative Computertomogramme lassen oftmals erst das Ausmaß des Zementaustrittes erkennen (● Abb. 26.23).

Anhand von CT-Daten zeigt sich das Zementextravasation bei den meisten Patienten vorkommt (18–88 %). In der Regel haben diese jedoch keine klinisch Relevanz (Martin et al. 2012). Die häufigste Zementleckage findet in die Endplatte oder die Bandscheibe statt (45 %), gefolgt von paravertebralen Extravasationen (35 %), epiduralen (20 %) und perivertebralen (18 %). Das CT zeigt hier deutlich mehr Extravasation als die normalen Röntgenaufnahmen (Martin et al. 2012). Der Zementaustritt korreliert mit der geringeren Viskosität, dem Frakturtyp und höheren Injektionsvolumina. Neurologische Komplikationen sind erfreulicherweise selten (<1 %). Falls jedoch eine derartige Komplikation auftritt, ist die unmittelbare Dekompression notwendig. Im Rahmen der Zementaugmentation sind jedoch auch Fälle beschrieben worden mit permanentem neurologischen Defizit. Ein Austritt in das Bandscheibenfach kann zu einer erhöhten Stressbelastung der angrenzenden Grundplatte führen und so eine sukzessive Fraktur verursachen.

Das Auftreten einer Zementembolie ist ebenfalls berichtet worden. Diese kann sogar zur fatalen Lungenembolie führen. Auch zerebrale Insulte wurden beschrieben worden. Ein systematischer Review, der die Inzidenz von kardiopulmonalen Embolien zum Thema hatte, zeigt eine Rate von

Vertebro- und Kyphoplastik

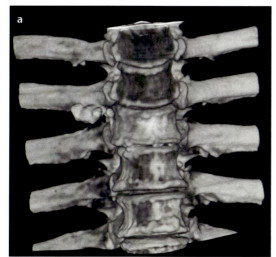

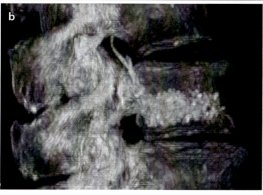

◘ Abb. 26.23 ab Zementaustritt im 3D-CT: a in a.p.-Projektion, b in seitlicher Projektion

2–26 %, je nach diagnostischer Methode (Wang et al. 2012), für Ereignisse symptomatisch und hämodynamisch relevanter Beeinflussung der Pulmonalarterienzirkulation und ebenso für Beeinträchtigungen des rechten Herzens.

Neben einer Zementembolisation kann auch eine Embolisation von Fettmark aus dem Knochen entstehen, die in transienten akuten hämodynamischen Veränderungen resultiert.

26.7.1 Zementleckagen

Als Goldstandard gilt die Ballonkyphoplastie (BK), mit der sich neuere Verfahren wie die Radiofrequenzkyphoplastie (RFK) bezüglich Therapieerfolg und Komplikationsrate messen müssen. Unklar ist, ob bei der RFK die Zementaustrittsrate im Vergleich zur BK niedriger ist und ob dies von klinischer Relevanz ist.

In einer prospektiven randomisierten Studie verglichen Riesner et al. (2016) die RFK mit der BK bezüglich Zementaustrittsraten und assoziierter klinischer Komplikationen. Bei 100 Patienten (76 Frauen und 24 Männer mit einem Durchschnittsalter von 78,5 Jahren) bzw. 162 frakturierten Wirbelkörpern erfolgte nach prospektiver Randomisierung eine Therapie mit BK (79 Wirbelkörper) oder RFK (83 Wirbelkörper) und anschließender Auswertung nach den Parametern „Lokalisation des Zementaustrittes" (epidural, intradiskal, extrakorporal, intravasal) und „klinische Relevanz".

Bei der BK wird durchschnittlich mehr Zement verwendet (5,2 ml) als bei der RFK mit 4,0 ml (p = 0,0001). Bei der BK kam es in 48 von 79 Fällen (60,8 %) und bei der RFK in 53 von 83 Fällen (63,9 %) zum Zementaustritt (p = 0,420). Auch bezüglich der Subanalyse nach Lokalisationen zeigte sich kein signifikanter Unterschied zwischen beiden Methoden. Trotz der hohen Austrittsraten kam es nur in 2 Fällen (1-mal BK, 1-mal RFK) zu einem intravasalen Austritt in die Vena cava inferior mit interventionell-endovaskulärer Bergung (◘ Tab. 26.1). Ein Austritt mit pulmonaler Komplikation wurde nicht beobachtet.

Die Autoren konnten keinen signifikanten Unterschied der Zementaustrittsraten zwischen der Ballonkyphoplastie und der Radiofrequenzkyphoplastie nachweisen (Riesner et al. 2016). Darüber hinaus kam es in beiden Verfahren lediglich jeweils einmal zur radiologisch nachweisbaren größeren Zementleckage in das Gefäßsystem (V. cava inferior), jedoch ohne klinische Komplikationen.

Bisher existieren nur wenige Arbeiten, die sich dem direkten Vergleich der o. g. Verfahren widmen. Ältere Arbeiten beschäftigen sich vornehmlich mit der BK. Prokop et al. (2014) zeigten bei 1069 Kyphoplastien in der Zeit von 2008–2013 in 20 % kleinere radiologisch sichtbare, jedoch asymptomatische Zementparavasate. In 3 Fällen kam es zu neurologischen Ausfällen durch dorsale Zementleckagen (0,25 %). Diese waren einerseits einer zu großen Zementmenge, andererseits einer fehlerhaften Punktion des Wirbelkörpers anzuschulden. Alle Komplikationen wurden konservativ mit vornehmlich abwartender Haltung therapiert.

In einem Review von Hsieh et al. (2013) aus ursprünglich 791 Arbeiten, welche sich mit der Vertebroplastie und Kyphoplastie beschäftigen,

□ Tab. 26.1 Verteilung von Zementleckagen bei der Ballonkyphoplastie im Vergleich zur Radiofrequenzkyphoplastie. (Riesner et al. 2016)

	Epidural	Intradiskal	Extrakorporal	Intravasal
BK	5	12	9	22
RFK	12	19	7	15
Gesamt	17	31	16	37
p-Wert	0,086	0,202	0,548	0,152

BK Ballonkyphoplastie; *RFK* Radiofrequenzkyphoplastie
Epidural = in den Epiduralraum ausgetreten; intradiskal = in die Bandscheibe ausgetreten; extrakorporal = über die kortikale Grenze ausgetreten, ausgenommen Hinterkante; intravasal = in venöse oder arterielle Gefäße ausgetreten

wurden letztlich 14 genauer analysiert und hiervon bei 0–15 % Zementleckagen nach BK berichtet. Differenziert nach Lokalisation zeigten sich Lungenembolien von 0–1,2 % nach Kyphoplastie, neurologische Komplikationen durch Zementaustritt in 0–2,9 %. Hsieh et al. konnten herausarbeiten, dass die meisten Leckagen asymptomatisch waren. Wenn jedoch symptomatische Zementaustritte auftraten, waren diese mit erneuten operativen Revisionen verbunden (Hochegger et al. 2005; Seo et al. 2005).

Schulz et al. (2012) fanden bei 8 von 46 Fällen (17,4 %) Zementleckagen im extravertebralen Venusplexus (EVVP), wobei sich 5 von 46 Fällen (10,9 %) auf EVVP beschränkten und in 3 von 46 Fällen (6,5 %) eine Extravasation über den EVVP hinaus bis in das Cava-Azygos-System auftrat (CT-Thoraxkontrolle). Bei 2 Patienten fanden sich neben den Zementextravasaten im EVVP und peripheren pulmonalen Embolien auch noch residuelle Zementfragmente in der V. cava, die weiterhin mit dem Zementextravasat im EVVP in Verbindung standen. In beiden Fällen erwog man trotz fehlender Klinik eine endovaskuläre Extraktion der Fragmente.

Bula et al. (2010) sehen die Ursache für Zementaustritt im Rahmen der Kyphoplastie fast immer in einer frühen Applikation des Zements begründet, der noch nicht seine optimale Viskosität erreicht hat. Als weitere Ursache sehen sie die Applikation zu großer Zementmengen (Bohner et al. 2003).

Hinsichtlich der Lokalisation der Zementaustritte bei Kyphoplastie fanden Huang et al. (2006) heraus, dass die häufigsten Lokalisationen für ungewollte Zementaustritte paraspinal und epidural gelegen sind, während foraminale und intravasale Extrusionen deutlich seltener anzutreffen sind. Die Rate an pulmonalen Embolien für die BK wird daher mit 1,5 % beschrieben. Andere Arbeiten geben die Häufigkeit der Zementembolie mit 4,6 % deutlich höher an (Choe et al. 2004; Nussbaum et al. 2004; Ronge 2005). Kardiale Belastungen sind in der Literatur (Heini und Orler 2004) selbst bei Augmentationen von bis zu 6 Wirbelkörpern als nicht nennenswert gewertet worden. So sind in der Literatur auch lediglich Einzelfallbeschreibungen zu finden, die ein endovaskuläres oder gar offenes Revisionsverfahren zur Bergung der Zementextravasate beschreiben (Schulz et al. 2012; Agko et al. 2010; Farahvar et al. 2009; Bose und Choi 2010).

26.7.2 Anschlussfrakturen

Die erhöhte Steifheit eines vertebro- oder kyphoplastierten Wirbelkörpers führt zu einer vermehrten Belastung der angrenzenden Segmente. Dies kann theoretisch zu einer erhöhten Frakturrate dieser Segmente führen. Eine Metaanalyse von RCTs, welche die Vertebroplastik mit der konservativen Therapie verglich, fand hingegen kein erhöhtes Risiko von sekundären Frakturen (Anderson et al. 2013). Etwa 20 % der Patienten in beiden Gruppen zeigten neue Frakturen zwischen 6 und 12 Monaten. Technische Probleme wie Extravasation in die Bandscheibe können das Risiko für Anschlussfrakturen jedoch erhöhen. Eine Limitation dieser Metaanalyse war, dass hier Patienten mit bis zu 3 Frakturen eingeschlossen wurden. Das Risiko nach einer Augmentation eine neue Fraktur zu erleiden, ist erhöht bei Patienten mit multiplen Frakturen oder erheblicher kyphotischer Deformität. Bei manchen Patienten kann es auch im selben Segment aufgrund eines Zementversagens zu einer erneuten Fraktur kommen.

Zhang et al. führten einen systematischen Review und eine Metaanalyse bezüglich des Risikos einer neuen osteoporotischen Wirbelkörperkompressionsfraktur nach Vertebroplastie durch. Sie fanden, dass 21 % der Patienten eine neue Fraktur nach Zementaugmentation erleiden. Prädiktive Faktoren waren hierbei geringer Body Mass Index und intradiskale Zementaustritte.

26.7.3 Kosteneffektivität der Zementaugmentation

In einer prospektiven randomisierten kontrollierten Studie zeigten, dass die Kyphoplastie nicht kosteneffektiv ist im Vergleich zu einer Standardtherapie bei Patienten mit akuten und subakuten vertebralen Kompressionsfrakturen mit einem QALY COST („quality adjusted life year") für die Kyphoplastie von 134.043 US-Dollar basierend auf einem 2-Jahres-Follow-up.

Im Gegensatz hierzu wurde die Kyphoplastie als kosteneffektiv bei der Behandlung von hospitalisierten Patienten mit vertebralen Kompressionsfrakturen in England angesehen (Svedbom et al. 2013). Es ist generell akzeptiert, dass eine Intervention ab einer Kosten zu QALY Relation von <50.000 US-Dollar als kosteneffektiv angesehen wird. Aufgrund des Fehlens konklusiver Daten, dass die Kyphoplastie bessere Ergebnisse als die Vertebroplastik bezüglich Schmerz und/oder HRQOL-Daten ergibt, sind basierend auf der Literatur die zusätzlichen Kosten der Kyphoplastik aus rein ökonomischen Aspekten momentan nicht zu rechtfertigen.

Literatur

Zitierte Literatur

Agko M, Nazzal M, Jamil T, Castillo-Sang M, Clark P, Kasper G (2010) Prevention of cardiopulmonary embolization of polymethylmethacrylate cement fragment after kyphoplasty with insertion of inferior vena cava filter. J Vasc Surg 51(1):210–213. https://doi.org/10.1016/j.jvs.2009.07.110

Ananthakrishnan D, Lotz JC, Berven S, Puttlitz Ch (2003) Changes in spinal loading due to vertebral augmentation: vertebroplasty versus kyphoplasty. (Vortrag am AAOS-Jahrestreffen im Februar in New Orleans, S 593)

Anderson PS, Froyshteter AB, Tontz WL Jr (2013) Meta-analysis of vertebral augmentation compared with conservative treatment for osteoporotic spinal fractures. J Bone Miner Res 28(2):372–382

Arden N, Cooper C (1998) Present and future of osteoporosis: epidemiology. In: Meunier PJ (Hrsg) Osteoporosis: diagnosis and management. Martin Dunitz, London, S 1–16

Bai B, Jazrawi LM, Kummer FJ, Spivak JM (2000) The use of an injectable, biodegradable calcium phosphate bone substitute for the prophylactic augmentation of osteoporotic vertebrae and the managment of vertebral compression fractures. Spine 24:1521–1526

Barr JD, Barr MS, Lemley TJ, McCann RM (2000) Percutaneous vertebroplasty for pain relief and spinal stabilisation. Spine 25:923–928

Belkoff SM, Maroney M, Fenton DC, Mathis JM (1999) An in vitro biomechanical evaluation of bone cements used in percutaneous vertebroplasty. Bone 25:23S–26S

Belkoff SM, Mathis JM, Fenton DC et al (2001) An ex vivo biomechanical evaluation of an inflatable bone tampused in the treeatment of compression fracture. Spine 26:151–156

Berlemann U, Ferguson SJ, Nolte LR, Heini PF (2001a) Adjacent vertebral failure following vertebroplasty: a biomechanical investigation. J Bone Joint Surg Br 84(5):748–752

Berlemann U, Franz T, Heini PF, Krettek C (2001b) Die perkutane Aufrichtung und Zementierung kyphotischer Osteoporosewirbelkörper mittels einer neuen Ballontechnik (Kyphoplastik). (Vortrag an der 65. Jahrestagung der Deutschen Gesellschaft für Unfallchirurgie in Berlin)

Blasco J, Martinez-Ferrer A, Macho J, San Roman L, Pomés J, Carrasco J, Monegal A, Guañabens N, Peris P (2012) Effect of vertebroplasty on pain relief, quality of life, and the incidence of new vertebral fractures: a 12-month randomized follow-up, controlled trial. J Bone Miner Res 27(5):1159–1166

Bohner M, Gasser B, Baroud G, Heini P (2003) Theoretical and experimental model to describe the injection of a polymethylmethacrylate cement into a porous structure. Biomaterials 24(16):2721–2730

Bose R, Choi JW (2010) Successful percutaneous retrieval of methyl methacrylate orthopedic cement embolism from the pulmonary artery. Catheter Cardiovasc Interv 76(2):198–201. https://doi.org/10.1002/ccd.22496

Bostrom MP, Lane JM (1997) Future directions. Augmentation of osteoporotic vertebral bodies. Spine 22(24 Suppl):39S–42S

Buchbinder R, Osborne RH, Ebeling PR, Wark JD, Mitchell P, Wriedt C, Graves S, Staples MP, Murphy B (2009) A randomized trial of vertebroplasty for painful osteoporotic vertebral fractures. N Engl J Med 361(6):557–568

Bula P, Lein T, Strassberger C, Bonnaire F (2010) Balloon kyphoplasty in the treatment of osteoporotic vertebral fractures: indications – treatment strategy – complications. Z Orthop Unfall 148(6):646–656. https://doi.org/10.1055/s-0030-125037

Cauley JA et al (2000) Risk of mortality following clinical fractures. Osteoporos Int 11(7):556–561

Choe DH, Marom EM, Ahrar K, Truong MT, Madewell JE (2004) Pulmonary embolism of polymethyl methacrylate during percutaneous vertebroplasty and kyphoplasty. Am J Roentgenol 183(4):1097–1102

Consensus Development Conference (1993) Diagnosis, prophylaxis, and treatment of osteoporosis. Am J Med 94:646–650

Cooper C et al (1992) Incidence of clinically diagnosed vertebral fractures: a population-based study on Rochester, MN, 1985–1989. J Bone Miner Res 72(2):221–227

Coumans JV, Liebermann IH (2003) A pospective kyphoplasty study. (Vortrag am AAOS-Jahrestreffen im Februar in New Orleans, S 593)

Einhorn TA (2000) Vertebroplasty: an opportunity to do something really good for patients. Spine 25:1051–1052

Evans AJ, Weinhoffer SL, Mathis JM, Kennett KB, Crandall JR, Dion JE (1995) Effectivness of vertebral body stabilisation with percutaneus injection of methylmetacrylate. (Vortrag am Jahrestreffen der American Society of Neuroradiology im April in Chicago)

Farahvar A, Dubensky D, Bakos R (2009) Perforation of the right cardiac ventricular wall by polymethylmethacrylate after lumbar kyphoplasty. J Neurosurg Spine 11(4):487–491. https://doi.org/10.3171/2009.5.SPINE08517

Galibert P, Deramond H, Rosat P, Le Gars D (1987) Preliminary note on the treatment of vertebral angioma by percutaneous acrylic vertebroplasty. Neurochirurgie 33(2):166–168

Gangi A, Kastler BA, Dietemann JL (1994) Percutaneous vertebroplasty guided by a combination of CT and fluoroscopy. AJNR Am J Neuroradiol 15(1):83–86

Garfin SR et al (2001) New technologies in spine: kyphoplasty and vertebroplasty for the treatment of painful osteoporotic compression fractures. Spine 26(2):1511–1515

Grados F, Depriester C, Cayrolie G et al (2000) Long-term observations of vertebral osteoporotic fractures treated by percutaneous vertebroplasty. Rheumatology 39:1410–1414

Heini PF, Beriemann U, Kaufmann M et al (2001) Augmentation of mechanical properties in osteoporotic vertebral bones: a biomechanical investigation of vertebroplasty efficacy with different bone cements. Eur Spine J 10:164–171

Heini PF, Orler R (2004) Kyphoplasty for treatment of osteoporotic vertebral fractures. Eur Spine J 13(3):184–192

Hiwatashi A, Moritani T, Numaguchi Y, Westesson PL (2003) Increase in vertebral body height after vertebroplasty. Am J Neuroradiol 24(2):185–189

Hochegger M, Radl R, Leithner A, Windhager R (2005) Spinal canal stenosis after vertebroplasty. Clin Radiol 60(3):397–400

Hsieh MK, Chen LH, Chen WJ (2013) Current concepts of percutaneous balloon kyphoplasty for the treatment of osteoporotic vertebral compression fractures: evidence-based review. Biomed J 36(4):154–161. https://doi.org/10.4103/2319-4170.112544

Huang C, Ross P, Wasnich R (1996a) Vertebral fractures and other predictors of back pain among older women. JBMR 11(7):1026–1032

Huang C, Ross P, Wasnich R (1996b) Vertebral fractures and other predictors of physical impairment and health care utilization. Arch Intern Med 156(7):2469–2475

Huang MH, Barrett-Connor E, Greendale GA, Kado DM (2006) Hyperkyphotic posture and risk of future osteoporotic fractures: the Rancho Bernardo study. J Bone Miner Res 21(3):419–423

Ikeuchi M, Yamamoto H, Shibata T, Otani M (2001) Mechanical augmentation of the vertebral body by caicium phosphate cement injection. J Orthop Sci 6:39–45

Jensen ME, Evans AJ, Mathis JM, Kallmes DF, Cloft HJ, Dion JE (1997) Percutaneous polymethylmethacrylate vertebroplasty in the treatment of osteoporotic vertebral body compression fractures: technical aspects. AJNR Am J Neuroradiol 18(10):1897–1904

Jerosch J, Filler TJ, Peuker ET et al (1999) Perkutane vertebrale Augmentation (PVA) bei osteoporotischen Wirbelkörpern – eine experimentelle Untersuchung. Biomed Tech 44:190–193

Kado DM, Duong T, Stone KL, Ensrud KE, Nevitt MC, Greendale GA, Cummings SR (2003) Incident vertebral fractures and mortality in older women: a prospective study. Osteoporos Int 14(7):589–594

Kallmes DF, Comstock BA, Heagerty PJ et al (2009) A randomized trial of vertebroplasty for osteoporotic spinal fractures. N Engl J Med 361(6):569–579

Kanis JA, WHO Study Group (1994) Assessment of fracture risk and its application to screening for postmenopausal osteoporosis: synopsis of a WHO report. Osteoporos Int 4:368–381

Katzman SS (2003) Operative treatment of oesteoporotic vertebral body fractures: vertebroplasty versus kyphoplasty. (Vortrag am AAOS-Jahrestreffen im Februar in New Orleans, S 461)

Leidig G, Minne HW, Sauer R, Wüster C, Wüster J, Lojen M, Raue F, Ziegler R (1990) A study of complaints and their relation to vertebral destruction in patients with osteoporosis. Bone Miner 8:217–229

Leidig-Bruckner G, Minne HW, Schlaich C et al (1997) Clinical grading of spinal osteoporosis. Quality of life components and spinal deformity in women with chronic low back pain and women with vertebral osteoporosis. JBMR 12(4):1–13

Lieberman ICH, Dudeney S, Reinhardt MK, Bell G (2001) Initial outcome ad efficacy of kyphplasty in the treatment of painful osteoporotic vertebral compression fractures. Spine 26:1631–1638

Liebschner MAK, Rosenberg WS, Keaveny TM (2001) Effects of bone cement volume and distribution on vertebral stiffness after vertebroplasty. Spine 26:1547–1554

Martin JB, Jean B, Sugiu K et al (1999) Vertebroplasty: clinical experience and follow-up results. Bone 25:11S–15S

Martin DJ, Rad AE, Kallmes DF (2012) Prevalence of extravertebral cement leakage after vertebroplasty: procedural documentation versus CT detection. Acta Radiol 53(5):569–572

Minne HW (1991) Lebensqualität im Alter bedroht durch Osteoporose? Pharm Unserer Zeit 3:109–113

Nussbaum DA, Gailloud P, Murphy K (2004) A review of complications associated with vertebroplasty and kyphoplasty as reported to the Food and Drug Administration medical device related web site. J Vasc Interv Radiol 15:1185–1192

O'Neill TW, Silman AJ (1997) Definition and diagnosis of vertebral fracture. J Rheumatol 24(6):1208–1211

Padovani B, Kasriei O, Brunner P, Peretti-Viton P (1999) Pulmonary embolism caused by acrylic cement: a rare complication of percutaneous vertebroplasty. Am J Neuroradiol 20:375–377

Prokop A, Dolezych R, Chmielnicki M (2014) Kyphoplasty in the treatment of osteoporotic spine fractures – experience with 1069 cases. Z Orthop Unfall 152(4):315–318. https://doi.org/10.1055/s-0034-1368448

Riesner HJ, Kiupel K, Lang P, Stuby FM, Palm HG (2016) Klinische Bedeutung von Zementleckagen. Eine prospektive randomisierte Studie: Radiofrequenzkyphoplastie versus Ballonkyphoplastie bei Wirbelkörperfrakturen. (Vortrag an der 64. Jahrestagung der Vereinigung Süddeutscher Orthopäden und Unfallchirugen, 28.–30. April, Baden-Baden)

Ronge R (2005) [Multiple sclerosis – correlation between spinal MRT and histopathologic findings]. Rofo 177(4):492

Ross PD (1997) Clinical consequences of vertebral fractures. Am J Med 103(2A):30S–43S

Scholz MG, Minne HW (1998) Differential diagnosis: back pain and osteoporosis. In: Geusens P (Hrsg) Osteoporosis in clinical practice: a practical guide for diagnosis and treatment. Springer, London, S 65–68

Schulz C et al (2012) Erfahrungen mit intravasalen Zementaustritten nach Ballonkyphoplastie. Orthopäde 41(11):881–888

Seo JS, Kim YJ, Choi BW, Kim TH, Choe KO (2005) MDCT of pulmonary embolism after percutaneous vertebroplasty. AJR Am J Roentgenol 184(4):1364–1365

Silverman SL (1992) The clinical consequences of vertebral compression fracture. Bone 13:27–31

Silverman SL, Minshall ME, Shen W, Harper KD, Xie S, Health-Related Quality of Life Subgroup of the Multiple Outcomes of Raloxifene Evaluation Study (2001) The relationship of health-related quality of life to prevalent and incident vertebral fractures in postmenopausal women with osteoporosis: results from the multiple outcomes of Raloxifene evaluation study. Arthritis Rheum 44(11):2611–2619

von Stechow D, Alkalay R (2001) Perkutane Vertebroplastik mit Polymethylmethacrylat (PMMA) in frakturierten osteoporotischen Wirbelkörpern. Eine biomechanische Untersuchung. Z Orthop 139:456–462

Svedbom A, Hernlund E, Ivergård M, Compston J, Cooper C, Stenmark J, McCloskey EV, Jönsson B, Kanis JA, EU Review Panel of IOF (2013) Osteoporosis in the European Union: a compendium of country-specific reports. Arch Osteoporos 8:137

Tohmeh AG, Mathis JM, Fenton DC/Levine AM, Boikott SM (1999) Biomechanical efficacy of unipedicular versus bipedicular vertebroplasty for the management of osteoporotic compression fractures. Spine 24:1772–1776

Wang GW, Wilson CS, Hubbard SL (1984) Safety of anterior cement fixation in the cervical spine: in vivo study of the dog spine. South Med J 77:178–179

Wang LJ, Yang HL, Shi YX, Jiang WM, Chen L (2012) Pulmonary cement embolism associated with percutaneous vertebroplasty or kyphoplasty: a systematic review. Orthop Surg 4(3):182–189

Wasnich RD (1996) Vertebral fracture epidemiology. Bone 18:179S–183S

Weill A, Chiras J, Simon JM, Rose M, Sola-Martinez T, Enkaaoua E (1996) Spinal metastases: injections for and results of percutaneous injection of acrylic cement. Radiology 199:241–247

Yeom JS, Kim WJ, Choy WS, Lee CK, Chang BS, Kang JW, Kim KH (2003) Leakage of cement in percutaneus transpedikular vertebroplasty for painful osteororotic compression fractures. J Bone Joint Surg 85-B:83–89

Zhang C, Zhu K, Zhou J, Zhou X, Niu G, Wu M, Shao C (2013) [Influence on adjacent lumbar Bone density after strengthening of T12, L1 segment vertebral osteorotic compression fracture by percutaneous vertebroplasty and percutaneous kyphoplasty]. Zhongguo Xiu Fu Chong Jian Wai Ke Za Zhi 27(7):819–823

Weiterführende Literatur

Aebli N et al (2002) Fat embolism and acute hypotension during vertebroplasty. Spine 27(5):460–466

Belkoff SM, Mathis JM, Erbe EM, Fenton DC (2000) Bipmechanical evaiuation of a new bone cement for use in vertebroplasty. Spine 25:1061–1064

Belkoff SM, Jasper LE, Stevens SS (2002) An ex vivo evaluation of an inflatable bone tamp used to reduce fractures within vertebral bodies under load. Spine 27(15):1640–1643

Berlemann U, Heini PF (2002) Percutaneous balloon kyphoplasty, a treatment of osteoporotic VCF. Unfallchirurg 105:2–8

Coe JD, Warden KE, Herzig MA, McAffee PC (1990) Influence of bone mineral density on the fixation of thoracolumbar implants: a comparative study of transpedicular screws, laminar hooks, and spinous process wires. Spine 15:902–907

Cooper C (1997) The crippling consequences of fractures and their impact on quality of life. Am J Med 103(2A):12–19

Cooper C, Atkinson EJ, Jacobsen SJ, O'Fallon M, Melton U (1993) Population-based study of survivai after osteoporotic fractures. Am J Epidemiol 137:1001–1005

Cortet B, Cotten A, Deprez X et al (1994) Value of vertebroplasty combined with surgical decompression in the treatment of aggressive spinal angioma. Apropos of 3 cases. Rev Rhum Ed Fr 61(1):16–22

Cortet B, Cotten A, Boutry N et al (1997) Percutaneous vertebroplasty in patients with osteolytic metastases or multiple myeloma. Rev Rhum Engl Ed 64(3):177–183

Cortet B, Cotten A, Boutry N et al (1999a) Percutaneous vertebropiasty in the treatment of osteoporotic vertebral compression fractures: an open prospective study. J Rheumatol 26:2222–2228

Cortet B, Houvenagel E, Puisieux F et al (1999b) Spinal curvatures and quality of life in women with vertebral fractures secondary to osteoporosis. Spine 24:1921–1925

Cotten A, Duquesnoy B (1997) Vertebroplasty: current data and future potential. Rev Rhum Engl Ed 64(11): 645–649

Cotten A, Dewatre F, Cortet B et al (1996) Percutaneous vertebroplasty for osteolytic metastases and myeloma: effects of the percentage of lesion filling and the leakage of methyl methacrylate at clinical follow-up. Radiology 200(2):525–530

Cotten A, Boutry N, Cortet B et al (1998) Percutaneous vertebroplasty: state of the art. Radiographics 18(2):311–320

Cyteval C, Sarrabere MR, Roux JO et al (1999) Acute osteoporotic vertebral collapse: open study on percutaneous injection of acrylic surgical cement in 20 patients. Am J Roentgenol 173:1685–1690

Deramond H, Depriester C, Toussaint P (1996) Vertebroplasty and percutaneous interventional radiology in bone metastases: techniques, indications, contraindications. Bull Cancer Radiother 83(4):277–282

Deramond H, Depriester C, Galibert P, Le Gars D (1998) Percutaneous vertebroplasty with polymethylmethacrylate. Technique, indications, and results. Radiol Clin N Am 36(3):533–546

Dousset V, Mousselard H, de Monck d'User L et al (1996) Asymptomatic cervical haemangioma treated by percutaneous vertebroplasty. Neuroradiology 38(4):392–394

Dudeney S et al (2002) Kyphoplasty in the treatment of osteolytic vertebral compression fractures as a result of multiple myeloma. J Clin Oncol 20(9):2382–2387

Dufresne AC, Brunet E, Sola-Martinez MT, Rose M, Chiras J (1998) Percutaneous vertebroplasty of the cervicothoracic junction using an anterior route. Technique and results. Report of nine cases. J Neuroradiol 25(2):123–128

Ettinger B, Black DM, Nevitt MC, Rundle AC, Cauley JA, Cummings SR, Genant HK (1992) Contribution of vertebral deformities to chronic back pain and disability. The Study of Osteoporotic Fractures Research Group. J Bone Miner Res 7(4):449–456

Felsenberg D, Wieland E, Hammermeister C, Armbrecht G, Gowin W, Raspe H, Deutschland DE-G i (1998) Prävalenz der vertebralen Wirbelkörperdeformationen bei Frauen und Männer in Deutschland. Med Klin 93(Suppl II):31–33

Feydy A, Cognard C, Miaux Y, Sola Martinez MT, Weill A, Rose M, Chiras J (1996) Acrylic vertebroplasty in symptomatic cervical vertebral haemangiomas: report of 2 cases. Neuroradiology 38(4):389–391

Fourney DR et al (2003) Percutaneous vertebroplasty and kyphoplasty for painful vertebral body fractures in cancer patients. J Neurosurg (Spine) 1(98):21–30

Galibert P, Deramond H (1990) Percutaneous acrylic vertebroplasty as a treatment of vertebral angioma as well as painful and debilitating diseases. Chirurgie 116(3):326–334

Gold DT (1996) The clinical impact of vertebral fractures: quality of life in women with osteoporosis. Bone 18(3):1855–1895

Hardouin P et al (2002) Kyphoplasty. Joint Bone Spine 69:256–261

Harington KD (2001) Major neurological complications following percutaneous vertebroplasty with polymerhylmethacryiate: a case report. J Bone Joint Surg 83-A:1070–1073

Heini PF, Wälchli B, Berlemann U (2000) Percutaneous transpedicular vertebroplasty with PMMA: a prospective study for the treatment of osteoporotic compression fractures. Eur Spine J 9:445–450

Ide C, Gangi A, Rimmelin A, Beaujeux R, Maitrot D, Buchheit F, Sellal F, Dietemann JL (1996) Vertebral haemangiomas with spinal cord compression: the place of preoperative percutaneous vertebroplasty with methyl methacrylate. Neuroradiology 38(6):585–589

Johnell O et al (1997) The hospital burden of vertebral fracture in Europe: a study of national register sources. Osteoporosis Int'l 7:138–144

Johnell O et al (2001) Acute and long-term increase in fracture risk after hospitalization for vertebral fracture. Osteoporos Int 12:207–214

Kado DM et al (1999) Vertebral body fractures and mortality in older women. Arch Intern Med 159(11): 1215–1220

Kaemmerlen P, Thiesse P, Bouvard H, Biron P, Mornex F, Jonas P (1989) Percutaneous vertebroplasty in the treatment of metastases. Technic and results. J Radiol 70(10):557–562

Kanis JA, Delmas P, Burckhardt P, Cooper C, Torgerson D (1997) Guidelines for diagnosis and management of osteoporosis. Osteoporos Int 7:390–406

Kaplan FS, Schert JD Wisneski R, Cheatle M, Haddad JG (1993) The cluster phenomenon in patients who have multiple vertebral compression fractures. Clin Orthop Relat Res 297:161–167

Klöckner C, Weber U (2001) Operative Möglichkeiten zur Behandlung von Erkrankungen und Verletzungen der Wirbelsäule bei Patienten mit manifester Osteoporose. Orthopäde 30:473–478

Ledlie JT et al (2003) Balloon kyphoplasty: one year outcomes in vertebral body height restoration, chronic pain, and activity levels. J Neurosurg (Spine) 1(98): 36–42

Lee BJ et al (2002) Paraplegia as a complication of percutaneous vertebroplasty with PMMA. Spine 27(19): E419–E422

Lopes NM, Lopes VK (2004) Paraplegia complicating percutaneous vertebroplasty for osteoporotic vertebral fracture: case report. Arq Neuropsiquiatr 62(3B): 879–881

Lyies KW, Gold DT, Shipp KM, Pieper CF, Martinez S, Mulhausen PL (1993) Association of osteoporotic vertebral compression fractures with impaired functional status. Am J Med 94:595–601

Mathis JM, Petri M, Naff N (1998) Percutaneous vertebroplasty treatment of steroid-induced osteoporotic compression fractures. Arthritis Rheum 41(1): 171–175

Matthis C, Raspe H (1998) Burden of illness in vertebral deformities. EVOS-Group in Germany. Med Klin 93(Suppl 2):41–46

Melton LJ III (1997) Epidemiology of spinal osteoporosis. Spine 22(24S):2S–11S

O'Neill TW, Felsenberg D, Varlow J, Cooper C, Kanis JA, Silman AJ, Group a t EVOS (1996) The prevalence of vertebral deformity in European men and women: the European vertebral osteoporosis study. J Bone Miner Res 11:1010–1018

Ratliff J, Nguyen T, Heiss J (2001) Root and spinal cord compression from methyl-methacrylate vertebroplasty. Spine 26:e300–e302

von Strempel A, Kühle J, Plitz W (1994) Stabilität von Pedikelschrauben. Teil 2: Maximale Auszugskräfte unter Berücksichtigung der Knochendichte. Z Orthop 132:82–86

Ballon-, Radiofrequenz-, Vertebro- und Zementsakroplastie zur Behandlung von nichtdislozierten Insuffizienzfrakturen

R. Andresen, S. Radmer, J. R. Andresen und M. Wollny

27.1 Indikation – 326

27.2 Präinterventionelle Diagnostik – 326

27.3 Kosten und mögliche Rückerstattung – 327

27.4 Präinterventionelle Aufklärung – 331

27.5 Durchführung der Intervention – 331

27.6 Mögliche Komplikationen – 334

27.7 Ergebnisse in der Literatur – 334

27.8 Fazit und klinische Relevanz – 335

Literatur – 335

© Springer-Verlag GmbH Deutschland, ein Teil von Springer Nature 2019
J. Jerosch (Hrsg.), *Minimalinvasive Wirbelsäulenintervention*,
https://doi.org/10.1007/978-3-662-58094-3_27

27.1 Indikation

Eine perkutane Zementaugmentation mittels Ballonsakroplastie (BSP), Radiofrequenzsakroplastie (RFS), Vertebrosakroplastie (VSP) oder Zementsakroplastie (ZSP) lässt sich als Schmerztherapie zur Behandlung von nichtdislozierten Insuffizienzfrakturen (Andresen et al. 2018) oder pathologischen ossären Destruktionen (Andresen et al. 2014) durchführen. Im Nachfolgenden wird ausschließlich auf die Behandlung von Insuffizienzfrakturen des Os sacrum eingegangen.

Seit der Erstbeschreibung durch Lourie (1982) nehmen Ärzte aufgrund einer zunehmenden Sensibilisierung für die Klinik und gezielteren bildgebenden Diagnostik diesen Frakturtyp immer öfters wahr (Cabarrus et al. 2008; Cho et al. 2010; Lyders et al. 2010). Insuffizienzfrakturen des Os sacrum finden sich bei Patienten mit reduzierter Knochenqualität, rheumatoider Arthritis und nach Kortisonmedikation, wobei ältere postmeopausale Frauen mit Osteoporose das höchste Risikoprofil aufweisen (Gotis-Graham et al. 1994; West et al. 1994; Lin und Lane 2003; Schindler et al. 2007; Andrich et al. 2015). Bei Patienten solcher Risikogruppen wird eine Inzidenz von 3–5 % vermutet, genaue Zahlen gibt es zurzeit jedoch nicht. Bei Patienten nach einer Strahlentherapie im Beckenbereich liegt die Frakturrate deutlich höher (Lundin et al. 1990; Ramlov et al. 2017).

Anatomische Veränderungen mit Ossifikationen von ligamentären Strukturen und einem Abbau von überwiegend spongiösem Knochen führen bei Patienten in höherem Alter zu einem Elastizitäts- und Stabilitätsverlust, welcher bereits beim normalen Gehen eine vermehrte unphysiologische Krafteinleitung auf die Massae laterales des Os sacrum hervorruft (Linstrom et al. 2009). Die Folge sind
- meist vertikal verlaufende transalare (Typ 1),
- transforaminale (Typ 2) oder
- zentrale (Typ 3) Frakturzonen mit möglichen zusätzlichen horizontalen Frakturausläufern (Denis et al. 1988),

wobei bilaterale häufiger als unilaterale Frakturen sind (Andresen et al. 2017a). Diese Frakturen sind oftmals die erste Manifestationsstelle am Becken, gefolgt von Frakturen im Ramus ossis pubis, der parasymphysealen Region, des Acetabulum und des Beckenkamms. Starke, immobilisierende Kreuz-, Gesäß- und Leistenschmerzen stehen klinisch im Vordergrund (De Smet und Neff 1985; Peh et al. 1996; Aretxabala et al. 2000; Alnaib et al. 2012).

Bisher gilt die konservative Therapie der Sakruminsuffizienzfraktur als Goldstandard, wobei Bettruhe mit Schmerz- und Osteoporosemedikation sowie schmerzadaptierte Bewegungsmaßnahmen individuell angepasst werden. Patienten mit starken, invalidisierenden Schmerzen lassen sich jedoch schlecht mobilisieren, entwickeln eine hohe Rate an Komplikationen wie Phlebothrombosen und Lungenarterienembolien, Infektionen, Dekubitus sowie eine weitere Verschlechterung des muskuloskelettalen Systems (Babayev et al. 2000; Heß 2006). Nicht selten zeigt sich erst langfristig eine klinische Besserung, häufig kommt es im Verlauf zu einer höhergradigen Frakturinstabilität oder Ausbildung einer Pseudarthrose mit persistierenden Beschwerden. Bei diesen Patienten ist die Mortalitätsrate inakzeptabel hoch (Andresen et al. 2015b).

Bei Patienten mit instabilen Frakturen des Sakrums und anhaltenden invalidisierenden Schmerzen sollten perkutane Schrauben- (Tjardes et al. 2008), Platten- (Klineberg et al. 2008) oder spinopelvine Osteosynthesen (Josten und Höch 2017) frühzeitig in Erwägung gezogen werden. Bei nichtdislozierten Frakturen, „Fragility Fractures of the Pelvis Typ IIa" nach Rommens und Hofmann (2013), bietet sich alternativ zu perkutanen operativen Verfahren (Josten und Höch 2017) die perkutane Zementeinbringung (Butler et al. 2005; Whitlow et al. 2007a; Bayley et al. 2009; Lyders et al. 2010; Trouvin et al. 2012; Andresen et al. 2017b) als minimalinvasive, effektive und nachhaltige Schmerzbehandlung an.

27.2 Präinterventionelle Diagnostik

Bei plötzlich auftretenden starken Rückenschmerzen sollte bei älteren Patienten ursächlich neben degenerativen Veränderungen und Lendenwirbelkörperfrakturen auch an eine sakrale Insuffizienzfraktur gedacht werden (Lourie 1982; Grasland et al. 1996; Dasgupta et al. 1998; Na et al. 2017).

Die Frakturen im Os sacrum sind auf konventionellen Röntgenaufnahmen schwierig zu diagnostizieren, sie werden prospektiv bis zu 70 % und retrospektiv bis zu 50 % nicht erkannt (Gotis-Graham et al. 1994; Grasland et al. 1996).

In der Skelettszintigraphie zeigt sich mit einer Sensitivität von >90 % eine starke Mehranreiche-

Ballon-, Radiofrequenz-, Vertebro- und Zementsakroplastie zur Behandlung…

rung im Bereich des Frakturgeschehens (Fujii et al. 2005), eine genaue Darstellung der Frakturlinien oder sichere Abgrenzung zu pathologischen Frakturen ist jedoch nicht möglich.

Im CT zeigen die Frakturen Aufhellungslinien mit Sklerosierungen, wobei die in der Regel sagittal im Os sacrum verlaufende Frakturen im axialen Schnittbild nicht selten übersehen werden. Eine koronare Schnittführung, ob reformiert oder direkt mit entsprechender Gantry-Neigung akquiriert, verbessert die Sensitivität auf >70 % und visualisiert den Frakturverlauf in voller Ausdehnung (Peh et al. 1996). Okkulte Insuffizienzfrakturen zeigen im Bereich der Frakturzone ein Ödem mit einem signifikanten Dichteanstieg. Mittels Dichtemessung im CT lässt sich dieses verlässlich erfassen und somit die Detektion weiter verbessern (Henes et al. 2012).

Die MRT erlaubt mit den stark T2-gewichteten und partiell fettunterdrückten Sequenzen einen frühen Ödemnachweis mit einer Sensitivität von annähernd 100 % und ist damit der Skelettszintigraphie und dem CT in der Detektion von Ermüdungsbrüchen überlegen (Cabarrus et al. 2008; Nüchtern et al. 2015). Wie in der CT visualisiert eine koronar angulierte Bildebene die meist sagittal verlaufenden Frakturen am besten (Brahme et al. 1990). T1-gewichtete Spinechosequenzen mit Fettunterdrückung, vor und nach Gabe von Gadolinium-DTPA, ermöglichen eine zusätzliche Diskriminierung von pathologischen Destruktionen (Featherstone 1999).

Für die konservative, interventionelle oder chirurgische Therapieplanung ist die Einteilung der „Fragility Fractures of the Pelvis" nach Rommens und Hofmann (2013) sehr hilfreich, diese ist mit einer CT- und MRT-Bildgebung zuverlässig möglich (Lyders et al. 2010; Wagner et al. 2015).

27.3 Kosten und mögliche Rückerstattung

Sakroplastien werden in Abhängigkeit des Therapieziels und der zugrunde liegenden Technik (vertebroplastisches oder kyphoplastisches Vorgehen) in der Abrechnungsperiode 2017 maßgeblich der Basis-DRG I10 „andere Eingriffe an der Wirbelsäule […]" oder I09 „Bestimmte Eingriffe an der Wirbelsäule […]" zugeordnet. Innerhalb der Basis-DRG wird die finale Allokation durch die Anzahl der behandelten Wirbelkörper sowie des PCCL (= Patientengesamtschweregrad) definiert.

Beim **vertebroplastischen Vorgehen** ist zur Klassifikation der Intervention ein OPS-Code aus 5-839.9_ heranzuziehen, wobei die Anzahl der augmentierten Höhen über die 6. Stelle definiert wird. Dabei erfolgt die Zuordnung von 1–2 Wirbelkörpern zur DRG I10F (ca. 3900 €) und die Versorgung von 3 Höhen zur DRG I10D (ca. 4600 €). Vier und mehr Etagen sind der DRG I10B (ca. 6700 €) zugeordnet. Patienten mit einem PCCL $\geq$4 und einer augmentierten Wirbelhöhe finden sich ebenfalls in dieser DRG wieder. Ab der Versorgung von $\geq$2 Etagen und einem PCCL 4, ist das vertebroplastische Vorgehen bei der Versorgung von Insuffizienzfrakturen des Sakrums mit der DRG I10A (ca. 13.400 €) allokiert.

Die **kyphoplastische Vorgehensweise** muss mit einem OPS-Code aus 5-839.a_ klassifiziert werden, welcher maßgeblich der Basis-DRG I09 zugeordnet ist. Hier erfolgt die Zuordnung der Versorgung von einer Wirbelkörperhöhe zur I09F (ca. 6000 €), während 2- und 3-Etagen-Versorgungen in der DRG I09E (ca. 7900 €) resultieren. Eine Augmentation von $\geq$4 Höhen steuert die DRG I09D (ca. 10.400 €) an. Auch hier stellt der PCCL ein Splitkriterium dar, wobei bei der Augmentation von nur einem Wirbelkörper lediglich chronische Para- oder Tetraplegie als Nebendiagnosen (ICD-Codes aus G82.0- bis G82.5- und G95.-, G04.1, P11.51) die Zuordnung zur höher vergüteten I09E auslösen. Sonst hat der PCCL hier keinen Einfluss bei der Versorgung nur eines Wirbelkörpers. Die Augmentation von 2 Wirbelkörpern bei Patienten mit einem PCCL 4 wie auch die Versorgung von 3 Wirbeln und einem PCCL $\geq$3 resultieren in die DRG I09D. Ab einer Versorgung von $\geq$4 und einem PCCL 4 erfolgt die Zuordnung zur DRG I09C (ca. 14.600 €). Die ◘ Tab. 27.1 veranschaulicht schematisch die DRG-Zuordnungsbedingungen von Sakroplastien im Kontext der zugrundeliegenden vertebro- oder kyphoplastischen Technik sowie in Abhängigkeit der Anzahl der versorgten Etagen und des Patientenstatus (PCCL).

Im Folgenden werden ökonomische Ergebnisse im Kontext der **4 hier vorgestellten Sakroplastietechniken** skizziert, wobei dargelegte Kennzahlen auf der Abrechnungsperiode 2017 beruhen und von denen anderer Kliniken abweichen können. So konnte bspw. bei Beschaffungskosten auf Verbundpartner zurückgegriffen und über entsprechende Volumina Einkaufspreise für die verschiedenen Systeme zwischen (580,72 € und 2434,75 €) erzielt werden (◘ Tab. 27.2). Der

◨ Tab. 27.1 Schematische Darstellung der DRG-Zuordnungsbedingungen (2017) in Abhängigkeit der Sakroplastietechnik und des Gesamtschweregrades des Patienten

		Anzahl der versorgten Wirbelkörper bei Sakroplastie							
		1		**2**		**3**		**≥4**	
	Technik	Kypho-plastisch	Verte-broplastisch	Kypho-plastisch	Verte-broplastisch	Kypho-plastisch	Verte-broplastisch	Kypho-plastisch	Verte-broplastisch
	OPS	5-839.a0	5-839.90	5-839.a1	5-839.91	5-839.a2	5-839.92	5-839.a3	5-839.93
PCCL	0	I09F	I10F	I09E	I10F	I09E	I10D	I09D	I10B
	1								
	2								
	3					I09D			
	4		I10B	I09D	I10A		I10A	I09C	I10A

OPS Operationen- und Prozedurenschlüssel; *PCCL* patientenbezogener Gesamtschweregrad

Aufwand für OP-Infrastruktur (= Kostenstelle 4 mit Kostenartengruppe 7) und OP-Personal (= Kostenstelle 4 mit Kostenartengruppe 1–3) wurde aus Kennzahlen des G-DRG-Report-Browser 2017 (InEK 2015/2017) abgeleitet und entsprechend der durchschnittlichen Schnitt-Naht-Zeit kalkuliert, inkl. Rüstzeit, gleich dem Standardvorgehen der Kostenträgerrechnung des Institut für das Entgeltsystem im Krankenhaus (InEK 2016). Die ausgewiesenen Daten des G-DRG-Report-Browser 2017 stehen im Kontext der Bezugsgröße und wurden mittels Dreisatz unter Zuhilfenahme des G-DRG Excel Kostentool (Version 2017.3; Thieme 2017) auf die Werte des Landes-Basisfallwerts i. H. v. 3346,50 € für Schleswig-Holstein umgelegt.

Eine der Sakroplastietechniken beruht auf dem Konzept der Vertebroplastie (Cemento Plus, Optimed) und 3 auf dem Konzept der Kyphoplastie (Kyphon Xpander II Inflatable Bone Tamp, Medtronic; StabiliT® Vertebral Augmentation System, Merit Medical), wobei ein Hersteller zwei Systeme mit kyphoplastischem Prinzip mit unterschiedlichen Applikationssystemen und Implantateigenschaften (StabiliT® ER2 Bone Cement und StabiliT® Bone Cement, Merit Medical) anbietet.

Das jeweils angewandte System zur Sakroplastie mit der dazugehörigen Technik hat Auswirkungen auf die Klassifikation gemäß OPS 2017

und damit schließlich auch auf die Zuordnung der jeweiligen G-DRG. Dabei beschränkt sich die Darstellung hier auf die G-DRGs I10F und I09E, da im vorgestellten Patientenkollektiv immer zwei Etagen versorgt wurden und ggf. vorhandene Komorbiditäten keinen Einfluss auf die finale G-DRG-Zuordnung hatten. Auch wurde zur einfacheren ökonomischen Vergleichbarkeit das gesamte Patientenkollektiv auf Abrechnungsergebnisse des Jahres 2017 gemappt. Das bedeutet, dass beim 2017 gültigen Landes-Basisfallwert i. H. v. 3346,50 € in unserer Klinik pro Fall (Inlier) G-DRG-Erlöse von 3871,90 € oder 7881,01 € generiert wurden (◨ Tab. 27.2). Die durchschnittliche Verweildauer von 4 Tagen war in allen Fällen medizinisch begründet und ein Unterschreiten der unteren Grenzverweildauer kam nicht vor.

Die Methode der **Ballonsakroplastie** (Medtronic) stellt in unserer Klinik die Technik mit dem höchsten Aufwand an Ressourcen dar (◨ Tab. 27.2). Und dies sowohl in punkto des durchschnittlichen Beschaffungspreises i. H. v. 2434,75 € als auch im Aufwand i. H. v. 2975,32 € zur Durchführung der Intervention (= OP-Personalkosten und OP-Kosten medizinische Infrastruktur). Basierend auf dem G-DRG-Erlös i. H. v. 7881,01 € verbleiben nach Abzug der Gesamtkosten für die Intervention i. H. v. 5410,07 € unserer Klinik noch 2470,94 €, um sämtliche ande-

◘ Tab. 27.2 Beschreibung der vier verglichenen Sakroplastietechniken mit Hersteller-, System- und Implantatangabe sowie Auflistung der Materialkosten, Schnitt-Naht-Zeiten, Klassifikation und Erlösen

	Ballonsakroplastie (1)	Radiofrequenzsakroplastie (2)	Sakroplastie-/Vertebroplastietechnik (3)	Zementsakroplastie (4)
Hersteller/ Vertreiber	Medtronic	Merit Medical	Optimed	Merit Medical
Augmentationstechnik	Ballonkyphoplastie (BKP)	Radiofrequenzkyphoplastie (RFK)	Vertebroplastie (VP)	Kyphoplastie (KP)
Systemname	Kyphon Xpander II Inflatable Bone Tamp (IBT)	StabiliT® Vertebral Augmentation System	Cemento Plus	StabiliT® Vertebral Augmentation System
Implantatname	KYPHON HV-R® Knochenzement	StabiliT® ER2 Bone Cement	Cemento Fixx-M	StabiliT® Bone Cement
Materialkosten (Durchschnitt)	2434,75 €	1666,00 €	580,72 €	1011,50 €
Schnitt-Naht-Zeit (Durchschnitt)	150 min	120 min	90 min	90 min
Notizen	Zeitlicher Aufwand sehr groß, da viele Kleinteile (Ballon, Kontrastmittel, Spritze usw.) einzeln zusammengebaut werden müssen. Auffüllung der 5 mit Zement gefüllten Injektoren ist aufwändig	Zeitlicher Aufwand eher normal, schlüssiges System in Aufbau und Applikation vom Zement, leider ab und zu Probleme im Aktivierungsmodul	Zeitlicher Aufwand gering bei einfach zu benutzendem System, leider ist die Konsistenz des Zements nicht über längere Zeit kontinuierlich	Zeitlicher Aufwand gering, einfaches schlüssiges System in Aufbau und Applikation
OPS-Verschlüsselung (5-Steller)	5-839.a_	5-839.a_	5-839.9_	5-839.a_
G-DRG (2017)	I09E	I09E	I10F	I09E
Relativgewicht (2017)	2,355	2,355	1,157	2,355
G-DRG-Erlös (Inlier)[a]	7881,01 €	7881,01 €	3871,90 €	7881,01 €

[a]basierend auf Landes-Basisfallwert 3346,50 €

ren Ausgaben bspw. für Unterbringung, prä- und postoperative Maßnahmen, etc. zu begleichen. Zudem ist die ca. um ¼ bis ca. ½ h längere Interventionszeit verglichen zu den übrigen Techniken, für die oft betagten Patienten zu berücksichtigen.

Die Methode der **Radiofrequenzsakroplastie** (Merit Medical) weist in punkto Beschaffung (1666,00 €) und OP-Personal inkl. der medizinischen Infrastruktur des OP (2380,25 €) einen Aufwand i. H. v. 4046,25 € aus. Dies hat zum Ergebnis, dass ein Betrag i. H. v. 3834,75 € zur Deckung sämtlicher weiterer Ausgaben für eine durchschnittlich 4-tägige Verweildauer verbleibt (◘ Tab. 27.2). Das wirtschaftlich bessere Ergebnis der Radiofrequenzsakroplastie i. H. v. 1363,81 € im Vergleich zur Ballonsakroplastie beruht neben besseren Beschaffungskosten auch auf der kürzeren Nutzung des OP (Δ 595,06 €).

Die **Sakroplastie-/Vertebroplastietechnik** (Optimed) verzerrt die ökonomische Betrachtungsweise hier aufgrund der differenten Klassifikation und damit finalen G-DRG-Zuordnung. Das Cemento Plus System (Optimed) basiert auf dem Konzept der Vertebroplastie (OPS 5-839.9) und triggert daher die G-DRG I10F mit einem Erlös i. H. v. 3871,90 €. Davon abzuziehen sind der Aufwand für das Material i. H. v. 580,72 € der Aufwand für OP-Personal sowie die Nutzung der medizinischen Infrastruktur des OP (1115,79 €), was einem Gesamtaufwand i. H. v. 1696,51 € zur Durchführung der Intervention gleichkommt (◘ Tab. 27.2). Hierin zeigen sich auch zugleich Unzulänglichkeiten des Kennzahlenvergleichs mit der Kostenmatrix des G-DRG-Report-Browser, worauf bereits andere Autoren zuvor hingewiesen haben (Krüger et al. 2012). Denn obwohl von unserem klinischen Standardvorgehen in Bezug auf die Ressourcen OP-Personal sowie die Nutzung der medizinischen Infrastruktur des OP nicht anders vorgegangen wird als bei den kyphoplastischen Konzepten, ist der kalkulatorische Aufwand basierend auf Kennzahlen des G-DRG-Report-Browser 2017 für diese beiden Positionen völlig verzerrt. Besonders deutlich wird dies beim Direktvergleich von Methode 3 und 4 bzgl. der auf InEK-Kennzahlen kalkulierten OP-Personalkosten und OP-Kosten medizinische Infrastruktur (◘ Tab. 27.2).

Die kyphoplastische Technologie der **Zementsakroplastie** (Merit Medical) hat in unserer Klinik einen durchschnittlichen Ressourcenaufwand i. H. v. 1011,50 € für Material und zusätzlich 1785,19 € für OP-Personal inkl. der Nutzung der medizinischen Infrastruktur des OP, was zu einem Gesamtaufwand i. H. v. 2796,69 € führt. Zur Deckung sämtlicher weiterer Ausgaben verbleiben der Klinik somit 5084,32 € vom generierten G-DRG-Erlös i. H. v. 7881,01 € (◘ Tab. 27.2).

Basierend auf den hier dargelegten Kennzahlen ist in unserer Klinik die Zementsakroplastie (Merit Medical) die ökonomisch erträglichste Intervention zur Behandlung von Insuffizienzfrakturen des Os sacrum. Verglichen zur Ressourcen-intensivsten Ballonsakroplastie (Medtronic) verbleiben bei der Zementsakroplastie (Merit Medical) ca. 2613,38 € mehr zur Deckung von Ausgaben wie Diagnostik, Unterbringung und weitere Versorgung.

Es sei an dieser Stelle nochmals darauf hingewiesen, dass die ökonomischen Werte hier lediglich Tendenzen vermitteln und keine Allgemeingültigkeit besitzen. Zudem sind Unzulänglichkeiten beim Vergleich basierend auf Kostendaten des InEK zu beachten (Krüger et al. 2012). Besonders deutlich wird dies in punkto kalkulatorischen Aufwands von OP-Personalkosten sowie Nutzung der OP-Infrastruktur von Sakroplastie-/Vertebroplastietechnik (Optimed) oder Zementsakroplastie (Merit Medical) bei sonst klinisch gleichem standardmäßigen Vorgehen. Dies verdeutlichen in ◘ Tab. 27.3 besonders die Zeilen OP-Personalkosten (gesamt) und OP-Kosten med. Infrastruktur (gesamt). Trotz identischem Personalaufwand sowie zeitlich gleicher Beanspruchung der OP-Infrastruktur werden auf Basis des G-DRG-Report-Browser 2017 stark abweichende Kennzahlen ausgegeben. Salopp ausgedrückt und in Euro gemessen, ist auf Basis dieser Zahlen eine Sakroplastietechnik beruhend auf dem Konzept der Vertebroplastie weniger Wert als ein kyphoplastisches Konzept und dies nicht auf das Material bezogen.

■ **Bestelladresse**

Es werden nur die Firmen gelistet, deren Materialien zuvor verwandt und besprochen wurden. Zu einigen der gelisteten Anbieter gibt es weitere Mitbewerber.

– Für die Ballonsakroplastie (BSP): Medtronic GmbH, Earl-Bakken-Platz 1, D-40670 Meerbusch.
– Für die Radiofrequenzsakroplastie (RFS) und Zementsakroplastie (ZSP): Merit Medical GmbH, Mergenthalerallee 10-12, D-65760 Eschborn.
– Für die Vertebrosakroplastie (VSP): Optimed Medizinische Instrumente GmbH, Ferdinand-Porsche-Strasse 11, 76275 D-Ettlingen.

Ballon-, Radiofrequenz-, Vertebro- und Zementsakroplastie zur Behandlung...

◻ Tab. 27.3 Darstellung von Aufwand[b] und Erlösen sowie dem Ergebnis je Sakroplastietechnik

		Ballonsakro-plastie	Radiofrequenz-sakroplastie	Sakroplastie-/Vertebroplas-tietechnik	Zementsakro-plastie
Pos.	Aufwand	Erlöse (in €)			
1	Material	2434,75	1666,00	580,72	1011,50
2	OP-Personalkosten (gesamt)	2304,03	1843,22	873,35	1382,42
3	OP-Kosten med. Infrastruktur (gesamt)	671,29	537,03	242,44	402,77
4	Summe OP ($\sum$ Pos. 2+3)	2975,32	2380,25	1115,79	1785,19
5	*Zwischensumme (Aufwand)* ($\sum$ Pos. 1+4)	5410,07	4046,25	1696,51	2796,69
6	**G-DRG-Erlös**[a]	7881,01	7881,01	3871,90	7881,01
7	**Ergebnis** nach Interven-tion[b] (Δ Pos. 6-5)	**2470,94**	**3834,75**	**2175,39**	**5084,32**

[a]Inlier bei Landes-Basisfallwert 3346,50 €; [b]Angabe ohne Hotel- u. a. Kosten

27.4 Präinterventionelle Aufklärung

Bei den Sakroplastieverfahren handelt es sich um elektive minimalinvasive Eingriffe, bei denen mindestens 24 h vor der Intervention die Aufklärung erfolgen muss.

Nach Abklärung von Blutungsrisiken und ggf. einer notwendigen medikamentösen Umstellung oder Absetzung ist auf die Möglichkeit einer lokal begrenzten Blutung hinzuweisen. Auch nach Einhaltung allen üblichen sterilen Bedingungen sind Infektionen nicht vollständig auszuschließen. Wundheilungsstörungen sollten erwähnt werden.

Auf einen möglichen Zementaustritt mit möglichen konsekutiven, sensorischen und motorischen Nervenschädigungen sollte hingewiesen werden. In diesem Zusammenhang sollte eine evtl. notwendig werdende offene neurochirurgische Revision erwähnt werden.

Das primäre Ziel der Intervention ist eine schnelle, deutliche und nachhaltige Schmerzreduktion. Diese kann bei häufig zusätzlich vorhandenen degenerativen Erkrankungen am Achsenskelett oder zusätzlichen Wirbelkörpersinterungsfrakturen nicht vollständig zugesagt werden.

27.5 Durchführung der Intervention

Die Intervention kann in Analgosedierung oder in Intubationsnarkose durchgeführt werden. Zur Vermeidung einer Infektion sollte routinemäßig eine Single-shot-Antibiose z. B. Cefazolin 2 g i.v. ca. 30 min vor der Intervention gegeben werden, damit ausreichend Antibiotikum im Gewebe ist.

Die Zementeinbringung kann unter Durchleuchtung (Pommersheim et al. 2003; Frey et al. 2008) oder CT gesteuert (Andresen et al. 2012a) erfolgen. Aufgrund der komplexen Anatomie des Os sacrum im Becken und einer in der Regel reduzierten, osteopenen Knochenstruktur bei Patienten mit einer Insuffizienzfraktur sind mit der CT gesteuerten Intervention anatomische Grenzen, Nadelsysteme und die eingebrachte Zementplombe besser zu visualisieren, welches zu einer höheren Sicherheit im Vergleich zur C-Bogen-kontrollierten Intervention führt (Grossterlinden et al. 2009; Prokop et al. 2016). Nachfolgend wird deshalb nur auf die CT-gesteuerte Zementaugmentation eingegangen. Diese lässt sich zur Minimierung der Strahlendosis ausreichend genau in Low-dose-Technik durchführen.

Als Zugangsweg zur Erreichung der entsprechenden Frakturzone im Os sacrum erfolgt eine

Sondierung entweder von dorsal nach ventral (über die sog. kurze Achse) (Garant 2002; Butler et al. 2005), von lateral nach medial, transiliakal (über die sog. transiliakale Achse) (Lüdtke et al. 2013) oder in kaudokranialer, longitudinaler Richtung (über die sog. lange Achse) (Binaghi et al. 2006; Smith und Dix 2006). Eine Zusammenfassung der Zugangswege findet sich bei Andresen et al. (2012b) (◘ Abb. 27.1). Aus unserer Sicht sind die Zugangswege über die kurze und transiliakale Achse technisch am besten durchführbar. Es lassen sich hiermit alle Frakturzonen nach Denis et al. (1988) gut erreichen (Andresen et al. 2017b).

Für die **BSP** (Kyphon® HV-R Knochenzement, Firma Medtronic) wird der Ballonkatheter in der Frakturzone 1–3 Mal in- und deflatiert. Der dadurch geschaffene Hohlraum wird dann mit Polymethylmethacrylat (PMMA)-Zement im Niederdruckverfahren aufgefüllt (Andresen et al. 2012a) (◘ Abb. 27.2).

Für die **RFS** (StabiliT® ER2 Knochenzement, DFINE Europe) wird wie bei der BSP zunächst eine Jamshidi-Nadel in die entsprechende Frakturzone des Os sacrum eingebracht. Nach Entfernen der Innennadel wird dann über die liegende Hohlnadel mit einem flexiblen Osteotom der spongiöse Raum in der Frakturzone erweitert und

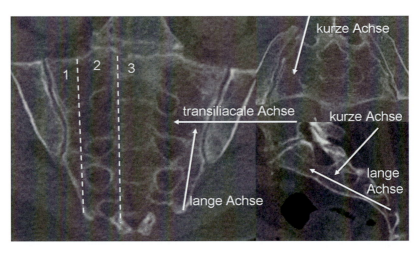

◘ **Abb. 27.1** Darstellung des Os sacrum in Drauf- und Seitenansicht. Auf der *linken* Seite sind die Frakturzonen Denis 1, 2 und 3. Auf der *rechten* Seite die Zugangswege über die kurze, transiliakale und lange Achse eingezeichnet. (Modifiziert nach Denis et al. 1988 und Andresen et al. 2012b)

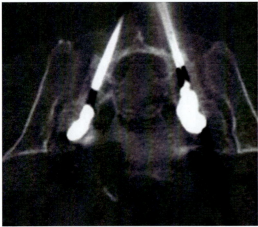
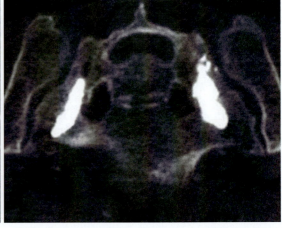

◘ **Abb. 27.2** Axiale CT-Schnittbilder. *Links* über die kurze Achse eingebrachte inflatierte Ballonkatheter in der Frakturzone Denis 1 des Os sacrum beidseits. *Rechts* in die geschaffenen Hohlräume zentral liegende PMMA-Zementplomben, eine Zementleckage kann ausgeschlossen werden

damit ein Hohlraum präpariert. Anschließend wird der hochvisköse, per Radiofrequenz aktivierte PMMA-Zement durch eine eingewechselte Schraubkanüle in die präparierte Frakturzone eingebracht. Die Zementfüllung erfolgt diskontinuierlich und instrumentell gesteuert mit 1,3 ml/min unter CT-Kontrolle (Andresen et al. 2015a) (◘ Abb. 27.3).

Für die **VSP** (Cemento Fixx-M, Firma Optimed) und ZSP (StabiliT® Knochenzement, DFINE Europe) erfolgt die Zementeinbringung über eine bis in die Frakturzone eingebrachte Hohlnadel kontrolliert diskontinuierlich mit einem Druckmanometer. Bei der ZSP wird zuvor der spongiöse Raum mit einem flexiblen Osteotom erweitert. Der eingebrachte PMMA-Zement bei der ZSP ist

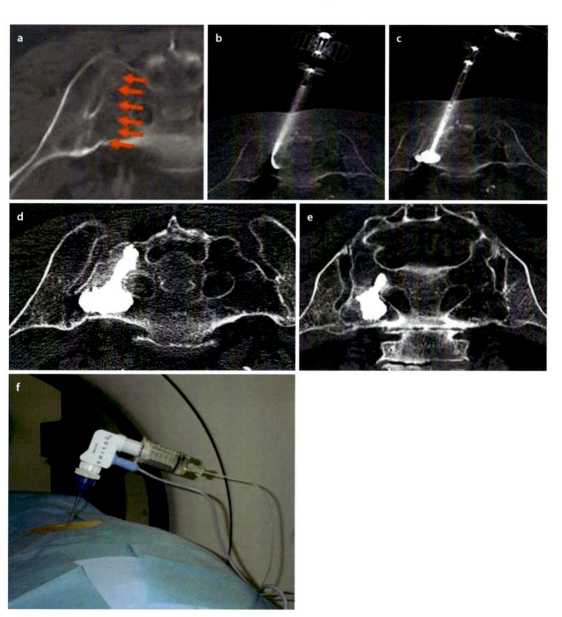

◘ **Abb. 27.3** a Fraktur in der Massa lateralis links Typ Denis 1. b Mit einem flexiblen Osteotom wird der spongiöse Raum in der Frakturzone erweitert und damit ein Hohlraum präpariert. c Durch eine eingewechselte Schraubkanüle Einbringung von hochviskösem, per Radiofrequenz aktiviertem PMMA-Zement in die präparierte Frakturzone. d und e Axiales und koronares CT-Schnittbild, zentral in der Frakturzone liegende PMMA-Zementplombe, eine Zementleckage kann ausgeschlossen werden. f Patient liegt in Bauchlage im CT, Darstellung des an die Hohlnadel angeschlossenen Zementaktivators

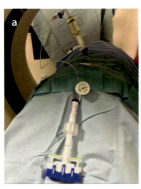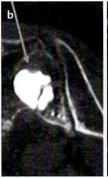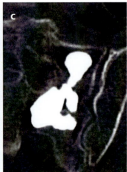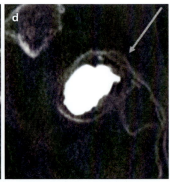

Abb. 27.4 **a** Patient liegt in Bauchlage im CT, Darstellung des an die eingebrachte Hohlnadel angeschlossenen Zementreservoirs mit Druckmanometer. **b-d** Im axialen, koronaren und sagittalen CT-Schnittbild Abbildung der zentral in der Frakturzone (Denis 1–2 Insuffizienzfraktur) liegende PMMA-Zementplombe, eine Zementleckage kann ausgeschlossen werden

ca. doppelt so viskös als bei der VSP (Andresen et al. 2017b) (**Abb. 27.4**).

27.6 Mögliche Komplikationen

Die Komplikationsraten nach einer Sakroplastie sind insgesamt äußerst gering, wobei das Leckagerisiko bei der VSP im Vergleich mit der BSP, RFS und ZSP am höchsten ist. In unserer eigenen Vergleichsstudie (Andresen et al. 2018) entwickelten sich ca. 23 % Leckagen bei der VSP, ca. 14 % Leckagen bei der ZSP, 0 % bei der BSP und 0 % bei der RFS, alle Leckagen waren ohne Symptome. Für die Zementeinbringung mittels der VSP-Methode berichten Bastian et al. (2012) über Zementaustritte aus der Frakturzone von 27 %, in angrenzende Venen von 6 %, in die Neuroforamina von 3 % und in das benachbarte Bandscheibenfach L5/S1 von 2 %, wobei von 33 behandelten Patienten nur ein Patient eine temporäre L5-Radikulopathie entwickelte. Unabhängig von den unterschiedlichen Methoden sind die meisten Zementaustritte in ihrer Ausdehnung lokal begrenzt und verursachen keine Symptome.

Lokal begrenzte Hämatome sind möglich und werden bei einem transiliakalen Zugangsweg mit bis zu 10 % angegeben (Prokop et al. 2016). Das Infektionsrisiko ist als äußerst gering einzuschätzen, wissenschaftliche Daten existieren hierzu nicht.

Von einer notwendigen und erfolgreichen zweiten Zementeinbringung zur Versorgung einer Rezidivfraktur wurde bisher nur in einem Fall berichtet (Simon et al. 2017).

Da Patienten mit einer Insuffizienzfraktur des Os sacrum in der Regel eine klinisch manifeste Osteoporose mit dem Risiko für weitere Frakturen aufweisen, sollte nach entsprechender Abklärung eine zusätzliche medikamentöse Therapie entsprechend den Leitlinen des wissenschaftlichen Dachverbandes Osteologie von 2009 (DVO 2011) erfolgen.

27.7 Ergebnisse in der Literatur

Da eine schnelle analgetische Wirkung mit positivem Effekt auf die Mobilität und Aktivitäten des täglichen Lebens nach Sakroplastie mehrfach gezeigt werden konnte (Strub et al. 2007; Bayley et al. 2009; Lyders et al. 2010; Andresen et al. 2012a; Trouvin et al. 2012; Talmadge et al. 2014; Onen et al. 2015), sollte diese Therapieoption nach einem frustranen konservativen Therapieversuch mit weiterhin bestehenden invalidisierenden Schmerzen bei nichtdislozierten Sakrumfrakturen in Erwägung gezogen werden. Methodisch kommt hier die Zementaugmentation analog der Vertebroplastie mit der VSP (Garant 2002; Butler et al. 2005; Heron et al. 2007; Bastian et al. 2012) und ZSP (Andresen et al. 2017b), der Ballonkyphoplastie mit der BSP (Deen und Nottmeier 2005; Briem et al. 2008; Andresen et al. 2012a; Prokop et al. 2016) oder Radiofrequenzkyphoplastie mit der RFS (Eichler et al. 2014; Andresen et al. 2015a) in Frage.

Die klinisch größte Erfahrung besteht in der Zementeinbringung über eine eingebrachte Hohlnadel entsprechend der Vertebroplastie (Garant 2002), wobei hier nicht immer symptomlose Zementleckagen auftreten können (Bastian et al. 2012). Obwohl als sichere Verfahren beschrieben

(Andresen et al. 2017a), sind die BSP (Prokop et al. 2016) und RFS (Eichler et al. 2014) ebenfalls nicht ausnahmslos frei von Leckagen, ohne oder mit Symptomen. In unserer eigenen Vergleichsstudie entwickelten sich ca. 14 % Leckagen bei der ZSP, ca. 23 % bei der VSP, 0 % bei der BSP und 0 % bei der RFS, alle Leckagen waren ohne Symptome (Andresen et al. 2018). Vermutlich durch die Verwendung eines doppelt so viskösen PMMA-Zementes in der ZSP wie in der VSP fiel die Leckagerate von ca. 23 % auf ca. 14 % (Andresen et al. 2018). Mit dem Einsatz eines hochviskösen PMMA-Zementes wie er in der RFS zum Einsatz kommt, lässt sich die Leckagerate weiter reduzieren. Die Schaffung einer Erweiterung des spongiösen Raums in der Frakturzone mit einem Ballon oder einem flexiblen Osteotom vor der Zementapplikation erscheint einen ungewollten Zementaustritt weiter zu minimieren.

Durch den eingebrachten PMMA-Zement kommt es zur Verblockung der Frakturzone und damit zur Reduzierung von Mikrobewegungen (Anderson und Cotton 2007), wodurch eine Schmerzlinderung eintritt. Biomechanische Untersuchungen an Leichenpräparaten konnten zeigen, dass die erreichte Stabilität nach Zementaugmentation signifikant gesteigert werden konnte (Whitlow et al. 2007b). Es machte aber keinen Unterschied, ob man 3 ml oder 6 ml pro Seite injiziert (Richards et al. 2009). Da bereits 3 ml Zement zur Stabilisierung biomechanisch wirksam sind (Richards et al. 2009) und auch mit 4 ml Zement eine gute Schmerzreduktion erreicht werden kann (Heron et al. 2007), ließe sich möglicherweise mit einer Volumenreduktion auf deutlich unter 6 ml das Leckagerisiko für die VSP und ZSP weiter senken. Ein weiterer Vorteil ist, dass bei einer kleineren Zementplombe die Kontaktflächen für eine mögliche knöcherne Konsolidierung in der jeweiligen Frakturzone größer sind.

Außerdem lassen sich Zementleckagen durch differenzierte Zugangswege, Eingang über die sog. kurze oder transiliakale Achse, weiter reduzieren. Insbesondere Frakturzonen vom Denis Typ 2 lassen sich transiliakal gut erreichen (Lüdtke et al. 2013). Bei zwei Studien zur RFS (Eichler et al. 2014; Andresen et al. 2015a) finden sich in der Studie mit dem Zugangsweg über die lange Achse vermehrt Leckagen (Eichler et al. 2014).

Eine gute Visualisierung der knöchernen Begrenzungen, der Frakturzone und der eingebrachten Hohlnadel sowie der sich ausdehnenden Zementplombe ist zur Vermeidung von Leckagen unbedingt zu fordern, hier ist die CT-gesteuerte Zementeinbringung der C-Bogen-kontrollierten in Bezug auf die Sicherheit deutlich überlegen (Grossterlinden et al. 2009; Prokop et al. 2016).

Hinsichtlich einer signifikanten und nachhaltigen Schmerzreduktion zeigen die gewählten Methoden keinen Unterschied. Durch die deutliche Schmerzreduktion ist es möglich, die betagten Patienten unmittelbar postoperativ zu mobilisieren und mit einer hohen Zufriedenheit nach einer kurzen Liegezeit (durchschnittlich 4 Krankenhaustage) zu entlassen (Trouvin et al. 2012; Prokop et al. 2016; Andresen et al. 2018).

27.8 Fazit und klinische Relevanz

Wenn konservative Maßnahmen in der Behandlung von invalidisierenden, nichtdislozierten Os-sacrum-Frakturen (Fraktur Typ IIa nach Rommens und Hofmann [2013] und Frakturzonen 1–3 nach Denis et al. [1988]) zu keiner klinischen Verbesserung führen, ist die perkutane Zementaugmentation eine interessante Therapieoption. Mit der BSP, RFS, VSP und ZSP stehen interventionelle, minimalinvasive Verfahren zu Verfügung, mit welchen sich eine gleich gute, schnelle und nachhaltige Schmerzreduktion erreichen lässt.

Literatur

Alnaib M et al (2012) Combined pubic rami and sacral osteoporotic fractures: a prospective study. J Orthop Traumatol 13:97–103

Anderson DE, Cotton JR (2007) Mechanical analysis of percutaneous sacroplasty using CT image based finite element model. Med Eng Phys 29:316–325

Andresen R et al (2012a) Interventionelle Schmerztherapie mittels Ballon-Kyphoplastie bei Patienten mit osteoporosebedingten Insuffizienzfrakturen des Os sacrum. Fortschr Röntgenstr 184:32–36

Andresen R et al (2012b) Treatment of Denis 1, 2 and 3 insufficiency fracture zones of the os sacrum. Individual approaches adapted to the course of the fracture in CT-assisted balloon sacroplasty. Osteol 21:168–173

Andresen R et al (2014) Balloon sacroplasty as a palliative pain treatment in patients with metastasis-induced bone destruction and pathological fractures. Fortschr Röntgenstr 186:881–886

Andresen R et al (2015a) Radiofrequency sacroplasty (RFS) for the treatment of osteoporotic insufficiency fractures. Eur Spine J 24:759–763

Andresen R et al (2015b) Vergleich von konservativer Therapie vs. CT-gesteuerter Ballonsakroplastie bei der

Behandlung von Insuffizienzfrakturen des Os sacrum. Osteol 24:92–98

Andresen R et al (2017a) Comparison of the 18 months outcome after the treatment of osteoporotic insufficiency fractures by means of balloon sacroplasty (BSP) and radiofrequency sacroplasty (RFS) in comparison: a prospective randomised study. Eur Spine J 26:3235–3240

Andresen R et al (2017b) CT-guided cement sacroplasty (CSP) as pain therapy in non-dislocated insufficiency fractures. Eur J Orthop Surg Traumatol 27:1045–1050

Andresen R et al (2018) CT-gesteuerte Ballonsakroplastie (BSP), Radiofrequenzsakroplastie (RFS), Vertebrosakroplastie (VSP) und Zementsakroplastie (ZSP) bei nichtdislozierten Insuffizienzfrakturen – ein Methodenvergleich hinsichtlich Outcome, Kosten und Rückerstattung. Die Wirbelsäule 2:75–84

Andrich S et al (2015) Epidemiology of pelvic fractures in Germany: considerably high incidence rates among older people. PLoS One 10:e0139078

Aretxabala I et al (2000) Sacral insufficiency fractures. High association with pubic rami fractures. Clin Rheumatol 19:399–401

Babayev M, Lachmann E, Nagler W (2000) The controversy surrounding sacral insufficiency fractures: to ambulate or not to ambulate? Am J Phys Med Rehabil 79:404–409

Bastian JD et al (2012) Complications related to cement leakage in sacroplasty. Acta Orthop Belg 78:100–d105

Bayley E, Srinivas S, Boszczyk BM (2009) Clinical outcomes of sacroplasty in sacral insufficiency fractures: a review of the literature. Eur Spine J 18:1266–1271

Binaghi S et al (2006) A new, easy, fast, and safe method for CT-guided sacroplasty. Eur Radiol 16:2875–2878

Brahme SK et al (1990) Magnetic resonance appearance of sacral insufficiency fractures. Skeletal Radiol 19:489–493

Briem D et al (2008) CT-gesteuerte Sakroplastie unter Verwendung insufflierbarer Ballons: Ergebnisse einer Machbarkeitsstudie. Unfallchirurg 111:381–386

Butler CL et al (2005) Percutaneous sacroplasty for the treatment of sacral insufficiency fractures. Am J Roentgenol 184:1956–1959

Cabarrus NC et al (2008) MRI and CT of insufficiency fractures of the pelvis and the proximal femur. Am J Roentgenol 191:995–1001

Cho CH, Mathis JM, Ortiz O (2010) Sacral fractures and sacroplasty. Neuroimaging Clin N Am 20:179–186

Dasgupta B et al (1998) Sacral insufficiency fractures: an unsuspected cause of low back pain. Br J Rheumatol 37:789–793

De Smet AA, Neff JR (1985) Pubic and sacral insufficiency fractures: clinical course and radiologic findings. Am J Roentgenol 145:601–606

Deen HG, Nottmeier EW (2005) Balloon kyphoplasty for treatment of sacral insufficiency fractures. Report of three cases. Neurosurg Focus 18:1–5

Denis F, Davis S, Comfort T (1988) Sacral fractures: an important problem. Retrospective analysis of 236 cases. Clin Orthop Relat Res 227:67–81

DVO (2011) Guideline 2009 for prevention, diagnosis and therapy of osteoporosis in dults. Osteol 20:55–74

Eichler K et al (2014) Outcome of long-axis percutaneous sacroplasty for the treatment of sacral insufficiency fractures with a radiofrequency-induced, highviscosity bone cement. Skeletal Radiol 43:493–498

Featherstone T (1999) Magnetic resonance imaging in the diagnosis of sacral stress fracture. Br J Sports Med 33:276–277

Frey ME et al (2008) Percutaneous sacroplasty for osteoporotic sacral insufficiency fractures: a prospective, multicenter, observational pilot study. Spine J 8:367–373

Fujii M et al (2005) Honda sign and variants in patients suspected of having a sacral insufficiency fracture. Clin Nucl Med 30:165–169

Garant M (2002) Sacroplasty: a new treatment for sacral insufficiency fracture. J Vasc Interv Radiol 13:1265–1267

Gotis-Graham I et al (1994) Sacral insufficiency fractures in the elderly. J Bone Joint Surg Br 76:882–886

Grasland A et al (1996) Sacral insufficiency fractures: an easily overlooked cause of back pain in elderly women. Arch Intern Med 156:668–674

Grossterlinden L et al (2009) Sacroplasty in a cadaveric trial: comparison of CT and fluoroscopic guidance with and without ballon assistance. Eur Spine J 18:1226–1233

Henes FO et al (2012) Quantitative assessment of bone marrow attenuation values at MDCT: an objective tool for the detection of bone bruise related to occult sacral insufficiency fractures. Eur Radiol 22:2229–2236

Heron J, Connell DA, James SL (2007) CT-guided sacroplasty for the treatment of sacral insufficiency fractures. Clin Radiol 62:1094–1100

Heß GM (2006) Sakroplastie zur Behandlung von Insuffizienzfrakturen des Sakrums. Unfallchirurg 109:681–686

InEK (2016) Kalkulation von Behandlungskosten. Handbuch zur Anwendung in Krankenhäusern. Version 4.0, 10. Oktober 2016, DKVG mbH

Institut für das Entgeltsystem im Krankenhaus (InEK) (2015/2017) G-DRG-Report-Browser 2017, G-DRG Report-Browser für HA V (2015/2017). http://www.g-drg.de/Datenbrowser_und_Begleitforschung/G-DRG-Report-Browser/G-DRG-Report-Browser_2017. Zugegriffen am 25.09.2017

Josten C, Höch A (2017) Sakruminsuffizienzfrakturen: operativ/konservativ. Die Wirbelsäule 1:31–40

Klineberg E et al (2008) Sacral insufficiency fractures caudal to instrumented posterior lumbosacral arthrodesis. Spine 33:1806–1811

Krüger A et al (2012) Ertrag und Verlust bei vertebralen Augmentationen im G-DRG-System 2012 – Ein Vergleich des Versorgungsaufwands bei Vertebroplastie und Kyphoplastie. Z Orthop Unfall 150:539–546

Lin JT, Lane JM (2003) Sacral stress fractures. J Womens Health 12:879–888

Linstrom NJ et al (2009) Anatomical and biomechanical analysis of the unique and consistent locations of sacral insufficiency fractures. Spine (Phila Pa) 1976(34):309–315

Lourie H (1982) Spontaneous osteoporotic fracture of the sacrum. An unrecognised syndrome of the elderly. JAMA 248:715–717

Lüdtke CW, Kamusella P, Andresen R (2013) CT-gesteuerte transiliacale Ballonsakroplastie zur Versorgung einer isolierten Denis-II-Insuffizienzfraktur des Os sacrum. Fortschr Röntgenstr 185:664–665

Lundin B et al (1990) Insufficiency fractures of the sacrum after radiotherapy for gynaecological malignancy. Acta Oncol 29:211–215

Lyders EM et al (2010) Imaging and treatment of sacral insufficiency fractures. Am J Neuroradiol 31:201–210

Na WC et al (2017) Pelvic insufficiency fracture in severe osteoporosis patient. Hip Pelvis 29:120–126

Nüchtern JV et al (2015) Significance of clinical examination, CT and MRI scan in the diagnosis of posterior pelvic ring fractures. Injury 46:315–319

Onen MR, Yuvruk E, Naderi S (2015) Reliability and effectiveness of percutaneous sacroplasty in sacral insufficiency fractures. J Clin Neurosci 22:1601–1608

Peh WC et al (1996) Imaging of pelvic insufficiency fractures. Radiographics 16:335–348

Pommersheim W et al (2003) Sacroplasty: a treatment for sacral insufficiency fractures. Am J Neuroradiol 24:1003–1007

Prokop A, Andresen R, Chmielnicki M (2016) Ballonsakroplastie: C-Bogen kontrolliert oder CT gesteuert? Erfahrungen bei 46 Patienten. Unfallchirurg 119:929–935

Ramlov A et al (2017) Risk factors for pelvic insufficiency fractures in locally advanced cervical cancer following intensity modulated radiation therapy. Int J Radiat Oncol Biol Phys 97:1032–1039

Richards AM et al (2009) Biomechanical analysis of sacroplasty: does volume or loacation of cement matter? Am J Neuroradiol 30:315–317

Rommens PM, Hofmann A (2013) Comprehensive classification of fragility fractures of the pelvic ring: recommendations for surgical treatment. Injury 44:1733–1744

Schindler OS, Watura R, Cobby M (2007) Sacral insufficiency fractures. J Orthopaedic Surg 15:339–346

Simon JI et al (2017) Successful repeat sacroplasty in a patient with a recurrent sacral insufficiency fracture: a case presentation. PMR 9(11):1171–1174

Smith DK, Dix JE (2006) Percutaneous sacroplasty: long axis injection technique. AJR 186:1252–1255

Strub WM et al (2007) Sacroplasty by CT and fluoroscopic guidance: is the procedure right for your patient? Am J Neuroradiol 28:38–41

Talmadge J et al (2014) Clinical impact of sacroplasty on patient mobility. J Vasc Interv Radiol 25:911–915

Thieme M (2017) G-DRG Excel Kostentool Version 2017.03. www.medinfoweb.de/toolbox.html. Zugegriffen am 25.09.2017

Tjardes T et al (2008) Computer assisted percutaneous placement of augmented iliosacral screws. Spine 33:1497–1500

Trouvin AP et al (2012) Analgesic effect of sacroplasty in osteoporotic sacral fractures: a study of six cases. Joint Bone Spine 79:500–503

Wagner D et al (2015) Fragility fractures of the sacrum: how to identify and when to treat surgically? Eur J Trauma Emerg Surg 41:349–362

West SG et al (1994) Sacral insufficiency fractures in rheumatoid arthritis. Spine 19:2117–2121

Whitlow CT et al (2007a) Sacroplasty versus vertebroplasty: comparable clinical outcomes for the treatment of fracture-related pain. Am J Neuroradiol 28:1266–1270

Whitlow CT et al (2007b) Investigating sacroplasty: technical considerations and finite element analysis of polymethylmethacralate infusion into cadaveric sacrum. Am J Neuroradiol 28:1036–1041

Transiliakaler Fixateur interne

M. Herwig

28.1 Indikation – 340

28.2 Präinterventionelle Diagnostik – 340

28.3 Notwendiges Instrumentarium – 341

28.4 Präinterventionelle Aufklärung – 341

28.5 Durchführung der Intervention – 342

28.6 Mögliche Komplikationen – 342

28.7 Ergebnisse in der Literatur – 343

28.8 Kostenerstattung – 343

28.9 Fazit und klinische Relevanz – 344

Literatur – 344

© Springer-Verlag GmbH Deutschland, ein Teil von Springer Nature 2019
J. Jerosch (Hrsg.), *Minimalinvasive Wirbelsäulenintervention*,
https://doi.org/10.1007/978-3-662-58094-3_28

28.1 Indikation

Die Indikation für einen transiliakalen Fixateur interne besteht bei der Sakruminsuffizienzfraktur, die trotz adäquater Analgesie zur Immobilität des Patienten führt.

Die Sakruminsuffizienzfraktur wurde erstmalig 1982 von Lourie beschrieben.

In den kommenden Jahren ist zu erwarten, dass es zu einem weiteren Anstieg der Prävalenz der Sakruminsuffizienzfrakturen kommt. Das liegt an der demografischen Entwicklung mit einer Zunahme der älteren Bevölkerung über 60 Jahre (Kandziora und Yildiz 2017; Statistisches Bundesamt 2015).

Bereits 2013 sind in Deutschland ca. 21,9 Mio. Menschen über 60 Jahre alt, in 2050 werden dies laut statistischem Bundesamt 28,6 Mio. sein. Die Zahl der über 80-Jährigen wird von 4,4 Mio. im Jahr 2013 auf 9,9 Mio. in 2050 ansteigen. Durch bestehende Komorbiditäten, die häufig vorliegende Osteoporose und eine zunehmend bessere Diagnostik wird es zu einer Zunahme der Sakruminsuffizienzfrakturen kommen (Kandziora und Yildiz 2017; Statistisches Bundesamt 2015).

Die Patienten beklagen v. a. tieflumbale Schmerzen mit Ausstrahlung in das Gesäß, den Oberschenkel und die Leiste. Es besteht zumeist eine Steh- und Gehunfähigkeit, neurologische Ausfälle sind höchst selten. Die Schmerzen bestehen häufig mehrere Wochen ausgelöst durch ein Bagatelltrauma, können aber auch ohne vorangegangenes Trauma auftreten.

28.2 Präinterventionelle Diagnostik

Anamnestisch können sich die Patienten meist nicht an einen Unfall erinnern, gelegentlich besteht ein Sturz in der Vorgeschichte. Sie beklagen schleichend zunehmende Schmerzen im Bereich der unteren Lendenwirbelsäule mit der Ausstrahlung in Leisten und Oberschenkel. Oftmals liegt eine nichterkannte Osteoporose vor.

- **Diagnostischer Algorithmus**

In der Regel erfolgt zunächst eine Röntgenaufnahme des Beckens mit der unteren LWS. Hier bleibt in der Regel, in 60–80 % der Fälle, die Sakrumfraktur unerkannt (◘ Abb. 28.1).

In einer Studie konnte gezeigt werden, dass in einer retrospektiven Untersuchung der Röntgenbilder bei in der Schnittbildgebung gesicherten Sakruminsuffizienzfrakturen nur 50 % der Frakturen diagnostiziert werden konnten (Finiels et al. 1997; Gotis-Graham et al. 1994; Schneider et al. 1985; Ries 1983).

In der weiterführenden Diagnostik wird zumeist eine CT-Untersuchung durchgeführt. Diese ist höchst spezifisch, zeigt aber nur eine Sensitivität von 50–70 % für die Identifikation einer Sakruminsuffizienzfraktur (◘ Abb. 28.2 und 28.3). Verbleiben unklare Beschwerden ist eine MRT-Untersuchung sinnvoll. Diese hat eine Sensitivität von 100 % und zeigt eine Fraktur des Os sacrum sicher an, ohne die Morphologie, wie im CT, gut darzustellen (Cabarrus et al. 2008; Fujii et al. 2005; ◘ Abb. 28.4).

Die Szintigrafie hat ebenso ihren Stellenwert mit einer Sensitivität von 96 % bei einem positiven Vorhersagewert von 92 %. Sinnhaft ist die

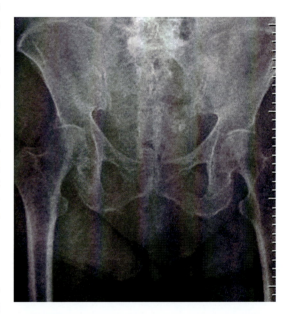

◘ **Abb. 28.1** Röntgen Beckenübersicht bei möglicher Sakrumfraktur

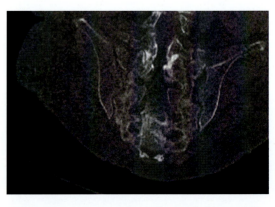

◘ **Abb. 28.2** CT-Diagnostik mit beidseitiger Sakrumfraktur

Transiliakaler Fixateur interne

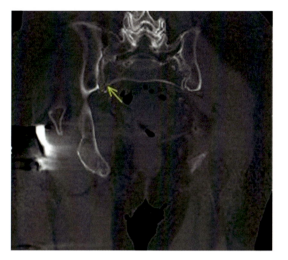

Abb. 28.3 CT-Diagnostik mit geringer Absprengung der kaudalen Massa lateralis des Os sacrum (*gelber Pfeil*)

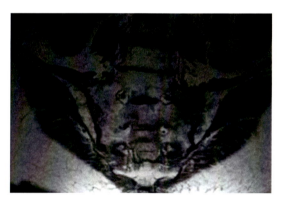

Abb. 28.4 MRT-Diagnostik mit typischem Ödem der Massa lateralis links

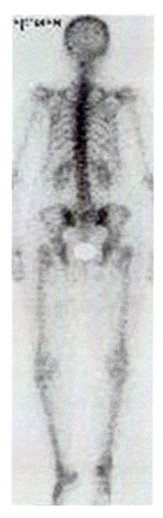

Abb. 28.5 Szintigraphie bei unklarer Symptomatik: typische Anreicherung in der Massa lateralis beidseits

Durchführung einer Röntgenaufnahme und im Folgenden einer Schnittbildgebung. Bei weiterhin unklarem Befund soll ggfs. eine Szintigrafie angefertigt werden (Abb. 28.5).

28.3 Notwendiges Instrumentarium

Bei der Operation wird der Patient in Bauchlage gelagert. Der OP-Tisch sollte röntgendurchlässig sein. An Material sollten ein Knochengrundsieb, Pfriem, Ahle, Pedikeltaster, Bolzenschneider sowie ein Schraubendreher für polyaxiale Schrauben bereitliegen.

Als Verbrauchsmaterial werden 2 polyaxiale Schrauben sowie ein Harrington-Stab benötigt. In der Regel haben die Schrauben eine Länge von 60 mm und einen Durchmesser von 8 mm. Der Harrington-Stab wird je nach benötigter Länge gekürzt.

Kosten

Die Gesamtkosten der Materialien betragen ca. 400 €. Je Schraube (je nach Firma) sind ca. 100–150 € und für den Stab 50–100 € zu veranschlagen.

Bestelladresse: Das Material kann bei jeder Firma bestellt werden, die Material für Spondylodesen herstellt.

28.4 Präinterventionelle Aufklärung

Vor der Intervention sollte man den Befund ausführlich mit dem Patienten besprechen und ihn auf die Alternativen hinweisen. In erster Linie steht immer der Versuch, den Patienten unter entsprechender Analgesie zu mobilisieren. Ist dies nicht möglich, wird eine operative Maßnahme empfohlen.

- **Therapeutischer Algorithmus**

Nach Diagnosestellung mittels oben genannter Bildgebung erfolgt die Befundbesprechung mit dem Patienten. In aller Regel darf der Patient unter entsprechender Analgesie schmerzadaptiert belasten. Ist dies möglich, wird das konservative Prozedere fortgeführt und der Patient in die ambulante Behandlung übergeben.

Ist der Patient nach 5 Tagen trotz adäquater Analgesie nicht mobilisierbar, empfehlen wir die Versorgung mit einem transiliakalen Fixateur interne.

- **Operationsaufklärung**

Die Patienten sind über die allgemeinen und üblichen Risiken einer Operation aufzuklären. Speziell sollte über ein Fremdkörpergefühl/Druckgefühl über dem OP-Gebiet aufgeklärt werden, da die Weichteildeckung zwischen Haut und Becken unterschiedlich ausfällt und in dieser Region beim älteren Patienten oft relativ gering ist. Ebenso sollten über mögliche Schraubenfehlpositionierungen sowie Wundheilungsstörungen mit möglichem Infekt aufgeklärt werden.

Die Nachbehandlung umfasst die schmerzadaptierte Mobilisation mit vollem Körpergewicht einen Tag nach der Operation, ggfs. noch am Operationstag.

28.5 Durchführung der Intervention

Es erfolgt ein ca. 3 cm langer paravertebraler Hautschnitt über der Spina iliaca posterior beidseits. Anschließend erfolgt die scharfe, teils stumpfe Präparation bis auf den Beckenkamm. Es wird ein Selbstspreizer eingesetzt und anschließend die thorakolumbale Faszie durchtrennt. Dann folgt die weitere Präparation der Spina iliaca, diese wird digital 1–2 cm nach lateral verfolgt. Anschließend wird, mit Hilfe des Pfriems unter Bildwandlerkontrolle in 2 Ebenen, die korrekte Positionierung im Os ilium bestimmt. Dabei ist darauf zu achten, dass die Schraube bzw. der Pfriem ca. 1–2 cm lateral der Iliosakralfuge eingebracht wird. Dann Eingehen mit dem Pfriem und Vorbringen der Ahle, bis auf ca. 5 cm. Anschließend Vortasten

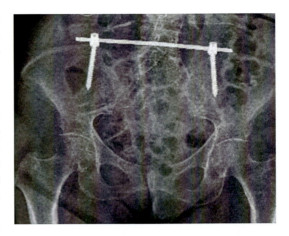

◘ **Abb. 28.6** Eingebrachter transiliakaler Fixateur interne

mit dem Pedikeltaster und Überprüfen, ob überall eine knöcherne Begrenzung besteht. Dies ist wichtig, um eine Fehllage der Schrauben sicher zu vermeiden. Nun Einbringen der polyaxialen Pedikelschraube, die in der Regel 60 mm lang ist und einen Durchmesser von 8 mm hat. Die gleiche Prozedur erfolgt auf der Gegenseite, ebenfalls über einen paravertebralen Hautschnitt. Anschließend wird eine Kornzange dicht dorsal der Dornfortsätze durch das Subkutangewebe geführt und der Messstab eingebracht. Es folgt das Ausmessen der Stablänge. Der Stab sollte ca. 1 cm über die Schraube beidseits hinausragen. Nach Bestimmung der Länge wird ein entsprechender Stab mit Hilfe des Bolzenschneiders zurechtgeschnitten und mit Hilfe des Biegeeisens in die entsprechend Form gebogen. Mit Hilfe der Kornzange und durch Tunnelung des Subkutangewebes wird die geschnittene Stange in das Operationsgebiet hindurchgezogen. Die Stange wird in die Tulpen der multiaxialen Schrauben eingebracht. Es werden die Madenschrauben eingebracht und mit dem Drehmomentschlüssel festgezogen. Abschließend erfolgt eine Bildwandlerkontrolle in 2 Ebenen (◘ Abb. 28.6). Diese sollte die regelrechte Positionierung des Fixateur interne zeigen. Nach einer Spülung erfolgt die Fasziennaht, Subkutannaht und Hautnaht in Donati-Rückstichtechnik.

28.6 Mögliche Komplikationen

Insgesamt hat die Versorgung mit einem transiliakalen Fixateur interne nur geringe Fehlerquellen. In der klinischen Praxis haben sich 2

Hauptkomplikationen bei der operativen Versorgung gezeigt.

Bei insgesamt 55 Patienten, die in den Jahren 2010–2016 versorgt wurden, zeigten sich 2 Schraubenfehlpositionierungen sowie 2 Wundheilungsstörungen mit dem Nachweis von Staphylococcus aureus.

Die Schraubenfehlpositionierung wurde aufgrund persistierender Schmerzen gluteal und einer CT-Schnittbildgebung diagnostiziert (◘ Abb. 28.7 und 28.8). In beiden Fällen wurden die Schrauben revidiert und neu gesetzt. Dies führte postoperativ zu einer raschen Mobilisationsfähigkeit der betroffenen Patienten.

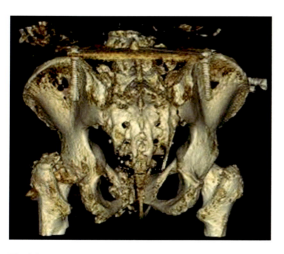

◘ **Abb. 28.7** CT-Rekonstruktion mit Darstellung der beiden fehlpositionierten Schrauben

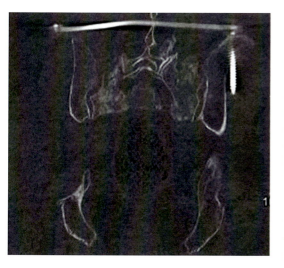

◘ **Abb. 28.8** CT-Darstellung einer fehlpositionierten Schraube

Die Patienten, die von einer Wundheilungsstörung betroffen waren, wurden operativ debridiert und antibiotisch behandelt. Dies führte in beiden Fällen zu einem zufriedenstellenden Ergebnis im Verlauf.

28.7 Ergebnisse in der Literatur

In der Literaturrecherche fanden sich keine wissenschaftlichen Arbeiten zum hier vorgestellten transiliakalen Fixateur interne. Es existieren auch keine Vergleichsarbeiten zur Sakroplastie oder der transiliosakralen Verschraubung.

In einer hauseigenen retrospektiven Datenanalyse im Johanna-Etienne-Krankenhaus Neuss konnten folgende Beobachtungen zum vorgestellten Operationsverfahren gemacht werden: In den Jahren 2010–2016 wurden 55 Patienten mit einem Durchschnittsalter von 78,2 Jahren und der Hauptdiagnose einer Insuffizienzfraktur des Os sacrum mittels transiliakalem Fixateur interne versorgt. Es handelte sich um 52 Frauen (94,5 %) und 3 Männer (5,5 %). Retrospektiv wurden die OP-Dauer, das verwendete Material, der Blutverlust, gemessen an prä- und postoperativen Hämoglobinwerten, die Aufenthaltsdauer nach OP und die Komplikationen erfasst.

Die durchschnittliche OP-Dauer betrug 53,7 min. In der Operation wurden durchschnittlich polyaxiale Schrauben der Länge 60 mm mit einem Durchmesser von 8,0 mm gewählt. Die Hämoglobinwerte am ersten Tag postoperativ zeigten einen Abfall von 1,3 g/dl. Die durchschnittliche Krankenhausaufenthaltsdauer von der OP bis zur Entlassung betrug 11 Tage. Es konnten 4 Komplikationen erfasst werden, darunter 2 Schraubenmalpositionierungen und 2 postoperative Wundheilungsstörungen.

Im Vergleich zur Sakroplastie und zur transiliakalen Verschraubung ist beim Anlegen eines transiliakalen Fixateur interne eine Nervenläsion nahezu ausgeschlossen. Die Überlegenheit eines der drei genannten Verfahren in der operativen Behandlung der Sakruminsuffizienzfraktur konnte bisher wissenschaftlich nicht belegt werden.

28.8 Kostenerstattung

Bezüglich der Kostenerstattung ist diese Art der Versorgung nicht leicht zu kodieren, da für eine geschlossene Reposition und Osteosynthese mittels

Fixateur interne kein adäquater Code besteht. Als DRG-Code lässt sich die S32.1 als Fraktur des Os sacrum kodieren. Als operative Prozedur kann die 5-790.0d als geschlossene Reposition und Osteosynthese mittels Schraube kodiert werden. Die GOÄ-Ziffer 2329 erscheint am passendsten.

28.9 Fazit und klinische Relevanz

Der transiliakale Fixateur interne ist eine Alternative zur Sakroplastie und der Sakroiliakalgelenkverschraubung. Dieses Verfahren ist komplikationsarm und bietet eine leicht zu erlernende Operationstechnik mit geringen Risiken für den älteren Patienten. Es ermöglicht die rasche Mobilisation des älteren Patienten bei einem minimalinvasiven Eingriff mit geringem Operations- und Materialaufwand.

Weiterführende Studien, die die verschiedenen Verfahren vergleichen, sind jedoch wünschenswert, um die beste Behandlungsmethode evidenzbasiert auszumachen.

Literatur

Cabarrus MC, Ambekar A, Lu Y et al (2008) MRI and CT of insufficiency fractures of the pelvis and the proximal femur. Am J Roentgenol 191:995–1001

Finiels H, Finiels P, Jaquot J et al (1997) [Fractures of the sacrum caused by bone insufficiency. Meta-analysis of 508 cases]. Presse Med (Paris, France: 1983) 26: 1568–1573

Fujii M, Abe K, Hayashi K et al (2005) Honda sign and variants in patients suspected of having a sacral insufficiency fracture. Clin Nucl Med 30:165–169

Gotis-Graham I, McGuigan L, Diamond T et al (1994) Sacral insufficiency fractures in the elderly. J Bone Joint Surg Br 76:882–886

Kandziora F, Yildiz U (2017) Sakruminsuffizienzfrakturen: operativ/konservativ. Die Wirbelsäule 01:41–50. https://doi.org/10.1055/s-0043-102582

Ries T (1983) Detection of osteoporotic sacral fractures with radionuclides. Radiology 146:783–785

Schneider R, Yacovone J, Ghelmann B (1985) Unsuspected sacral fractures: detection by radionuclide bone scanning. Am J Roentgenol 144:337–341

Statistisches Bundesamt (2015) Bevölkerung Deutschlands bis 2060. 13 koordinierte Bevölkerungsvorausberechnung. Broschüre des Statistischen Bundesamtes, Wiesbaden

Therapieoptionen bei Sakruminsuffizienzfrakturen

A. Hölzl

29.1   Geschichte und Epidemiologie – 346

29.2   Anatomie und Entwicklung – 346

29.3   Biomechanik der Fraktur – 347

29.4   Symptomatik – 348

29.5   Diagnostik – 348

29.6   Therapieoptionen – 349
29.6.1   Konservativ – 349
29.6.2   Operativ – 349

        Literatur – 355

© Springer-Verlag GmbH Deutschland, ein Teil von Springer Nature 2019
J. Jerosch (Hrsg.), *Minimalinvasive Wirbelsäulenintervention*,
https://doi.org/10.1007/978-3-662-58094-3_29

29.1 Geschichte und Epidemiologie

Die Sakruminsuffizienzfraktur (SIF) war lange Jahre eine kaum bekannte und häufig nicht diagnostizierte Pathologie. Sie findet erst seit ihrer Erstbeschreibung 1982 zunehmend an Beachtung (Lourie 1982). Die genaue Inzidenz der SIF ist nicht bekannt, liegt in der Risikopopulation wahrscheinlich im Bereich von 1–5 % (Weber et al. 1993; West et al. 1994). Die Tendenz ist bei Zunahme der Patienten mit Osteoporose steigend. Es wird mit einer Zunahme um 56 % innerhalb der nächsten 10 Jahre gerechnet (Kannus et al. 2000). Wichtig ist die Trennung der Insuffizienzfrakturen von anderen Frakturformen. Die Insuffizienzfraktur gehört, wie die Ermüdungsfraktur, zu den Stressfrakturen. Dabei tritt die Insuffizienzfraktur am geschwächten Knochen unter physiologischer Belastung auf. Wohingegen die Ermüdungsfraktur durch repetitive Belastung am gesunden Knochen entsteht, ein Beispiel dafür ist die Marschfraktur bei Soldaten. Die traumatische Fraktur hingegen erfordert eine pathologische Belastung. Die traumatische Fraktur kann auch am geschwächten/osteoporotischen Knochen auftreten, sollte dann jedoch als traumatische Fraktur am osteoporotischen Knochen bezeichnet werden. Natürlich sind die Übergänge fließend, denn ab welcher Krafteinwirkung spricht man von einem adäquaten Trauma? Ist ein Stolperschritt oder das feste Setzen auf einen Stuhl schon ein Trauma? Auch gibt es Sonderformen, wie die SIF in der Schwangerschaft. Vor allem ab dem 3. Trimenon ist der Knochen geschwächt. Stellt das zusätzliche Gewicht durch das Kind nun aber eine physiologische oder pathologische Belastung dar? Bei einer SIF nach durchgeführter Spondylodese im LWS-Bereich ist sicherlich von einer pathologischen Belastung oft in Kombination mit einer schlechten Knochenqualität auszugehen. In diesem Kapitel wird von einer SIF ausgegangen, wenn kein Trauma zum Zeitpunkt des Beschwerdebeginns zu eruieren ist und keine weiteren Verletzungen am Beckenring vorliegen.

29.2 Anatomie und Entwicklung

Entwicklungsgeschichtlich gehört das Os sacrum zur Wirbelsäule, auch wenn zurzeit ein Disput zwischen „Wirbelsäulenchirurgen" und „Beckenchirurgen" besteht, wer für die Versorgung der Sakruminsuffizienzfrakturen verantwortlich ist.

Das Os sacrum entsteht, wie die knöchernen Bestandteile der Wirbelsäule aus den Somiten. Diese bilden sich ab dem Ende der 3. Schwangerschaftswoche parallel zur Chorda dorsalis. Während es im Bereich der Wirbelsäule durch die Resegmentierung zu einer Differenzierung der Bewegungssegmente kommt, verschmelzen die Wirbelanlagen im Bereich des Sakrums. Durch die Verschmelzung der 5 Wirbelanlagen mit den zugehörigen Rippenanlagen und dem Mesenchym wird das Os sacrum gebildet. Zentral liegen die verschmolzenen Wirbelkörper und Wirbelbögen, welche den Canalis sacralis umschließen. Aus den Rippenanlagen entwickelt sich die Pars lateralis. Aus den Querfortsätzen entsteht die Crista sacralis lateralis, aus den Gelenkfortsätzen die Crista sacralis intermedia und aus den Dornfortsätzen die Crista sacralis mediana. Von den ursprünglichen Anlagen für die Bandscheiben bleiben die horizontal verlaufenden Lineae transversae. Diese verknöchern häufig erst ab dem 20. Lebensjahr. Die Verknöcherung der Wirbelkörper und Rippenanlagen erfolgt entsprechend der Wirbelsäule über Knochenkerne zwischen dem 4. Monat und 5. Lebensjahr (Cheng und Song 2005).

Hauptaufgabe des Os sacrum ist die Verbindung von Wirbelsäule und Becken und somit die Kraftübertragung vom Oberkörper auf die unteren Extremitäten.

Das Os sacrum hat annähernd die Form eines auf der Spitze stehenden Dreiecks. Diese entsteht durch die nach kaudal abnehmende Höhe und Breite der Sakralwirbel entsprechend der abnehmenden Belastung. Die ventrale Fläche ist in vertikaler und horizontaler Ebene konkav gekrümmt und vergrößert somit das Volumen des Beckens. An der ventralen Fläche sind die 4 Lineae transversae, als Verschmelzungsstellen der ursprünglichen 5 Wirbelkörper zu erkennen. An den lateralen Enden dieser Linien liegt jeweils eines der 8 anterioren Neuroforamina. Diese sind in einer leichten anterolateralen Ausrichtung angelegt und enthalten den ventralen Ast des entsprechenden Sakralnervs und der lateralen Arteria sacralis. Auffallend ist die Pars lateralis, in der Klinik meist Ala sacralis genannt, welche lateral der Neuroforamina liegt und die Facies articularis des Sakroiliakalgelenks (SIG) trägt.

Therapieoptionen bei Sakruminsuffizienzfrakturen

Drei kräftige Muskeln entspringen symmetrisch an der ventralen Fläche des Sakrums. Superior lateral setzt der M. iliacus an, inferior lateral der M. coccygeus und lateral der Neuroforamina der M. pirifomis. Im Bereich der Ala entspringt der M. psoas major. Der Plexus lumbalis verläuft ventral der Ala.

Die dorsale Fläche ist durch die prominente Crista sacralis mediana als Fortsetzung der Dornfortsatzreihe geteilt. Lateral davon liegt jeweils die Crista sacralis intermedia, welche kaudal in das Cornu sacrale mündet. Nun folgen die posterioren Neuroforamina als Durchtrittspunkte für die dorsalen Anteile der entsprechenden Sakralnerven. Sie sind wichtige anatomische Landmarken, z. B. für den Eintrittspunkt von S2-Schrauben. Lateral der Neuroforamina liegt die Crista sacralis lateralis gefolgt von der Tuberositas sacralis, an welcher die Verstärkungsbänder des Sakroiliakalgelenks inserieren. Kräftige Muskeln entspringen an der dorsalen Fläche. Der M. gluteus maximus inseriert im inferioren lateralen Bereich. Im Bereich zwischen Crista mediana und intermedia entspringen der M. multifidus, der M. sacrospinalis, der M. erector spinae und der M. latissimus dorsi.

Die Basis des Os sacrum ist die nach kranial gerichtete Fläche von S1. Sie ist über eine Bandscheibe und den Proc. articularis superior mit dem 5. Lendenwirbel gelenkig verbunden. Die „vertebral notch" bildet den kaudalen Anteil des L5/S1-Neuroforamens.

Die weit in das Becken reichende ventrale Oberkante von S1 wird als Promontorium bezeichnet und dient unter anderem als Zielpunkt für die S1-Pedikelschrauben. Die Kreuzbeinspitze (Apex ossis sacri) ist mit dem Os coccygis entweder über eine Bandscheibe oder synostotisch verbunden.

Der Wirbelkanal wird im Bereich des Sakrums als Canalis sacralis bezeichnet und öffnet sich kaudal in Höhe des 3.-4. Sakralwirbels als Hiatus sacralis, welcher von den Cornua sacralia flankiert wird. Diese sind perkutan gut zu tasten und man kann sich daran bei Infiltrationen wie der sakralen Umflutung gut orientieren.

29.3 Biomechanik der Fraktur

Die einfachste Form der Insuffizienzfaktur des Os sacrum verläuft in einer vertikalen Frakturlinie, knapp medial des SIG, in der Ala des Sakrums. Häufig tritt die Fraktur beidseitig auf. Die komplexe Form der SIF hat noch eine vertikale Komponente auf Höhe von S2. Die Fraktur wird dann als H-förmig bezeichnet. Im Extremfall kann es zu einer ventralen Dislokation von S1 kommen. Man spricht dann von einer lumbopelvinen Dissoziation. Die vertikale Komponente verläuft lateral der Neuroforamina. Dies unterscheidet sie u. a. von den traumatischen Frakturen, welche häufig auch transforaminal verlaufen. Die Denis-Klassifikation ist aus meiner Sicht daher für die SIF nicht geeignet.

Wie kommt es nun aber zu dieser Fraktur? Biomechanische Studien haben gezeigt, dass beim Gehen Lastspitzen im lateralen Os sacrum parallel zum SIG auftreten. In diesem Bereich ist das Os sacrum auf den ersten Blick zwar am dicksten, allerdings besteht es dort überwiegend aus spongiösem Knochen und nur wenig kortikalem Knochen. Zudem ist die Spongiosa im lateralen Bereich deutlich weniger dicht als im zentralen, dies wird auch als „alar void" bezeichnet (Peretz et al. 1998). Für die Kraftübertragung ist jedoch maßgeblich die Kortikalis verantwortlich. Im mittleren Bereich des Sakrums befindet sich deutlich mehr kortikaler Knochen durch die Begrenzung der Neuroforamina und des Canalis sacralis. Deshalb kann in diesem Bereich ca. 50-mal mehr Kraft übertragen werden als im Bereich der Ala. Im Rahmen einer Osteoporose wird deutlich mehr spongiöser als kortikaler Knochen abgebaut (Richards et al. 2010). Aus diesem Grund treten auch die osteoporotischen Frakturen häufig an den überwiegend spongiösen Wirbelkörpern auf. Der laterale Bereich des Sakrums ist somit eine Art Sollbruchstelle. Der Bereich der horizontalen Frakturkomponente auf Höhe des Korpus S2 ist primär keine solche Schwachstelle, es treten dort auch keine Lastspitzen beim intakten Becken auf. Nach Auftreten der vertikalen Frakturen sind in Finite-Elemente-Analysen Kraftspitzen in diesem Bereich zu messen. Somit ist insgesamt von einer fortschreitenden Fraktur auszugehen, welche zunächst einseitig vertikal, dann zweiseitig vertikal und anschließend H-förmig auftritt. Es ist nun zu diskutieren, ob bei einer einseitigen Faktur auch immer die Gegenseite mitversorgt werden sollte. Hierfür gibt es in der aktuellen Literatur jedoch keine klare Evidenz. Im eigenen Patientengut wird die Gegenseite immer mitversorgt.

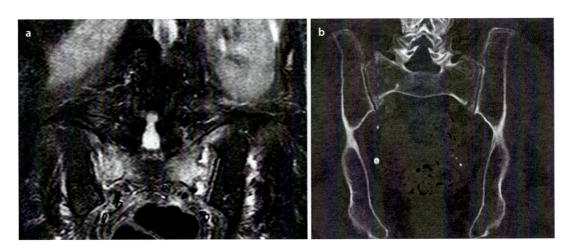

◘ Abb. 29.1 ab MTR und CT einer frischen bilateralen Sakruminsuffizienzfraktur. a MRT mit koronarer STIR-Sequenz zeigt eine frische Fraktur beidseits. b Das CT zeigt die Frakturverläufe parallel zu den SIG-Gelenken

29.4 Symptomatik

Typische Beschwerden für die Insuffizienzfraktur des Os sacrum gibt es nicht. Auch deshalb wurden und werden die Frakturen häufig erst spät oder gar nicht diagnostiziert. Die Patienten klagen meist über belastungsabhängige tieflumbale Rückenschmerzen, Schmerzen im Gesäß oder Hüftbereich. Gelegentlich auch mit Ausstrahlung in die Beine ohne radikuläre Zuordnung. Häufig werden die Beschwerden von vorbestehenden Rücken- und Hüftbeschwerden überlagert oder verstärkt. Der Untersucher sollte hellhörig werden, wenn die Patienten den Beginn der Beschwerden relativ genau angeben können, ohne aber von einem adäquaten Trauma zu berichten. Verdächtig sind auch glaubhafte Beschwerden, welche sich nicht durch eine Pathologie der LWS oder des Hüftgelenkes erklären lassen.

29.5 Diagnostik

Anamnestisch können plötzlich auftretende tieflumbale Rückenschmerzen ein Hinweis auf eine SIF sein. Klinisch zeigt sich ein lokaler Druckschmerz über dem lateralen Sakrum. Der Einbeinstand ist auf der frakturierten Seite schmerzhaft. Bei beidseitiger Fraktur sind die Patienten oft immobil. Die klassischen SIG-Tests, wie Viererzeichen, Kompressionsschmerz, Hyperextensionsschmerz sind positiv. Die neurologische Untersuchung ist in der Regel unauffällig. Auch Nervendehnungszeichen wie Lasègue sind unauffällig. Die Ausnahme bildet die spinopelvine Dissoziation, hier sollte v. a. auf Schäden der Wurzeln S2–S5 untersucht werden.

Als Bildgebung sollte eine Beckenübersichtsaufnahme durchgeführt werden. Die Fraktur selbst ist dort nur in 12,5 % der Fälle zu erkennen und wird häufig übersehen (Gotis-Graham et al. 1994; Grasland et al. 1996). Es ist aber erforderlich, Begleitverletzungen des Beckenrings z. B. Schambeinast- oder Azetabulumfrakturen zu diagnostizieren. Auch eine Röntgenaufnahme der LWS ist zur Beurteilung von möglichen Begleitpathologien, wie z. B. einer Wirbelkörperfraktur oder degenerativen Veränderungen, sinnvoll.

Diagnostisches Mittel der Wahl ist die Magnetresonanztomographie (MRT). Ein Frakturödem ist in der T2- und STIR („short tau inversion recovery")-Sequenz als hyperintenser Bereich und in T1 als hypointenser Bereich zu erkennen. Es ist darauf zu achten, dass die STIR-Sequenz in koronarer Schichtung gefahren wird. Die Sensitivität liegt dann bei nahezu 100 %. Neben dem Knochenödem kann in 93 % der Fälle auch die hypointense Frakturlinie dargestellt werden (Cabarrus et al. 2008) (◘ Abb. 29.1a).

Eine Computertomografie (CT) ist für die Primärdiagnostik dem MRT mit einer Sensitivität von 60–75 % deutlich unterlegen (Cabarrus et al. 2008; Lyders et al. 2010). Die CT ist jedoch manchmal für die Differenzierung von einem osteolytischen Geschehen notwendig. Unerlässlich ist die CT für die Planung der Operation. Der Frakturverlauf lässt sich im CT am besten nachverfolgen. Für iliosakrale Schrauben z. B. muss

Therapieoptionen bei Sakruminsuffizienzfrakturen

definitiv der S1- und ggf. S2-Korridor im CT begutachtet werden (◘ Abb. 29.1b).

Ist die Durchführung einer MRT z. B. aufgrund eines Herzschrittmachers nicht möglich, ist die Skelettszintigraphie Mittel der Wahl. Diese hat eine Sensitivität von 96 %. Prinzipiell ist bei einer Anreicherung nicht zwischen einem tumorösen Geschehen und einer Insuffizienzfraktur zu unterscheiden. Gibt es jedoch in der Anamnese keinen Hinweis auf einen Tumor und im Szintigramm keine weiteren verdächtigen Speicherungen, ist von einer SIF auszugehen. Beweisend ist dann das typische Honda-Sign. Das Honda-Sign entsteht durch die vertikalen Frakturen und die horizontale Komponente, welche ein „H" bilden (Fujii et al. 2005). Für die Beurteilung des Verlaufs ist die Szintigrafie allerdings nicht geeignet, da die Aufnahme der Radionukleide im Verlauf sehr unterschiedlich ist. Sie kann von einem Rückgang der Speicherung auf normale Werte bis hin zur Zunahme der Speicherung reichen.

29.6 Therapieoptionen

Wie fast überall in der Orthopädie/Unfallchirurgie steht der behandelnde Arzt vor der Entscheidung zwischen konservativer oder operativer Therapie. Da es sich meist um ältere Patienten handelt, sollten die Vor- und Nachteile beider Optionen kritisch abgewogen werden.

29.6.1 Konservativ

Die konservative Therapie sollte bei den geriatrischen Patienten immer in Betracht gezogen werden. Bisher gibt es zu wenige Studien zur konservativen Therapie, um evidenzbasierte Empfehlungen zu geben. Die folgenden Vorschläge beruhen auf der vorliegenden Literatur, fachlichen Diskussionen in verschiedenen Arbeitsgruppen und eigener Erfahrung. Entscheidendes Kriterium für die konservative Therapie ist die Mobilisierbarkeit des Patienten. Eine kurzfristige Bettruhe für 1–2 Tage, begleitet von einer Schmerztherapie, ist initial vertretbar. Eine längerfristige Bettruhe sollte jedoch auf jeden Fall vermieden werden, da gerade beim alten osteoporotischen Patienten die Bettruhe zu einer drastischen Abnahme der bereits reduzierten Knochenmasse führt. Eine Woche Bettruhe entspricht etwa dem Verlust der Knochenmasse in einem Jahr.

Die Muskelkraft nimmt durch die Bettlägerigkeit pro Tag um 1–3 % ab. Durch Immobilität nach Beckenfrakturen treten bei bis zu 43 % der Patienten Thrombosen, Embolien, Pneumonien oder Harnwegsinfektionen auf (Taillandier et al. 2003).

Es ist also zwingend erforderlich, dass der Patient zügig mobilisiert wird. Beim alten Patienten ist initial die Mobilisierung am Gehbock häufig hilfreich. Ziel ist die Mobilität an 2 Unterarmstöcken. Diese sollten für 6 Wochen verwendet werden. Fraglich ist ob, die einseitige Entlastung bei einer einseitigen Fraktur sinnvoll ist oder ob dadurch nur der Bruch der Gegenseite provoziert wird. Aus diesem Grund verzichten wir im eigenen Vorgehen auf die einseitige Entlastung. Eine das SIG stabilisierende Orthese (z. B. SacroLoc˙, Bauerfeind) hilft bei stark belastungsabhängigen Beschwerden (◘ Abb. 29.2).

Eine Knochendichtemessung sollte erfolgen und eine antiosteoporotische medikamentöse Therapie muss ggf. begonnen oder eine bereits laufende Therapie reevaluiert werden. Die SIF sollte ähnlich der osteoporotischen Wirbelkörperfraktur gewertet werden, so dass man nach stattgehabter Fraktur von einer manifesten Osteoporose ausgehen muss. Die antiosteoporotische Therapie ist entsprechend der Richtlinien des wissenschaftlichen Verbandes Osteologie (DVO) bei Wirbelkörperfrakturen durchzuführen. Aktuelle Studien zeigen gute Ergebnisse mit dem osteoanabolen Wirkstoff Teriparatid bei SIF (Hohenberger 2017; Yoo et al. 2017).

Generell ist bei der konservativen Therapie der SIF eine enge Zusammenarbeit von Arzt, Pflegepersonal und Physiotherapeuten zu fordern und bei fehlender Verbesserung der Beschwerden ist die operative Therapie in Betracht zu ziehen (◘ Abb. 29.2 und 29.3).

29.6.2 Operativ

Die Indikation zur operativen Versorgung sollte bei Patienten, die aufgrund der Schmerzen nicht mobilisierbar sind oder bei denen eine weitere Dislokation der Fraktur droht, gestellt werden. Ziel der operativen Versorgung muss die Primärstabilität und somit die sofortige Belastbarkeit sein. Ein minimalinvasives Vorgehen ist bei dem oft multimorbiden Patientengut zu favorisieren. Hauptproblem bei jeder Art der operativen Versorgung ist der osteoporotische Knochen und somit die

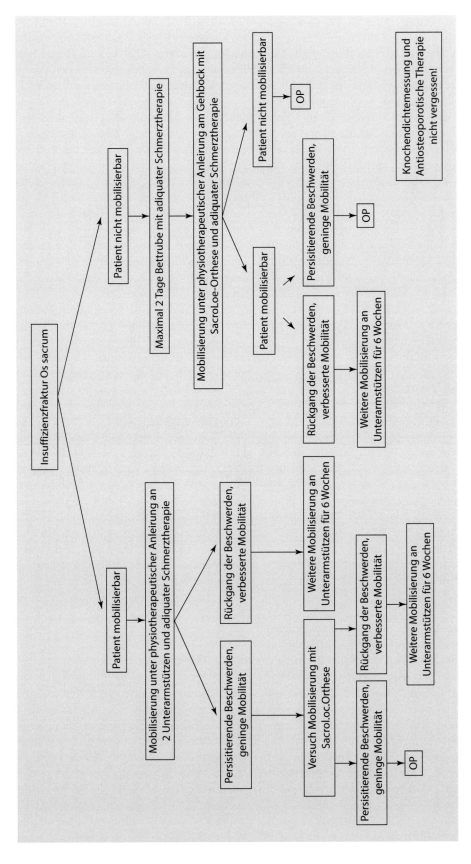

Abb. 29.2 Therapieschema bei Sakruminsuffizienzfraktur

Therapieoptionen bei Sakruminsuffizienzfrakturen

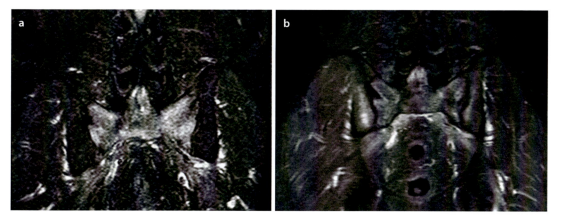

Abb. 29.3 ab MRT einer frischen Sakruminsuffizienzfraktur a und nach 6 Monaten konservativer Therapie mit Rückgang des Ödems b

belastungsstabile Versorgung der Fraktur. In den nachfolgend beschriebenen Operationsverfahren ist eine optimale Planung und Vorbereitung essenziell. Aufgrund der komplexen und variantenreichen Anatomie des Sakrums ist ein präoperatives CT dringend zu empfehlen, um den Frakturverlauf zu beurteilen und die Osteosynthese zu planen. Auf die bestmögliche intraoperative Bildgebung ist zu achten. Dies wird durch einen Carbontisch erleichtert, da gerade Ala- und Obturatoraufnahmen häufig durch Metallanbauten am Tisch erschwert werden. Abführende Maßnahmen präoperativ reduzieren Überlagerungen von Darmgas während der Durchleuchtung.

- Sakroplastie/Ballonsakroplastie/ Radiofrequenzsakroplastie

Bei der Versorgung von osteoporotischen Wirbelkörperfrakturen ist die perkutane Zementaugmentation mittlerweile ein Standardverfahren. Überwiegend wird hier die Ballonkyphoplastie angewendet, gefolgt von der Vertebroplastie und der Radiofrequenzvertebroplastie. Es liegt nun nahe diese Verfahren auf die Versorgung der SIF zu übertragen. Auf diese Verfahren wird in ▶ Kap. 27 umfassend eingegangen, weshalb hier nur ein kurzer Überblick gegeben werden.

Bei der Sakroplastie wird hochvisköser Zement perkutan über eine Nadel in den Frakturspalt eingebracht. Die Theorie dahinter ist, dass sich der Zement in der angrenzenden Spongiosa verzahnt und somit Stabilität erzeugt. Es gibt zwei etablierte Zugangswege. Direkt von dorsal, als kurze Achse bezeichnet, oder von lateral durch das SIG, als lange Achse bezeichnet. Entsprechend der Versorgung an der Wirbelsäule gibt es auch die Möglichkeit der Ballonsakroplastie. Hier wird über die oben erwähnten Zugänge zunächst ein Ballon eingebracht, dieser wird im Frakturbereich mehrfach befüllt und entleert. In diesen präformierten Hohlraum wird dann der hochviskose Zement appliziert. In vergleichbarer Weise wird die Radiofrequenzsakroplastie durchgeführt. Es wird hierbei mit einem flexiblen Osteotom der Raum für den Zement geschaffen. Der Zement wird mit Radiofrequenz aktiviert und steht für einen definierten Zeitraum in gleichbleibender Viskosität zur Verfügung. Die Zementaugmentation ist unter Bildwandlerkontrolle möglich. Autoren plädieren jedoch für ein CT-kontrolliertes Vorgehen, da dadurch der unbeabsichtigte Zementaustritt signifikant verringert werden kann (Prokop et al. 2016). Der Vorteil dieser Techniken liegt in der Minimalinvasivität. In vielen Studien konnte die deutliche Schmerzreduktion durch die Zementaugmentation gezeigt werden (Kortman et al. 2013; Talmadge et al. 2014). Kein signifikanter Unterschied der Schmerzreduktion besteht zwischen Sakroplastie und Ballonsakroplastie (Andresen et al. 2017). Noch nicht abschließend geklärt ist die Frage der Biomechanik. Stabilisiert der Zement die Fraktur, wenn er in einen vertikal verlaufenden Frakturspalt eingebracht wird, in einen Bereich, in dem die Knochendichte am geringsten ist?

■ Transiliosakrale Verschraubung

In der Unfallchirurgie gilt die transiliosakrale Verschraubung als Standardverfahren zur Stabilisierung des hinteren Beckenrings. Dieses Verfahren wird auch angewandt, um eine SIF zu stabilisieren. Die Operation kann in Bauch- oder Rückenlage durchgeführt werden. Perkutan wird hierfür zunächst unter Röntgenkontrolle ein Führungsdraht von lateral durch das Ilium und das SIG in den Wirbelkörper von S1 eingebracht. Der Eintrittspunkt befindet sich in seitlicher Projektion auf dem mittleren Drittel von S1. Dieser wird in einem streng seitlichen Durchleuchtungsbild aufgesucht. Es ist darauf zu achten, dass die Incisura ischiadica major bzw. die Femurköpfe übereinander projiziert sind. Nur so ist das Sakrum streng seitlich eingestellt. Während des Vorbohrens wird die Lage des Drahtes in Inlet- und Outlet-Projektion kontrolliert (Matta und Saucedo 1989). Auch bei ostoporotischen Knochen spürt man den Durchgang durch das SIG. Bei korrekter Lage wird der Draht überbohrt und eine kanülierte Schraube der Dicke 6,5–8,5 mm mit Unterlegscheibe eingedreht. Die Schraubenspitze soll die Mitte des S1-Wirbelkörpers überschreiten. In der Regel handelt es sich um Schrauben der Länge 95–115 mm. Durch ein kurzes Gewinde kann Kompression auf die Fraktur aufgebracht werden. Die komplexe Anatomie und teilweise eingeschränkte Beurteilbarkeit im Bildwandler erfordern einen erfahrenen Operateur. Durch den Einsatz von 3D-Bildgebung und Navigationssystemen kann die Schraubenfehllage und die Strahlenbelastung für den Operateur reduziert werden (Thakkar et al. 2017). Vorteile der transiliosakralen Verschraubung sind das perkutane Vorgehen, die Möglichkeit, Kompression auf die Fraktur zu bringen, und die sofortige Belastbarkeit. Bei Bedarf kann in gleicher Weise auch eine Schraube in den S2-Korridor eingebracht werden. Hierdurch wird nicht nur die Stabilität erhöht, sondern auch die Rotation gesichert. Bei dieser Art der Versorgung wird die Zone mit dem schwächsten Knochen überbrückt und die Schraubenspitze findet im Wirbelkörper von S1 bzw. S2 meist ausreichend

Knochensubstanz. Dennoch erschwert die Osteoporose die stabile Verankerung der Schrauben. Aus diesem Grund werden die Schrauben häufig in verschiedenen Techniken zementaugmentiert. Es sind mittlerweile auch spezielle zementierbare Schrauben auf dem Markt. Studien zeigen zwar eine erhöhte Ausrisskraft der Schrauben, dies spiegelt die Realität aber nur teilweise wieder. Die Schwachstelle der Osteosynthese wird nach lateral verschoben und es kann zu einem Einbruch der Schrauben an der lateralen Wand des Os ilium kommen. Auch wird in biomechanischen Studien gezeigt, dass die Steifigkeit des Konstrukts und die Rate der Schraubenlockerung durch die Augmentation nicht wesentlich beeinflusst werden (Gruneweller et al. 2017; Höch et al. 2017; Osterhoff et al. 2016).

■ Transsakraler Positionsstab

Aus der beidseitigen transiliosakralen Verschraubung ist der transsakrale Positionsstab hervorgegangen. Ähnlich zu der transiliosakralen Verschraubung wird ein Führungsdraht perkutan von lateral durch das Ilium und das Sakroiliakalgelenk in den Wirbelkörper von S1 eingebracht, nun jedoch weiter vorgebohrt bis durch das SIG und das Ilium der Gegenseite. Dies erfolgt unter Bildwandler- und/oder Navigationskontrolle. Im Bildwandler ist auf die exakte Einstellung der seitlichen, Inlet- und Outletprojektion zu achten. Es erfordert ebenfalls einen erfahrenen Operateur und eine exakte Planung der Trajektorien präoperativ am CT. Der Führungsdraht wird überbohrt und unter Bildwandlerkontrolle das Implantat eingebracht. Von beiden Seiten werden nun perkutan Muttern und Unterlegscheiben aufgesetzt und somit Kompression auf die Fraktur gebracht. Es soll eine erhöhte Kompression und Primärstabilität gegenüber der iliosakralen Verschraubung erreicht werden. Der Schwachpunkt der lateralen Kortikalis bleibt allerdings bestehen. Durch größere Unterlegscheiben soll das Einbrechen der lateralen Kortikalis reduziert werden. Bereits während der präoperativen Planung muss berücksichtigt werden, dass in 20–26 % aller Fälle ein ausreichender Korridor durch S1 nicht vorhanden ist (Mendel et al. 2013). Es kann dann auf einen Korridor durch S2 ausgewichen werden, welcher fast immer vorhanden,

Therapieoptionen bei Sakruminsuffizienzfrakturen

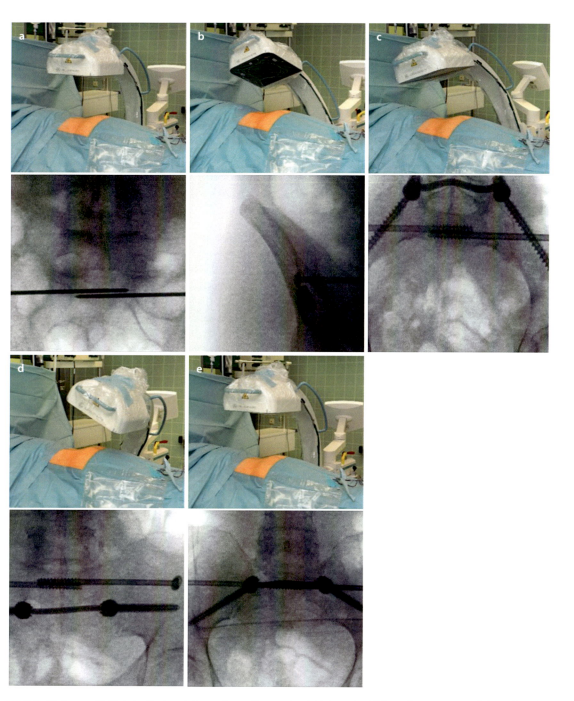

◘ **Abb. 29.4** a–e Ilioiliakaler Fixateur interne. Gegenläufiges Einbringen der Kirschner-Drähte in den Wirbelkörper von S1 **a**. Iliumschraube im sicheren Korridor dargestellt durch Neigen des Bildwandlers um 30° nach kranial und zur Gegenseite **b**. Abschlusskontrolle des ilioiliakalen Fixateur interne in Inlet- **c**, Outlet- **d** und a.p.-Aufnahme **e**

allerdings deutlich schmaler ist (Mendel et al. 2013; Wagner et al. 2017). Zur Rotationssicherung kann zusätzlich ein zweiter Positionsstab oder eine klassische transiliosakrale Schraube eingebracht werden. Vorteile der Methode sind das perkutane Vorgehen, die Möglichkeit, Kompression auf die Fraktur zu bringen, und die sofortige Belastbarkeit.

▪ Ilioiliakaler Fixateur interne mit transiliosakraler Verschraubung

In der eigenen Praxis wird der ilioilakale Fixateur interne mit beidseitiger transiliosakraler Verschraubung als Standardversorgung durchgeführt. Es wird hierfür zunächst je ein Führungsdraht von rechts und links lateral durch das SIG unter Bildwandlerkontrolle in den Wirbelkörper von S1 platziert. Die Drähte werden so gelegt, dass sie im Wirbelkörper S1 gegenläufig parallel liegen (▪ Abb. 29.4a). Unerlässlich ist die Kontrolle während des Vorbohrens in Inlet- und Outletprojektion. Danach werden die Führungsdrähte überbohrt und kanülierte Schrauben mit einem Durchmesser von 7,5 mm und kurzem Gewinde über den Führungsdraht eingebracht. Unterlegscheiben werden immer verwendet. Die Schrauben werden so bemessen, dass die Gewinde ineinandergreifen und so der Halt verstärkt wird und ausreichend Kompression auf die Fraktur gebracht werden kann. Zur Rotationssicherung und Erhöhung der Stabilität werden über 3 cm lange horizontale Hautschnitte zusätzlich Iliumschrauben eingebracht. Der Eintrittspunkt ist knapp oberhalb der Spina iliaca posterior superior am medialen Rand des Iliums. Die Kortikalis wird mit einem Luer eröffnet, damit der Schraubenkopf versenkt werden kann und die Weichteilirritation minimiert wird. Mit einem stumpfen Pfriem wird nun der Schraubenkanal geschaffen. Zielrichtung ist die Spina iliaca anterior inferior. In der seitlichen Bildwandlerkontrolle wird darauf geachtet, dass die Ahle kranial des Foramen ischiadicum bleibt. In der Ala- und Obturatoraufnahme wird auf eine mögliche Perforation der Tabula interne und externa geachtet. Durch eine Projektion, bei der der Bildwandler um ca. 30° zur Gegenseite und 30° nach kranial geneigt wird, lässt sich der Schraubenkorridor gut visualisieren (▪ Abb. 29.4b). Der Kanal muss sich sicher knöchern tasten lassen. Die Schraube findet ihren Halt dadurch, dass sie sich zwischen der Tabula interna und externa des Os ilium verklemmt. Aus diesem Grund müssen auch ausreichend dicke Vollgewindeschrauben verwendet werden (z. B. 10,5 × 115 mm). Ein 5,5-mm-Titanstab wird w-förmig gebogen und subkutan über dem S1-Dornfortsatz eingeschoben. Durch das w-förmige Vorbiegen liegt der Stab nicht störend unter der Haut und affektiert den Dornfortsatz nicht. Bei sehr schlanken Patienten kann es zu Weichteilirritationen kommen, wenn die Köpfe der Iliumschrauben nicht versenkt werden oder der Stab übersteht. Die abschließende Kontrolle erfolgt in Inlet-, Outlet- und a.p.-Projektion (▪ Abb. 29.4c–e). Diese Methode ist perkutan, unter Bildwandlerkontrolle, in 60 min sicher durchzuführen und sofort belastungsstabil. Der Einsatz eines Navigationssystems kann die intraoperative Orientierung erleichtern.

▪ Lumbopelvine Stabilisierung

Die lumbopelvine Stabilisierung ist sicherlich die invasivste der dargestellten Methoden, selbst wenn sie perkutan oder mini-open durchgeführt wird. Eine Möglichkeit der lumbopelvinen Stabilisierung ist zunächst das perkutane Besetzen der Pedikel von L4 und L5 mit Pedikelschrauben in gewohnter Manier. Über die rechte und linke Spina iliaca posterior superior werden nun, wie oben beschrieben, Iliumschrauben eingebracht. Das Biegen des Titanstabes kann etwas knifflig sein, lässt sich jedoch bewerkstelligen. Vorteil der Technik ist die Überbrückung des Bereichs mit dem schwächsten Knochen. Zu diskutieren ist, ob die einseitige lumbopelvine Aufhängung, wie bei der Jumpers Fracture des knochengesunden Patienten, ausreichend ist oder ob immer die beidseitige Versorgung durchgeführt werden sollte. Nach meiner Meinung ist die beidseitige lumbopelvine Stabilisierung zu bevorzugen, um die Überlastung der Gegenseite zu vermeiden. Auch erhöht die bilaterale Stabilisierung die Steifigkeit des Konstrukts signifikant (Song et al. 2016). Diese wird durch einen Querverbinder noch erhöht. Für zusätzliche Stabilität kann die beidseitige transiliosakrale Verschraubung erfolgen (▪ Abb. 29.5). Mittel der Wahl ist die lumbopelvine Stabilisierung bei bereits vorbestehender lumbaler Instrumentierung. Auch Kombinationen von SIF und degenerativen Veränderungen an der LWS oder Frakturen der unteren LWS lassen sich so versorgen. Die lumbopelvine Stabilisierung ist immer eine Rückzugsmöglichkeit bei Versagen der anderen oben beschriebenen Verfahren.

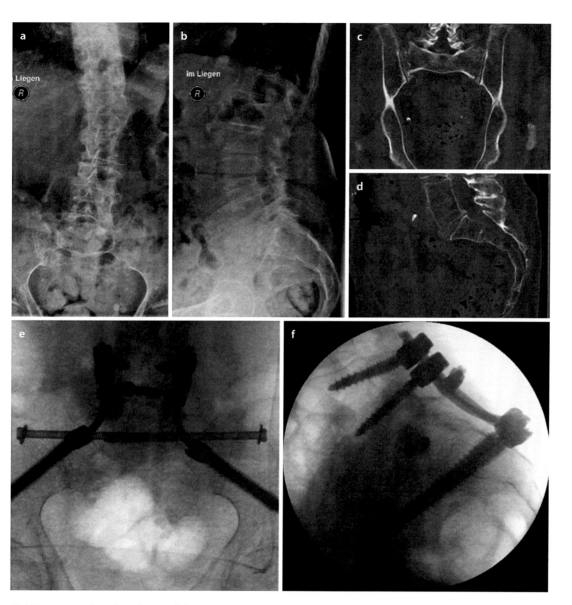

◘ Abb. 29.5 a–f Lumbopelvine Stabilisierung bei lumbopelviner Dissoziation. Röntgenbild a.p. und seitlich bei lumbopelviner Dissoziation und vorbestehender degenerativer Lumbalskoliose. Zu beachten ist das ventrale Abkippen im S2-Korridor a, b. Präoperatives CT mit Dislokation der vertikalen Frakturkomponenten und der ventralen Abkippung im S2-Korridor c, d. Intraoperative Kontrolle a.p. e und streng seitlich f

Literatur

Andresen R et al (2017) Comparison of the 18-month outcome after the treatment of osteoporotic insufficiency fractures by means of balloon sacroplasty (BSP) and radiofrequency sacroplasty (RFS) in comparison: a prospective randomised study. Eur Spine J 26(12):3235–3240

Cabarrus MC et al (2008) MRI and CT of insufficiency fractures of the pelvis and the proximal femur. AJR Am J Roentgenol 191(4):995–1001

Cheng JS, Song JK (2005) Anatomy of the sacrum. Neurosurg Focus 15(2):E3

Fujii M et al (2005) Honda sign and variants in patients suspected of having a sacral insufficiency fracture. Clin Nucl Med 30(3):165–169

Gotis-Graham I et al (1994) Sacral insufficiency fractures in the elderly. J Bone Joint Surg Br 76(6):882–886

Grasland A et al (1996) Sacral insufficiency fractures: an easily overlooked cause of back pain in elderly women. Arch Intern Med 156(6):668–674

Gruneweller N et al (2017) Biomechanical comparison of augmented versus non-augmented sacroiliac screws in a novel hemi-pelvis test model. J Orthop Res 35(7):1485–1493

Höch A et al (2017) Biomechanical analysis of stiffness and fracture displacement after using PMMA-augmented sacroiliac screw fixation for sacrum fractures. Biomed Tech (Berl) 62(4):421–428

Hohenberger G (2017) Teriparatide as a therapy approach in sacral insufficiency fractures. Unfallchirurg 120(11):1000–1003

Kannus P et al (2000) Epidemiology of osteoporotic pelvic fractures in elderly people in Finland: sharp increase in 1970-1997 and alarming projections for the new millennium. Osteoporos Int. 11(5):443–448

Kortman K et al (2013) Multicenter study to assess the efficacy and safety of sacroplasty in patients with osteoporotic sacral insufficiency fractures or pathologic sacral lesions. J Neurointerv Surg 5(5):461–466

Lourie H (1982) Spontaneous osteoporotic fracture of the sacrum. An unrecognized syndrome of the elderly. JAMA 248(6):715–717

Lyders EM et al (2010) Imaging and treatment of sacral insufficiency fractures. AJNR Am J Neuroradiol 31(2):201–210

Matta JM, Saucedo T (1989) Internal fixation of pelvic ring fractures. Clin Orthop Relat Res 242:83–97

Mendel T et al (2013) The influence of sacral morphology on the existence of secure S1 and S2 transverse bone corridors for iliosacroiliac screw fixation. Injury 44(12):1773–1779

Osterhoff G et al (2016) Cement augmentation in sacroiliac screw fixation offers modest biomechanical advantages in a cadaver model. Clin Orthop Relat Res 474(11):2522–2530

Peretz AM, Hipp JA, Heggeness MH (1998) The internal bony architecture of the sacrum. Spine (Phila Pa 1976) 23(9):971–974

Prokop A, Andresen R, Chmielnicki M (2016) Balloonsacroplasty: C-arm or CT controlled application? Experience with 46 patients. Unfallchirurg 119(11):929–935

Richards AM et al (2010) Bone density and cortical thickness in normal, osteopenic, and osteoporotic sacra. J Osteoporos 2010:504078. https://doi.org/10.4061/2010/504078

Song W, Zhou D, He Y (2016) The biomechanical advantages of bilateral lumbo-iliac fixation in unilateral comminuted sacral fractures without sacroiliac screw safe channel: a finite element analysis. Medicine (Baltimore) 95(40):e5026

Taillandier J et al (2003) Mortality and functional outcomes of pelvic insufficiency fractures in older patients. Joint Bone Spine 70(4):287–289

Talmadge J et al (2014) Clinical impact of sacroplasty on patient mobility. J Vasc Interv Radiol 25(6):911–915

Thakkar SC et al (2017) 2D versus 3D fluoroscopy-based navigation in posterior pelvic fixation: review of the literature on current technology. Int J Comput Assist Radiol Surg 12(1):69–76

Wagner D et al (2017) Critical dimensions of trans-sacral corridors assessed by 3D CT models: relevance for implant positioning in fractures of the sacrum. J Orthop Res 35(11):2577–2584

Weber M, Hasler P, Gerber H (1993) Insufficiency fractures of the sacrum. Twenty cases and review of the literature. Spine (Phila Pa 1976) 18(16):2507–2512

West SG et al (1994) Sacral insufficiency fractures in rheumatoid arthritis. Spine (Phila Pa 1976) 19(18):2117–2121

Yoo JI et al (2017) Teriparatide treatment in elderly patients with sacral insufficiency fracture. J Clin Endocrinol Metab 102(2):560–565

Serviceteil

Sachverzeichnis – 359

© Springer-Verlag GmbH Deutschland, ein Teil von Springer Nature 2019
J. Jerosch (Hrsg.), *Minimalinvasive Wirbelsäulenintervention*,
https://doi.org/10.1007/978-3-662-58094-3

Sachverzeichnis

A

Abrechenbarkeit 2
Abstützungsschlinge 283
Abszess, epiduraler 164
Achtsamkeitskonzept 12
Adhäsiolyse 268, 270
– chemische 158
– mechanische 159
Adhäsion 257, 264
Akzeptanzkonzept 12
Allodynie 277
Amphiarthrose 130
Anschlussfraktur 318
Anschlusssegmenterkrankung 293
Antibiotikaprophylaxe 162
anterior lumbar interbody fusion 246
Anulusdefekt 210
Applikation, intravasale 49
Arachnoiditis 265
5A-Regel 63
Arteria/Arteriae
– radicularis 122
– spinalis 114
Aufklärungsbogen 87
Aufklärungspflicht 38
Augenschutz 65
Augmentierung 310. Siehe auch
   Zementaugmentation
Avoidance-Endurance-Modell 11

B

Ballonkatheter 269
Ballonsakroplastie 328, 332, 351
Bandscheibenersatz 246
Bandscheibenprolaps, nicht
   sequestrierter 192
Bandscheibenprothese 4
Bandscheibenprothesenbe-
   weglichkeit 293
Bandscheibenprothesendisloka-
   tion 293
Bandscheibenprothese, zervikale
– Evidenz 293
– Indikation 292
– Komplikationen 293
Bandscheibenprotrusion 159, 186, 192
Bandscheibenvorfall 214, 222, 223, 239,
   292. Siehe auch Bandscheibenprolaps
– lumbaler 202, 210
– Rezidiv 202, 211, 242
– thorakaler 214
– zervikaler 203, 212
Behandlungsalternative 40
Beobachtung, postinterventionelle 115
Biofeedback 12

Biopsie 172, 258, 308
Blockade
– konkordante 86, 96
– Ramus medialis, lumbal 85, 89
– Ramus medialis, zervikal 96–97
– vergleichende 86
Blutung
– epidurale 267, 269
– tiefe 50
Botulinumtoxinbehandlung
   Nacken-/Schulterbereich
– Evidenz 79
– Gesamttherapiekonzept 80
– Literaturrecherche 75
Botulinumtoxin Typ A
– Medikamentenformen 74
– Wirkung 74

C

Cageimplantation 228
Cagesystem 232
Cauda equina 41
Cavity-Coblation-Methode 168, 183
– Evidenz 175
– Instrumentarium 169
– Kostenerstattung 179
– Operationstechnik 172
– Prinzip 170
C-Bogen 60, 64, 66. Siehe auch
   Durchleuchtung, mobile
   intraoperative
– Einstellung bei Kyphoplasik 306
– Technik 60
C-Bogen-CT 60
Chronifizierungsfragebogen 24
Chronifizierungsgrad 9, 24
Coblation 171, 186
Complex Regional Pain
   Syndrome 278, 286
Crista sacralis mediana 347

D

Dark Red Flag 15
Dekompression
– endoskopische 202
– endoskopische Technik dorsal
   zervikal 207
– endoskopische Technik
   extraforaminal lumbal 206
– endoskopische Technik interlaminär
   lumbal 206
– endoskopische Technik ventral
   zervikal 208
– Evidenz der endoskopischen 210
– Evidenz der mirkochirurgischen 223

– Indikation und Zugänge bei
   endoskopischer 202
– Instrumentarium für
   endoskopische 204
– knöcherne 223
– Komplikationen bei
   mikrochirurgischer 223
– mikrochirurgische 222
– mikrochirurgische Technik 222
– Technik transforaminal lumbal bei
   endoskopischer 205
– thorakal bei endoskopischer 214
Dekonditionierung 11
Demyelinisierung 263
Denervierungstechnik 154
Diagnosebezogene Fallgruppe
   (DRG) 2
Dilatator 239
Diskografie, präoperative 189
Dokumentation,
   schmerztherapeutische 279
Dorsal Root Ganglion 276. Siehe auch
   Spinalganglion
Dosisrichtlinienwert 59
DRG-Elektrode 279
DRG-Stimulation 276. Siehe auch
   Spinalganglienstimulation
Druckalgometrie 75
Dry Needling 76
Durapunktion 50
Durareparatur 242
Duraverletzung 163, 209, 228,
   242, 267
Durchleuchtung 56
Durchleuchtung, mobile
   intraoperative 56
– 3D-navigierte 68
– Geräteausstattung 70
– Strahlungsrisiko 61
– Technik 60
Durchleuchtungsdauer 56

E

Edukation 12
Effektdosis 57, 60
Einblendung 67
Eingriffsraum 88
Einheitlicher Bewertungsmaßstab
   (EBM) 2
Elektorfrequenzkanüle 99
Elektrode, bipolare 186
Endobandscheibe 3
Endoskopiesieb 149
Endoskopie, spinale 257. Siehe auch
   Epiduroskopie
Entspannung 12

360 Sachverzeichnis

Epidurale Injektion, lumbale
- dorsal 47
- Evidenz 125
- Indikation 120
- interlaminäre 120, 123
- Komplikationen 125
- perineural 48
- transforaminale 120–121
Epidurale Injektion, zervikale
- Evidenz 116
- Indikation 112
- interlaminär 114
- Komplikationen 116
- transforaminal 113
Epidurale Neurolyse 158
- Evidenz 164
- Indikation 159
- Instrumentarium 160
- Komplikationen 161, 163
- Technik 161
- zervikale Anwendung 165
Epiduralfibrose 158, 264, 270
Epiduralkatheter 160
Epiduralraum 114, 260, 261, 283
Epidurografie 268
Epiduroskopie 268
- Evidenz 269
- Indikation 258
- Instrumentarium 266
- Kontraindikation 258
- Technik 267
Ergotherapie 28

F

Facettendebridement 151, 154
Facettendenervation 3, 148. *Siehe auch* Radiofrequenzdenervation
Facettendenervation, endoskopische 148
- Evidenz 154
- Instrumentarium 149
- Komplikationen 154
- Technik 150
Facettengelenk 148
Facettengelenkerguss 149
Facettengelenkhypertrophie 149
Facettengelenkinnervation 148
Facettengelenk, lumbales
- Innervation 84
- Schmerzlokalisation 84
Facettengelenk, zervikales
- Schmerzlokalisation 96
Facetteninfiltration
- lumbale 46, 89, 149
- thorakale 45
- zervikale 43
Facettensyndrom 84, 109, 148
Fear-Avoidance-Modell 11
Fehllage, intradurale 161
Field of View 68

Fixateur interne 4
Fixateur interne, ilioiliakaler mit transiliosakraler Verschraubung 354
Fixateur interne, transiliakaler 340
- Instrumentarium 341
- Komplikationen 342
- Technik 342
Flachdetektorbildwandler 66
Fluoroskopie 56. *Siehe auch* Durchleuchtung
Fogarty-Katheter 266
Foramen intervertebrale 41
Frakturinstabilität 326
Frakturstabilisierung 304
Functional Restoration 11
Funktionsaufnahme 292
Fusion
- interkorporelle 252, 292
- posteriore lumbale interkorporelle (PLIF) 228
- transforaminale lumbale interkorporelle (TLIF) 228

G

Gabe, epidurale von Kortison 159
Ganglion stellatum 40
Ganglionstimulation 3
Gebührenordnung für Ärzte (GOÄ) 2
Gefäßpräparation 249
Gefäßverletzung 189, 247, 252
Generatortasche 285
Generatorwechsel 280
Glykosaminoglykane 130
Gonadenschutz 65

H

Hämatom, epidurales 50
Halssympathikus 40
Harrington-Stab 341
HED-Mapping 59
Hemilaminektomie 223
Herzrhythmusstörung 269
Hiatus sacralis 161, 261, 267
Hirnstimulation, tiefe 30
Histopathologie 169
Honda-Sign 349
Hyaluronidase 159
Hyperalgesie 277
Hypersensibilität 277

I

Infektrisiko 187
Informationspflicht 38
Infusionsmenge, epidurale 269
Injektion, intraarterielle 114
Injektionstherapie an der Wirbelsäule

- Instrumentarium 38
- Komplikationen 49
- Kostenerstattung 51
- landmarkengestützt 37, 52
- präinterventionelle Diagnostik 38
Instabilität 230
- iatrogene 238
Interleukine 263
International Commission on Radiological Protection (ICRP) 56
Introducer Sheath 281
Irisblende 67

K

Kambinsches Dreieck 187
Katastrophisierung 11
Katheterteil, abgescherter 163
KEDOQ-Schmerzdaten 9
Knochendichte 298, 303
Knochenpunktionsnadel 310
Knochenresektion 212
Knochenzement 301
Koagulation 100
Koagulationssonde, monopolare 152
Kollimation 67. *Siehe auch* Einblendung
Komplikation, neurologische 315
Kompressionssyndrom, radikuläres 202
Kortison
- epidurale Gabe 271
Krankheitsmodell, biopsychosoziales 11, 26
Kryotherapie 168, 174
Kyphoplastie 4, 168, 172
- Kostenerstattung 179
Kyphoplastieballon 309
Kyphoplastieset 304
Kyphoplastik, perkutane 300, 304
- C-Bogen-Einstellung 306
- Evidenz 311
- extrapedikuläre 309
- Indikation 300
- Komplikationen 315
- Technik 308
- transpedikuläre 307
Kyphose 298, 311
- progressive 300
- segmentale 213

L

Lagerung, entlordosierte 151
Laminektomie 223, 238
Laminotomie 223
Landmarken, anatomische 193
Laserdiskotomie 3
Lasertherapie 168, 174
Lastübertragung 131

Sachverzeichnis

Lebensqualität, verminderte 298
Ligamentum/Ligamenta
- flavum 131
- sacroiliacum 133–134
- sacrotuberale 133
Liquorfistel 242
Liquorverlustsyndrom 224, 280
Loss of Resistance 115
Lumbopelvine Dissoziation 347

M

Mantelschürze 65
Manualmedizin 10
Markerkanüle 99
Mechanorezeptor 133
Mediator, proinflammatorischer 278
Mikrodiskektomie 3
Mikrodiskektomie, minimalinvasive
tubuläre 238
- Evidenz 242
- Instrumentarium 239
- Komplikationen 241
- Technik 240
Mixed-Pain-Konzept 22
Molekularresonanzgenerator 266
Monitoring 112
Musculus/Musculi
- psoas 249
Muskelrelaxation, progressive 10
Myelonkompression 204
„Myeloskopie" 260

N

Nadellage
- interlaminäre 124
- retroneurale 123
- subpedikuläre 122
Narbenbildung, postoperative 264
Narbengewebe 158
Navigationstracker 233
Nervenverletzung 210, 247
Nervenwurzelkompression 222, 263
Nervus/Nervi
- genitofemoralis 249
Nozizeption 277
Nucleus pulposus 186
Nukleoplastie 192
Nukleoplastiekatheter 193
Nukleoplastie, lumbale 186
- Evidenz 189
- Instrumentarium 186
- Komplikationen 189
- Technik 187
Nukleoplastie, zervikale
- Evidenz 196
- Indikation 192
- Technik 193

Nukleotomie 197
Nutationsgelenk 129

O

Obertischposition 66
Oblique Lumbar Interbody
Fusion 246. *Siehe auch* Fusion,
interkorporelle
- Evidenz 252
- Indikation 246
- Komplikationen 252
- Technik 248
Ödem, intraneurales 263
Operationen- und Prozedurenschlüssel
(OPS) 2
Operationsmikroskop 222, 239
Organdosis 57, 60
Os ilium 129, 131, 342
Os sacrum 129, 131, 346
Osteolyse 168, 176
Osteophytenbildung 293
Osteoporose 298, 326, 334, 349
Oswestry-Score 106

P

Pain-Mapping 279
Patientenrechtegesetz 38
Pedikelschraube 341
Periduralanästhesie 4
Periradikuläre Therapie (PRT) 2, 279
Personendosis 69
Phantomschmerz 278, 286
Pharmakotherapie 27
Physiotherapie 13, 28, 170
Plasma Disc Decompression 186.
Siehe auch Nukleoplastie
Plasmafeldenergie 186, 192
Plasmasonde 170, 172
Plexusanalgesie 2
Plexus hypogastricus superior 249
Pneumothorax 50
Polyneuropathie, diabetische 286
Positionsstab, transiliosakraler 352
Postnukleotomiesyndrom 158,
164, 260
Post-Zoster-Neuralgie 278
Prämedikation 113
Processus
- transversus 151
- uncinatus 41
Propriosensorik 128, 133
Pseudarthrosenentwicklung 247
Psychotherapie 10, 27

Q

Querschnittlähmung 38

R

Racz-Katheter 2, 158. *Siehe auch*
Epidurale Neurolyse
Radikulitis 265
Radikulopathie, lumbale 239
Radiofrequenzablation 169
- Kostenerstattung 179
Radiofrequenzdenervation,
lumbale 84
- Evidenz 92, 105
- Instrumentarium 86
- Komplikationen 91
- Technik 89
Radiofrequenzdenervation, SIG
- Evidenz 143
- Instrumentarium 139
- Komplikationen 141
- Technik 140
Radiofrequenzdenervation,
zervikale 96
- Aufklärung 98
- Evidenz 109
- Komplikationen 104
- neue Technik 102
- Technik 3. Okzipialnerv 101
- Technik C3-C6 98
- Technik C7 101
Radiofrequenzelektrode,
wassergekühlte 140, 143
Radiofrequenzgenerator 87, 91
Radiofrequenzkanüle 87, 90, 104
Radiofrequenzkyphoplastik 317
Radiofrequenzläsion 89
Radiofrequenzsakroplastie 330,
332, 351
Radiofrequenztherapie 29
- epidurale 258
Ramus medialis 84, 88
Reaktion, allergische 50
Red Flag 15
Referred Pain 96, 134
Reischauer-Blockade 3
Relordosierung 232
Resaskop 266
Resektionsausmaß 211
Retinaeinblutung 269
Retraktorsystem 232, 247
Retraktor, tubulärer 239–240
Retroperitonealraum 249
Rezessusstenose 242
Rezidivkontrolle 174
Rezidivquote 224
Rhizotomie, endoskopische 154.
Siehe auch Facettendenervation,
endoskopische
Risikoaufklärung 38
Rückenmarkläsion 116
Rückenmarkstimulation 29,
258, 276

Sachverzeichnis

Rückenschmerz 8
- chronischer 8, 11, 261, 298
- nichtspezifischer 144
- spezieller 92
- Versorgungspfad 15

S

Sakralisation 129
Sakroiliakalgelenk 128
- Bandapparat 130, 138
- Beweglichkeit 131
- Biomechanik 131
- direkt wirkende Muskeln 132
- Gelenkknorpel 130
- Innervation 132
- Schmerzausstrahlung 138
Sakroiliakalgelenkinfiltration 47, 138
Sakroplastie 343, 351
- Evidenz 334
- Komplikationen 334
- Kosten 327
- Techniken 331
- Zugangswege 331
Sakruminsuffizienzfraktur 340, 343, 346
- Biomechanik 347
- Diagnostik 326, 348
- Frakturtypen 326
- Klinik 348
- konservative Therapie 349
- operative Therapie 349
Satellitengliazelle 277
Schlitzblendenplatte 67
Schmerz
- chronischer 22
- myofaszialer 74
- myofaszialer, Botulinumtoxinbehandlung 76
- neuropathischer
  - Diagnose 24
- nozizeptiver 277
- radikulärer 158, 186, 192, 202, 263, 270 (siehe auch Kompressionssyndrom, radikuläres)
Schmerzassessment, interdisziplinäres 9, 15
Schmerzbewältigung 13
Schmerzchronifizierung 8, 11, 22, 128, 258
Schmerzdokumentation 116, 125
Schmerzfragebogen 24
Schmerz, myofaszialer 81
Schmerz, neuropathischer 22, 276, 277
- Assessment Tool 25
- Diagnose 30
- Therapie 26
- Therapiealgorithmus 28
Schmerzprovokationstest, epiduraler 258
Schmerzpumpe 4
Schmerz, rückenmarksnaher 258
Schmerztherapie
- interventionelle 26

- neuromodulative 23, 29
Schmerztherapie, interdisziplinäre multimodale 26
- Ergebnisse 14
- Indikation 8
- Inhalte 9
- Qualitätssicherung 17
Schmerzunterhaltung 278
Schock, anaphylaktischer 50
Schraubenfehlpositionierung 342–343
Schrauben-Stab-System 228, 232
Schraubentrajektorie 228
Schutzausrüstung, persönliche 65
Schwellendosis 57
Scotty Dog 89, 153
Sequestrotomie 222
Sharped Needle 98, 102
SIG-Block 47. Siehe auch Sakroiliakalgelenkinfiltration
SIG-Dysfunktion 138
Single-shot-Technik 37
Skoliose 251
Somatisierungsstörung 28
Sondendislokation 280
Sondenplatzierung 279, 282
Spatium epidurale 261
Spinalanästhesie, totale 50
Spinalganglienstimulation 276
- Evidenz 286
- Indikation 278
- Instrumentarium 279
- Komplikationen 285
- Technik 281
Spinalganglion, dorsales 120, 278
- Anatomie 276
Spinalkanalstenose 3, 165
- lumbale 202, 212, 222
- zervikale 203
Spinalnervenanalgesie
- lumbale 45
- zervikale 42
Spinalnervenwurzel
- lumbal 42
- Topografie 40
- zervikal 41
Spine Intervention Society 96
Spineoplastie 4
Spiralfederkatheter 161
Spondylitis 50
Spondylodese 172, 228
- Indikation 230
- offene 228, 235
Spondylodese, minimalinvasive perkutane
- Evidenz 235
- Instrumentarium 232
- Komplikationen 234
- Technik 233
Spondylodiszitis 231
Spondylolisthese 230, 251
Spülung, epidurale 258
Stabilisierung, lumbopelvine 354

Stablinsenoptik 204, 213
Strahlendosis 63
- Patient 62
- Personal 62
Strahlenexposition 56, 59
- natürliche 56
Strahlenschäden 62
- deterministische 57
- Prophylaxe 63
- stochastische 57–58
Strahlenschutz 63
- Ausbildung 68
- Patient 65
- Qualitätssicherung 69
Strahlenschutzmaßnahme 63
Strahlenschutzmaterial 65
Stressfraktur 346
Streustrahlung 56, 68
Subarachnoidalraum 261
Subduralraum 262
Sympathikolyse 252
Syndrom, postpunktionelles 50

T

Target-Identifikation 113, 121, 123
Teilhemilaminektomie 238
Therapie, neuromodulative 276
Thyroidschutz 65
TLIF-Cage 234
Transiliosakrale Verschraubung 343
Trialphase 285
Triggerpunkt, myofaszialer 74. Siehe auch Schmerz, myofaszialer
Tumornekrosefaktor α 263
Tumorrisiko, strahleninduziertes 57, 60
Tumorstaging 169, 174
Tumorstreuung 170
Tunnel-View 187
Tuohy-Kanüle 112, 120
Tuohy-Nadel 279

U

Untertischposition 66
Uretero-Renoskop 267
Ureterverletzung 252

V

Vena/Venae iliaca 250
Verhaltenstherapie, kognitive 10
Verschraubung, transiliosakrale 352
Vertebroplastie 4
- Strahlendosis 61
Vertebroplastik, perkutane 300
- Evidenz 311
- Indikation 300
- Komplikationen 315
- Technik 301
Vertebrosakroplastie 330, 333

Sachverzeichnis

W

Wiltse-Zugang 228
Wirbelkörperdestruktion 169
Wirbelkörperfraktur 298
– osteoporotische 299, 315
Wirbelkörpersinterung 310
Wirbelkörpersteifigkeit 303
Wirbelsäulendestruktion 298
Wirbelsäulenmetastase 168, 173
World Initiative on Spinal
  Endoscopy (WISE) 257, 258
Wundheilungsstörung 343

Y

Yamshidi-Nadel 233
Yellow Flag 17

Z

Zementaugmentation 303, 310
– Kosten 319
Zementaustritt 170, 173
Zementembolie 173, 301, 315
Zementleckage 301, 334, 335
– im CT-Bild 316
– klinische Einteilung 316
Zementmixer 304
Zementsakroplastie 330
Zugang, retroperitonealer
  lumbaler 249
Zugangstrauma 228, 238
Zugbelastung 131